わかりやすい
人体の構造と機能

編集●塩田浩平

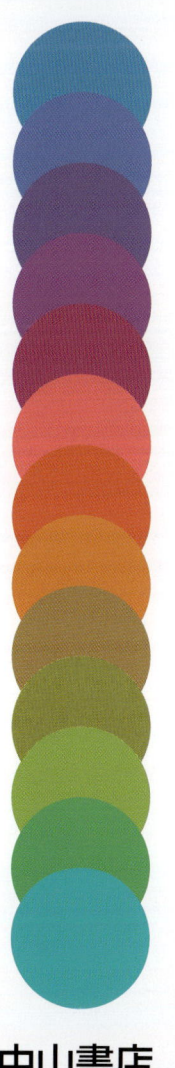

中山書店

序

　《看護のための最新医学講座》シリーズは，発刊以来好評を得て，看護職をはじめとする多くの医療職の方に活用されてきた．『人体の構造と機能』はシリーズ第30巻として発刊されたが，さらに多くの方々に利用していただくために，このたび『わかりやすい人体の構造と機能』として普及版の形で刊行されることになった．本シリーズは，充実した内容とレベルの高さから好評を博してきたが，学生や若い医療職の方が購入しやすいように価格を抑えた「普及版」の発行を求める声が数多く寄せられていた。そうした要望に応える形でこの「普及版」を刊行できることを編集者として心から喜び，中山書店の英断に感謝するものである．

　本書は，看護学やその他のコメディカル分野を学習するための基礎となる人体の構造と機能をわかりやすくまとめている．本シリーズの目的を考慮して，多くの章を第一線で活躍している臨床医の方々に執筆していただいた．また，器官系ごとにそれぞれの分野の専門家である解剖学者，生理学者，病理学者にも加わっていただいた．したがって，単なる解剖学や生理学の事実の羅列でなく，各章とも臨床や疾患を見据えた視点で書かれ，奥行きのある内容になっている。当然ながら，現代の看護学に必要なレベルの知識が網羅されている．さらに，オリジナルで美しい多くの図や写真も本書の特色である．こうした本書の優れた内容を，そのまま「普及版」の形で読者に提供できる意義は大きい．

　本書が，学生や若い医療職の方々の学習と知識の整理に役立つことを確信している．この『わかりやすい人体の構造と機能』が看護学をはじめとするコメディカルの教育と臨床の場で広く活用され，優れた医療職の育成とレベル向上に寄与できることを願っている．

2013年7月

京都大学名誉教授
塩田　浩平

序

《看護のための最新医学講座》第30巻

　近年，医学生物学の進歩は著しく，医師，看護師その他の医療従事者にとって，絶えざる研鑽と学習が不可欠となっている．最近の目立った特徴の一つに，分子生物学をはじめとする基礎的研究の成果が病態の理解や治療法の開発に直接役立つようになってきたことがある．再生医療や創薬などにみられるように，研究室での研究の成果をそのままヒトに応用しようとする試みも次々となされている．したがって，医療従事者が最新の科学の情報を十分に身につけて患者に接することが，これまでになく重要となっている．

　《看護のための最新医学講座》では，臓器別・疾患別に最先端の臨床医学の情報が提供されているが，本巻は，人体の構造と機能に関する知識を系統的にまとめて解説する目的で企画された．大学や専門学校では「解剖学・生理学」といった形での授業を通じて構造と機能を学習するが，その時点では臨床との関連を十分理解するまでに至らず，単に基礎的な知識の集積として記憶するにとどまるのが普通であろう．臨床科目を学習してから，あるいは臨床の実地に携わっているなかで，人体の構造と機能についてのより高度な知識が必要になり，またより深く再学習したいと考える人は少なくない．しかし，多くの看護学の教科書は最低限の要求を満たすという目的のために内容が簡略にすぎ，したがって高度の医療を目指す看護師などにとっては物足りないのが現実である．一方，医学の専門書は医師向けに書かれているため，医師以外の読者には適さない記述も多い．

　本巻では，最先端の医療を目指す看護師その他の医療従事者の生涯教育のため，あるいはそれらの人が臨床で疑問にぶつかったときの指針となるように，人体の構造と機能を細胞，組織，器官，個体の各レベルで系統的にまとめて論じることを心がけた．形態科学，生理学，分子生物学などの基礎科学の最新の知識や臨床医学との関連事項もできるだけとり入れている．執筆者の半数以上は第一線で活躍する臨床医であり，それぞれの視点から臨床医学に役立つ基礎知識がわかりやすくかつ要領よく論じられている．記述のスタイルや力点の置き方には，章によってかなりの多様性が認められるが，これは各執筆者の個性の表れであり，読者がそのバリエーシ

ョンを楽しんでいただければ幸いである．

　医療従事者の方々が本書によって自らの知識を高められ，また必要に応じて参照されることによって，本書が新しい時代のすぐれた医療を構築していくうえでの一助となれば，これに勝る喜びはない．

　なお，本巻の企画にあたって有益なご助言を賜った野村嶬教授（京都大学医療技術短期大学部）に謝意を表する．

　2002年6月

京都大学大学院医学研究科生体構造医学講座
塩田　浩平

わかりやすい 人体の構造と機能 目次

● 第1章 ボディプラン（序論） 2
細胞から個体へ 2／脊椎動物の体の基本構造 3／胚葉とその分化 5／人体の方向，線と断面 8

● 第2章 細胞の構造と機能，組織 12
細胞 12／組織 19／上皮組織 20／支持組織 27／結合組織 27／軟骨組織 32／骨組織 33／筋組織 35／神経組織 38

● 第3章 運動器系
● 骨格と関節 44
発生 44
構造と機能 45
骨 45／関節 49／特徴的な骨と関節 53
● 骨格筋 58
発生 59
構造と機能 65
構造 65／筋収縮の機構 68
● バイオメカニクス 73
各組織のバイオメカニクス 73／各関節のバイオメカニクス 75

● 第4章 循環器系 84
● 心臓と血管 85
発生 85
心機能の発生 85
構造と機能 94
心臓 95／血管 104
● リンパ系 105
リンパ管とリンパ節 109
発生 109／構造と機能 109
胸腺 112
発生 112／構造と機能 113
骨髄 115
発生 115／構造と機能 116

　　　　脾臓　116
　　　　　　発生　116／構造と機能　117
　　　　消化管に付属するリンパ様組織　118
　　　　　　発生　118／構造と機能　118

●第5章　消化器系 …… 122
●消化管 …… 122
　　発生　124
　　構造と機能　126
　　　　消化管壁に共通の構造　126／食道　127／胃　130／小腸　133／
　　　　大腸　136／肛門管　138
●肝臓・胆路 …… 139
　　発生　140
　　　　肝臓　140／胆路　140／肝造血　141
　　構造と機能　142
　　　　肝臓の構造　142／胆嚢と胆管の構造　148／肝臓の機能　150／胆
　　　　嚢の機能─胆汁の濃縮　152
●膵臓 …… 153
　　発生　154
　　構造と機能　156
　　　　構造　156／膵外分泌機能　159／膵内分泌機能　163

●第6章　呼吸器系 …… 168
●発生 …… 168
●構造と機能 …… 172

●第7章　泌尿器系 …… 190
●腎臓 …… 190
　　発生　190
　　構造と機能　194
　　　　構造　194／機能　198
●尿路 …… 202
　　発生　202
　　構造と機能　206

第8章　生殖器系 212
- 生殖器の発生と分化 212
  - 性腺の発生と分化　212／生殖管の分化　214／外生殖器の発生　216／性分化のメカニズム　216
- 男性生殖器 218
  - 構造と機能　218
    - 男性生殖器の構造　219／精巣の機能　225／精巣上体，精管の機能　228／精液の生成と射精　229／勃起のメカニズム　230
- 女性生殖器 231
  - 構造と機能　231
    - 構造　232／機能　239

第9章　内分泌系 250
下垂体　250／視床下部-下垂体系と下垂体門脈系　255／松果体　256／甲状腺　257／上皮小体　260／ランゲルハンス島　261／消化管の内分泌細胞　263／副腎　264／パラガングリオン（傍神経節）　267

第10章　中枢神経系 270
- 発生 270
  - 初期発生　270／脊髄・脳の発生と脳室系　271
- 構造 273
  - 脊髄・脳の概要　273／脊髄　276／脳幹　277／小脳　281／間脳　283／終脳（大脳半球）　285
- 機能 290
  - 中枢神経系の細胞の構成要素　291／要素的にみた神経回路　292／中枢神経系の区分と機能　295／感覚系と運動系　299／中枢神経系の仕組みと働きの特徴　302

第11章　末梢神経系 306
- 発生 306
- 構造と機能 309
  - 脳神経　309／脊髄神経　313／自律神経系　321

●第12章　感覚器系 …… 328

●眼 …… 328
発生　328
構造と機能　332
　眼球　332／眼球付属器　340

●耳 …… 342
外耳・中耳　342
　発生　342／構造と機能　344
内耳　350
　発生　350／構造と機能　350

●皮膚 …… 356
発生　357
構造と機能　360
　構造　360／機能　371

●第13章　頭頸部 …… 376

●発生 …… 376
●構造と機能 …… 384
頭蓋　384／脳神経　384／頭頸部の皮膚感覚　385／頭頸部の筋　386／鼻　387／口腔　388／唾液腺　392／歯, 歯周組織　394／顎関節　395／咀嚼と嚥下　397

索引 …… 401

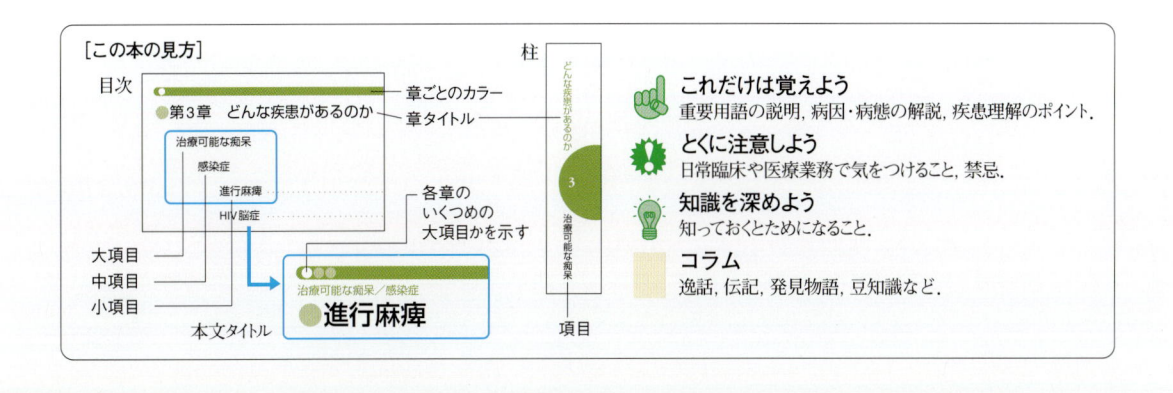

[この本の見方]

これだけは覚えよう
重要用語の説明, 病因・病態の解説, 疾患理解のポイント.

とくに注意しよう
日常臨床や医療業務で気をつけること, 禁忌.

知識を深めよう
知っておくためになること.

コラム
逸話, 伝記, 発見物語, 豆知識など.

執筆者一覧
(執筆順)

塩田　浩平	京大	山本　智恵	福井総合病院
高田　邦昭	群馬大	吉田　治義	福井医大
浜西　千秋	近畿大	山本　新吾	京大
岸　フク子	プロテイン・エクスプレス/千葉大真菌医学研究センター	筧　善行	香川医大
嶋田　裕	千葉大名誉教授	小川　修	京大
岡　正典	京都市身体障害者リハビリテーションセンター	松田　公志	関西医大
神野耕太郎	東京医歯大名誉教授	万代　昌紀	京大
矢澤　格	東京医歯大	藤井　信吾	京大
福本　哲夫	山口大	石村　和敬	徳島大
九嶋　亮治	滋賀医大	安井　幸彦	島根医大
服部　隆則	滋賀医大	川口　三郎	京大名誉教授
金田　研司	大阪市大前教授	千葉　胤道	千葉大
土井隆一郎	京大	上野　聰樹	聖マリアンナ医大
今村　正之	京大	髙橋　晴雄	長崎大
西脇　裕	国立がんセンター東病院	堀口　裕治	大阪赤十字病院
木村　秀樹	福井医大	滝川　俊也	京大

(上記の所属名は，いずれも執筆当時のものです．)

第1章
ボディプラン（序論）

ボディプラン（序論）

ヒトの体は数十兆個の細胞が集まってできている．すなわち，人体の構造上の最小単位が細胞である（"細胞の構造と機能，組織" p.12参照）．細胞は形態的にも機能的にもきわめて多様であり，約二百種類に分類することができる．このように多様な細胞も，そのもとはただ1個の受精卵から出発したもので，それが細胞分裂を繰り返しながら増殖し，かつ形態的・機能的に特殊化したものである．このように細胞の性質が特殊化していくことを分化（differentiation）という．体細胞分裂に先立って細胞のもつゲノムが複製され，それが娘細胞に分配されるので，生殖細胞を除くすべての体細胞は原則として同一の遺伝子構成をもっているが，細胞の分裂回数やその環境によって特有の遺伝子（群）が発現し，それによって細胞の形やその他の性質の特異性が決定される★1．

受精卵は，体のあらゆる細胞をつくることができる全能性（totipotency）をもっているが，その後，分化が進むにつれて次第に分化能の幅が狭まっていき，最終分化を遂げた細胞の性質は逆戻りしない（不可逆的である）と長いあいだ信じられてきた．しかし，1990年代後半に入って，哺乳（ほにゅう）類の分化した体細胞の核を卵細胞質に移植して特殊な処理を加えそれを仮腹の雌に妊娠させると，もとの体細胞を採取した動物とまったく同じ遺伝子構成をもつ動物が生まれることが証明された（体細胞クローン動物）★2 1)．この結果は，分化のメカニズムについて重要な示唆を与える事実であるだけでなく，体細胞から全能性をもつ胚性幹細胞（ES細胞）★3をつくり，それから任意の臓器や組織をつくって再生医療などに利用する道を開くもので，医療界や産業界から強い関心が寄せられている．その一方で，この技術はクローン人間作製につながる可能性を秘めているので，倫理的に重大な問題をはらんでおり，先進国ではこの種の研究に対して厳しい規制が行われている★4．

細胞から個体へ

細菌などの単細胞生物は個体がただ1個の細胞から成っているが，ヒトを含む多くの生物は多数の細胞によって構成される多細胞生物である．またそれらを構成する細胞は前述のように形態的にも機能的にも多様であり，それらが有機的に配列されて複雑な体を形づくっている．こうした構造物をつくるために，一群の細胞集団とその間の物質（細胞間質）が集まり一定の有機的な構造を成しているが，

★1
分化に関しては転写★レベルの制御が最も重要である．多くの転写制御因子が見いだされ，その機能について研究されている．
 *転写：DNAを鋳型としてRNA（リボ核酸）が合成されること．

★2
1997年，英国ロスリン研究所のウィルマット（Wilmut）らが，ヒツジの乳腺細胞を特殊な条件下で培養した後，未受精卵の細胞質の中へ核移植を行い，それを仮親の卵管内へ戻して正常な個体を得ることに成功した．

★3
胚盤胞の内細胞塊の細胞を適当な培養条件下で培養すると，全能性をもった細胞が分化せずに無限に増殖を続ける細胞株を分離することができる．このようにして得られた細胞を胚性幹細胞（ES細胞〈embryonic stem cell〉）と呼ぶ．外国でいくつかのヒトES細胞が樹立されている．

★4
わが国では，一定の規準を満たす研究機関で樹立されたヒトES細胞を，発生・分化・再生機能の解明や新しい医療を拓くために必要な基礎的研究に限り用いることが認められている（「ヒトES細胞の樹立及び使用に関する指針」平成13年〈2001年〉文部科学省告示第155号）．

これを組織（tissue）と呼ぶ．組織は，体やその内腔の表面をシート状に覆う上皮組織，そのあいだにある筋組織と神経組織，そしてこうした組織のあいだを埋めあるいはそれらを互いに結びつけて支持する結合組織，の4つに分類される（"細胞の構造と機能，組織" p.12参照）．

これら4種類の組織が秩序だった配列をとり，脳，心臓，胃，腎臓などをつくっているが，こうした体の"部品"に相当するものが器官（臓器〈organ〉）である．一連の機能を協同して営む器官群は，消化器系，生殖器系，神経系などといった器官系（organ system）を構成する．

したがって，人体の正常な働きや病態を正しく理解するためには，体の構造について，細胞から個体に至るすべてのレベルに関する正確な知識を備えていることがその基本となる．

脊椎動物の体の基本構造

左右対称性と非対称性

脊椎動物の体の構造は，体の正中線を境にして，一側がおおむね他側の鏡像になっている．眼，耳，四肢などをみても左右が互いに対称的な形をとっており，発生の過程でも左右がほぼ同じ分子メカニズムによって形成されている．脊椎動物で体軸（の構造）が最初に現れるのは発生初期の原始線条（原条）であり，ここから頭方に向かって棒状の脊索★5が形成され，これが体の中軸構造をつくるもとになる★6．

主として両生類を用いた研究により，体軸の形成に関与する分子としてWnt, β-catenin, Siamois, chordin, noggin, follistatinなどが同定され，多くの実験から，これらの遺伝子の多くが種を越えて保存され初期発生に重要な役割を果たしていることが明らかになってきている[2]．

しかし，脊椎動物の体も，子細にみると必ずしも左右が完全に対称的になっているわけではない．また心臓や胃，大血管の構造などのように，器官形成の過程で対称関係がねじれ，あるいは一側の発生が途中で停止して見かけ上，まったく非対称な形をとるものもある．こうした体の非対称性もまた発生の早期に決定されることがわかってきている．

マウスやニワトリの初期胚において左右非対称的に発現する分子が多数見つかってきており，体の左右の特徴が発生の過程で複数の遺伝子によって決定されていることがわかってきている．その1つのモデルを図1に示す[3]．

★5 脊索
胚盤の正中線上で外胚葉と内胚葉のあいだにできる細胞索で，胚子の体軸を規定し，自らの周囲に脊柱の骨格を誘導する．

★6
脊椎動物の胚子にはすべて頭部から尾部にわたって脊索が存在するが，大部分の脊椎動物では発生の過程で脊索は退化消失する．下等脊椎動物（ナメクジウオ*など）では，成体でも脊索が体幹の主要な支持構造物で，脊柱が形成されることはない（脊索動物）．
*体長4〜5cmの扁平で細長いヤナギの葉のような形をした魚．表皮が無色透明で，脊索，神経管，内臓が透けて見える．

図1　ニワトリ胚においてヘンゼン結節と原始線条の左右に発現する遺伝子のカスケード

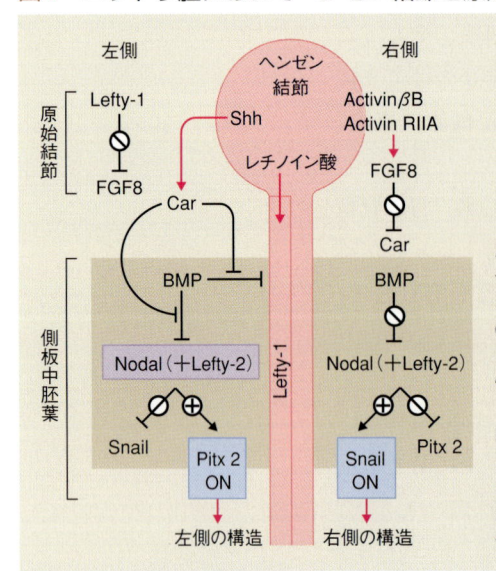

原始線条が最大の長さに達したとき，右側でactivinとその受容体が発現し，その結果，sonic hedgehog（shh）の転写が止まる．activinはさらにfgf8を活性化し，FGF8蛋白質がcaronteの転写を抑える．Caronte蛋白質が存在しないと，BMP蛋白質がnodal，lefty-2の発現を阻害し，その結果，体の右側を特徴づける遺伝子であるsnailが活性化される．これに対し体の左側では，Lefty-1蛋白質がfgf8の発現を阻害し，Shhがcaronte遺伝子を活性化する．Caronte蛋白質はBMPがnodal，lefty-2を抑えるのを阻害し，同時に正中線腹側でlefty-1が発現するのをブロックする．その結果，左側ではnodal，lefty-2が発現してそれらがpitx2（左側の特異化遺伝子）を活性化しsnailを抑制する．さらに，Caronteのシグナルが正中線を越えて右側へ及ぶのを正中線腹側のLefty-1が防止している．

（Rodriguez Esteban C, et al：The novel Cer-like protein Caronte mediates the establishment of embryonic left-right asymmetry. Nature 1999；401：243-251 より改変）

分節性

われわれの体をみると，脊柱や肋骨などの中軸骨格，それに付着する筋肉，皮膚感覚をつかさどる皮神経などの構成に一定の分節性がみられる（体節性〈metamerism〉）．このような分節構造は環形動物[★7]や昆虫などの体で特に顕著である．哺乳類においても，発生の過程で体節，鰓弓（さいきゅう）などの分節構造が現れる[★8]が，その多くは，器官形成に関与した後，多くは消退し，成体では認めがたい[★9]．

体の分節構造の形成は分節遺伝子（segmentation gene）の支配を受けており，そのうち最もよく研究されているのが，ホメオティック遺伝子（homeotic gene）の1つであるHox遺伝子である[4]．ホメオティック遺伝子は，ショウジョウバエで見つかった遺伝子群で，体の各分節の形質（位置価）を決定する．これは遺伝子の重複によってできた調節遺伝子で，ホメオボックス（homeobox）と呼ばれる共通配列をもっており，DNAに結合する転写因子をコードしている．それらは，染色体上に並んで，遺伝子のクラスター[★10]（Hoxクラスター）を形成している．Hoxクラスターの遺伝子のスイッチが順に入ることにより，いくつかのホメオティック遺伝子のグループが活性化され，同時に活性化されるHox遺伝子の組み合わせ（Hox code）によって各分節からできる構造物（骨など）の特徴的な形態（identity）が決定される．ホメオティック遺伝子は，ショウジョウバエか

★7　**環形動物**
動物分類の一門．細長い円筒形で，多数の環状の体節をもつ．ゴカイ，ミミズ，ヒルなど．

★8　"運動器系/骨格と関節"（p.44）を参照されたい．

★9　頭部，体幹にはかなりはっきりとした分節構造がみられるが，哺乳類の頭部ではこのような分節構造は明らかでない．下等動物の頭部にみられる分節的な構造（ソミトメア〈somitomere〉）が哺乳類の胚にも存在するか否かについては議論がある．

★10　**遺伝子のクラスター**
同じ染色体上でつらなった一連の遺伝子群によってつくられる複合遺伝子．

図2 ショウジョウバエとマウス胚におけるホメオティック遺伝子の配列と発現

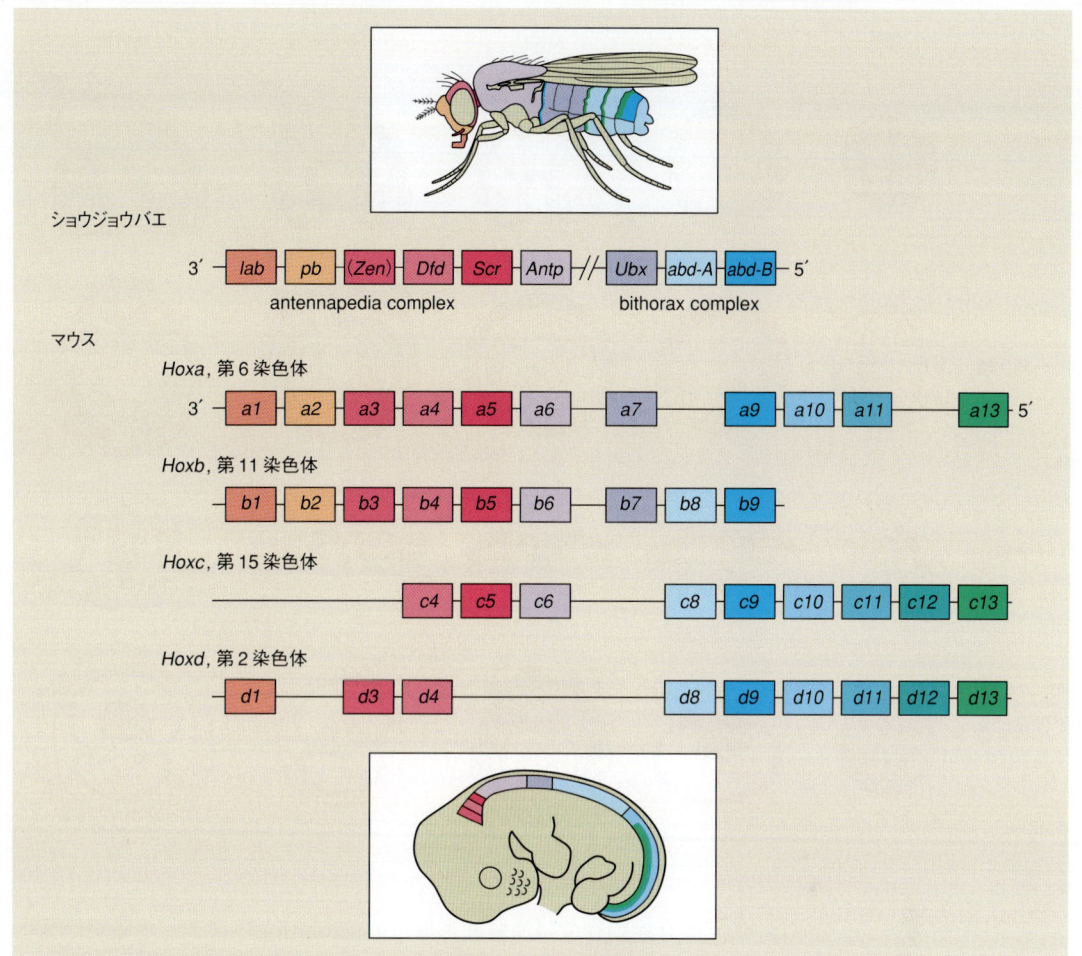

ショウジョウバエ

3′― lab ― pb ― (Zen) ― Dfd ― Scr ― Antp // Ubx ― abd-A ― abd-B ―5′
　　　　　　antennapedia complex　　　　　　　bithorax complex

マウス

Hoxa, 第6染色体
3′― a1 ― a2 ― a3 ― a4 ― a5 ― a6 ― a7 ― a9 ― a10 ― a11 ― a13 ―5′

Hoxb, 第11染色体
― b1 ― b2 ― b3 ― b4 ― b5 ― b6 ― b7 ― b8 ― b9 ―

Hoxc, 第15染色体
― c4 ― c5 ― c6 ― c8 ― c9 ― c10 ― c11 ― c12 ― c13 ―

Hoxd, 第2染色体
― d1 ― d3 ― d4 ― d8 ― d9 ― d10 ― d11 ― d12 ― d13 ―

マウスの各遺伝子は同じ色で示すショウジョウバエ遺伝子と相同の配列をもつ（ホモログである）ことを表す．また，マウスの Hoxa, Hoxb, Hoxc, Hoxd 上の同じ色で示す遺伝子群は1つの遺伝子の重複によって生じたものである．

らヒトに至るまで共通の配列が見つかっており，体の分節という基本的に重要な構造を決定する遺伝子群が進化の過程でよく保存されてきたことがわかる（図2）★11．

胚葉とその分化

脊椎動物の発生のごく初期には，胚盤葉上層（epiblast）と胚盤葉下層（hypoblast）から成る2層性胚盤の時期がある．このような2層の上皮から成る体の構造の原形は腔腸動物★12にみられ，そのような動物の体は，体を保護し外界の情報を感じ取る外胚葉層と，食物を吸収する内方の内胚葉層からできている．その次のレベルの動物種では，外胚葉と内胚葉のあいだに中胚葉（mesoderm）が発生し，中胚葉から骨格，筋，その他の結合組織が形成される．こうした事実は，個体発生と系統発生が相同であることの例として引かれる．

★11
Hox遺伝子の変異が昆虫の体にさまざまな異常を起こすことはよく知られているが，ヒトでも骨格や内臓の先天奇形がHox遺伝子の異常で起こっている例が見つかっている．

★12 腔腸動物
動物分類の一門．多くは海産で，無性生殖と有性生殖を交互に繰り返す種類が多い．クラゲ，サンゴ虫など．

図3 生物の胚葉と分化

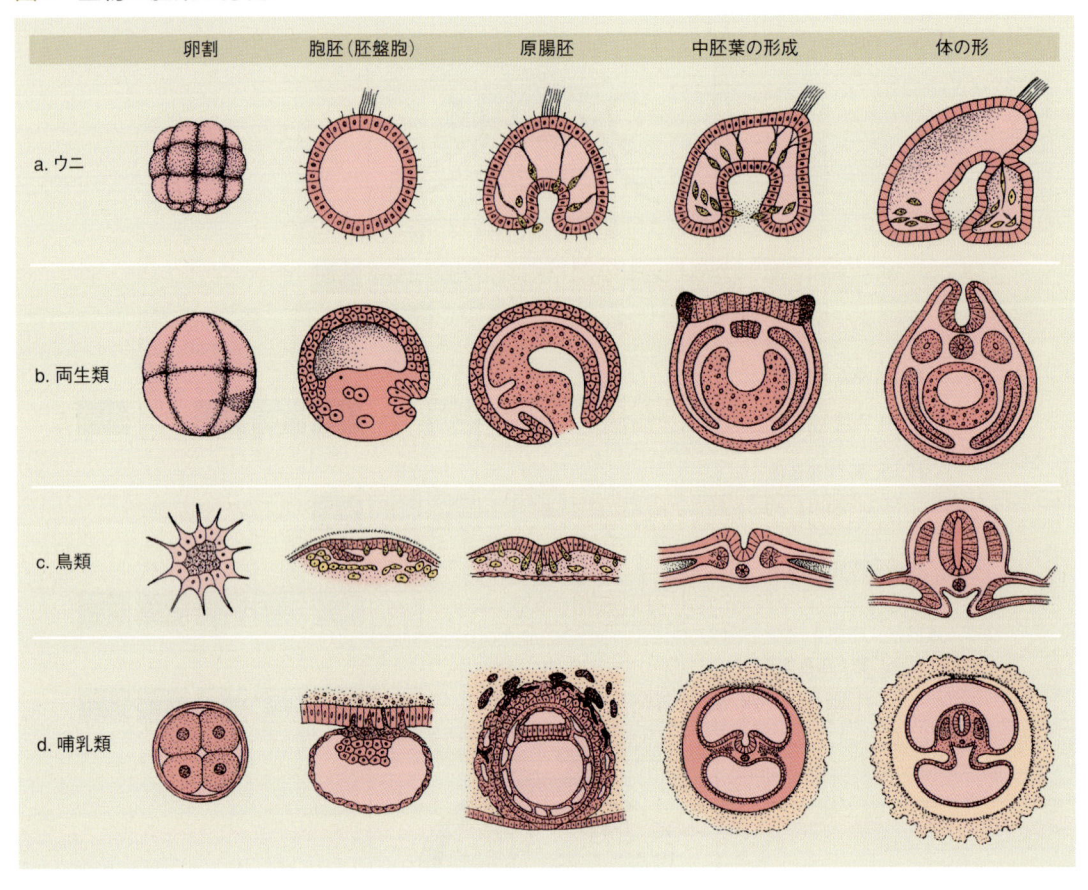

	卵割	胞胚（胚盤胞）	原腸胚	中胚葉の形成	体の形
a. ウニ					
b. 両生類					
c. 鳥類					
d. 哺乳類					

　下等脊椎動物では原腸胚形成（gastrulation）によって胚葉が発生するが，卵黄量の多い卵をもつ脊椎動物では，胚盤と原始線条の形成によって胚葉が形成される（図3）．哺乳類では，外胚葉から神経管と皮膚外胚葉（表皮外胚葉）ができる．内胚葉は原始腸管の内腔上皮をつくり，中胚葉からは脊索，体節，側板などが発生する．側板は，内胚葉に接した臓側葉と皮膚外胚葉に接する壁側葉とに分かれ，両者のあいだに体腔ができる．すなわち，皮膚の表面（表皮）は外胚葉，腸管上皮は内胚葉であるのに対し，体腔（腹膜腔，胸膜腔，心嚢など）の上皮は中胚葉由来である[★13]．

　哺乳類胚における胚葉の分化を図4に示す．外胚葉に由来する組織は，外界の影響から動物の体を保護し（皮膚外胚葉），環境からの刺激を感じ取り，あるいはそれに働きかける（感覚器と神経系）．中胚葉に由来する組織は，体を支持する骨格，筋，血管，その他の結合組織，心臓，腎臓などを形成する．内胚葉から消化管と消化腺，呼吸器の上皮ができる．側板に由来する臓側および壁側中胚葉の細胞が，腸管壁の結合組織と筋層，および体壁をつくる．体幹と四肢の横紋筋をつくる筋芽細胞は，体節の筋板から発生する．上皮と中胚

★13
中胚葉由来の上皮を中皮（mesothelium）という．

図4 哺乳類における胚葉の分化

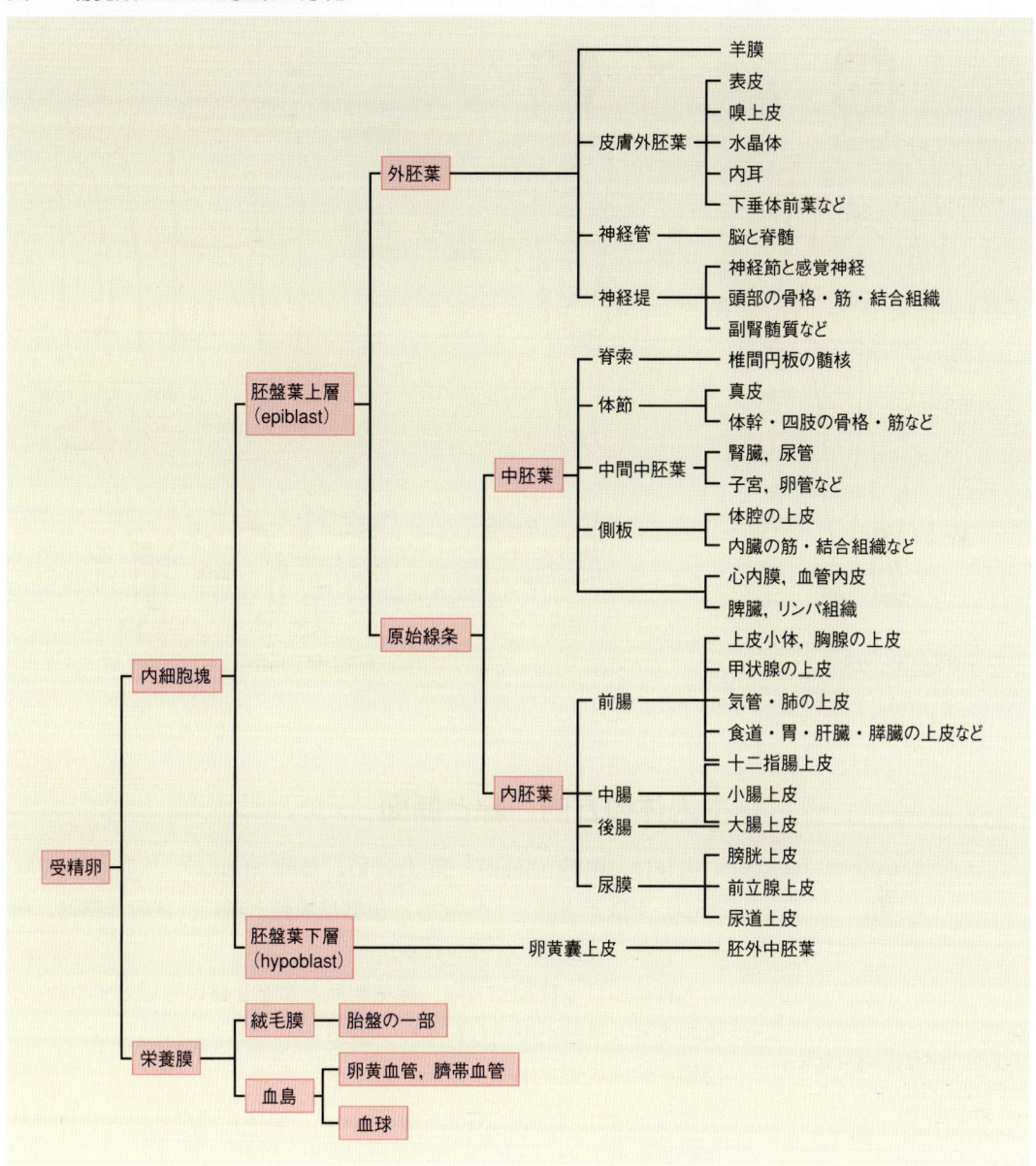

```
受精卵 ─┬─ 内細胞塊 ─┬─ 胚盤葉上層（epiblast）─┬─ 外胚葉 ─┬─ 皮膚外胚葉 ─┬─ 羊膜
        │            │                          │          │              ├─ 表皮
        │            │                          │          │              ├─ 嗅上皮
        │            │                          │          │              ├─ 水晶体
        │            │                          │          │              ├─ 内耳
        │            │                          │          │              └─ 下垂体前葉など
        │            │                          │          ├─ 神経管 ──── 脳と脊髄
        │            │                          │          └─ 神経堤 ─┬─ 神経節と感覚神経
        │            │                          │                    ├─ 頭部の骨格・筋・結合組織
        │            │                          │                    └─ 副腎髄質など
        │            │                          ├─ 中胚葉 ─┬─ 脊索 ──── 椎間円板の髄核
        │            │                          │          ├─ 体節 ─┬─ 真皮
        │            │                          │          │        └─ 体幹・四肢の骨格・筋など
        │            │                          │          ├─ 中間中胚葉 ─┬─ 腎臓, 尿管
        │            │                          │          │              └─ 子宮, 卵管など
        │            │                          │          └─ 側板 ─┬─ 体腔の上皮
        │            │                          │                   ├─ 内臓の筋・結合組織など
        │            │                          │                   ├─ 心内膜, 血管内皮
        │            │                          │                   └─ 脾臓, リンパ組織
        │            │                          │── 原始線条
        │            │                          └─ 内胚葉 ─┬─ 前腸 ─┬─ 上皮小体, 胸腺の上皮
        │            │                                     │        ├─ 甲状腺の上皮
        │            │                                     │        ├─ 気管・肺の上皮
        │            │                                     │        ├─ 食道・胃・肝臓・膵臓の上皮など
        │            │                                     │        └─ 十二指腸上皮
        │            │                                     ├─ 中腸 ── 小腸上皮
        │            │                                     ├─ 後腸 ── 大腸上皮
        │            │                                     └─ 尿膜 ─┬─ 膀胱上皮
        │            │                                              ├─ 前立腺上皮
        │            │                                              └─ 尿道上皮
        │            └─ 胚盤葉下層（hypoblast）── 卵黄嚢上皮 ── 胚外中胚葉
        └─ 栄養膜 ─┬─ 絨毛膜 ── 胎盤の一部
                   └─ 血島 ─┬─ 卵黄血管, 臍帯血管
                            └─ 血球
```

葉成分から形成されている皮膚や腸管の構造が形成される際には，胚葉間，特に上皮と間葉の相互作用が重要である★14．

　胚の体にみられる未分化な胎生結合組織を間葉（mesenchyme）と総称する．体節領域の間葉は胚内中胚葉からできるが，頭部の間葉は神経堤細胞，脊索前板，中枢性感覚器の原基（プラコード〈placode〉）などから発生する．すなわち，頭部の間葉の多くは外胚葉由来である★15．

★14
上皮と間葉は構造的にまったく異なるが，発生の過程では，両者の性質が交互に転換する現象がしばしば観察される（分化転換〈transdifferentiation〉）．すなわち，細胞の分化状態は必ずしも固定的なものでないことが，ここでもわかる．

★15
間葉には中胚葉性のものと外胚葉性のものとがある．

図5 体の方向や断面を表す用語

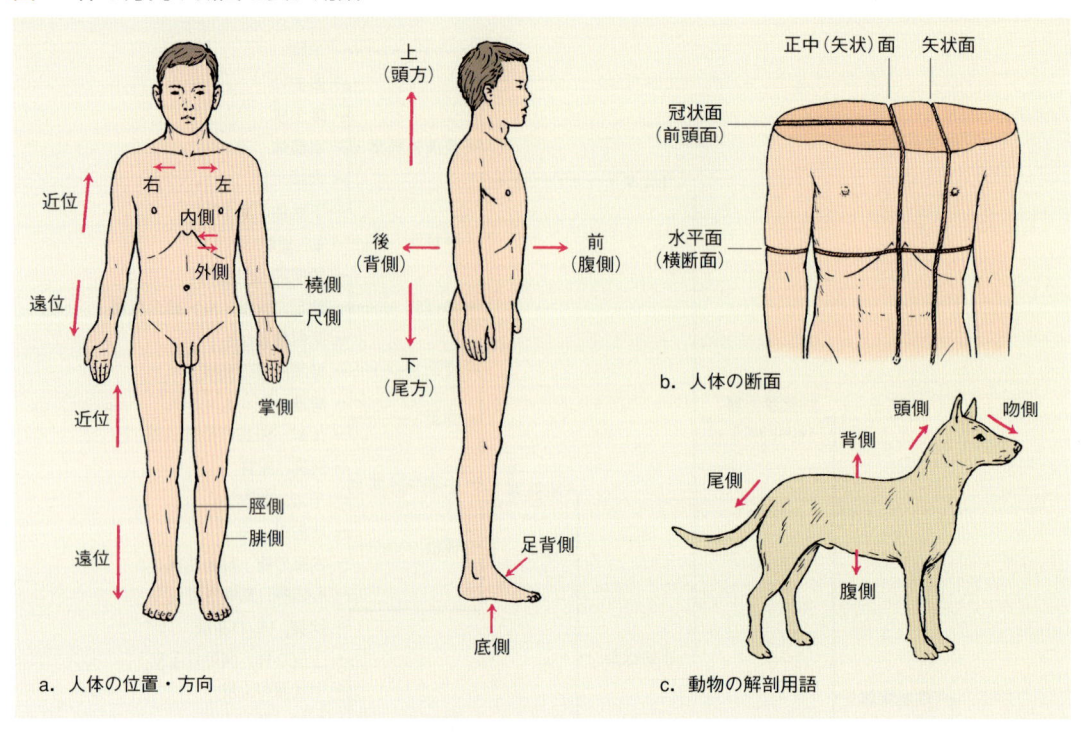

a. 人体の位置・方向
b. 人体の断面
c. 動物の解剖用語

★16
人体の位置や構造を表す名称は世界共通の用語が決められている（解剖学用語）．

人体の方向，線と断面

人体は，頭部（head），頸（neck），体幹（trunk），四肢（extremities, 上肢と下肢）から成る．頭部は頭蓋と顔に，体幹は胸部，腹部，背部，骨盤部に分けられる．

人体における位置や方向，線や断面などを正確に言い表すために，次のような用語が用いられる★16（図5）．

位置・方向を表す用語（図5a）

①頭方（cranial）または上（superior）：頭端に向かう，またはそれに近い方．

②尾方（caudal）または下（inferior）：頭から離れる，または足の方に近い方．

③腹側（ventral）または前（anterior）：胸・腹の側．

④背側（dorsal）または後（posterior）：背中の側．

⑤内側（medial）：人体の正中面に近い方．

⑥外側（lateral）：人体の正中面から離れる方．

⑦近位（proximal）：体幹との付着部に近い方．

⑧遠位（distal）：体幹との付着部から離れる方．

⑨内（internal）：身体または器官の中心に近い方．

⑩外（external）：身体または器官の表面に近い方．

断面を示す用語（図5b）

①正中面（median plane）：体の中線（中心線）を通って背腹の方向に伸びる面．体の左右対称面．正中矢状（しじょう）面（mid-sagittal plane）ともいう．
②矢状面（sagittal plane）：正中面に平行な面．
③水平面（horizontal plane）：地面に平行な面．
④垂直面（vertical plane）：上下方向の面．地面に直角な面．
⑤前頭（前額）面（frontal plane）または冠状面（coronal plane）：垂直線を含んで左右の方向に伸びる面．

　人体についてはこのような約束に基づいて解剖学用語が用いられるが，ヒトは直立しているという点で，多くの動物のなかで例外的である．したがって，四足歩行をする動物について用いるときには注意が必要である．たとえばイヌやネコでは，頭方は上方ではなく前方にあたる．同様に，ヒトでは腹側＝前方であるが，他の多くの動物ではこれがあてはまらない（図5c）．したがって，人体の解剖学用語と動物学用語は必ずしも対応しないことがある．また，解剖学用語のなかには必ずしも科学的ではなく慣用的に用いられているものもある．

（塩田浩平）

● 文献
1) Wilmut I, et al：Viable offspring derived from fetal and adult mammalian cells. Nature 1997；385：810-813.
2) Bouwmeester T, et al：Vertebrate head induction by anterior primitive endoderm. Bioessays 1997；19：855-863.
3) Redriguez Esteban C, et al：The novel Cer-like protein Caronte mediates the establishment of embryonic left-right asymmetry. Nature 1999；401：243-251.
4) McGinnis W, et al：Homeobox genes and axial patterning. Cell 1992；68：283-302.

第2章
細胞の構造と機能，組織

細胞の構造と機能，組織

細胞

われわれの身体の設計図は，遺伝子であるDNAに記されているが，実際の生命活動の単位は細胞（cell）である．人体を構成する細胞の形や機能は驚くほど多様である（図1）．卵細胞やリンパ球のような球形のもの，上皮細胞にみられる立方形や扁平なもの，平滑筋細胞や線維芽細胞のような紡錘形のもの，神経細胞などのような複雑な突起を有するものなどさまざまである[★1]．

人体を構成する多くの細胞は10〜20μm[★2]程度の大きさである．ヒト赤血球は直径約8μmで組織のほかの細胞の大きさをみるときのよい目安となる．ヒトの卵細胞は球形の細胞としては最も大型で直径約100μm（0.1mm）である．妊娠時の子宮の平滑筋細胞は長さ800μmにも達する．細胞融合によってできた骨格筋細胞は長さが数cmになる．神経細胞は長い突起を出し，全長が1m以上に達するのもある．このように細胞の形と大きさはバラエティーに富んでいるが，電子顕微鏡（以下，電顕）で観察するとその基本的な構造には驚くほどの普遍性が認められる．

細胞の構造

細胞は細胞膜（形質膜）で外界から仕切られた袋状の構造体である[★3]（図2）．細胞の内部には蛋白質を主成分とする原形質がつまっている．一般に細胞の中央部には核がある．細胞成分のうち，核を除いた部分が細胞質である．細胞質にはミトコンドリア，リソソーム，ペルオキシソーム，ゴルジ装置，小胞体などの細胞小器官や，アクチンフィラメント（アクチン線維），中間径フィラメント，微小管などの細胞骨格が巧みに配置されていて，さまざまな細胞の機能を担っている．

細胞膜（形質膜）

細胞の表面をすきまなく覆い，外界との仕切りになっている厚さ約7.5nm[★4]の生体膜が細胞膜（cell membrane；形質膜）で，電顕で観察すると，暗明暗の3層構造を呈する（図3）．リン脂質二重層を基本構造とし，この中に膜蛋白が埋め込まれている（流動モザイクモデル）（図4）[★5]．

細胞膜は細胞外との接点であり，他の細胞や細胞間物質（細胞外マトリックス，細胞外基質）との接着に関与する分子，ホルモンや

[★1] **真核細胞と原核細胞**
ヒトをはじめとする動物や植物の細胞は核膜に包まれた明瞭な核をもち，真核細胞と呼ばれる．これに対し，細菌ははっきりとした核をもたず，原核細胞と呼ばれる．

[★2] 1μm（マイクロメートル，μ〈ミクロン〉）＝1/1,000mm

[★3] **生体膜**
細胞の外表面を覆う細胞膜（形質膜）や細胞小器官の膜は生体膜と総称され，リン脂質の二重層を基本構造としている．ホスファチジルコリン（レシチン），ホスファチジルエタノールアミン，ホスファチジルセリンなどのリン脂質分子は，親水性の頭部と疎水性の尾部を1つの分子内にもち，これらの分子が疎水性の尾部どうしを中央に挟み，親水性の頭部を外側に向けたサンドイッチ状の構造をとり，安定なリン脂質二重層を形成している．実際の生体膜では，このリン脂質二重層にコレステロールや他の脂質や蛋白質などがモザイク状に組み込まれている．

[★4] 1nm（ナノメートル）＝1/1,000μm．

[★5] **流動モザイクモデル**
1972年，シンガー（Singer）とニコルソン（Nicolson）により提唱されたもので，これによると，膜を構成する脂質は流動的な状態にあり，膜蛋白はこの平面上をかなり自由に動くことができるとされる．

図1　さまざまな形や大きさの細胞

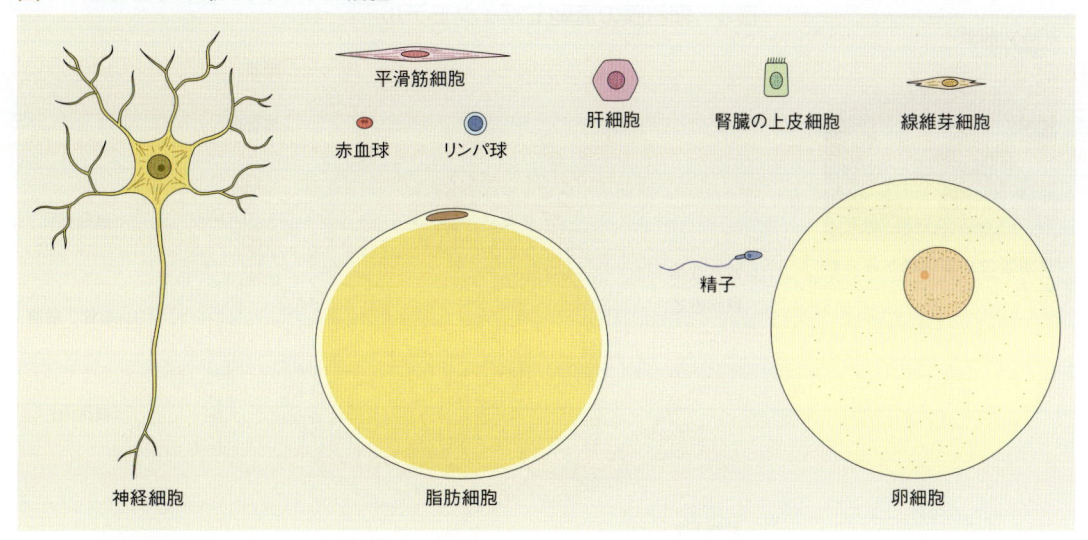

- 平滑筋細胞
- 赤血球
- リンパ球
- 肝細胞
- 腎臓の上皮細胞
- 線維芽細胞
- 神経細胞
- 精子
- 脂肪細胞
- 卵細胞

図2　電子顕微鏡でみた細胞の模式図

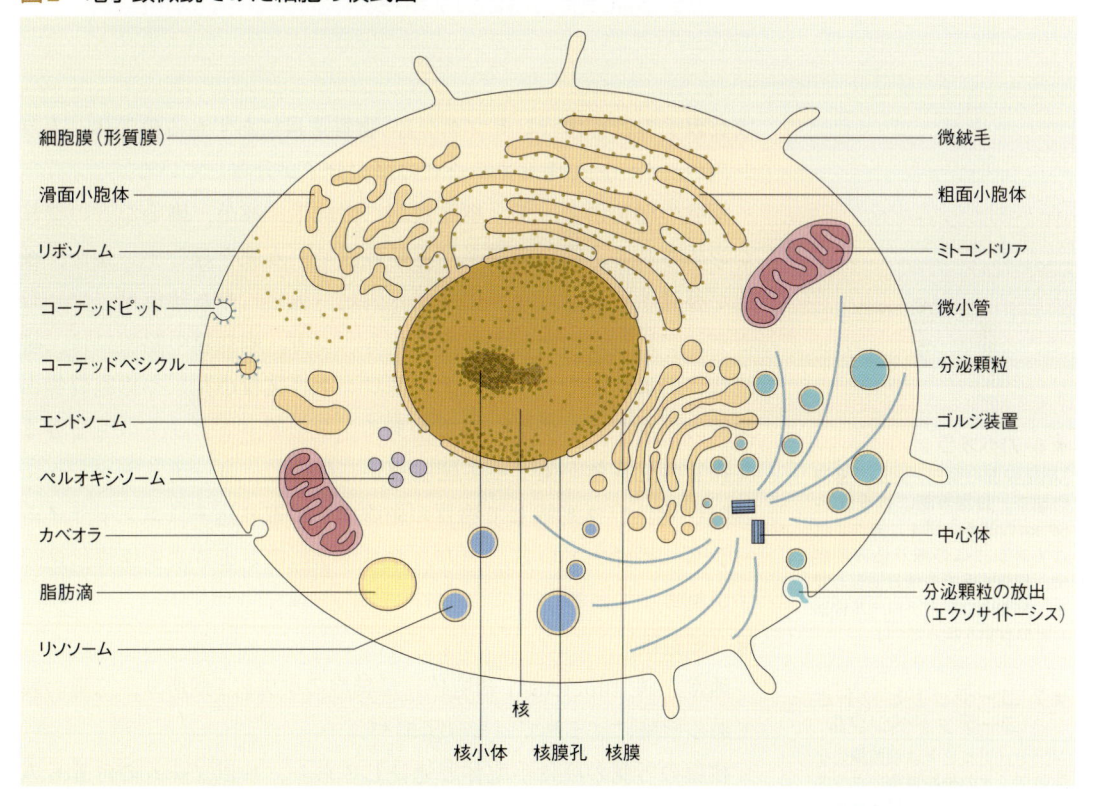

- 細胞膜（形質膜）
- 滑面小胞体
- リボソーム
- コーテッドピット
- コーテッドベシクル
- エンドソーム
- ペルオキシソーム
- カベオラ
- 脂肪滴
- リソソーム
- 微絨毛
- 粗面小胞体
- ミトコンドリア
- 微小管
- 分泌顆粒
- ゴルジ装置
- 中心体
- 分泌顆粒の放出（エクソサイトーシス）
- 核
- 核小体
- 核膜孔
- 核膜

細胞の構造と機能、組織

図3 細胞膜の電顕像

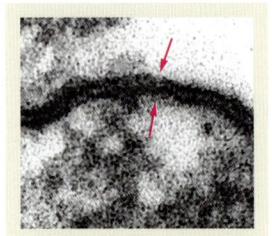

暗明暗の三層構造がみられる（→）．

図4 細胞膜の流動モザイクモデル

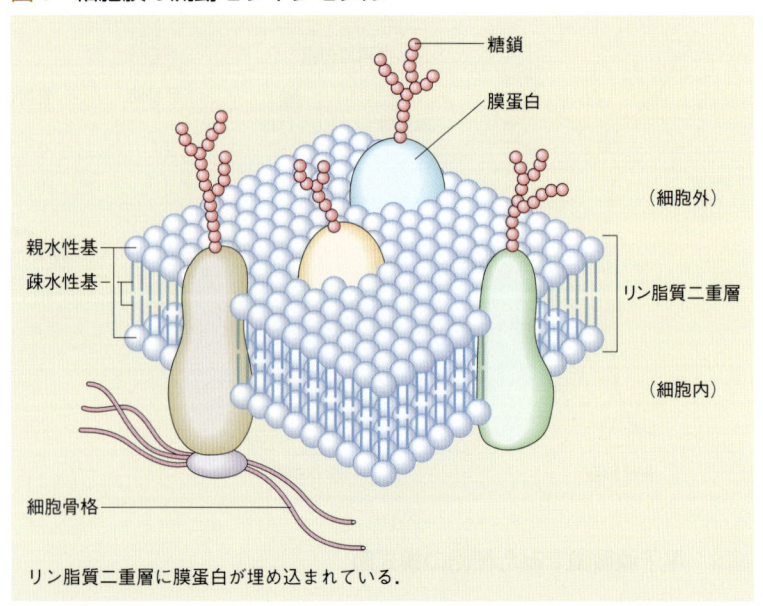

リン脂質二重層に膜蛋白が埋め込まれている．

成長因子の受容体（レセプター），物質透過にあずかる輸送体（トランスポーター）やチャネルなどの蛋白分子が分布している．

細胞の種類によって，細胞表面に微絨毛，線毛，鞭毛などの突起が形成される．線毛や鞭毛は運動装置で，水流を起こす．また，細胞が移動するときには，細胞から偽足（仮足）や糸状仮足（フィロポディア）などの突起が形成される．一方，細胞膜の陥凹には，細胞質側の裏打ちをもつコーテッドピット（被覆小孔）や細胞質側が比較的平滑なカベオラ★6などがある．コーテッドピットはさまざまな物質の受容体が集まって細胞膜から分離し，コーテッドベシクル（被覆小胞）★7を形成して物質の細胞内への取り込み（エンドサイトーシス）に働いている．一方，カベオラにはさまざまな情報伝達分子が集まっている．

核（細胞核）

通常，核（nucleus；細胞核）は細胞の中央に1個あり，二重の膜である核膜に包まれている（図5）★8．

核膜の外側の膜は小胞体と連続しており，リボソームの付着もみられる．すなわち，二重の核膜に挟まれた腔は小胞体の内腔とつながっている．核膜には所々に核膜孔という小孔があり，核内と細胞質とのあいだの物質移動の通路となっている．

核内には，遺伝子であるDNA（デオキシリボ核酸；deoxyribonucleic acid）と蛋白質が結合してできた染色質（クロマチン）が，さまざまな程度に凝縮した状態で存在する．強く凝縮したものをヘテ

★6 カベオラ
「細胞表面の洞穴」という意味の語で，細胞表面にある50〜80 nmの凹みを指す．カベオラはカルシウムの取り込みと排出，細胞表面での情報受容と変換，細胞内コレステロール輸送などの役割を担っている．

★7 コーテッドピットとコーテッドベシクル
コーテッドピットは細胞膜の小陥凹で，その細胞質側にクラスリンと呼ばれる蛋白質の被覆をもつ．コーテッドピットがくびれて細胞膜から切り離されるとコーテッドベシクルとなる．

★8
細胞によっては骨格筋のように数百個の核をもつものや，赤血球のように無核のものもある．

図5 核と粗面小胞体（電顕像）

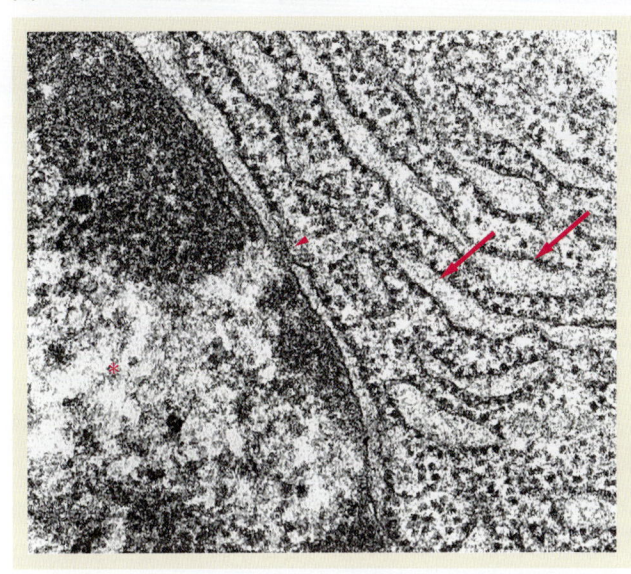

核（＊）には，暗調のヘテロクロマチンと明調のユークロマチンがみられる．核膜には核膜孔（▶）がある．細胞質には，リボソームの多数付着した粗面小胞体（→）がある．

ロクロマチン（異質染色質），凝縮の程度の低いものをユークロマチン（真正染色質）と呼ぶ．核内でDNAから転写されたRNA（リボ核酸；ribonucleic acid）はプロセシングを受け，メッセンジャーRNA（mRNA）となって核膜孔を通って細胞質へ出ていく．また，細胞分裂に先立って起こるDNAの複製も核内で行われる．

核の中にはRNAが非常に多い部分があり，核小体と呼ばれる．この部位ではリボソームを構成するリボソームRNA（rRNA）の合成が盛んで，リボソーム粒子のサブユニットの組み立てが行われる．

リボソーム

リボソーム（ribosome）は小さな粒子状で，60Sと40Sの2つのサブユニットから成り，rRNAと蛋白質の複合体である．核内の遺伝子であるDNAから写しとられたmRNAの情報を翻訳してアミノ酸を順につなげて蛋白質を合成する場である．細胞質中に遊離したもの（遊離リボソーム）と小胞体に付着しているものがある．遊離リボソームでは細胞質の蛋白質などが，小胞体に付着したリボソームでは膜蛋白や分泌蛋白などが合成される．すなわち，リボソームは蛋白合成の場であり，分泌などで蛋白合成が盛んな細胞に多くみられる．1本のmRNA上に複数のリボソームが付着して数珠状に配列しているものはポリソームと呼ばれる．

小胞体

小胞体（endoplasmic reticulum；ER）は，細胞質全体にわたり膜に囲まれた腔が三次元的な運河のように広がる管状，袋状のつながった構造物である．脂質の合成，膜蛋白や分泌蛋白などの合成で重要な役割を果たしている．リボソームの付着しているものを粗面小

★9 粗面小胞体
消化酵素を分泌する膵臓の外分泌細胞などでよく発達していて，これらはエルガストプラズムとも呼ばれる．また，神経細胞のニッスル小体（Nissl body，虎斑）も粗面小胞体に相当する．

★10 T細管と三つ組
骨格筋では，細胞膜が深い井戸状に陥入した細管系が発達していてT細管と呼ばれる．T細管を挟むように滑面小胞体が配置され，三つ組と呼ばれる．

★11
ゴルジ装置のトランス側に接して，網状のトランスゴルジネットワーク（trans-Golgi network；TGN）がある．この部分では膜蛋白や分泌蛋白のプロセシングが行われるとともに，これらを配送先に分ける選別（ソーティング）も行われる．

★12
ミトコンドリアはもとは独立した微生物が，原始的な真核細胞に取り込まれて共生を始めたものと考えられる．ミトコンドリアが独自の遺伝子（ミトコンドリアDNA）やリボソームをもち，分裂によって増えるのはその名残といえる．ただし，進化の過程でミトコンドリアに対する核の支配が強まり，今やミトコンドリア蛋白の大部分は核のDNAによってコードされている．

胞体（rough ER；rER）★9，リボソームの付着していないものを滑面小胞体（smooth ER；sER）と呼ぶ．

　滑面小胞体では脂質の合成が行われており，副腎皮質，精巣，卵巣などのステロイドホルモン産生細胞やシトクロム P-450 によって解毒を行っている肝細胞でよく発達している．小胞体の内腔はカルシウムイオンの貯蔵場所で，骨格筋では筋小胞体として T 細管（transverse tubule，横細管）とともに三つ組（トリアッド）を形成し★10，細胞質中のカルシウム濃度を調節することにより筋の収縮を制御している（"運動器系/骨格と関節"〈p.44〉参照）．

　粗面小胞体にはリボソームが付着し，膜蛋白，リソソーム酵素，細胞外へ分泌される蛋白質などの合成が行われる．粗面小胞体で翻訳されてできた蛋白質は小胞体膜に組み込まれるか，小胞体の内腔へと押し出される．小胞体では，合成された蛋白質への糖鎖の付加とトリミングが行われる．これらの蛋白質は小胞体にとどまるもの以外は，小胞体から生じる小胞によってゴルジ装置へと運ばれる．

ゴルジ装置とトランスゴルジネットワーク（TGN）

　ゴルジ装置（Golgi apparatus）は，通常，核に近接して存在する平滑な膜から成る構造で，平行に配列した層板とそれに付随した小胞や空胞から成る（図6）．核に近くて凸に彎曲した層板のシス側（形成面）と，その反対側の凹のトランス側（成熟面）が識別される．小胞体から小胞によって送られてきた蛋白質はシス側からゴルジ装置に入り，次々と層板を移行しながら糖鎖の付加などのプロセシングを経て，トランス側から出ていく★11．

ミトコンドリア（糸粒体）

　ミトコンドリア（mitochondria；糸粒体）★12 は直径 0.5〜1μm の細長い円筒状の細胞小器官で，外膜と内膜の二重の膜に包まれている（図6）．内膜はミトコンドリア内部のマトリックスに向かって何層にも折りたたまれたヒダであるクリステを形成している．ステロイドホルモン産生細胞などではクリステの代わりに細管状の構造をとることもある．内膜には呼吸鎖電子伝達系の酵素群が存在し，細胞活動のエネルギーをうみ出すATP（アデノシン三リン酸）の大部分はここで産生される．内部のマトリックスでは，脂肪酸の酸化やクエン酸回路の反応が行われる．このようにミトコンドリアは細胞のエネルギーセンターともいうべきもので，活発に活動している細胞には一般にミトコンドリアが多い．

リソソーム（水解小体）

　リソソーム（lysosome；水解小体）は1枚の生体膜に囲まれた小さな袋状の構造で，内部はpH 5程度の酸性に保たれ，多量の酸性加水分解酵素を含んでいる．これらの酵素はリソソーム内に密封され

図6 ゴルジ装置とミトコンドリア

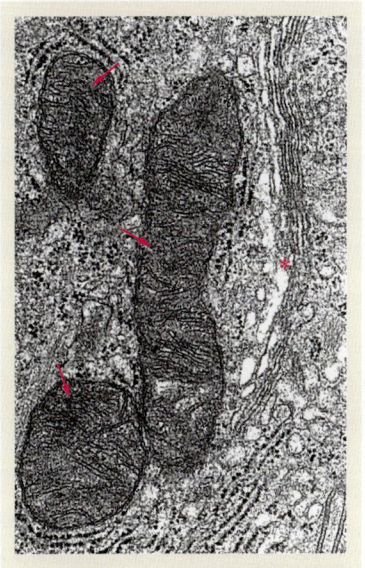

ゴルジ装置（＊）は，平行に配列した層板をもつ．ミトコンドリア（→）は，内外二層の膜をもつ．

図7 エンドサイトーシスの過程

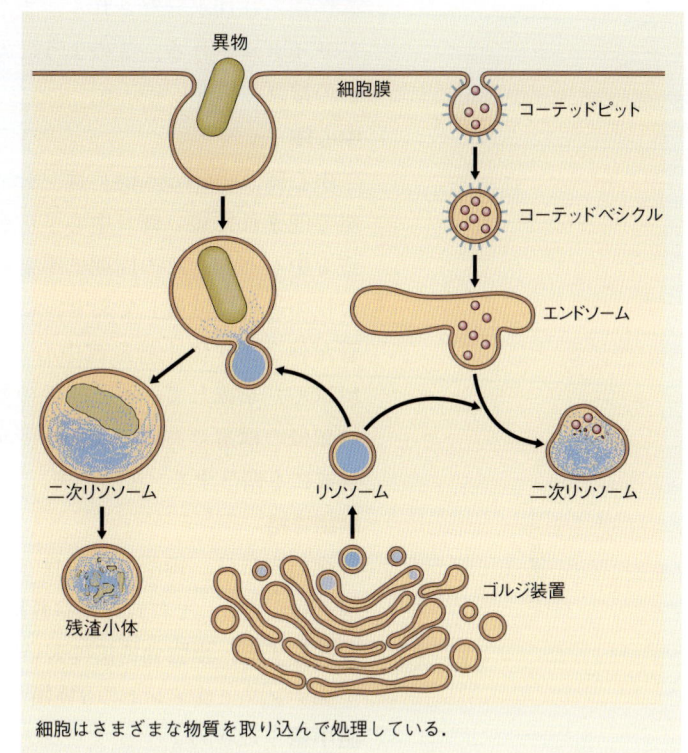

細胞はさまざまな物質を取り込んで処理している．

ていて，細胞外から食作用などで取り入れた物質や細胞内で不要となったさまざまな小器官などを加水分解する（図7）．リソソームは大食細胞などでよく発達している★13．

ペルオキシソーム

ペルオキシソーム（peroxisome）は1枚の生体膜に囲まれた小さな球状の小器官であり，内部にはカタラーゼ，尿酸酸化酵素などの酸化酵素が多量に存在する．肝細胞では解毒において大きな役割を果たしており，脂肪酸のβ酸化にもあずかっている．

分泌顆粒

ペプチドホルモンや消化酵素のように刺激に反応して調節性に分泌されるものは，ゴルジ装置を通過したあと分泌顆粒（secretory granule）に組み込まれて細胞内に貯蔵されている．刺激により分泌顆粒膜は細胞膜と融合して開口し，内容物は細胞外へ放出される．

エンドサイトーシスとエンドソーム

細胞は，細胞表面からコーテッドピットなどを介して盛んに物質を細胞内へと取り込む．この機構をエンドサイトーシス（endocytosis）という（図7）．取り込まれた物質は，まずエンドソーム（endosome）と呼ばれる1枚の膜で包まれた管状，小胞状の構造へと送られる．エンドソーム内は酸性に保たれており，ここで受容体とそれ

★13
リソソーム酵素の遺伝的欠損により，さまざまな物質が細胞内に蓄積するリソソーム蓄積病が知られている．

に結合した物質の解離が起こる．エンドソーム内の物質はリソソームへ送られ加水分解される．またエンドソーム膜の一部は形質膜へリサイクルされる．このようにエンドソームは細胞内膜系と形質膜との接点を形成している．

中心体

　中心体（centrosome）は，3つの微小管が融合した三連の微小管9組で囲まれた短い管（中心子）が互いに直交するように配置した構造を中心とし，この周囲に不定形の周囲物質が付随している．通常は核の近傍に位置しており，ここから細胞の辺縁部へ向かって微小管が伸び出す微小管形成中心（microtubule organizing center；MTOC）を成している．線毛の基部にみられる基底小体も基本的には類似の構造である．また，中心体は細胞分裂に際して，紡錘糸の形成にも関与する（p.19参照）．

細胞骨格

　細胞内には，細胞の形を保ったり，細胞運動の際に働く線維状の構造物があり，それらを細胞骨格（cytoskeleton；サイトスケルトン）と総称する．細胞骨格には太い順に，微小管，中間径フィラメント，アクチンフィラメントの3種類がある．

微小管：球状のαチューブリンとβチューブリン蛋白分子が重合してできた，直径約25 nmの中空の管である．通常は核の近傍に位置する中心体付近から放射状に伸びている．細胞内のさまざまな小胞や小器官は，微小管に結合するモーター蛋白[★14]のキネシンやダイニンなどにより微小管に沿って細胞質を移動する．線毛や鞭毛では微小管はそのコア（中心部）をなしており，また細胞分裂にあたっては分裂装置を形成する．

中間径フィラメント：微小管とアクチンフィラメントとの中間の径約10 nmのフィラメントで，その構成蛋白は細胞の種類により，ビメンチン，デスミン，ケラチン，ニューロフィラメント蛋白など多様である．細胞内では機械的な安定性を保つために働いていると考えられる．

アクチンフィラメント：すべての真核細胞にみられる径約8 nmのフィラメントで，球状の蛋白質のアクチン分子が重合してできている．アクチンフィラメントは微絨毛の芯を形成したり，仮足の形成などに関与し，細胞の形を決めたり細胞運動に重要な役割を果たしている．アクチンの重合や配列は，αアクチニンなどのアクチン結合蛋白によって調節されている．筋肉の細胞ではアクチンフィラメントが発達していて，ミオシンとの相互作用により筋収縮を起こす（"運動器系/骨格筋"〈p.58〉参照）．

★14 **モーター蛋白**
ATPの加水分解で形を変えることによって細胞での動きをつくり出す蛋白質．ミオシン，キネシン，ダイニンなど．

細胞増殖と細胞分裂

体細胞は細胞分裂によってその数を増していく．真核細胞の分裂は，微小管でできた紡錘糸が形成されて起こるので有糸分裂と呼ばれる．遺伝子の複製から細胞分裂に至るこの一連の過程は細胞周期と呼ばれる．

細胞周期のなかでDNAの複製が起こる時期をS期と呼び，細胞が実際に分裂する時期をM期と呼ぶ．S期からM期に至るあいだの時期（ギャップ）をG_2期，M期からS期までのギャップをG_1期と呼ぶ．S期にDNAが複製されるので，細胞あたりのDNA量はG_2期にはG_1期の2倍になっている．

細胞分裂の起こるM期は，さらに前期，前中期，中期，後期，終期に分けられる．前期にはクロマチンの凝集が始まる．前中期には核膜が消失し，細胞の両極に移動した中心体から紡錘糸が形成される．中期には染色体は細胞の中央の赤道面上に整列し，赤道板を形成する．両極に位置する中心体からは多くの微小管が出ていて，一部のものは染色体の動原体（セントロメア）に付着する．後期になると，染色体は縦に裂けて2つの娘染色体となって両極へ移動し，遺伝子が分配される．終期には両極に集まった染色体の凝集が解け，新たに核膜が形成される．このとき，アクチンを主成分とする収縮環により分裂溝が生じて細胞がくびれ，最終的に2つの娘細胞ができる．染色体数は種によって決まっていて，ヒトでは$2n=46$である．このうち，22対44本は常染色体で，残りの2本は性染色体である．性染色体は男性ではXとY，女性では2本のXから成り，細胞の染色体構成（核型）は男性を46,XY，女性を46,XXと表す．

組織

細胞は体内で無秩序に分布しているのではなく，同種の細胞が集合して特定の機能を担う一定の構造をつくっている．これを組織（tissue）と呼ぶ．組織は，それを構成する細胞と細胞間を満たす細胞間物質から成る．組織は，細胞の種類や配列の仕方，細胞間物質の種類や量によって上皮組織，支持組織，筋組織，神経組織の4つに分類される（表1）．支持組織はさらに，結合組織，軟骨組織，骨組織に分類される★15．

人体を構成する肺，肝臓，腸などの器官は，複数の組織が有機的に組み合わさってできている．たとえば小腸では，内腔面を上皮組織が覆い，外表面近くには筋組織があり，そのあいだに結合組織がある．このように人体は"細胞→組織→器官"という階層構造をなしている．

表1 組織の分類

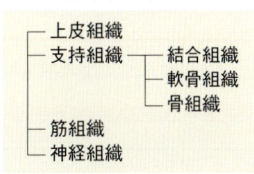

- 上皮組織
- 支持組織
  - 結合組織
  - 軟骨組織
  - 骨組織
- 筋組織
- 神経組織

★15 細胞間物質

細胞間物質は細胞の分泌物で構成され，上皮では少ないが，結合組織では多い．コラーゲンなどの線維成分やプロテオグリカンなどの無形成分から成る．また，骨では石灰分を主成分とする骨基質が多量に沈着している．

上皮組織

上皮組織とは

　上皮組織（epithelium）は，人体や器官の外表面，体腔や管腔の表面を覆う組織である．光学顕微鏡（以下，光顕）レベルでは，上皮細胞がタイルを敷きつめたように密に接して配置されていて，細胞間物質はほとんど存在しない．上皮は器官の表面や内腔の壁面を覆うことによって深部の構造物を保護するとともに，吸収，分泌などの物質の出入り（吸収上皮，腺上皮），外界の刺激の受容（感覚上皮）など多彩な機能を担っている[★16]．シート状の上皮が陥入して増殖すると上皮細胞の塊が形成される．肝臓，膵臓などは消化管上皮がこのように陥入して腺構造をとり，その周囲に実質が発達してできた器官である．

★16 上皮組織の由来
体表を覆う上皮（表皮）は外胚葉に由来し，消化管とその付属腺の上皮は内胚葉に由来する．腎臓などの泌尿器系の上皮と体腔の上皮（胸膜，腹膜，心外膜）は中胚葉由来である．なお，癌はこれらの上皮由来の悪性腫瘍を指し，非上皮由来の腫瘍は肉腫と呼ばれる．

上皮組織の形による分類

　上皮組織はそれを構成する上皮細胞の形（扁平～円柱）と層の厚さ（単層～重層）によって分類される（図8）．

単層扁平上皮

　単層扁平上皮では，扁平な細胞が1層に並ぶ上皮．腹腔表面などを覆う中皮，および血管やリンパ管の内皮面を覆う内皮が代表的である．

単層立方上皮

　単層立方上皮は，幅と高さがほぼ同じ上皮細胞から成る上皮．腎臓の尿細管上皮，甲状腺濾胞などにみられる．

単層円柱上皮

　単層円柱上皮は，幅に比べて高さが高く，柱状の上皮細胞から成る上皮．腸などの消化管の内腔を覆う上皮にみられる（図9）．卵管上皮や細気管支の上皮では線毛をもつものがあり，これらは単層円柱線毛上皮と呼ばれる．

多列上皮（偽重層上皮）

　多列上皮（偽重層上皮）は単層円柱上皮の亜型ともいえるもので，核の位置が一様でなく2～3層に見える．これは丈の高い細胞と低い細胞があるためで，すべての細胞は基底部に達している．線毛をもつものは，多列線毛上皮と呼ばれる．気管，気管支，精管などの上皮にみられる．

重層扁平上皮

　重層扁平上皮は多層の細胞から成り，その表層の細胞が扁平な上皮である（図10）．通常は下層にいくほど立方あるいは円柱の細胞に

図8　上皮組織の形による分類

単層扁平上皮　単層立方上皮　単層円柱上皮　多列上皮　重層扁平上皮　移行上皮

図9　単層円柱上皮

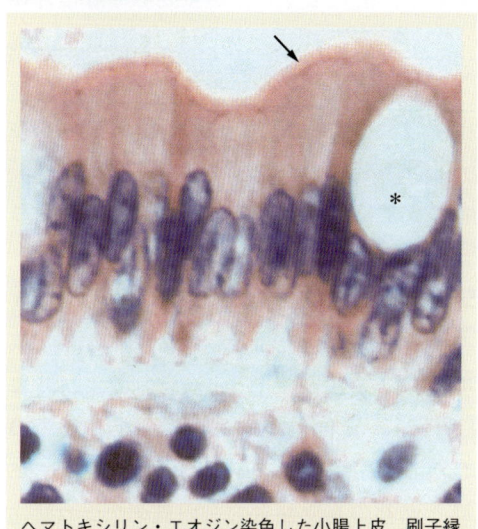

ヘマトキシリン・エオジン染色した小腸上皮．刷子縁（➡）がみられる．粘液分泌細胞の杯細胞（＊）もみられる．

図10　重層扁平上皮

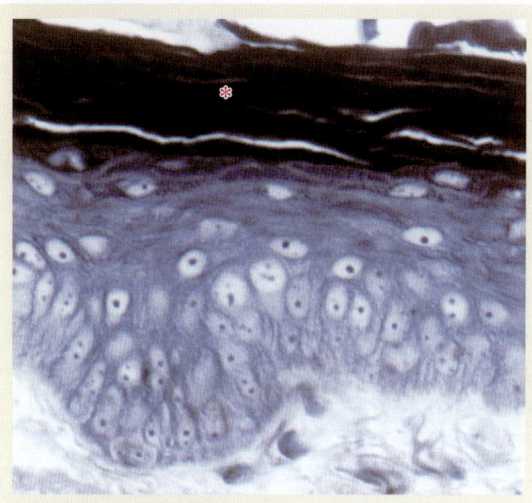

皮膚の表皮．表層は角質化している（＊）．

なるが，上皮全体としては重層扁平上皮と呼ばれる．機械的なストレスを強く受ける部位にあって内部を保護している．表皮，口腔，食道，腟，角膜などにみられる．体表を覆う上皮である表皮では，表層が角化していて，角化重層扁平上皮と呼ばれる．

重層立方上皮

重層立方上皮は立方体の上皮細胞が重なった上皮であり，汗腺の導管，結膜，女性の尿道などにみられる．

重層円柱上皮

重層円柱上皮は円柱状の上皮細胞が表面を覆う上皮であり，眼の結膜円蓋部，尿道の一部，軟口蓋上皮などの限られた部位にみられる．

移行上皮

移行上皮は，上皮の伸展，収縮に伴い，見かけの細胞層の数や形態が大きく変化する上皮である．尿量により壁が伸縮する膀胱上皮などの尿路にみられる．最表層は特徴的な大型の被蓋細胞に覆われている．

上皮組織の特徴

上皮細胞の接着装置

　密に接する上皮細胞のあいだにはさまざまな接着装置が発達し，細胞どうしを機械的にあるいは機能的に結びつけている．光顕観察により，小腸上皮の細胞間などでは細胞の頂部近くに閉鎖堤（ターミナルバー）と呼ばれる構造があるのが知られていたが，電顕観察により，これが閉鎖帯，接着帯，デスモソームから成る接着複合体であることが明らかとなった（図11）．上皮細胞ではこのほかに，隣接する細胞間のチャネルとして細胞間のコミュニケーションに関与するギャップ結合や，上皮細胞をその下層の結合組織につなぎとめるヘミデスモソームなどがみられる．なお，これらの接着装置は，心筋組織でのギャップ結合のように上皮以外の組織でもみられることがある．

閉鎖帯（密着帯，タイトジャンクション）：上皮細胞間の接着複合体のうちで最も腔面寄りにあり，細胞の頸の部分を帯状にぐるりと取り巻いて，細胞間をシールしている（図12）★17．凍結割断レプリカ法★18で観察すると，閉鎖帯は何本かの互いに吻合し合う膜内粒子のひもから成っているのがわかる．閉鎖帯は上皮細胞の細胞膜をそれよりも表面側の頂部細胞膜と深部の基底側壁部細胞膜の2つの部位（ドメイン）に分けていて，これらの構成成分が互いに混じり合わないような"フェンス機能"を担っている．また上皮細胞間を堅くシールすることによって物質が通過できないようにする"バリア機能"ももっている．

接着帯（中間の結合，アドヘレンスジャンクション）：閉鎖帯のすぐ下方にあって，やはり細胞頸部の全周を帯状に取り巻く細胞間の接着装置である（図11）．膜蛋白のカドヘリンによって細胞が結合されている．カドヘリンはカテニンを介してアクチンから成る細胞骨格につながる．

デスモソーム（接着斑）：細胞間をつなぐ円盤状の接着装置で，接着複合体の一部として，あるいは単独で細胞どうしを接着している★19．かなり強固な接着装置であり，力のかかる重層扁平上皮でよく発達している．表皮などで光顕的に観察される細胞間橋はデスモソームが集まった細胞間の接着部である（図11）．デスモソームは25～35 nmの間隔で向き合った細胞膜どうしを接着させる円盤状の構造であり，この部位の細胞膜には裏打ちがあってそこにサイトケラチンなどの中間径フィラメントが付着している．なお，表皮ではこれらの中間径フィラメントは太い束になっていて，トノフィラメントと呼ばれる．

★17
閉鎖帯の構成要素としては，膜蛋白のクローディン，オクルディンや，細胞質側に付着するZO-1などがある．

★18 凍結割断レプリカ法
フリーズフラクチャー法とも呼ぶ．凍結させた組織や細胞を高真空下に割り，その断面のレプリカを得る．細胞膜のリン脂質二重層に沿って割れるので，膜の内部構造を電顕で観察できる．

★19 デスモソームの接着
デスモソームの接着はカドヘリンの一種であるデスモグレイン，デスモコリンによって行われており，デスモプラキン，プラコグロビンなどもデスモソーム構造の形成にあずかっている．デスモソームは上皮以外にもみられ，心筋ではサイトケラチンの代わりにデスミンが付着している．

図11　小腸上皮細胞の微絨毛と接着複合体

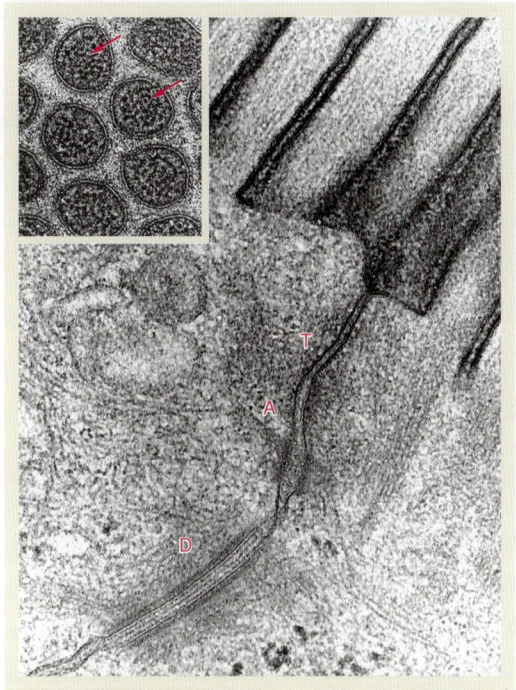

棍棒状の微絨毛が多数存在する．小写真はその断面で，内部にアクチンフィラメントの断面（→）がみられる．接着複合体は，上から順に閉鎖帯（T），接着帯（A），デスモソーム（D）から成る．
T：tight junction, A：adherence junction,
D：desmosome.

図12　ギャップ結合

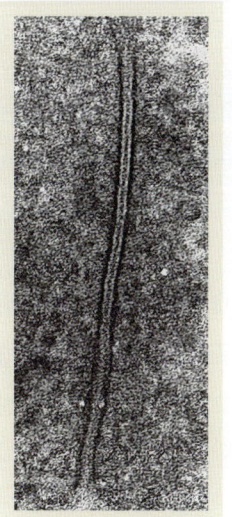

細胞膜が狭いギャップを隔てて平行に接している．

ヘミデスモソーム：細胞の基底部にあって細胞を基底膜につなぎとめる．デスモソームの片側半分のような形態をとるのでこのように呼ばれ，中間径フィラメントが付着している．

ギャップ結合（ギャップジャンクション，ネクサス）：隣り合った細胞の細胞膜どうしが，約2nmの狭いギャップを介して接している円盤状の結合装置である[★20]（図12）．凍結割断レプリカ法では円盤状の膜内粒子の集合として観察される．ギャップ結合は隣接する細胞の細胞質を直接つなぐ通路（チャネル）であり，分子量約900～1,000Da（ダルトン）程度の物質が自由に通過できる．ギャップ結合は，上皮細胞では細胞の栄養分，代謝産物，イオンなどの細胞間の移送に関与している．心筋細胞では介在板の部位にギャップ結合が発達していて，細胞間での興奮の伝達にあたる．また，神経細胞間にみられるギャップ結合は電気的シナプスとも呼ばれる．

上皮細胞表面の特殊な構造

微絨毛：電顕的に観察される頂部細胞の自由表面からの微細な棒状の突出である．小腸吸収上皮細胞や腎臓の近位尿細管でよく発達しており，光顕的にも内腔に面して帯をなす刷子縁として観察される

[★20]
ギャップ結合はコネキシンと呼ばれる膜蛋白から成り，これが細胞膜平面上で6個集まって，その中央に物質の通路となる小孔をもったヘミチャネル（半チャネル）のコネクソンが形成される．隣接した細胞のヘミチャネルどうしが接着することにより完全なギャップ結合チャネルができる．

図13 線毛の電顕像

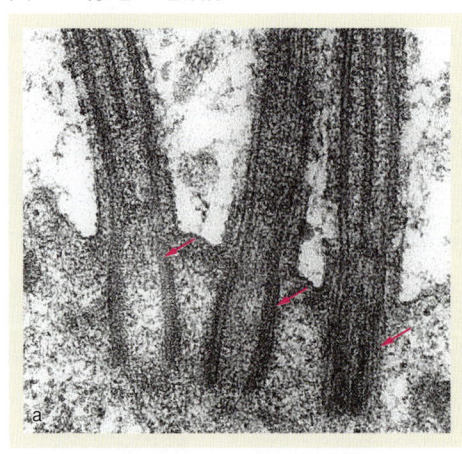

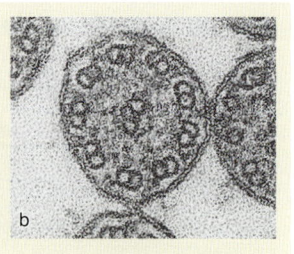

a：縦断像では基底小体（→）と縦に走る微小管がみられる．
b：横断像では，微小管の"9＋2構造"が明瞭である．

（図9）．中心にはアクチンフィラメントから成る芯をもつ（図11）．微絨毛は細胞の表面積を格段に増加させ，物質吸収の効率を向上させている．精巣上体の上皮や内耳の蝸牛有毛細胞にみられる不動毛も微絨毛の一種である．

基底陥入：上皮細胞の基底部で細胞膜がつくるヒダであり，これにより隣接する細胞と複雑にかみ合うことがある．微絨毛と同様に細胞膜の面積を増大させ，膜での物質通過の効率を上げていると考えられる．腎臓の尿細管上皮や，眼の毛様体の上皮で発達している．

線毛：細胞の自由表面に突出する直径 $0.25\,\mu m$ の小突起で運動能をもつ．気道上皮や卵管上皮に多数みられる．横断面では周辺に配置された9組と中央の2本の微小管が縦走し，いわゆる"9＋2構造"をなしている（図13）．周辺の微小管では，隣の微小管にモーター蛋白であるダイニンの腕が出ていて，この部分で微小管どうしが滑ることによって線毛運動が行われる．線毛の基底部には，3本の微小管が9組円周上に配列した基底小体がある．精子にみられる鞭毛も，構造は線毛と基本的に同じである．なお，このような1本しかない線毛は上皮細胞やそれ以外の細胞でも認められ，孤立（単一）線毛と呼ばれる[★21]．

腺

粘液，消化酵素，ホルモンなどを合成分泌する構造である腺（gland）も上皮が特殊化した構造である．ただし，腺には上皮由来のものが多いが，副腎などのように上皮以外のものに由来するものがあるので注意が必要である[★22]．

腺の分類

上皮組織のなかで分泌細胞に分化したものを上皮内腺と呼ぶ（図14）．一方，上皮が結合組織の中へ陥入してできた腺は，上皮外腺と

[★21] カルタゲナー症候群（Kartagener syndrome）では遺伝的に線毛のダイニン腕が欠損して線毛の運動能がなくなっている．

[★22] 物質を分泌する細胞すべてを腺と呼ぶわけではない．たとえば，抗体産生分泌細胞である形質細胞は腺には分類されない．

図14　外分泌腺と内分泌腺

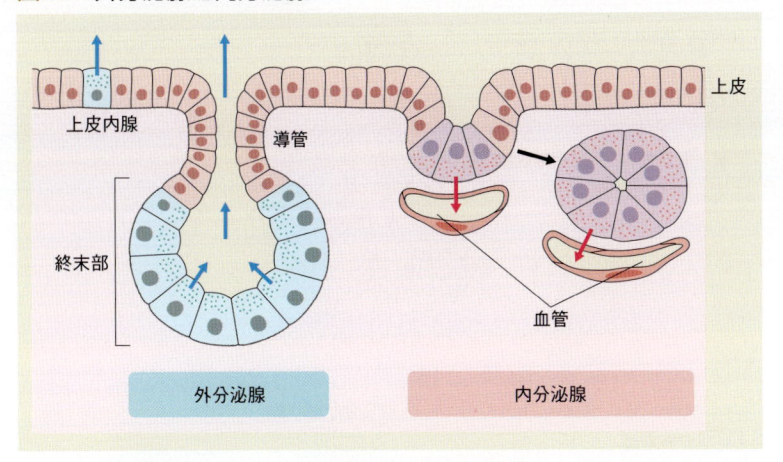

図15　漿液細胞（S）と粘液細胞（M）の混在する混合腺

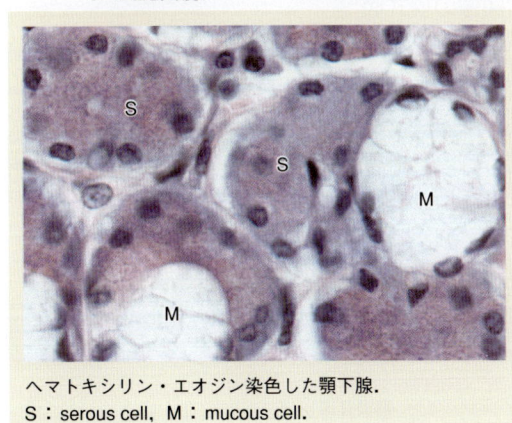

ヘマトキシリン・エオジン染色した顎下腺．
S：serous cell，M：mucous cell．

呼ばれる．導管などによって分泌物が消化管などの内腔や体表へと分泌される腺を外分泌腺と呼び，導管をもたず，周囲の血管へとホルモンを分泌する腺を内分泌腺と呼ぶ．

分泌物による分類

　蛋白性の分泌物を産生する漿液細胞は，丸い核をもち粗面小胞体が発達している（図15）．一方，粘液細胞は粘液を分泌し，通常のヘマトキシリン・エオジン染色標本では，基底部に圧排された扁平な核と，核上部の明調で泡沫状の粘液がみられるのが特徴である．漿液細胞のみから成る線を漿液腺，粘液細胞のみから成る腺を粘液腺，両者が混在するのを混合腺と呼ぶ．

外分泌腺の形態

　一般に，外分泌腺は，分泌物を合成，貯蔵，分泌する終末部（腺体，主部）と，分泌物の外部への通路となる導管から構成されている．外分泌腺は，上皮が結合組織の中へ落ち込むことにより形成さ

図16 外分泌腺の形による分類

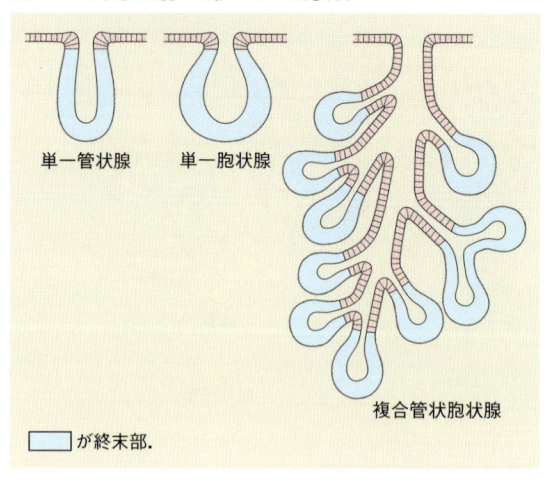

単一管状腺　単一胞状腺

複合管状胞状腺

▭ が終末部．

図17 開口分泌（エクソサイトーシス）とアポクリン分泌の電顕像の模式図

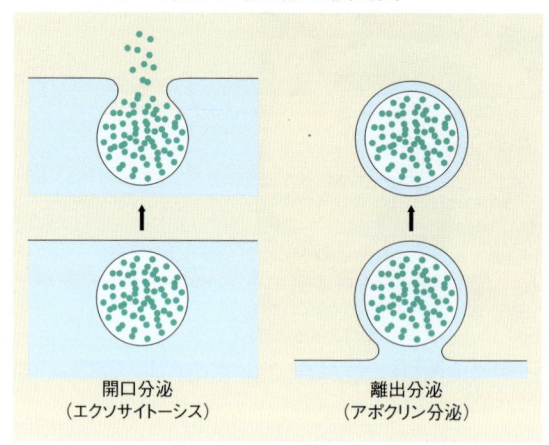

開口分泌
（エクソサイトーシス）

離出分泌
（アポクリン分泌）

れ，その終末部の形から，管状腺，胞状腺（房状腺），管状胞状腺に分類される（図16）．また，導管部は，丈の低い上皮から成る介在部や，基底線条をもった線条部などに分化することもある．導管が1本のものを単一腺，枝分かれするものを複合腺と呼ぶ．

分泌物の放出様式

　分泌は，腺から分泌物が放出される機構の違いによって分類される．脂腺のように細胞が崩壊して細胞全体が分泌物となる形式を全分泌（ホロクリン分泌）と呼ぶ．細胞の一部が光顕的に見える程度の大きさの断片となって細胞から離れていく分泌の形式は離出分泌（アポクリン分泌）と呼ばれ，アポクリン汗腺や，乳腺での脂肪分泌でみられる（図17）★23．これに対して，光顕的にはさしたる変化がみられない過程で起こる分泌を漏出分泌（エクリン分泌）と呼ぶ．

★23
電顕的には，漏出分泌を開口分泌（エクソサイトーシス）と透出分泌（ダイアクリン分泌）に分けることができる．開口分泌は，消化酵素やペプチドホルモンをもった膜に包まれた分泌顆粒が細胞膜に融合して内容物を放出するもので（図17），これに対し透出分泌では，ステロイドホルモンや塩酸の分泌のように開口分泌の形をとらないで分泌が起こる．

支持組織

　支持組織は上皮組織のあいだを埋めており，身体や器官の骨組みをつくり形を保つうえで重要な働きをしている．広い意味で結合組織とも呼ばれる．支持組織は，上皮と異なり細胞間を埋める細胞間物質に富むのが特徴である．細胞間物質は，膠原線維や弾性線維などの線維成分と，無構造の基質から成る．支持組織はさらに，狭義の結合組織，軟骨組織，骨組織に分類される（表1）．したがって，単に結合組織といったときには，広義と狭義のいずれで用いられているかについて注意が必要である★24．

結合組織

　結合組織（connective tissue）は，文字通り上皮組織をはじめとする他の組織のあいだにあって，それらを"結合"させる役割を担っている組織である．結合組織はその構成細胞と，細胞間を埋める細胞間物質から成り，一般には特殊な形に分化している軟骨や骨以外のものを指す．結合組織の細胞を，組織本来の居住細胞と，血液などから流入してきた移住細胞の2つに分けて考えることもある．また，血液自体も特殊な結合組織といえる．

結合組織の細胞

線維芽細胞

　線維芽細胞は，結合組織に最も普遍的にみられる細胞である．基本的には紡錘形をしているが，扁平に近い形をとるものもある．結合組織中で細胞間物質に囲まれて散在し，突起を出し可動性がある．線維芽細胞の成熟したものを特に線維細胞と呼ぶことがある．膠原線維をはじめとする結合組織の細胞間物質の合成，分泌にあたる細胞で，細胞質には粗面小胞体が発達している．

　線維芽細胞は，膠原線維，細網線維（ともにコラーゲンから成る）や弾性線維（エラスチンなどから成る）の合成にあずかる．また，これらの線維のあいだを埋めているプロテオグリカン★25をはじめとする無定形物質の合成，分泌にもかかわっている．なお，リンパ系の組織にみられる細網細胞は線維芽細胞の一種である．胎児の組織に広くみられる未分化の間葉細胞は，線維芽細胞に似ており，線維細胞をはじめとする多くの細胞へ分化する．

脂肪細胞

　脂肪細胞は中性脂肪を細胞内に貯える細胞であり，白色脂肪細胞と褐色脂肪細胞の2種がある．単に脂肪細胞といった場合には白色脂肪細胞のことを指すことが多い．これは文字通り白色ないし淡黄色

★24 支持組織の由来
支持組織は，発生的には中胚葉由来の間葉組織に由来するものが多いが，頭部の骨格のように外胚葉由来のものもある．また，結合組織中にしばしばみられる色素細胞も外胚葉性の神経堤由来である．

★25 プロテオグリカン
グリコサミノグリカン（ムコ多糖）と蛋白質が共有結合してできた複合糖質の一種．ムコ多糖蛋白ともいう．

の細胞で，直径が50〜150μmの球状の大型細胞である．細胞の大部分は，1個の大型脂肪滴で占められていて，核や細胞質は細胞の表面に薄く押しやられている．個々の細胞の周囲は基底膜によって覆われている．脂肪細胞は単独で散在性に存在する場合もあるが，集団となって脂肪組織を形成することが多い．

大食細胞（マクロファージ）

大食細胞は，マクロファージ，組織球，静止遊走細胞，単核食細胞とも呼ばれる比較的大型の遊走性の細胞であり，偽足を出し，形は一定しない．血液中の単球が結合組織の中へと遊走してきたものである．組織へ侵入した細菌などの異物や死んだ細胞を細胞内に取り込んで消化する貪食作用をもつ．大食細胞は異物を取り込んだあと，それを処理して主要組織適合遺伝子複合体（major histocompatibility complex；MHC）★26とともに抗原として細胞表面に示す抗原提示細胞として働いている．細胞内には取り込んだものを消化，分解するリソソーム系がよく発達している．墨汁を注入した標本では，大食細胞は墨汁の粒子を細胞内に取り込んで黒くラベルされる．

肥満細胞（マスト細胞）

肥満細胞（マスト細胞）は結合組織中に散在性に分布する球形の細胞であり，特に疎性結合組織の血管周囲に多くみられる．ヒトでは径10μm程度と比較的小さく，細胞内に特徴的な大型の顆粒をもつ．この顆粒はヒスタミン，ヘパリン，プロテアーゼなどを含む．塩基性アニリン色素のトルイジンブルーやメチレンブルーなどで染色すると，色素本来の色とは異なる赤紫色に染まる（メタクロマジー〈異調染色性〉）．肥満細胞は白血球の好塩基球と同じ系統に属する細胞と考えられている．

肥満細胞の細胞表面にはIgE（免疫グロブリンE）が結合している．抗原がこのIgEに結合すると肥満細胞顆粒の放出が起こり（脱顆粒），顆粒中に含まれていたヒスタミンが周囲の血管に作用してその透過性を上げる．その結果，浮腫などの即時型アレルギー反応が起こり，花粉症，喘息，蕁麻疹（じんましん）などの症状が引き起こされる．

形質細胞

形質細胞は，形質すなわち細胞質に富む細胞ということで命名された細胞である．抗体を産生する細胞でBリンパ球（B細胞）に由来する．ヘテロクロマチンが核の周囲にあるため，車輪状に見える特徴的な核（車輪核，ロートケルン）を有する．細胞質には粗面小胞体が発達しており，抗体の合成が行われている．抗体は構成的分泌経路によってすみやかに細胞外へ分泌されるので，分泌顆粒を認めるのは困難である．

★26 MHC
主要組織適合性抗原をコードする一連の遺伝子領域．ヒトのMHCはHLA（ヒト白血球抗原）と呼ばれる．

リンパ球，好酸球，好中球

　結合組織中には，血中から遊走してきたリンパ球や好酸球がしばしばみられる．また，化膿性炎症が起こると，好中球が多数出現する．好中球は多形核白血球とも呼ばれる．

色素細胞（メラニン細胞，メラノサイト）

　色素細胞（メラニン細胞，メラノサイト）はメラニン色素を合成，含有する細胞で，褐色〜黒褐色を呈する．外胚葉の神経堤に由来する．★27

結合組織の線維

膠原線維

　膠原線維（コラーゲン線維）の名前は，骨や真皮を湯で煮て部分的に加水分解してつくる膠（にかわ）のもとになる線維を意味している．化学的には，コラーゲンを主成分とする線維である．腱や靱帯の主成分をなす線維で，結合組織をはじめ骨や軟骨に豊富に存在する．引っ張りに強く伸展性の低い非常に強靱な線維である．光顕下では2〜20μmのゆるやかに波打つ枝分かれのない線維構築を呈する．電顕で観察すると，膠原線維は太さ50〜100nmの膠原原線維（膠原細線維）が集まってできているのがわかる．★28

細網線維（格子線維）

　細網線維は，鍍銀染色で染め出される枝分かれした繊細な網状の線維であり，リンパ節や脾臓などのリンパ系組織や肝臓などにみられる．電顕で観察すると，膠原線維から成ることがわかる．

弾性線維

　弾性線維はゴムのような弾性を有する黄色の線維であり，黄色線維とも呼ばれる．血管壁や肺のようによく伸展する臓器にみられる．また，項靱帯や黄色靱帯に多い．枝分かれをする線維で，網状あるいは膜状に層を形成することがあり，動脈壁では有窓性の弾性膜（有窓膜）をなす．弾性線維は線維芽細胞や平滑筋細胞が合成・分泌するプロエラスチンが変化したエラスチンによって構成されている．

結合組織の無形成分（非線維性成分）

　結合組織の細胞間物質で線維成分のあいだの空間は，電顕で見ても無構造に見える非線維性の基質（無形基質）が埋めている．この部位はいわゆる"組織液"と呼ばれるものが保持される場所でもある．この部位はコア蛋白にグリコサミノグリカンの付着したプロテオグリカンがかなりの部分を占めている．すなわち，ヒアルロン酸やコンドロイチン硫酸などに富み，なかでもコンドロイチン硫酸は硫酸基をもち，メタクロマジーを引き起こす．

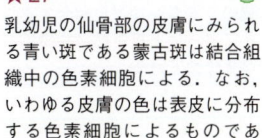

★27
乳幼児の仙骨部の皮膚にみられる青い斑である蒙古斑は結合組織中の色素細胞による．なお，いわゆる皮膚の色は表皮に分布する色素細胞によるものである．

★28
膠原線維は線維芽細胞が合成して分泌したプロコラーゲンが蛋白分解酵素により切断されてできたトロポコラーゲン分子が集合してできたものである．67nmの特有の周期構造（横紋）がみられる．コラーゲンには多くの型があるが，通常の結合組織の膠原線維はⅠ型コラーゲンから成る．

> ★29
> 基底膜は，網状の分子ネットワークをつくるIV型コラーゲン，ラミニン，ならびにヘパラン硫酸を含有するプロテオグリカンを主成分としている．上皮細胞細胞膜のインテグリンは，基底膜のラミニンなどと結合することによって上皮を結合組織につなぎ止めている．

基底膜（基底板）

結合組織と上皮組織の境界には，上皮組織の基底部に沿う薄い膜構造の基底膜（basement membrane）がみられる★29．基底膜は上皮組織の裏打ち構造であり，これが上皮を結合組織につなぎとめている．PAS（periodic acid-Schiff；過ヨウ素酸シッフ）染色陽性な層として上皮下に明瞭に識別される．基底膜は，上皮以外でも，神経組織と結合組織の境界や，筋線維，脂肪細胞の周囲にもみられる．腎臓の糸球体では，物質を選り分けるフィルターとしても作用している．末梢神経の基底膜や上皮の基底膜は，損傷からの回復時に細胞に足場を提供し，再生過程で重要な役割を果たしている．

結合組織の種類

疎性結合組織

疎性結合組織は，皮下組織，粘膜固有層，腸間膜などをはじめとして体全体に広く分布している．線維芽細胞に加えて，形質細胞，大食細胞，肥満細胞などが散在する．しばしば多数の脂肪細胞がみられる．散在する細胞のあいだを膠原線維や弾性線維が不規則かつまばらに走行する．疎性結合組織は組織や臓器をゆるやかに可動性をもちながらつなぎ合わせている．また，神経や血管の通路となっている．このような構造の周囲は組織液で満たされ，血管と組織や臓器とのあいだの栄養物，代謝産物，ホルモンなどの物質交換の経路となっている．

密性結合組織

密性結合組織は定形結合組織とも呼ばれ，一定方向に密に配列した膠原線維から成り，引っ張り強度の大きな組織を形成している．腱や靱帯では膠原線維はほぼ平行に配列している．一方，筋膜や腱膜では膠原線維は平面的に配列されている．さらに真皮や眼球の強膜や角膜では立体的，三次元的な配列がみられる．線維芽細胞はこれらの膠原線維に埋め込まれるようにして存在している★30．

> ★30
> 角膜では特に角膜細胞と呼ばれる．また腱では腱細胞，あるいはその翼を広げたような形から翼細胞とも呼ばれる．

弾性組織

多量の弾性線維を有する組織を弾性組織と呼び，ゴムのような弾性に富む．黄色靱帯，項靱帯，声帯靱帯，大動脈の有窓弾性膜，動脈の内弾性板など伸び縮みの大きい組織や器官でみられる．

脂肪組織

脂肪組織は，疎性結合組織中にしばしばみられる，脂肪細胞の集合体である．人体では白色脂肪細胞から成り，細胞間には細網線維がみられる．男性では体重の15〜20％，女性では20〜25％を占める．栄養分を貯蔵するとともに，臓器の緩衝保護，断熱にも重要な

役割を果たしている．なお，胎児期および新生児期には，褐色脂肪細胞から構成される褐色脂肪組織もみられる．褐色脂肪細胞は熱の産生に関与する．

細網組織

細網組織はリンパ系の臓器や骨髄にみられる．細網線維と，星状の突起を有する線維芽細胞の一種である細網細胞によって特徴づけられる組織である．

膠様組織

膠様組織はヒアルロン酸を多量に含み，水を多量に含有する粘液質の組織である．線維芽細胞がまばらに分布する．臍帯のワルトン膠質（Wharton jelly）や胎児性の組織にみられる．

血液

血管の中を流れる血液も，結合組織の一つの形とみなすことができる．細胞成分としての血球が，細胞間物質としての液体である血漿のあいだに分散している形をとる．血球は，赤血球，白血球，血小板から成る．白血球には，好中球，好酸球，好塩基球，単球，リンパ球（B細胞，T細胞）がある（図18）．これらの血球は，血液の塗抹標本★31で同定できる．血球は骨髄にある幹細胞が分化して形成される．

血液から血球を除いた血漿には，フィブリノゲン，アルブミン，免疫グロブリンなどの蛋白質が溶け込んでいる．血液凝固に際して，フィブリノゲンからフィブリンが形成され，これが血球にからまって凝固血栓となる．このとき生じる上澄みが血清である．

赤血球

直径約8μmの中央がへこんだ円盤状の細胞で，1mm³中に，男性で500万個，女性で450万個含まれる．骨髄での形成時に脱核されるので核をもたず，細胞内はヘモグロビン（血色素）で満たされている★32．

白血球

好中球：白血球の一種で，大きくくびれた分葉核をもち，通常の血液染色標本では淡く染まる顆粒をもつ．好中球は細菌などの異物を細胞内に取り込んで破壊する機能をもつ．細菌感染したときに生じる膿は，たくさんの好中球の死骸を主成分とする．

好酸球：二分葉した核と，細胞質に酸性色素で赤く染まる顆粒をもつ．アレルギー性疾患や寄生虫感染で増加する．

好塩基球：細胞内は塩基性色素に染まる顆粒で充満している．この顆粒にはヒスタミンやヘパリンが含まれている．細胞表面にはIgEを

図18 血液細胞

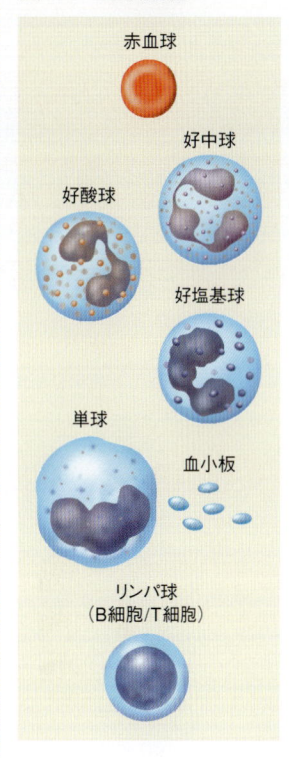

赤血球
好中球
好酸球
好塩基球
単球
血小板
リンパ球（B細胞/T細胞）

★31 **血液塗抹標本**
血液をスライドガラスの上に1滴とり，薄く伸ばしてから染色した標本で，血球の種類，形，数などをみることができる．

★32 **溶血**
低張ショックや酵素の働きにより，赤血球の細胞膜が破壊されてヘモグロビンが溶出することを溶血と呼ぶ．

もち，アレルギー反応に関与する．
単球：卵円形ないしは腎臓形の核と，比較的豊富な細胞質をもつ．血管外へ遊走して大食細胞となる．
リンパ球：白血球の25〜30％を占める球形の細胞．丸い核をもち，細胞質は比較的乏しい．B細胞とT細胞から成り，免疫反応のさまざまな局面で中心的な役割を果たしている．

血小板

骨髄中の巨核球の細胞質がちぎれてできた径2〜4 μmの凸レンズ型の小細胞．血液1mm^{3}あたり，20〜25万個含まれ，血液凝固に関与する．

軟骨組織

軟骨組織は，骨組織とともに人体の骨格系を形成している．骨に比べて軟らかく，しなやかで弾性のある組織である．軟骨組織は，軟骨細胞と，そのあいだを埋める細胞間物質（軟骨基質）から成る（図19）．軟骨基質は，線維成分とそのあいだにある無定形のコンドロイチン硫酸などを含むプロテオグリカンから成る．軟骨の性質はこの細胞間物質の構成によって決まり，硝子軟骨，線維軟骨，弾性軟骨の3つに分類される．軟骨組織は周囲を結合組織性の膜である軟骨膜に包まれている．軟骨組織は骨と違って一般に血管を欠き，栄養分や酸素は拡散によって供給される．

硝子軟骨（ガラス軟骨）

硝子軟骨（ガラス軟骨）は半透明の青白い軟骨であり，肋軟骨，気管軟骨，関節軟骨など体内に一般的にみられる．コンドロイチン硫酸を多量に含有しており，線維軟骨，弾性軟骨に比べて硬くてもろい．胎児の骨格の大部分はまず硝子軟骨によって形づくられ，発育に伴って，順次，骨に置換される．

線維軟骨

線維軟骨は，プロテオグリカンが少なく，膠原線維の豊富な軟骨である．軟骨細胞も小型で，線維芽細胞に似ている．圧迫や引っ張りに強く，恥骨結合，脊椎の椎間円板，関節円板や関節半月などにみられる．

弾性軟骨

弾性軟骨は，軟骨基質に弾性線維を多く含有し，黄色で弾性に富んだ軟骨である．耳介軟骨，喉頭蓋軟骨などにみられる．

図19 軟骨組織

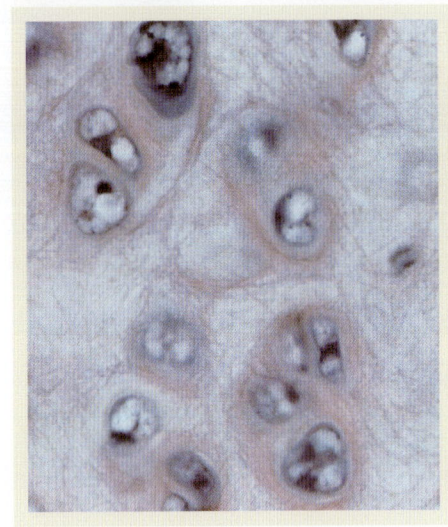

軟骨細胞は，細胞間物質（軟骨基質）に周囲を取り囲まれている．

骨組織

　骨組織は，高度に組織化されたカルシウム分を含む組織であり，人体の骨格系の中心をなす．多くの骨は肉眼的には，骨質の密につまった緻密骨の部分と，骨端部などに多いスポンジ状の海綿骨から構成されている．骨組織は骨細胞，骨芽細胞，破骨細胞などの細胞成分と，そのあいだを埋める膠原線維やリン酸カルシウムなどから成る骨基質からできている．

緻密骨の構造

　緻密骨では，骨細胞と骨基質が規則正しく配列した層板構造がみられる（図20, 21）．この層板（ハバース〈Havers〉層板）が平行に，あるいは同心円状に重なり合って骨組織ができる．異なる方向に走行する膠原線維をもった層板が何層にも重なり合うことによって強い骨ができている．5～20枚の層板が同心円状に配列したハバース系（骨単位〈オステオン〉）は，緻密骨の大部分を構成している骨組織の単位である．中央のハバース管の中を血管が走る．骨細胞は同心円状の層板に沿って並ぶ．骨細胞が納まっている小さなくぼみは骨小腔と呼ばれる．骨小腔からは放射線状に細い骨細管が伸びており，骨細胞の突起がこの中を走って相互にギャップ結合を形成している．円柱状のハバース系は縦方向に束ねられ，そのあいだを介在層板が埋めている．ハバース系の中央を走るハバース管どうし，あるいはそれらと骨の内外とを連絡する管をフォルクマン管（Volkmann canal）と呼ぶ．骨の外部と骨髄に面する内部は，層状の外基

図20　緻密骨の模式図

ハバース系がみられる．

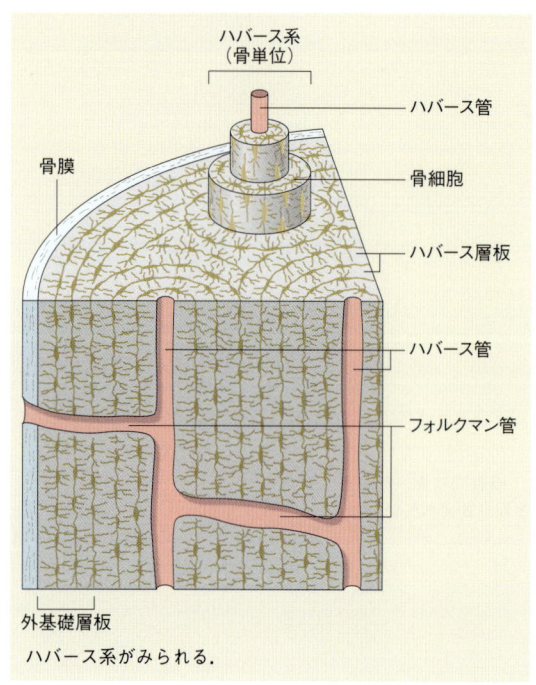

図21　緻密骨の横断面

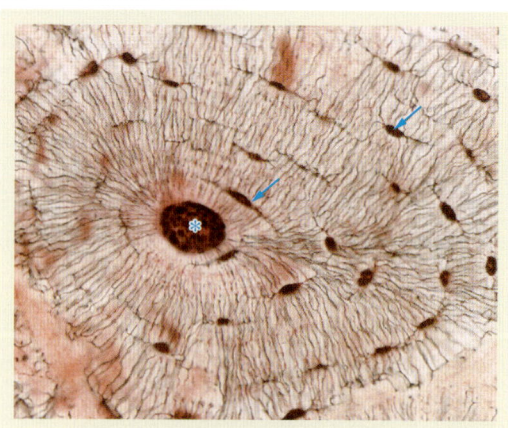

ハバース管（＊）を中心にして同心円状に配列した骨細胞（→）とその突起が明瞭に観察される．

礎層板と内基礎層板により構成されている．骨の外表面は骨膜に包まれる．

　骨の中心の腔は骨髄と呼ばれ，海綿骨の腔所の海綿質腔とつながっている．骨髄には赤色骨髄と黄色骨髄がある．赤色骨髄には血球を産生する幹細胞があり，造血が行われている．赤色骨髄は，成人では頭蓋骨，鎖骨，胸骨，肋骨，椎骨，骨盤などにみられる．造血能を失い，脂肪細胞で埋め尽くされたものは黄色く見えるので黄色骨髄と呼ばれる．

骨の細胞

骨細胞

　骨細胞は骨芽細胞が分化してできた細胞で，自ら分泌した骨基質中の層板にできた骨小腔に閉じ込められている（図21）．骨細管の中に突起を出し，それを介して互いに連絡し合っている．血中のカルシウム濃度調節にも関与している．

骨芽細胞

　骨芽細胞は骨を形成する卵円形の大型細胞で，細胞内には粗面小胞体が発達している．上皮細胞様に1列に並び，コラーゲン，プロテオグリカンなどを分泌するとともに，基質小胞（マトリックスベシクル〈matrix vesicle〉）を分泌し，基質を石灰化して骨基質をつくる．

破骨細胞

破骨細胞は数十～百個の核をもつ多核の大型細胞で，骨を吸収することにより，骨のリモデリングを行っている．骨表面に密着したところでは，ハウシップ（Howship）のくぼみ（侵蝕窩）と呼ばれる特有の凹部が形成される．破骨細胞は，発達した微絨毛から成る刷子縁を骨質に接する側にもち，この部位で骨質の破壊と吸収を行っている．

骨の細胞間物質

骨の細胞間物質を特徴づけているのは無機質でリン酸カルシウムの一種のアパタイト結晶を主成分とし，炭酸塩なども含有している．これらの無機質は血中の無機イオンと平衡関係にあり，ダイナミックに代謝されている．また，骨は多量の膠原線維とプロテオグリカンを含む．

骨膜

骨膜は骨の表面を覆う結合組織の膜で，疎性結合組織から成るその内層には，骨芽細胞への分化能をもつ細胞があり，骨の太さ方向への成長や，骨折時の骨再生にかかわっている．骨膜から骨の内部へ走る強靱な膠原線維はシャーピー（Sharpey）の線維と呼ばれる．骨質には神経は入らないが，骨膜には神経が分布している．骨が硬い物に当たったときに痛みを感じるのは，この神経による痛覚である．

骨の発生

骨の形成（骨化）には，皮膚の結合組織中で間葉細胞が直接に骨芽細胞へと分化する膜性骨化と，まず軟骨の骨格が形成されてこれが骨組織に置換される軟骨内骨化の2つの様式がみられる（"運動器系/骨格と関節"〈p.44〉参照）．

筋組織

筋線維は組織学的に横紋の有無によって横紋筋と平滑筋に分けられる．横紋筋はさらに骨格筋と心筋に分けられる（図22）．骨格筋は随意筋であるが，心筋と平滑筋は不随意筋である．筋は発生的にはほとんどが中胚葉由来であるが，眼内筋など頭部の筋の多くは神経堤由来，すなわち外胚葉性である．また，汗腺や乳腺などにみられる上皮由来の筋上皮細胞も筋細胞の一種と考えられる．

図22　筋線維（筋細胞）の分類

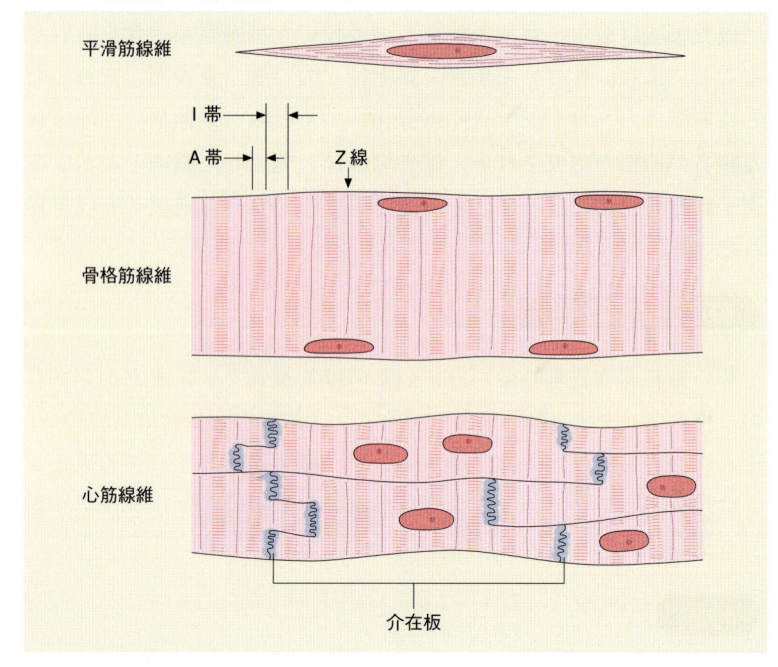

平滑筋線維

I帯
A帯
Z線

骨格筋線維

心筋線維

介在板

骨格筋組織

骨格筋組織は主として骨格に付着しそれを動かす筋であるが，皮膚（皮筋）や一部の内臓（食道壁）にもみられる．強力かつ迅速な収縮を行う．

骨格筋線維（骨格筋細胞）

骨格筋線維（骨格筋細胞）は，骨格筋組織を構成する直径10～100 μm，長さ数cmにもなる大型の細長い円柱状の細胞である．両端は筋腱接合部を介して腱につながる．骨格筋線維は，単核の筋芽細胞の融合により生じるので，数百個の核をもつ．核は細胞の周囲にあり，細胞質には太さ1 μm程度の筋原線維が走っている．横断像でのコーンハイム（Cohnheim）野はこの筋原線維に相当する．規則正しい横紋をもつのが特徴で，A帯，I帯，Z線が区別される（図22）．さらにA帯の中央にはやや明調なH帯と，その中央のM線がみられる．Z線から次のZ線までの2～3 μmが骨格筋の機能単位で，筋節（サルコメア）と呼ばれる．筋の収縮時にはこの筋節の長さが短縮する．

骨格筋細胞の微細構造と収縮のメカニズムについては，"運動器系/骨格筋"（p.58）を参照されたい．

心筋組織

心臓の筋肉は，主として心筋組織から成る（図22）．骨格筋ととも

図23　消化管壁の平滑筋線維

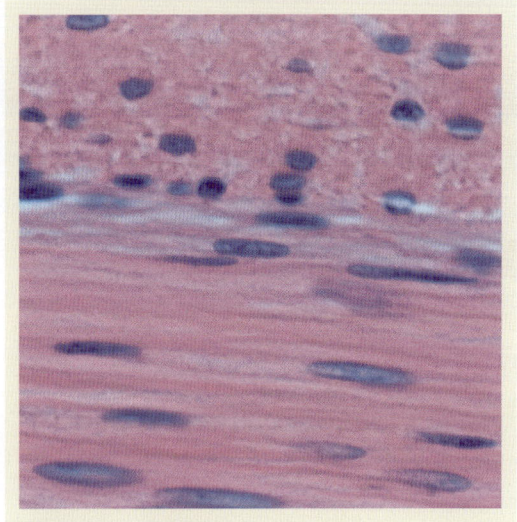

横断面（上）と縦断面（下）がみられる．

に横紋筋の一種であるが，心筋組織は独自の構造をもっている．収縮に関与する通常の作業心筋のほかに，刺激の伝達にかかわる特殊心筋がある．

心筋線維（心筋細胞）

心筋線維（心筋細胞）は，Y字ないしはZ字に分岐した細胞で，中央部に1〜2個の核をもつ．隣接する細胞とは，介在板（光輝線）により接続する．細胞質には骨格筋と同様に筋原線維が走っていて，A帯，I帯，Z線などがみられる．多数のミトコンドリアがみられ，核周囲にはしばしば二次リソソーム由来のリポフスチン顆粒がみられる★33．

平滑筋組織

平滑筋組織は横紋を欠く平滑な筋線維から成る組織で，内臓の壁に一般的にみられる不随意筋である（図22, 23）．また，皮膚の立毛筋なども平滑筋である★34．

平滑筋線維（平滑筋細胞）

平滑筋線維（平滑筋細胞）は紡錘形の筋細胞で，太さ5〜8μm，長さは20〜200μm程度であるが，妊娠子宮壁では800μmにも達する．核は細胞の中央に1個あり，収縮や伸展により形を変える．エオジン好性の細胞質には横紋はみられない．電顕で観察すると，細いアクチンフィラメントと太いミオシンフィラメント（ミオシン線維）がみられる．内臓壁では，平滑筋線維間はギャップ結合によりつながっていて，興奮の伝達が起こっている．

★33
心筋にみられる介在板は，電顕的にはデスモソーム，接着野（接着帯に相当），ギャップ結合から成る構造である．接着野にはアクチンフィラメントが達しており，隣り合った細胞へ力を伝える．デスモソームは中間径フィラメントが達していて筋線維をつないでいる．ギャップ結合は隣り合った細胞の細胞質を直接つなぐチャネルであり，筋の興奮を電気的に伝え，心筋収縮の共役に重要な役割を果たしている．

★34　平滑筋の由来
平滑筋は一般には中胚葉性の間葉細胞に由来するが，虹彩の瞳孔散大筋や，唾液腺や乳腺の筋上皮細胞などは上皮性である．

神経組織

神経組織は受容器が受け取った体の内外からの刺激を伝達処理し，それを効果器へと伝えるシステムである．脳と脊髄から成る中枢神経系と，そこから出る神経によって構成される末梢神経系とに分類される．

神経組織の構成

神経組織は，神経細胞（ニューロン）とその周囲に配置された支持細胞から成る．支持細胞には，中枢神経系でみられる神経膠細胞や上衣細胞，末梢神経系でみられるシュワン細胞（Schwann cell）や外套細胞などがある．

神経細胞

神経細胞とは神経機能の単位であり，神経元，ニューロン，神経単位などと呼ばれる突起をもつ大型の細胞である（図24，25）．核を中心とする細胞体（核周体，ペリカリオン），樹状突起（デンドライト），軸索（神経突起，アクソン）の3つの部分から成る．いったん分化した神経細胞はもはや増殖しないと長く考えられていたが，成人の脳や脊髄の中にも増殖分化能をもつ神経幹細胞が存在することが明らかになってきている．

細胞体（核周体）

細胞体（核周体）は大型で，明調の核には明瞭な核小体がみられる．鍍銀染色を行うと神経原線維が顕著にみられる．これは，中間径フィラメントの一つであるニューロフィラメント（神経細糸）や微小管に由来するものである．細胞質には塩基性アニリン色素で顆粒状に染まるニッスル小体（Nissl substance；ニッスル物質）がある．ニッスル小体は，かつては神経細胞に特有の構造と思われていたが，電顕的には粗面小胞体である．細胞体には網状のゴルジ装置が発達している．また，一部の神経細胞では，メラニン色素の顆粒がみられる．

樹状突起

樹状突起は細胞体の直接の伸長と考えられる放射状に伸びる樹状の突起で，その中にはニッスル小体もみられる．樹状突起のシナプスで他の神経細胞の軸索からの刺激を受容する．樹状突起に沿って，シナプスの部位に相当する棘状に突出した樹状突起棘がみられることがある．

軸索

軸索は単に神経突起とも呼ばれ，軸索を通って細胞体からの出力

図24 神経細胞の模式図

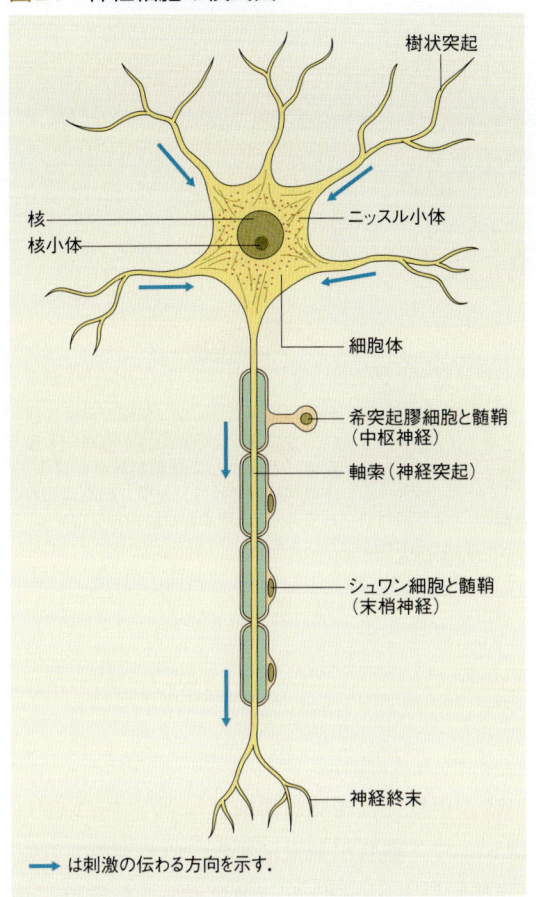

- 樹状突起
- 核
- 核小体
- ニッスル小体
- 細胞体
- 希突起膠細胞と髄鞘（中枢神経）
- 軸索（神経突起）
- シュワン細胞と髄鞘（末梢神経）
- 神経終末

→ は刺激の伝わる方向を示す．

図25 脊髄の神経細胞

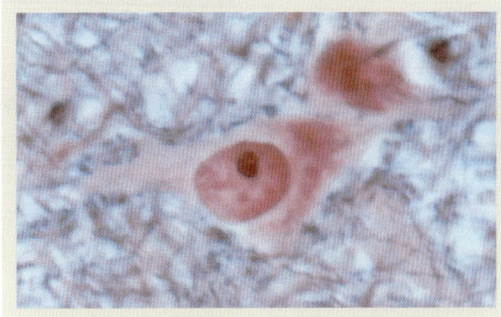

大型の核をもった神経細胞と，多数の神経線維がある．

が効果器や他の神経細胞へ伝えられる．細胞体から軸索が出る部位は，軸索小丘，起始円錐と呼ばれ，ニッスル小体を欠く★35．

神経細胞の突起の数による分類

　神経細胞は突起の数によって，単極・双極・偽単極・多極神経細胞に分類される（図26）．

単極神経細胞：1本の突起（軸索）しかもたない．

双極神経細胞：細胞体の一方の端から1本の樹状突起を，もう一方の端から軸索を出している細胞である．網膜の双極細胞，内耳のラセン神経節細胞などがその例である．

偽単極神経細胞：細胞体の一部から短い1本の突起が出てすぐにそれが2つに分かれ，一方が樹状突起，他方が軸索となるものである．双極細胞で樹状突起と軸索が1つになって細胞体から出るようになったサブタイプといえる．脊髄神経節の神経細胞などにみられる．

多極神経細胞：1本の軸索と多数の樹状突起をもつタイプで，大脳皮質の錐体細胞など最も一般的な神経細胞の形である．

★35
軸索は，一般に樹状突起に比べ，細くて長い．内部には微小管やニューロフィラメントが走る．軸索に沿う物質の移動は"軸索流"と呼ばれ，これによって細胞体で合成されたさまざまな物質が軸索末端へ送られたり，また末端から細胞体へと戻される．

図26 突起による神経細胞の分類

単極神経細胞　双極神経細胞　偽単極神経細胞　多極神経細胞

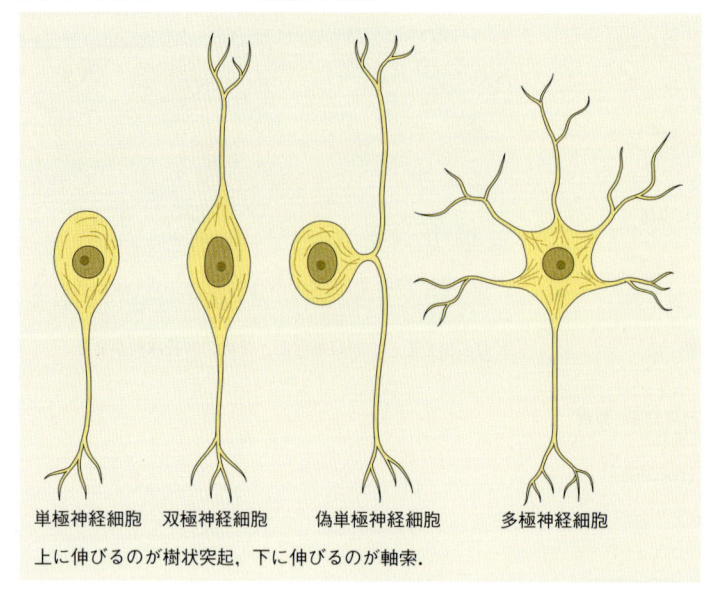

上に伸びるのが樹状突起，下に伸びるのが軸索．

図27 髄鞘の形式

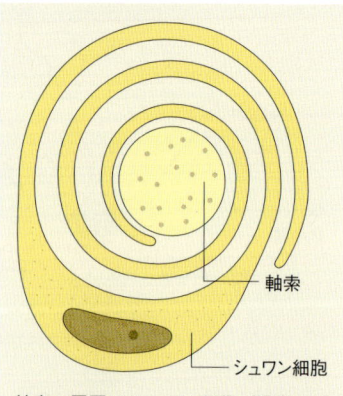

軸索
シュワン細胞

軸索の周囲にシュワン細胞が渦巻き状に巻きつき，その細胞膜が何層にも重なることによって髄鞘が形成される．中枢神経系では，シュワン細胞に代わって，希突起膠細胞が髄鞘を形成する．

神経線維

髄鞘（ミエリン鞘）

髄鞘（ミエリン鞘）は，中枢では希突起膠細胞（オリゴデンドログリア）が，末梢ではシュワン細胞が軸索に巻きついて形成された構造物である（図27）．細胞質成分が押し出されて残った形質膜が何層にも重なった構造をとり，形質膜の内葉どうしが結合してできた周期線と，外葉どうしが結合してできた周期間線がみられる．周期線どうしのあいだは15～18 nmである．

髄鞘には，長軸方向に沿って0.1～1 mm程度の間隔で切れ目があり，"ランビエ（Ranvier）の絞輪"と呼ばれる．有髄神経線維では，この部分を通じて興奮が伝達され（跳躍伝導），伝導速度の向上に寄与している．

シュワン鞘（神経鞘）

シュワン鞘（神経鞘）は末梢の神経線維の周囲を取り囲む鞘状の細胞で，鎖状に連なるシュワン細胞から成る．神経線維の保護と栄養にあずかる．髄鞘を形成する場合としない場合とがある．

神経線維の分類

軸索の長いものを神経線維と呼ぶ．シュワン鞘の有無により有鞘神経線維と無鞘神経線維に，髄鞘の有無により有髄神経線維と無髄神経線維に分類される．

有鞘有髄線維：シュワン鞘とそれがつくった髄鞘に包まれた神経線維である．末梢の脳神経・脊髄神経の大部分がこれに相当し，白色

線維とも呼ばれる．

無鞘有髄線維：シュワン鞘はないが希突起膠細胞がつくる髄鞘に包まれた神経線維で，中枢神経系の白質の大部分の神経線維がこれに相当する．

無鞘無髄線維：シュワン鞘も髄鞘ももたない中枢神経系の灰白質の線維がこれに当たる．

有鞘無髄線維：シュワン鞘に包まれるが髄鞘が形成されない線維で，灰白線維または単に無髄線維とも呼ばれる．

末梢神経線維束の構築

シュワン細胞に包まれた神経線維の周囲の繊細な結合組織を神経内膜と呼ぶ．これらの神経線維束は，密な膠原線維と閉鎖帯で結合した上皮様の細胞から成る神経周膜によって包まれている．神経周膜は血液脳関門の続きの血液神経関門を形成している．太い神経では，この神経周膜で包まれた神経の束がさらに神経上膜によってゆるやかに束ねられている．

シナプス

軸索末端部の興奮が他の神経細胞や効果器に伝えられる部分では，シナプスと呼ばれる構造を介して興奮が伝えられる．通常は何らかの化学伝達物質を介して興奮の伝達が起こるので，化学シナプスと呼ばれる．軸索末端側のほうはシナプス前部と呼ばれ，アセチルコリン，GABA（γ-aminobutyric acid；γ-アミノ酪酸），グルタミン酸などの神経伝達物質がつまったシナプス小胞が多数みられる．他方の側はシナプス後部と呼ばれ，ここには伝達物質の受容体がある．シナプス前膜と後膜のあいだの20〜30 nmのシナプス間隙にエクソサイトーシスにより伝達物質が放出され，それが受容体と結合してシグナルが伝達される．このようにシナプスでは興奮は一方向性に伝わる．

神経膠細胞（グリア細胞）

神経膠細胞（グリア細胞）は，中枢神経系で神経細胞の支持，髄鞘の形成，栄養，代謝物の除去などにかかわる細胞で，通常は神経細胞に比べて小型である．星状膠細胞（アストログリア），希突起膠細胞（オリゴデンドログリア）がある．これらの細胞は神経上皮由来である．小膠細胞（ミクログリア）は血球に由来する細胞なので，神経膠細胞には含めないことが多い．

星状膠細胞（アストログリア）

星状膠細胞（アストログリア）は大型の神経膠細胞で，ゴルジ鍍銀染色によって星状の突起が認められることから命名された．細胞

★36 **終足（血管小足）**
星状膠細胞の血管壁に達した突起が板状に広がって血管周囲をぴったりと取り囲んだ構造．

質は中間径フィラメントの一種のグリアフィラメントに富む．血管に達する突起の先端は，終足（血管小足）★36を形成して血管壁の周囲を取り込む．これは神経膠性血管周囲限界膜とも呼ばれ，血管と神経系のあいだの血液脳関門の一部をなし，栄養分や代謝産物の運搬に関与する．また，一部の突起は中枢神経組織の外表面に達し，神経膠境界膜（神経膠性表層限界膜）をなす．このように，星状膠細胞は中枢神経系をほかから隔離する働きをしている．なお，網膜のミュラー細胞（Müller cell）や，小脳のバーグマン神経膠細胞（Bergmann glial cell），下垂体後葉の後葉細胞などは，星状膠細胞の変形と考えられる．

希突起膠細胞（オリゴデンドログリア）

希突起膠細胞（オリゴデンドログリア）は，星状の膠細胞に比べて小型の神経膠細胞で，突起の先端部分が軸索に巻きついて髄鞘を形成する．

小膠細胞（ミクログリア）

小膠細胞（ミクログリア）はオルテガ（Hortega）の細胞とも呼ばれ，鍍銀染色によって突起を有する小細胞として識別される．脳に移住してきた大食細胞と考えられている．

上衣細胞（エペンディマ細胞）

脳室やそれに連続する脊髄の中心管の表面を覆う細胞を上衣細胞（エペンディマ細胞）と呼ぶ．単層立方〜円柱状の細胞で，基底面から上衣突起という長い突起を出す．脳室に面する細胞表面に線毛を有することが多い．

末梢神経系の支持細胞

外套細胞（衛星細胞）

外套細胞（衛星細胞）は脊髄神経節や交感神経節で神経細胞の周囲を取り囲む細胞で，神経細胞の支持細胞である．

シュワン細胞

シュワン細胞は末梢での神経の軸索を覆う鞘をなす細胞である．髄鞘を形成する場合と，形成しない場合がある．

（高田邦昭）

第3章
運動器系

運動器系

●骨格と関節

★1
骨格系と筋系を合わせて運動器系という．

　骨，軟骨，およびそれらを連結する関節を総称して骨格系という．骨格系は身体の骨組みをつくり支柱となるとともに，骨格筋と協同して運動を行う★1．また，骨格は脳，心臓，肺，泌尿・生殖器系などの軟らかくて重要な器官を保護している．さらに骨は，生理活動に必須のカルシウムを貯蔵する器官でもあり，内部の骨髄組織では血液細胞（血球）が産生される（造血）．

（塩田浩平）

運動器系／骨格と関節

●発生

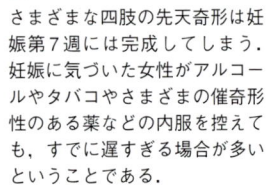

★1
さまざまな四肢の先天奇形は妊娠第7週には完成してしまう．妊娠に気づいた女性がアルコールやタバコやさまざまの催奇形性のある薬などの内服を控えても，すでに遅すぎる場合が多いということである．

　手や足は中胚葉由来の細胞を外胚葉由来の細胞が包む肢芽として発生し，胎生第5週ごろまでには中胚葉由来の未分化間葉系細胞がしゃもじのような形をした肢芽の中を満たすようになる．胎生第6週ごろ，その細胞塊の先端部で外胚葉由来の表層が指間部分で陥凹を形成して下降し始め，その直下の部分の間葉系細胞のアポトーシス（生理的細胞死）が起こり，指や手根骨の原基が形成される．その後，未分化間葉系細胞が軟骨に，さらに第8週目ごろから骨に分化し始める（図1）．このころには将来の手足となるべきほとんどの組織の判別が可能となる★1．
　上・下肢の形が整えられていく過程で，軟骨細胞の集団のなかで部分的に細胞のアポトーシスが起こって裂隙が形成され，関節組織が発生する．下肢の分化は数日遅れる．

（浜西千秋）

図1 妊娠41日齢の上肢の肢芽

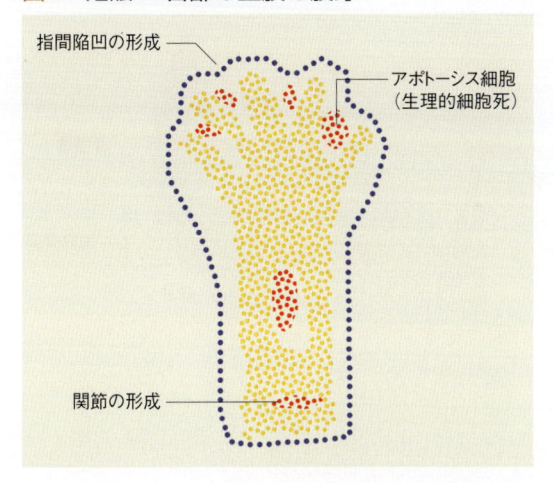

指間陥凹の形成
アポトーシス細胞（生理的細胞死）
関節の形成

運動器系／骨格と関節

●構造と機能

骨

　骨は骨格・支持器官として身体を支え，駆動力を伝えて四肢の動きを実現し，また硬い容器として脳や心臓などの重要臓器を守るだけではなく，カルシウムの貯蔵庫として非常なスピードでカルシウムを血中に送り出し，また貯える機能を有する．さらに骨髄組織は血液細胞をつくり出す重要な造血工場でもある．

骨の部分の名前

　骨には大腿骨のような長管骨と，頭蓋骨のような膜様骨がある．
　長管骨を部位的に大きく分けると，いちばん端の部分を骨端部，骨端軟骨板（成長軟骨帯）を挟んで骨幹端部，そして骨の中央部の骨幹部に分けられる（図2）．また，いちばん端で関節に面している部分を骨頭部，その下を頸部（大腿骨，上腕骨），さらに骨幹端部で大きく膨らんでいる部分を顆部というように名前をつける．骨はまた最も外を覆う骨膜，骨皮質，そして骨髄腔に分けられる（図3）．骨頭部あるいは骨端部の多くは関節軟骨で覆われる．骨組織の微細構造については"細胞の構造と機能，組織"（p.12）に述べられている．

図2　骨の各部分の名称

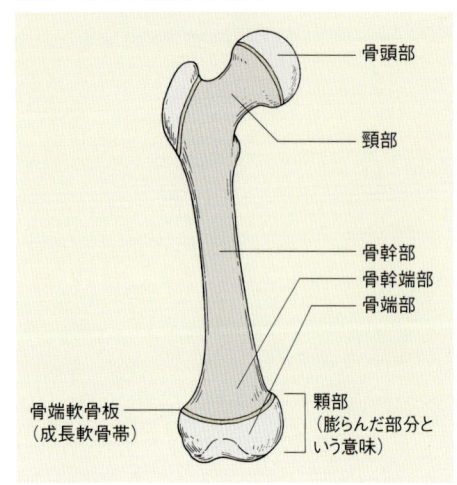

- 骨頭部
- 頸部
- 骨幹部
- 骨幹端部
- 骨端部
- 骨端軟骨板（成長軟骨帯）
- 顆部（膨らんだ部分という意味）

図3　長管骨の構造

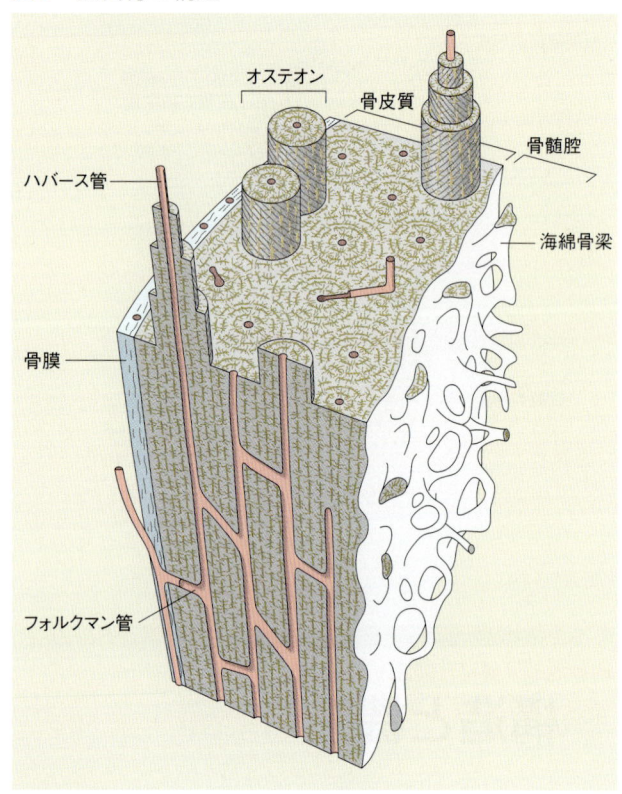

- オステオン
- 骨皮質
- ハバース管
- 骨髄腔
- 海綿骨梁
- 骨膜
- フォルクマン管

骨膜と骨の成長

　骨膜（periosteum）は骨の外周を覆う分厚い線維組織であり，シャーピー線維（Sharpey fiber）で骨と結合している．その骨に接する側はカンビウム層（細胞層）と呼ばれ，盛んに細胞分裂して軟骨細胞や骨細胞に分化する未分化間葉系細胞を供給する．そして通常は未分化間葉系細胞が軟骨を経由しないで，直接，骨芽細胞に分化する膜性骨化（膜様骨化）形式を主に営む（図4）．しかし，骨折などの場合には激しく細胞分裂し軟骨を経由する軟骨内骨化（内軟骨性骨化）形式（図5）で大きな骨折仮骨を形成する．骨折が治るためにはこの骨折仮骨（外仮骨）の形成が必須であり，骨膜は骨折を治癒に導く重要な組織である．そのため，たとえば骨折手術などでプレートを設置する際などに骨膜をすっかり取り去ったりすると骨は癒合しない．

　また，軟骨内骨化は次に述べる骨端軟骨板での骨の縦方向の成長にみられる骨化形式でもある．

骨端軟骨板（成長軟骨帯）

　骨端軟骨板は軟骨細胞が層状に分布し骨端部に近い部分から静止細胞層，分裂増殖層，肥大軟骨細胞層，石灰化層に分かれる（図5）．

図4 膜性骨化（直接骨化）

骨芽細胞

骨細胞

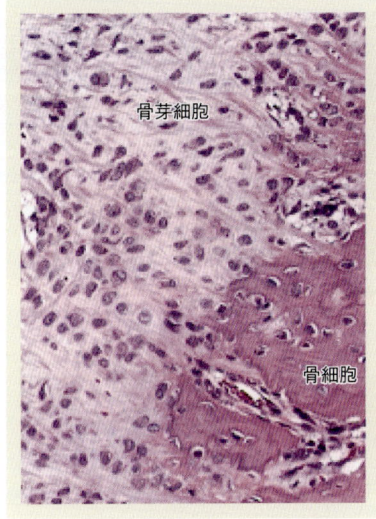

写真は骨延長時にみられる仮骨で，左端の未分化間葉系細胞が軟骨を経ないで中央部の骨芽細胞に直接に分化し，右の色が濃い部分の骨を形成してそのまま骨細胞になって骨の中に移行するのがわかる．一般の骨膜による骨化はこの形式に従う．

図5 軟骨内骨化

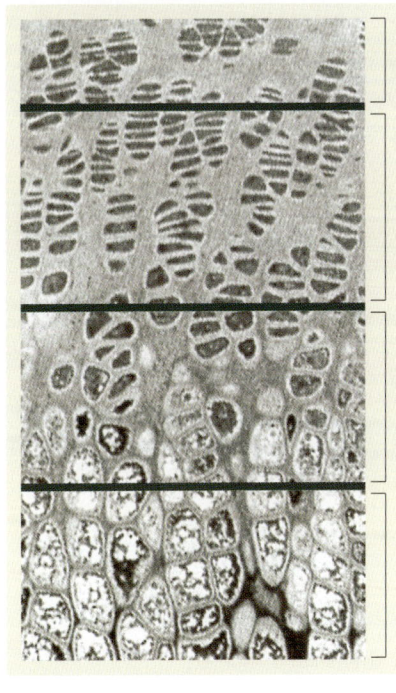

静止細胞層

分裂増殖層

肥大軟骨細胞層

石灰化層

骨端軟骨板でみられる骨化であり，骨軸方向に成長し骨を長くする．骨折が治癒する場合も主としてこの骨化形式による．上の骨端部に近いほうから静止細胞層，分裂増殖層，肥大軟骨細胞層，石灰化層に分かれ，肥大軟骨細胞層でアポトーシスがみられ，下方の骨幹端部から血管が入り込んで骨化していく．

肥大軟骨細胞層で軟骨細胞は成熟し，アポトーシスに陥り，下方の骨幹端部から血管が入り込んで骨化していく．骨の軸方向の成長をつかさどり，成長期には成長ホルモンの影響を受けるが，思春期になると性ホルモンの影響でアポトーシスが促進され，女子で15歳前後，男子で17歳前後で閉鎖する．

図6　椎体海綿骨梁

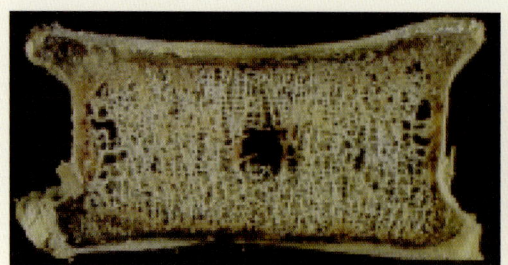

a. 正常椎体

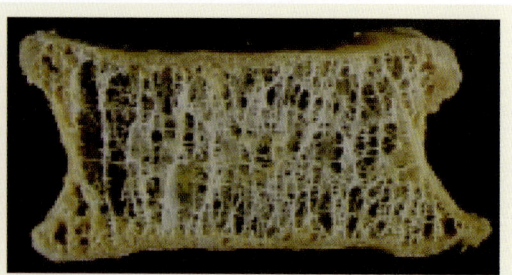

b. 骨粗鬆症患者の椎体

骨皮質

　骨皮質は硬い骨だからほとんど休眠状態であろうという予想に反して非常に活発に形成と吸収が行われている組織である．細胞成分としては骨の中に樹状突起で互いにつながり合った骨細胞が小さい部屋の中に潜んで存在している．骨細胞は副甲状腺ホルモンの働きかけなどで非常に素早く周囲の骨を吸収し，血中のカルシウム濃度[★1]を一定に保つのに関与する．また骨に加えられる機械的ストレスを敏感に察知して，骨形成を調節する機能も有している．

　また，血管や神経は骨皮質内を縦に走るハバース管（Havers canal），骨膜から入り込み横に走るフォルクマン管（Volkmann canal）の中を走る．

　骨基質は膠原線維（コラーゲン線維）の束にリン酸カルシウムのアパタイト結晶が結合し，ハバース管を中心に同心円状の層状構造を呈する．またデコリンやバイグリカンといった蛋白質がコラーゲン間の基質を埋める．1本のハバース管を中心に層状に発生した皮質骨の1単位をオステオン（骨単位）という．

骨髄腔

　海綿骨から成る骨梁の骨組みのあいだを造血細胞と血管から成る骨髄組織が埋める．加齢とともに脂肪組織が増える．

　骨髄腔（medullary cavity）には神経組織が豊富に分布し，感染や腫瘍などで骨髄内圧が上昇すると強い痛みが生じる．

　海綿骨の表面では骨芽細胞と破骨細胞が情報を交換し合って活発な骨の形成と吸収を行う．しかし正常では，それらのバランスが絶妙に保たれる．高齢者やステロイド薬投与患者にみられる骨粗鬆症は主にこの海綿骨梁で骨吸収が骨形成を上回ることから発生する．海綿骨梁が減少し，また骨梁それぞれが細くなることによって力学的に非常に弱くなる（図6）[★2]．

★1　カルシウム濃度

カルシウム（Ca）は体中のあらゆる細胞が正常に機能するために必須であり，血中濃度が10 mg/mL程度で厳密に保たれていなければならない．そのため血中のカルシウムイオン濃度がわずかでも変動すると，副甲状腺ホルモンや，甲状腺で製造されるカルシトニン，そしてエストロゲンといった各種のホルモンやビタミンDなどが動員され，骨細胞や破骨細胞が刺激されて周囲の骨基質を崩してカルシウムを血中に放出したり，骨芽細胞によってカルシウムを骨に取り込んだりする．

★2　骨粗鬆症

転倒したり軽くしりもちをつくだけで骨折を起こすようになる．多いのは椎体の圧迫骨折（図7）や大腿骨の頸部骨折である（図8）．

図7　椎体圧迫骨折

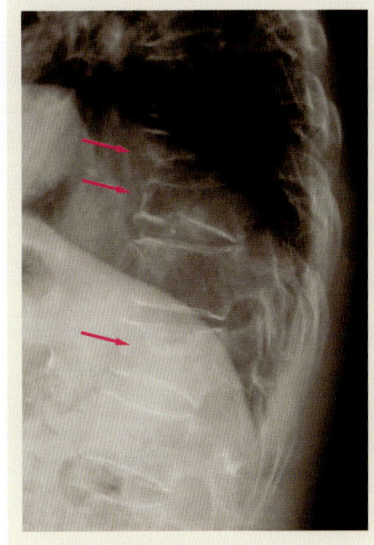

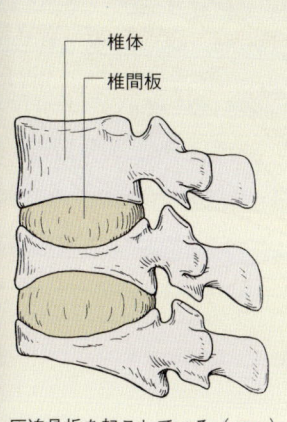

椎体
椎間板

圧迫骨折を起こしている（→）．

図8　骨粗鬆症患者の大腿骨頸部骨折

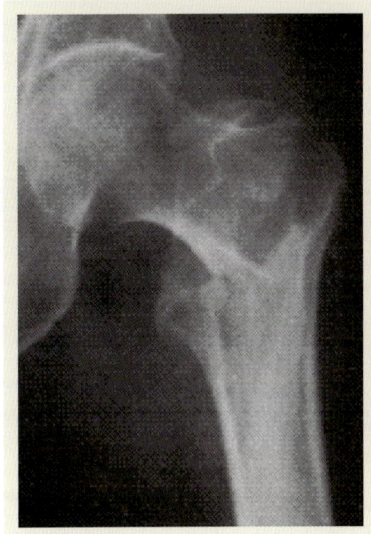

a. 外側骨折
関節包付着部より外で折れる骨は癒合しやすい．

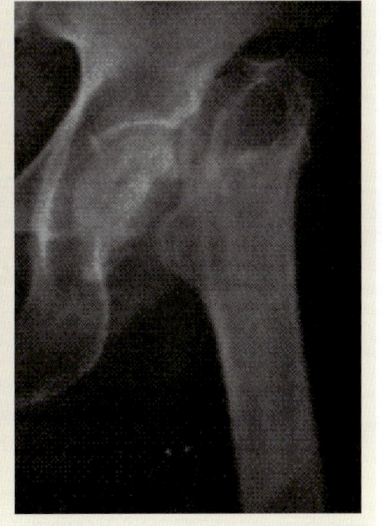

b. 内側骨折
関節包の中で折れる骨は非常に癒合しにくい．

関節

　骨格と骨格を連結し，支持性，可動性，無痛性をもつ構造が関節（joint）である．下肢では可動性を犠牲にしても支持性が優先される．

　関節包（靱帯）という線維組織で包まれ，関節軟骨によって覆われた骨どうしを連結する構造（図9）である．潤滑油となるべき関節

図9 関節の構造

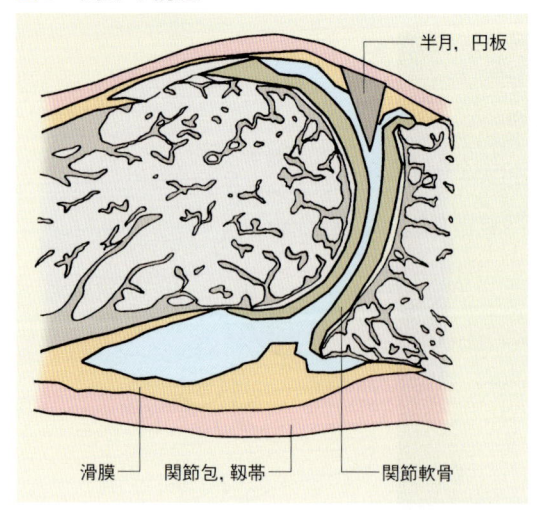

半月，円板
滑膜　関節包，靱帯　関節軟骨

液によって満たされ，関節液を産生する滑膜組織によって関節包は裏打ちされている．

　潤滑油を多く含んでよく動く滑膜性関節以外にも，骨と骨は頭蓋骨のように縫合という構造で連結され，また脛腓関節のように主に靱帯で結合される場合もある．その中間的な関節は仙腸関節で，滑膜性関節部もあるが強大な靱帯でつながれ，動きはほんのわずかである．

関節軟骨

　軟骨には硝子様軟骨と線維性軟骨があり，関節軟骨（articular cartilage）は基質が豊富な硝子様軟骨である．
　関節軟骨は4層に分かれ，細胞の配列に応じて表層，移行層，柱状配列層に分かれ，また基部は石灰化し軟骨下骨に移行する（図10）．
　軟骨基質は膠原線維に結合したヒアルロン酸にコンドロイチン硫酸やケラタン硫酸といった酸性ムコ多糖が結合したプロテオグリカンによって形成される．基質は水を十分に含んでおり，荷重によって水が軟骨表面にしみ出し摩擦を減らす役割を担う．軟骨どうしの摩擦係数はこれらの潤滑機構によって非常に低い．

関節滑膜

　関節滑膜は表層の滑膜細胞層と，豊富な血管や脂肪組織から成る表層下組織からつくられている（図11）．
　滑膜細胞にはA細胞とB細胞の2種類がある．A細胞と呼ばれる細胞はマクロファージ類似の貪食細胞で多数の細胞突起を関節腔に向かって伸ばし，炎症が起きたときには非常に増殖する．B細胞と呼ば

図10　関節軟骨の構造

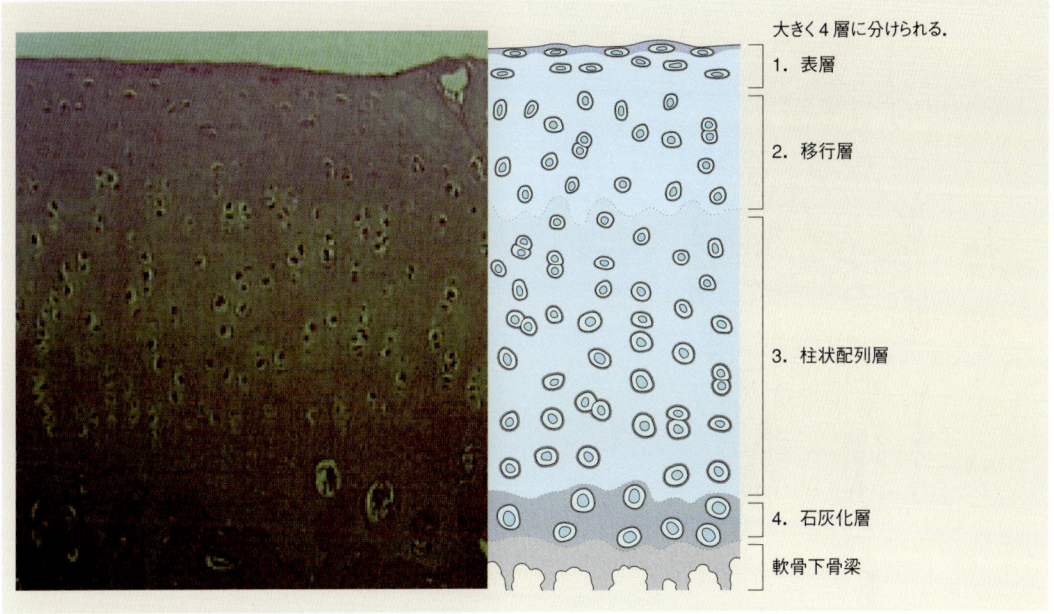

大きく4層に分けられる.
1. 表層
2. 移行層
3. 柱状配列層
4. 石灰化層

軟骨下骨梁

図11　関節滑膜の超微細構造

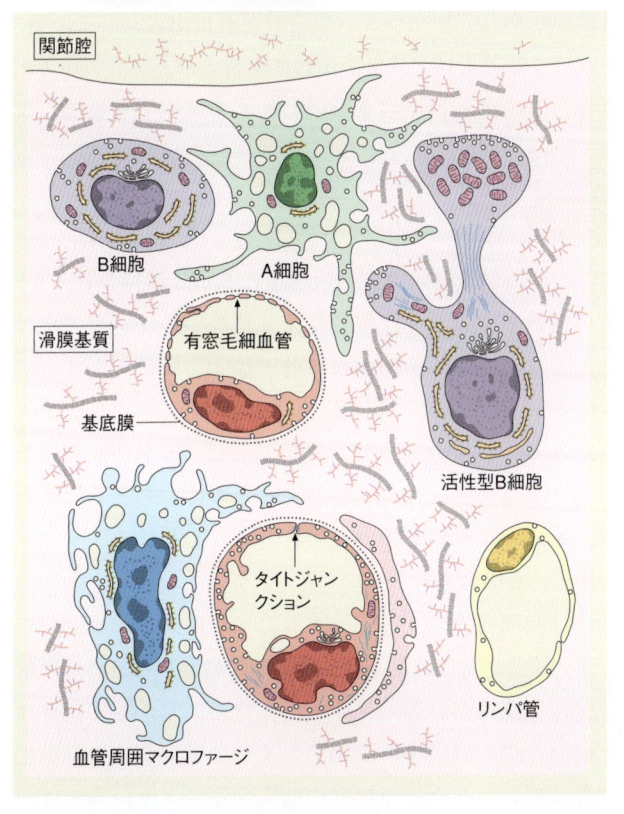

関節腔
B細胞
A細胞
滑膜基質
有窓毛細血管
基底膜
活性型B細胞
タイトジャンクション
リンパ管
血管周囲マクロファージ

図12　関節内靱帯の構造

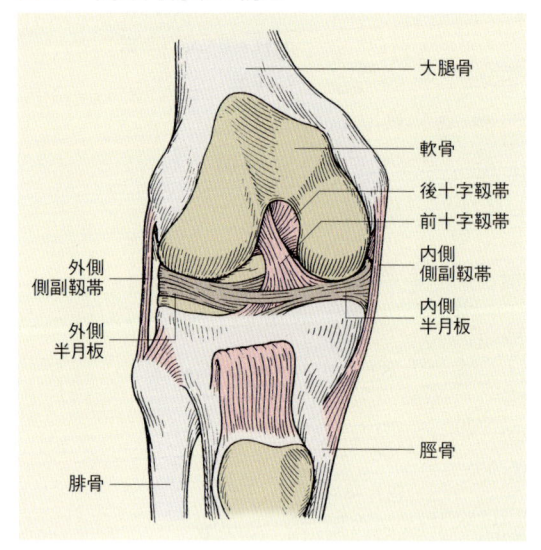

大腿骨
軟骨
後十字靱帯
前十字靱帯
外側側副靱帯
内側側副靱帯
内側半月板
外側半月板
脛骨
腓骨

図13　深い関節と浅い関節

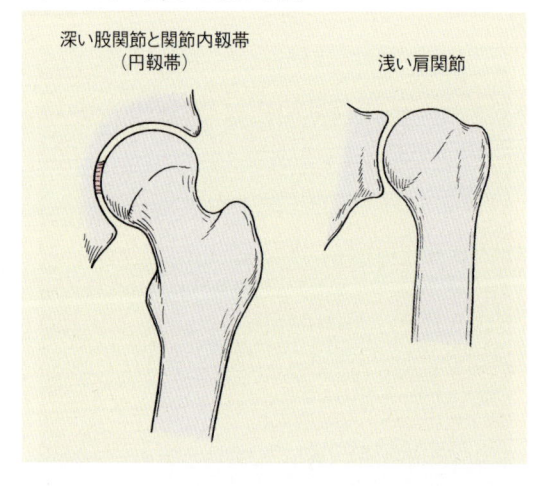

深い股関節と関節内靱帯（円靱帯）
浅い肩関節

★3
関節リウマチなどの炎症性疾患はこの滑膜組織を中心に発生し，細胞が異常に増殖し，軟骨が破壊されていく．

れるのは蛋白質やコラーゲンの合成と分泌をつかさどる線維芽細胞様の細胞である．

　毛細血管には窓があり，水や小さい蛋白質が直接出入りしている．しかし，関節液にはヒアルロン酸蛋白複合体が含まれ，フィブリノゲンなどの大きな分子の蛋白質は含まないため，空気中でも凝固しない★3．

関節の安定性

　関節の安定性は関節包を構成する靱帯構造によって維持されるが，たとえば体重の何倍もの重さや衝撃に耐えて運動中の安定を保たねばならない膝関節などでは，関節の中に前・後十字靱帯のような関節内靱帯が存在する場合もある（図12）．

　また，両方が丸くて凸面の場合や一方が平らで一方が凸面の関節の場合，その適合をよくし運動を安定させるために，たとえば膝関節内の半月板，あるいは肩鎖関節内の円板といった軟骨のクッション板が形成されている場合もある．

　また，関節には股関節のように深くかみ合った関節と，肩関節のように非常に浅い関節がある（図13）．肩関節の動きを考えれば理解できるように，浅い関節の可動域は非常に大きい．しかし安定性は逆に少なく，脱臼しやすい．逆に股関節のような深い関節は可動性は劣るが安定性は高い．また肩鎖関節や仙腸関節のようにもっぱら連結機能のみもち，可動性の非常に限られた関節もある．

特徴的な骨と関節

　全身の骨の数は約300に近いが正確な数は個々で，あるいは数え方によって異なる．基本的には頭蓋顔面には9，脊椎は25，上肢に25，下肢に30など数えることができるが，膝蓋骨など関節の前後にあって関節機能を円滑にしているいわゆる種子骨などは人によってバリエーションが多い．また，基本的には5つである腰椎の数も，第5腰椎が仙椎化して4つであったり，第1仙椎が腰椎化して6つあることも珍しくない．

　骨はその形から大腿骨のような長管骨，頭蓋骨のような扁平骨などに分けられる場合もある．

　全身の骨格については図14に示す．

頭蓋骨
　前頭骨，頭頂骨，後頭骨，側頭骨などから成る．

顔面骨
　鼻骨，涙骨，頬骨，上顎骨，下顎骨などから成る．

脊椎
　脊椎（vertebra）は，前方の椎体と後方の椎弓から成り，そのあいだに脊柱管を形成する．

　脊柱管の中には硬膜管と呼ばれる硬膜によるチューブがあり，硬膜管内には脊髄がクモ膜によって取り囲まれて脳脊髄液の中に浮かんだ状態で保護されている．椎体のあいだには椎間（円）板が挟まれる．椎間板は水分の多い髄核を強靱な線維輪が取り囲み，重要なクッション作用をもっている．髄核が線維輪の変性部を突き抜け，後方の神経根を圧迫して炎症を惹起すると，椎間板ヘルニア★4の症状が発症する．

　脊髄の組織は第1腰椎の高さまで存在し，それ以下は馬尾と呼ばれる神経の束となる．馬尾神経は神経根となって各椎間孔を通り，椎体の前方に出ていく．

頸椎（cervical vertebra）：頭蓋骨に接する第1頸椎は環椎とも呼ばれるように環状であり，その中の前方に第2頸椎の歯突起を入れる．歯突起があるため第2頸椎を軸椎とも呼ぶ．首の左右への回旋運動のほとんどをこの環軸椎間で行う．頸椎は第7番まであり，頸髄神経根は第8まである．前方に彎曲して頸椎前彎を形成する．

胸椎（thoracic vertebra）：12個の胸椎があり，それぞれ肋骨突起があり，肋骨と関節を形成している．第12肋骨が退化して第1腰椎と見まちがう場合があり，その場合，腰椎は第6まで数えることができる．肋骨弓に固定されているため胸椎の動きは少ない．後方に彎曲して胸椎後彎を形成する．骨粗鬆症の女性では胸腰椎移行部（第

★4　椎間板ヘルニア
椎間板内の髄核が線維輪を破り，後方へ脱出し，下肢が痛くてしびれてしまうなどの神経症状を引き起こしたもの．下位腰椎に多い．

図14 全身骨格（前面）

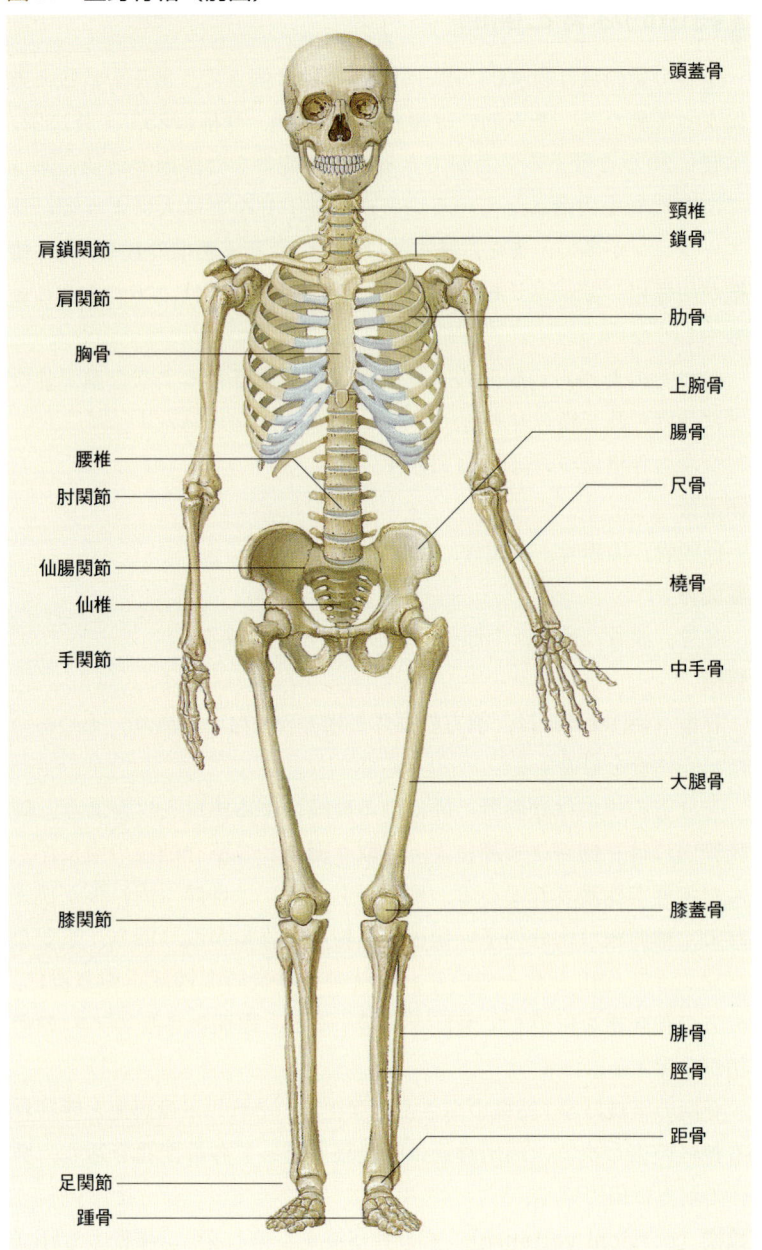

頭蓋骨
頸椎
鎖骨
肩鎖関節
肩関節
胸骨
腰椎
肘関節
仙腸関節
仙椎
手関節
肋骨
上腕骨
腸骨
尺骨
橈骨
中手骨
大腿骨
膝関節
膝蓋骨
腓骨
脛骨
距骨
足関節
踵骨

11・12胸椎，第1腰椎）で圧迫骨折をきたしやすい（図7）．

腰椎（lumber vertebra）：原則として第5腰椎まである．腰椎の構造を図15に示す．腰椎前彎を形成する．椎弓部で分離すると前方に椎体がすべることがある★5．

仙椎：仙腸関節を介して骨盤とつながる．

鎖骨

鎖骨（clavicle）は胸骨と肩甲骨をつなぎ，肩鎖関節，肩甲骨を介

図14　全身骨格（後面）

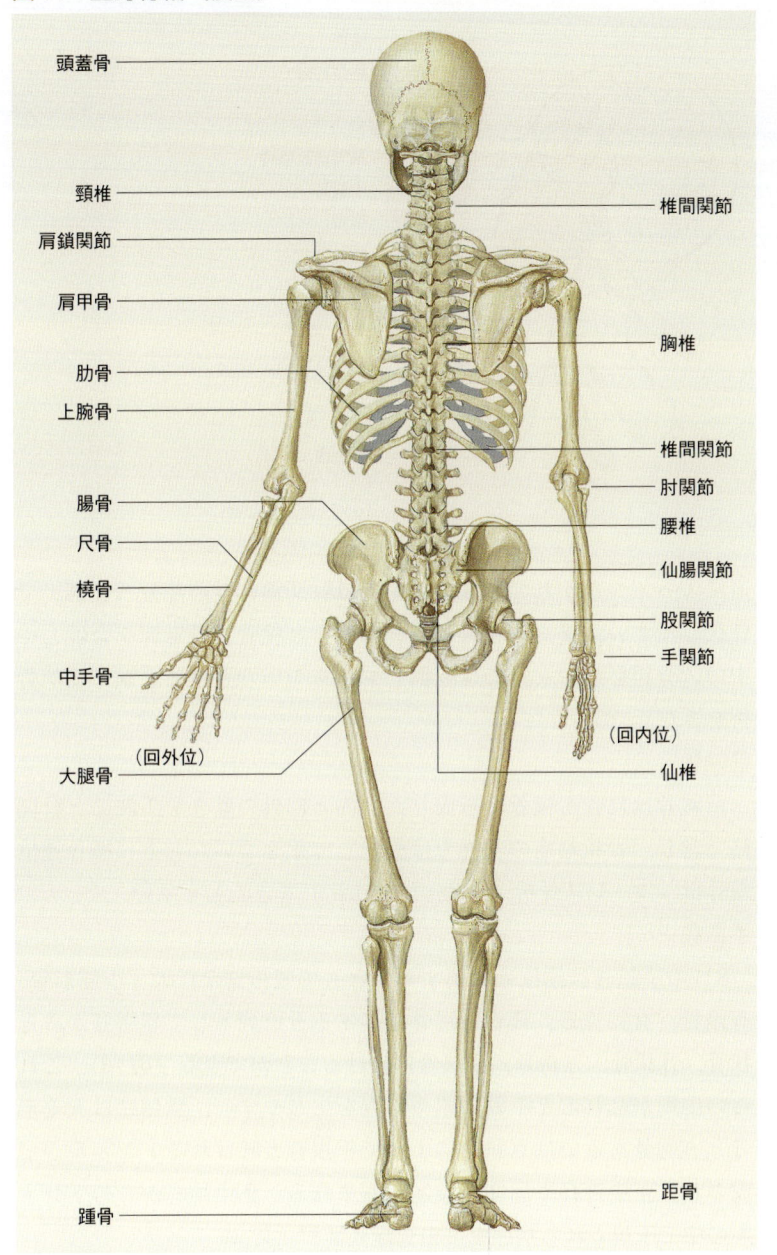

頭蓋骨
頸椎
肩鎖関節
肩甲骨
肋骨
上腕骨
腸骨
尺骨
橈骨
中手骨
（回外位）
大腿骨
踵骨

椎間関節
胸椎
椎間関節
肘関節
腰椎
仙腸関節
股関節
手関節
（回内位）
仙椎
距骨

（中村利孝編：看護のための最新医学講座18，運動器疾患．東京：中山書店；2001．p.444-445より改変）

★5
このような症状を腰椎分離症，分離すべり症という．

して上腕骨を懸垂する．鎖骨機能は失っても上肢の機能にはほとんど問題を残さない．

肩甲骨
　肩甲骨（sholder bone）は肋骨弓の上で滑るように動き，肩関節を介して上腕骨を懸垂する．肩関節の可動域は非常に大きい．

上腕骨
　上腕骨（humerus）は肩甲骨，尺骨・橈骨（とうこつ）などと関

図15　腰椎の構造

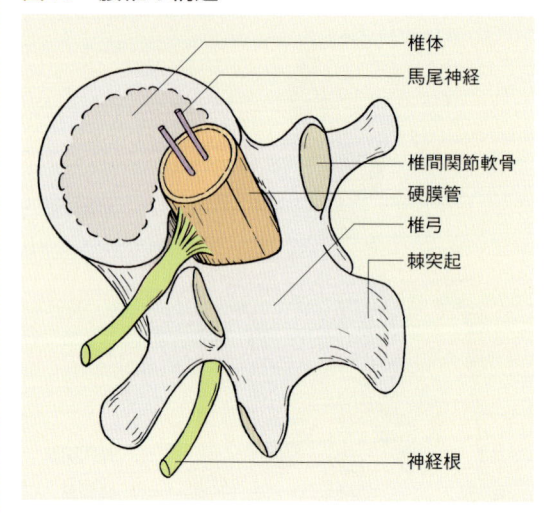

　椎体
　馬尾神経
　椎間関節軟骨
　硬膜管
　椎弓
　棘突起
　神経根

節によってつながれており，小児では肘関節に近い部分（顆部）で骨折しやすい．また，骨幹部で骨折すると橈骨神経麻痺を合併しやすい．骨粗鬆症の女性では転倒して手をついたときに上腕骨頸部骨折をきたしやすい．

前腕骨

　前腕骨は尺骨と橈骨から成り，回内と回外の動きを手関節と肘関節で営む．骨粗鬆症の女性では転倒して手をついたときに橈骨遠位端骨折（コーレス骨折〈Colles fracture〉）をきたしやすい．

手根骨

　8つの手根骨は遠位列に属する骨として親指側から大・小菱形骨，有頭骨，有鈎骨と，橈骨・尺骨に接する近位列として親指側から舟状骨，月状骨，三角骨，豆状骨に分けることができる（図16）．これらの配列が乱れると不安定感や痛みを生じやすい．掌側には大菱形骨と有鈎骨あるいは豆状骨によって手根管と呼ばれるトンネルが形成され，正中神経や屈筋腱などが含まれる．正中神経がこのトンネルの中で圧迫される病態を手根管症候群★6と呼ぶ．

骨盤

　腸骨，坐骨，恥骨から成る．いわゆる骨盤（pelvis）とは腸骨を指し，仙腸関節を介して脊椎と，股関節を介して下肢とをつなぐ重要な骨である．股関節部で腸骨，坐骨，恥骨の3つの骨はY字型に接合し，成長期にはY軟骨と呼ばれ，軟骨内骨化を営む．

大腿骨

　大腿骨（femur）は長管骨では最大で，骨頭部，頸部，骨幹部，顆部などから成る．骨粗鬆症の女性では横向きに転倒したときに大腿骨の転子部を打ち，大腿骨頸部骨折をきたしやすい．大腿骨骨頭部

★6　手根管症候群
手掌部のしびれるような疼痛を主症状とし，夜間に発症することが多い．マッサージ，研磨などの職業従事者に比較的みられる．

図16　手根骨と指骨の構造

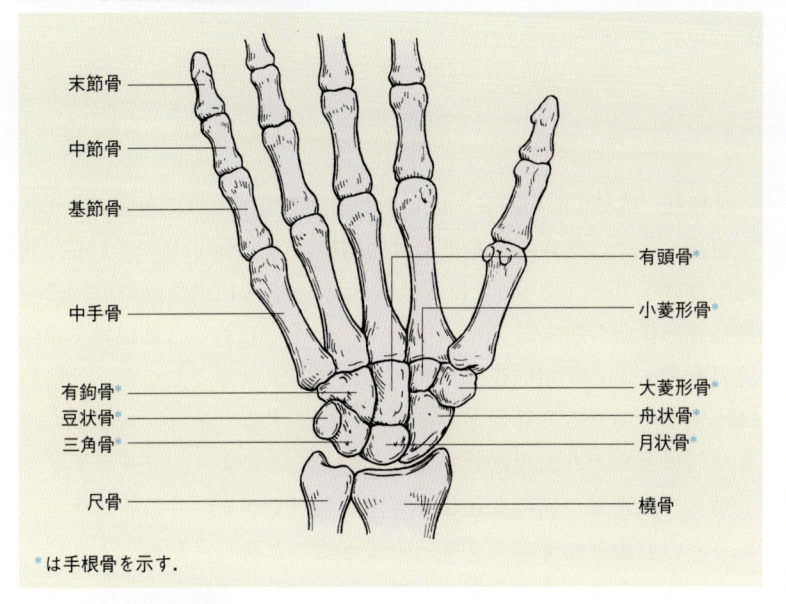

末節骨
中節骨
基節骨
中手骨
有鉤骨*
豆状骨*
三角骨*
尺骨
有頭骨*
小菱形骨*
大菱形骨*
舟状骨*
月状骨*
橈骨

*は手根骨を示す．

図17　足の骨の構造

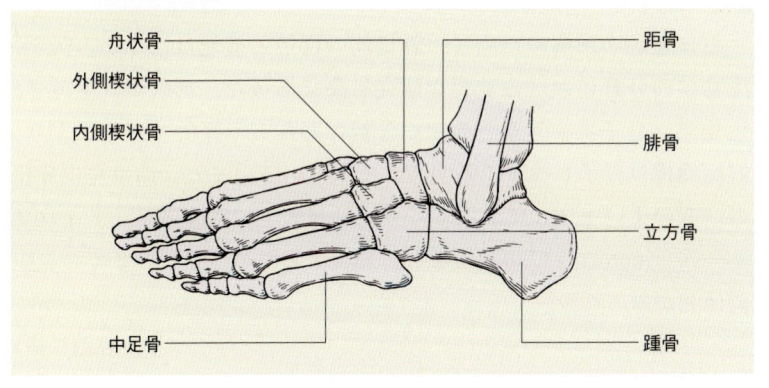

舟状骨
外側楔状骨
内側楔状骨
中足骨
距骨
腓骨
立方骨
踵骨

への栄養血管は少なく，骨折や脱臼で損傷されると骨頭壊死を起こしやすい．

下腿骨

下腿骨は太い脛骨と，細い外側の腓骨から成る．脛骨は大腿骨とで膝関節を形成する．骨折すると細い腓骨が先に癒合し，脛骨には骨折治癒に重要な圧迫力が働かなくなり骨癒合が妨げられる．

足の骨

足の骨は距骨，踵骨，足根骨，趾骨から成る．

足底部には縦と横のアーチが形成され（図17），これらが崩れた状態が扁平足である．扁平足に伴って，母趾の基部が外に膨れる外反母趾変形が増えている．

（浜西千秋）

運動器系
骨格筋

　骨格筋（skeletal muscle）はヒトが運動をするために高度に分化した組織で，その構成の基本単位は筋細胞（muscle cell）である．筋細胞は直径10～150 μm，長さは数cmにも及ぶ巨大な細胞で，その細長い形状から筋線維（muscle fiber）とも呼ばれる．筋線維を顕微鏡で観察すると，規則正しく配列した横縞があることから，骨格筋は心臓壁をつくる心筋とともに横紋筋に属する．全身にある多くの骨格筋はそれぞれの役割分担をして働くことにより，ダイナミックな動きや緻密かつ繊細な運動を行うことができる．骨格筋は意志によりその収縮運動をコントロールできることから，意志によりコントロールできない不随意筋（心筋など）に対して随意筋と呼ばれる（表1）．

　生体運動の理解のために，骨格筋の構造と機能は古くから医学，生物学の分野における重要な研究対象であった．形態学，生理学，生化学，分子生物学などの広い分野にわたる学際的な研究により，収縮機構は分子レベルで解明されてきている．また，筋は発生分化の研究のよいモデル実験系で，分化制御因子，細胞系譜，アイソフォーム（isoform）[★1]の変換など，発生生物学の分野での多くの先駆的研究がみられる．

（岸フク子，嶋田　裕）

★1 アイソフォーム
基本的な機能はほとんど同じであるが，構造（アミノ酸の配列）がやや異なる蛋白のことである．

表1　筋組織の分類

形態による分類	部位による分類	運動性による分類
横紋筋	骨格筋	随意筋
横紋筋	心筋	不随意筋
平滑筋	内臓筋	不随意筋
平滑筋	血管筋	不随意筋
平滑筋	瞳孔筋	不随意筋

筋組織には，骨格筋や心筋のように横紋をもつ筋のほかに，横紋のない筋（平滑筋）がある．平滑筋は心筋と同じように不随意筋で，その分布は内臓（消化管，膀胱，子宮など）や血管壁のほかに，眼（瞳孔括約筋，瞳孔散大筋，毛様体筋）や皮下組織内（立毛筋）などにも存在する．

運動器系／骨格筋
●発生

筋細胞の分化

　骨格筋の大部分は沿軸中胚葉が分節化してできる体節（somite）の筋板に由来する[★1]．体節は頭に近いほうから尾部に向かって，順次，形成されるため，発生途中の胚（胎児）をみると神経管に沿って頭側には発達した体節，尾側には未熟な体節がみられる（図18，19）．体節内の間葉細胞（mesenchymal cell）[★2]は筋が形成されることが予定されている部位に移動していく．間葉細胞は盛んに分裂を繰り返しているが，筋特異的蛋白は発現していない．その後，分裂を終了して筋蛋白を合成する能力を備えるようになると，この細胞を筋芽細胞（myoblast）といい，この細胞は融合[★3]して多核の筋管（myotube）を形成する（第1次筋管）．このころには筋特異的蛋白は大量に合成されて細胞内に蓄積されるようになる．第1次筋管は核を細胞の中心部に，また筋原線維（myofibril；Mf）を周辺部にもつ．第1次筋管の周囲にはさらに筋芽細胞が並び，これらの筋芽細胞どうしは融合して第2次筋管を形成する．第1次筋管では，核は細胞の中央部から筋細胞膜下に移動し，細胞質内は筋原線維で満たされて成熟した筋細胞となる．この時期の細胞は筋衛星細胞（satellite cell）とともに基底膜で包まれていて筋線維といい，明瞭な横紋が見えるようになる．筋衛星細胞は発生の途中で融合せずに単核のまま残った細胞と考えられている．第2次筋管は第1次筋管から離れて同様に成熟し，やがて筋線維は第1次筋管から由来したものか，第2次筋管から由来したかが区別できなくなる（図20）．

筋分化の制御因子

　筋細胞の分化を導く因子として，最初にMyoD（myf3，nautilus）が解明された[2]．MyoDは318個のアミノ酸から成り，骨格筋の細胞に特異的に発現するDNA結合蛋白で，核内に移行して働く．MyoDは筋特異的蛋白遺伝子の転写を導く働きがある．また，MyoDを非筋細胞に導入すると，その細胞を筋芽細胞に変え，筋細胞へと分化させる働きをもつ．
　MyoDと類似した因子にmyf5，ミオゲニン（myf4），MRF4がある．これらの4つの因子をMyoDファミリーと呼び，この4つの因子の遺伝子欠損マウスを用いた実験によると，MyoDとmyf5は筋細胞の決

[★1] 表情筋や咀嚼筋など鰓弓（さいきゅう）に関連してできる骨格筋は，鰓弓に入り込んだ沿軸中胚葉に由来する．外眼筋の由来は確定しておらず，沿軸中胚葉か耳前中胚葉かのいずれかであると考えられている．体肢筋は体節の筋板細胞に由来する．

[★2] 間葉細胞
筋，軟骨，骨などの組織をつくる前の段階の細胞で，胚の中を目的地に向かって移動する．筋芽細胞，線維芽細胞，軟骨芽細胞，骨芽細胞などの細胞に分化する潜在的能力をもっている．

[★3] 1995年，藤沢らにより筋芽細胞の融合に直接かかわる因子としてMyoDファミリーに属する分子であるメルトリンが明らかにされた[1]．

図18　胚の横断図

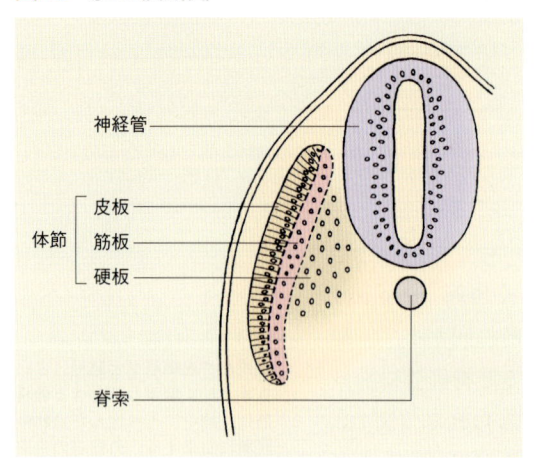

- 神経管
- 体節
  - 皮板
  - 筋板
  - 硬板
- 脊索

図19　胚の体節の位置

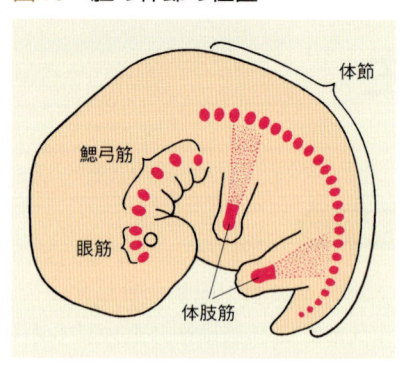

- 体節
- 鰓弓筋
- 眼筋
- 体肢筋

図20　骨格筋発生の模式図

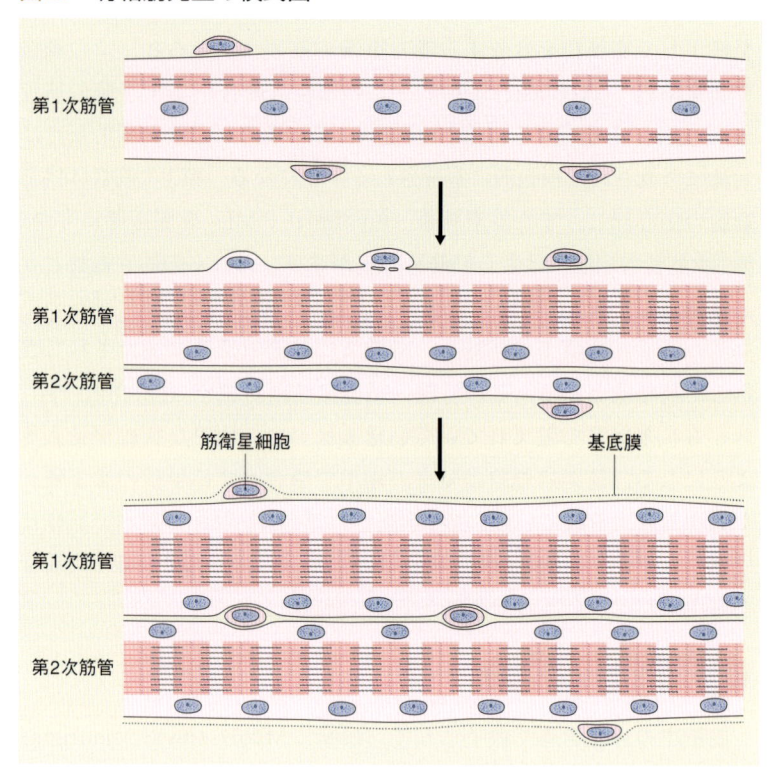

- 第1次筋管
- 第1次筋管
- 第2次筋管
- 筋衛星細胞
- 基底膜
- 第1次筋管
- 第2次筋管

図21 筋細胞分化とMyoDファミリーの役割

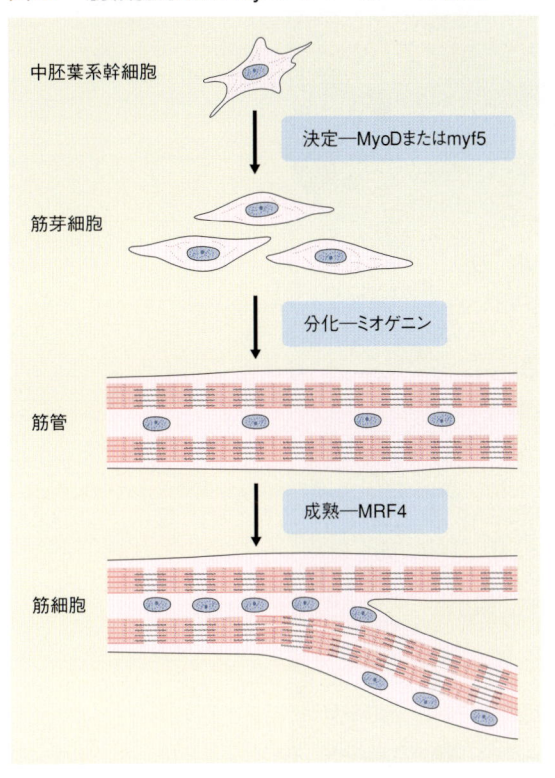

表2 MyoDファミリー遺伝子欠損による筋分化への影響

欠損遺伝子	影響
MyoD	筋形成（筋蛋白合成）可能
myf5	筋形成可能，肋骨の欠如
ミオゲニン	肢部筋の成熟阻害，体幹部筋の欠如
MRF4	筋形成可能，肋骨の欠如
MyoD＋myf5	筋形成不能

定，ミオゲニンは筋細胞の分化，MRF4は筋の成熟にかかわることが判明した（図21，表2）[3〜5]．またMyoDファミリーの抑制因子も知られているが，これはMyoDファミリーと結合するとその機能を妨げる．分化前の筋芽細胞に多く存在している[6〜8]．

筋原線維形成

　筋原線維を構成する蛋白質はどのようにして規則的に並び，そして筋原線維を形成するのであろうか．量的にも機能的にも主要な蛋白質として，ミオシン（myosin）とアクチン（actin）はよく知られている．これらの蛋白質とトロポニン（troponin），トロポミオシン（tropomyosin），α-アクチニン（α-actinin），コネクチン（connectin，タイチン〈titin〉），ネブリン（nebulin），C蛋白（C-protein），M蛋白（M-protein）などの蛋白質が集合して筋原線維が形成される．

　筋原線維形成（myofibrillogenesis）のごく初期の段階では，ミオシンフィラメント[★4]とアクチンフィラメント[★5]がわずかに並んでいるだけである（図22a）．発生が進むと，両フィラメントの束の中にZ線の前駆体が現れ，次第に両フィラメントの配列は規則正しくなっていく．未熟な筋原線維は成熟するにつれ，A帯，I帯，Z線が明ら

★4 ミオシンフィラメント
太いフィラメントとも呼ばれ，直径約15nm，長さは約1.5μmである．このフィラメントの主要構成成分は分子量約47万の頭部と尾部から成る細長いミオシン分子で，尾部を向け合って対平行双極性に集合してフィラメントを形成する．

★5 アクチンフィラメント
細いフィラメントとも呼ばれ，直径約7nm，長さはZ線の両側に約1μmずつある．このフィラメントの主要構成成分は分子量約4.5万の球状アクチン分子で，この分子は二重らせん状に配列してアクチンフィラメントを形成している．

図22 筋原線維形成過程の電顕像

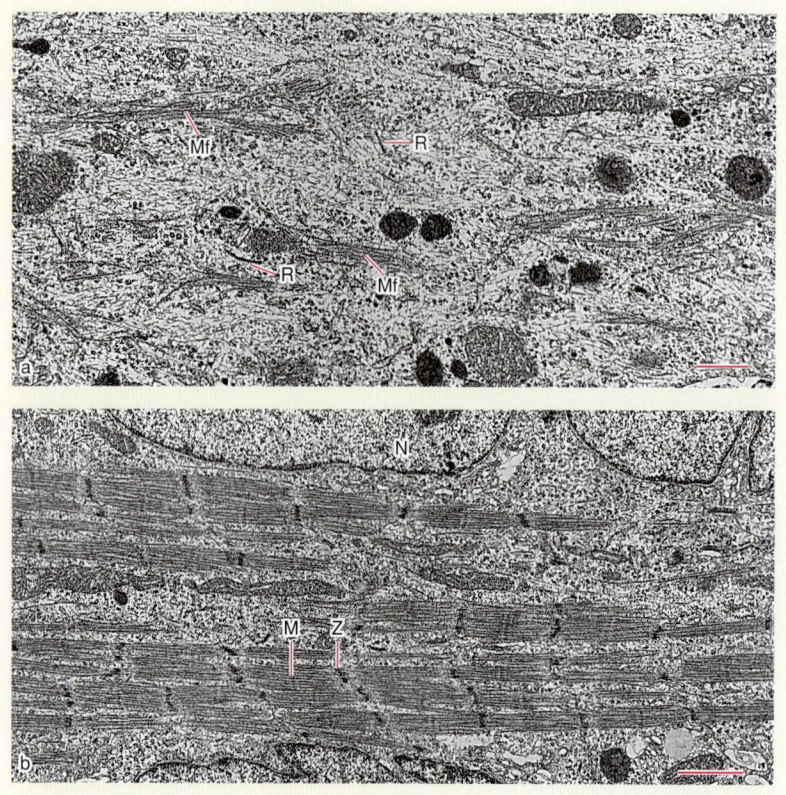

a：ミオシンフィラメントとアクチンフィラメントが並列して筋原線維（Mf）の形成を開始している．Z線はまだ見えない．R：ポリリボソーム．（×6,500，スケール＝1 μm）
b：筋原線維形成の中間期．Z線（Z），M線（M）が明瞭に見える．N：核．（×8,500，スケール＝1 μm）

図23 筋原線維形成過程のモデル

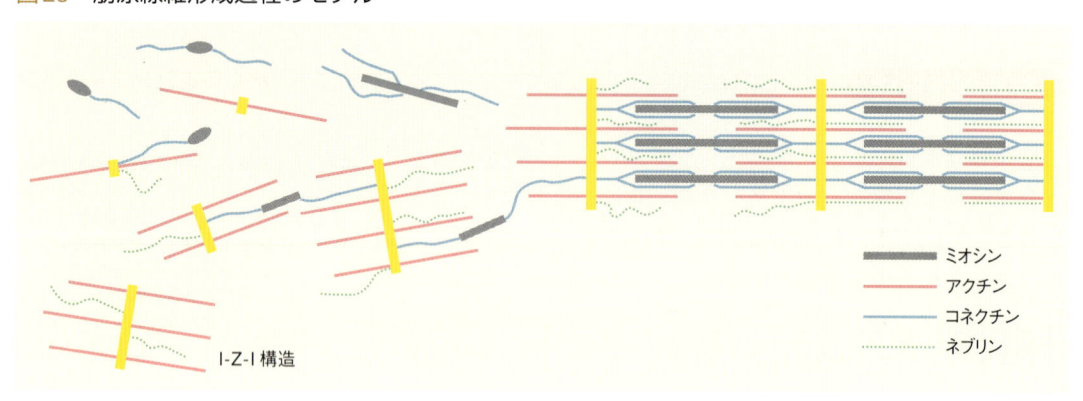

I-Z-I構造

ミオシン
アクチン
コネクチン
ネブリン

図24 筋蛋白アイソフォームの変換（ニワトリ胚胸筋）

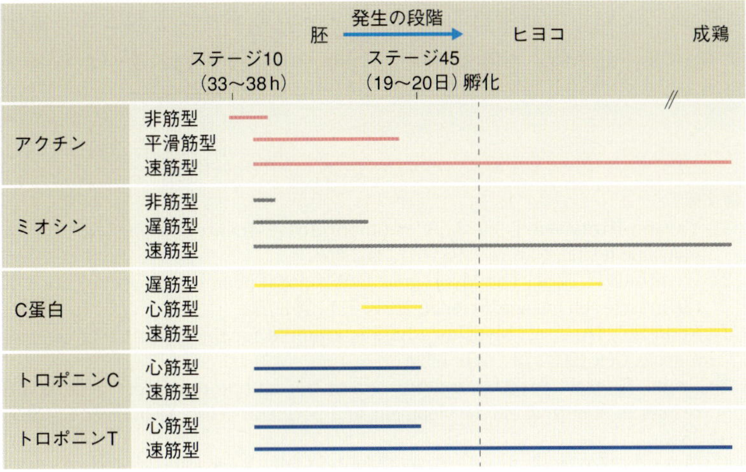

		発生の段階		
		胚 ステージ10 (33〜38h) ／ ステージ45 (19〜20日)孵化	ヒヨコ	成鶏
アクチン	非筋型 平滑筋型 速筋型			
ミオシン	非筋型 遅筋型 速筋型			
C蛋白	遅筋型 心筋型 速筋型			
トロポニンC	心筋型 速筋型			
トロポニンT	心筋型 速筋型			

かになり，横紋構造が明瞭になってくる（図22b）．

この過程における両フィラメントの組み込みは，次のようにして行われると考えられている[9〜11]．まず，アクチンフィラメント束とZ線の前駆体とから成るストレスファイバー様構造（I-Z-I構造）が形成される．次にミオシンとコネクチンが同時に同位置に出現して両蛋白質は結合する．この際コネクチンのN末端は遊離しており，この端がZ線の前駆体と結合することにより，ミオシンはI-Z-I構造に取り込まれ，幼若な筋原線維が形成される．次にミオシンフィラメントはコネクチンフィラメントの弾性によりZ線間の中央に配位されるようになる．最後にネブリンがアクチンフィラメントを安定化させ，またその長さを一定にそろえる．幼若な筋原線維の周辺には新しくフィラメントが付加されていき，また筋原線維の両末端にも新たな筋節が加わって，次第に成熟した筋線維となる（図23）．

筋蛋白アイソフォームの変換

筋原線維を構成する各蛋白には多くの分子種（アイソフォーム）が存在することが知られている．親の骨格筋の蛋白アイソフォームは，心筋や平滑筋のものとは多かれ少なかれ異なっている．興味深いことに，胚（胎児）や新生児の各筋の蛋白アイソフォームは親のものとは異なっており，各筋の成熟に伴い，アイソフォームが変換していくことが明らかになってきた．蛋白によって変化の内容や時期は異なるが，胚の骨格筋でははじめに胚子型アイソフォーム（胚骨格筋に特異的なアイソフォーム）あるいは心筋型アイソフォーム（成熟心筋にみられるアイソフォーム）が現れる場合が多い（図24）．

筋の病変や萎縮時にもアイソフォームが変化することが知られて

いる．筋再生では筋の発生・分化を再現するようにアイソフォームが変換していく．筋蛋白のアイソフォームのタイプを知ることは筋の発達度，幼若度，病変の型と進行度，再生度を知る手がかりとなる．

（岸フク子，嶋田　裕）

●文献
1) Yagami-Hiromasa T, et al：A metalloprotease-disintegrin participating in myoblast fusion. Nature 1995；377：652-656.
2) Weintraub H, et al：The MyoD gene family nodal point during specification of the muscle cell lineage. Science 1991；251：761-766.
3) Rudnicki MA, et al：MyoD or Myf-5 is required for the formation of skeletal muscle. Cell 1993；75：1351-1359.
4) Braun T, et al：Targeted inactivation of the muscle regulatory gene Myf-5 results in abnormal rib development and perinatal death. Cell 1992；71：369-382.
5) Rudnicki MA, et al：Inactivation of MyoD in mice leads to up-regulation of the myogenic HLH gene Myf-5 and results in apparently normal muscle development. Cell 1992；71：383-390.
6) Lassar A, et al：Regulatory circuits and the control of skeletal myogenesis. Curr Opin Cell Biol 1994；6：432-442.
7) Buffinger R, et al：Myogenic specification of somites is mediated by diffusible factors. Dev Biol 1995；169：96-108.
8) 鍋島陽一：筋発生の分子機構．蛋白質・核酸・酵素 1995；40：101-113.
9) Epstein HF, et al：Molecular analysis of protein assembly in muscle development. Science 1991；251：1039-1044.
10) Komiyama M, et al：Assembly of connectin（titin）in relation to myosin and α-actinin in cultured cardiac myocytes. J Muscle Res Cell Motil 1990；11：419-428.
11) Hasebe-Kishi F, et al：Dynamics of actin and α-actinin in nascent myofibrils and stress fibers. J Muscle Res Cell Motil 2000；21：717-724.

●参考文献
1) 小澤鉄二郎ら編：筋発生の細胞生物学．東京：学会出版センター；1983.
2) 杉田秀夫ら編：新筋肉病学．東京：南江堂；1995.
3) 檜澤一夫ら編：筋病理学．東京：文光堂；1989.
4) Engel AG, et al：Myology：basic and clinical. Vol. 1. 2nd ed. New York：McGraw-Hill；1994.
5) 山村英樹ら訳：ムーア人体発生学．東京：医歯薬出版；1997.

運動器系／骨格筋
●構造と機能

構造

筋の形態

　筋はある骨から起こり，別の骨に付着している．同じ骨に付着したのでは運動が起こらない．筋のうち，身体の中心に近いほう（比較的動きの少ない骨につく端）を筋頭，中心から遠いほう（動きの多い骨につく端）を筋尾，その中央部を筋腹という．筋頭が骨に付着する部分を起始，筋尾の付着する部分を停止という．筋は腱（tendon）という白くて丈夫な膠原線維（コラーゲン線維）の束に移行したのち骨につく．

　典型的な筋は紡錘形をしている（紡錘状筋）．筋腹が二分，三分していて，筋頭がおのおの別の骨についている場合，これを二頭筋，三頭筋，四頭筋などという．また筋腹が腱によって中断されている筋があり，このような筋を二腹筋，腱が多数ある場合を多腹筋という．

　筋の表面は筋膜（fascia）と呼ばれる結合組織の膜で覆われている．筋が隣り合う筋，あるいはその他の構造物とずれ合う場所では，筋膜はその滑動を助けている．

筋線維の構造

　各筋は，その長軸方向に沿って走る筋線維（筋細胞）から構成されている．筋線維の細胞膜を筋細胞膜（sarcolemma）といい，筋細胞膜は基底膜（basement membrane）と呼ばれる細胞外基質の層状構造により取り巻かれている．成熟した1本の筋線維には核が数百以上もあり，それらの核は筋細胞膜の直下に存在している．

　筋線維も基本的には細胞であるから，筋細胞質（sarcoplasm）内には核のほかに，リボソーム，ミトコンドリア，ゴルジ装置，リソソームなど普通の細胞にみられる小器官はすべて存在している．しかし，成熟した筋線維は収縮という特別な機能を行うために，収縮蛋白は筋原線維という特徴的な構造をつくっている．さらに小胞体は筋細胞では特殊に分化して筋小胞体（sarcoplasmic reticulum）となり，網袋状をなして筋原線維を取り囲み，筋節に関連する周期的な構造を示している．すなわち，筋原線維のA帯とI帯周辺部では縦走する細管状をなし（筋細管〈sarcotubule〉），H帯では互いに吻合

図25　筋線維の構造

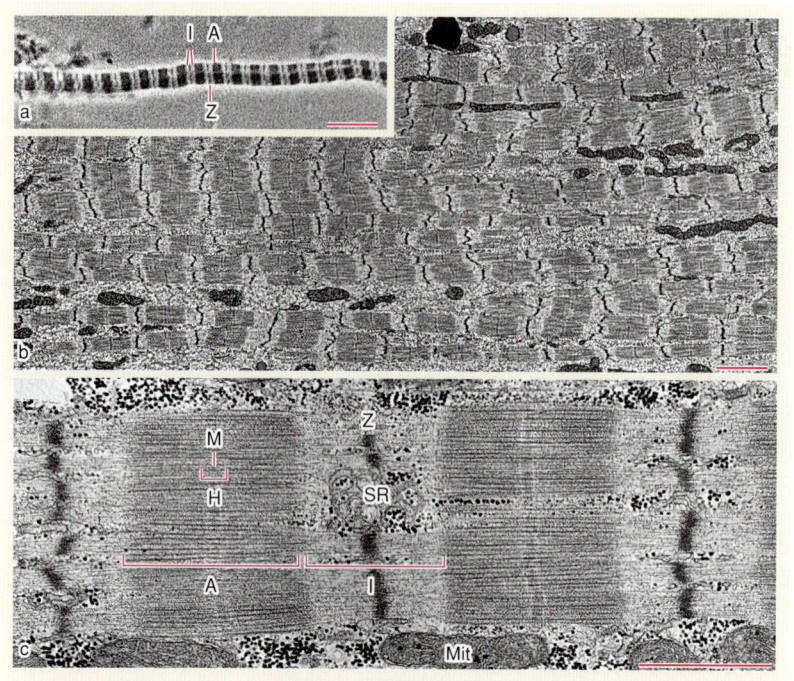

a：ニワトリ胸筋より単離した筋原線維の位相差顕微鏡像．筋原線維は暗く見えるA帯（A），明るく見えるI帯（I）の繰り返しによる規則的な横紋を示す．I帯はさらに細いZ線（Z）により区切られている．（×700，スケール＝10 μm）
b：ニワトリ培養骨格筋細胞の電子顕微鏡像．培養においても筋細胞は成熟筋線維に対比しうる形態的分化を示す．細胞内は規則的な横紋を示す筋原線維により満たされている．（×3,500，スケール＝2 μm）
c：同上の筋原線維の高倍率電子顕微鏡像．A：A帯，I：I帯，Z：Z線，H：H帯，M：M線，SR：筋小胞体，Mit：ミトコンドリア．（×18,000，スケール＝1 μm）

して網状をし（網状部〈H-band sac〉），A-I帯移行部のレベルでは拡大して終末槽（terminal cistern）をつくっている．また筋細胞膜の陥入によって横細管（T細管）が形成され，A帯とI帯の境界部のレベル（魚類や両生類ではZ線のレベル）を筋原線維に対して直角に横走しながら，隣接する2つの終末槽と接してトライアッド（triad）を形成する（図25〜27）．

筋衛星細胞は筋細胞膜に直に接して存在し，筋細胞と共通の基底膜に覆われている[★1]（図20）．筋が損傷を受けた場合には，この細胞は分裂，増殖，融合して新しい筋線維をつくり，筋は再生する．

筋原線維の微細構造

筋原線維を光学顕微鏡で観察すると，明るく見えるI帯と暗く見えるA帯とが交互に繰り返し並んでいるのが見える．I帯は，さらに中央部分でZ線という構造で区切られている．Z線からZ線までのあいだを筋原線維の単位区間とみなし，筋節（sarcomere；サルコメア）

★1
前項"骨格筋/発生"（p.59）を参照されたい．

図26 筋小胞体，横細管と筋原線維の電顕像

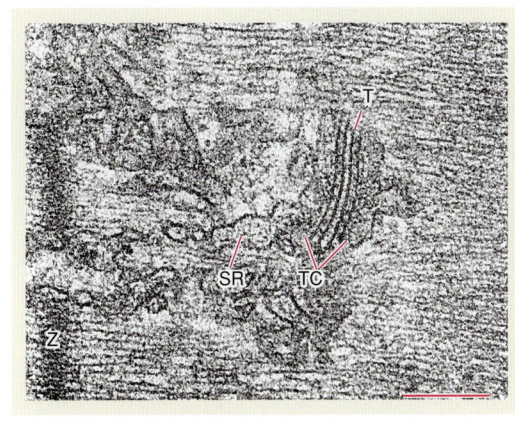

A帯とI帯の境界部の位置に，横細管（T）とそれを両側から挟む終末槽（TC）とによりトライアッドが形成されている．SR：筋小胞体，Z：Z線．（×55,000，スケール＝0.2μm）

図27 筋線維の模型図

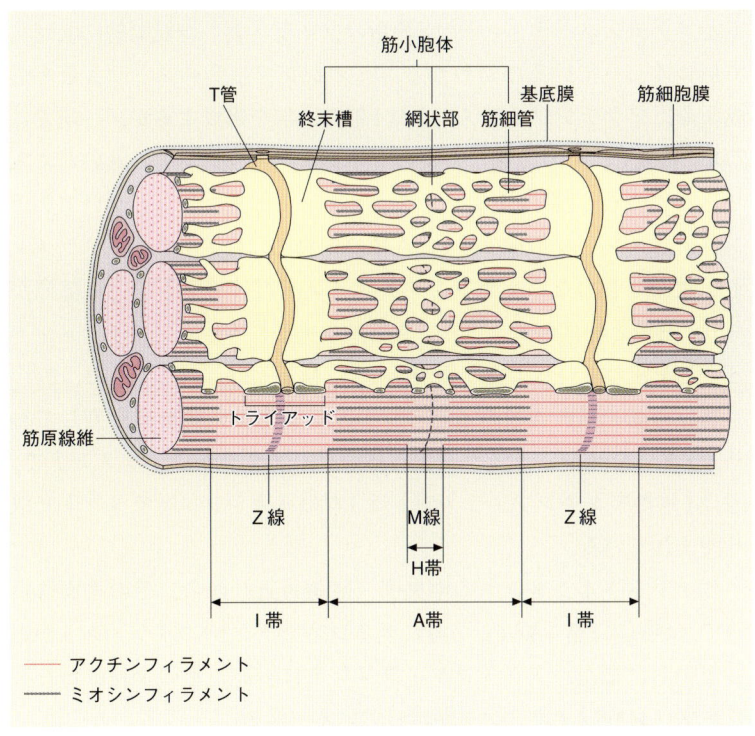

（神谷　律ら：細胞の運動．東京：培風館；1992より改変）

運動器系

骨格筋／構造と機能

図28 筋原線維の模型図

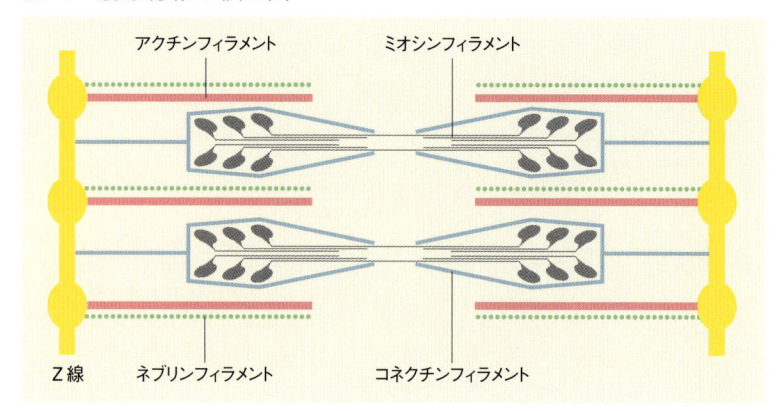

アクチンフィラメント　　　ミオシンフィラメント

Z線　　ネブリンフィラメント　　コネクチンフィラメント

と呼ぶ．電子顕微鏡で観察すると，筋原線維はミオシンフィラメントとアクチンフィラメントの2種類のフィラメントが規則的に配列して形づくられているのがわかる．ミオシンフィラメントはA帯を形成する．アクチンフィラメントはI帯の一部を形成するが，一端ではZ線に接続し，もう一端はA帯のミオシンフィラメントのあいだに入り込んでいる．I帯はミオシンフィラメントと重なり合わないアクチンフィラメントの部分である．A帯の中央部にはアクチンフィラメントと重なり合わないミオシンフィラメントだけでできている部分があり，H帯と呼ばれる．さらにA帯の中央部にミオシンフィラメントどうしを束ねているような線がみられ，M線と呼ばれる（図25，27）．

　筋原線維を横断面でみると，フィラメントは六角形に配列しており，1本のミオシンフィラメントは6本のアクチンフィラメントで，逆に1本のアクチンフィラメントは3本のミオシンフィラメントで取り囲まれている．

　ミオシンフィラメントの中央部（M線付近）から，その表面に沿って，さらにI帯を経て，Z線に至るコネクチン★2フィラメントが走っている．また，アクチンフィラメントに沿い，その全長にわたってネブリン★3フィラメントが走っている（図28）．

筋収縮の機構

筋の作用

　筋は収縮すると停止側の骨が起始側に接近する．2骨間（関節）の角度が0°に近づくような作用を行う筋を屈筋，180°に近づかせる作用を行う筋を伸筋という．また，体肢を体幹に近づかせる作用を行う筋を内転筋，遠ざける使用をする筋を外転筋，体肢または体幹をその長軸のまわりに回転させる作用を行う筋を回旋筋という．体肢

★2 コネクチン
タイチンとも呼ばれ，分子量約300万の弾性蛋白（伸縮性がある）．ミオシンフィラメントとZ線とを結びつけ，ミオシンフィラメントを筋節の中央に保つ働きがあるといわれる[1]．

★3 ネブリン
分子量約50万〜80万の非伸縮性蛋白．アクチンフィラメントに沿って走り，Z線に結合している．この蛋白はアクチンフィラメントの長さを決める物差しの役割をするとともに，アクチンフィラメントを安定化する働きがあるという[2]．

の場合，手掌または足背を体幹の方に向け，さらに後方に転じる作用をもつ筋を回内筋，その反対の作用をもつ筋を回外筋という．そのほかに，括約筋（眼，口，肛門など身体の開口部を閉じる筋），散大筋（開口部を開ける）などがある．

屈筋と伸筋，内転筋と外転筋，回内筋と回外筋，括約筋と散大筋とは互いに反対の運動をする筋で，このような筋を拮抗筋という．また複数の筋が同じ作用をする場合には，それらの筋を協力筋という．

筋の機能を円滑にするために，骨への付着部付近には滑液包という構造がある．また滑液包が長くなって腱を鞘状に取り囲む場合，これを滑液鞘という．

腱と骨とのあいだに小さい骨があり，これがコロのように働いて筋の動きをなめらかにしている場合，この骨を種子骨という．また筋の作用を方向転換させるように働く装置が結合組織，軟骨あるいは骨でできていることがあり，このような構造を滑車という．

全身の主な筋を図29に示す．

興奮収縮

すべての筋には神経（遠心性の運動神経線維）が分布していて，この神経により脳からの収縮の命令は筋に伝えられる．すなわち，筋は神経支配を受けている．運動神経線維の終末と筋線維との接合部には運動終板（motor endplate）という装置があり，この部位では両者は約20 nmの間隔で接して神経筋シナプスを形成している．

神経の興奮が終末に到達すると，その興奮は接合部の筋細胞膜に伝えられる．この部の筋細胞膜に始まる興奮の波は，隣接する筋細胞膜領域と，それに連続している横細管に直ちに伝えられる[★4]．横細管に伝わった興奮は，トライアドで筋小胞体の終末槽に伝えられ，その中に貯留されているCa^{2+}を細胞質中に放出させ，筋線維の収縮が起こる．興奮が終わると筋小胞体はCa^{2+}を能動的にすみやかに回収し，筋原線維の周囲のCa^{2+}濃度を下げ，筋線維は弛緩する．

運動神経線維のほかに，筋には求心性の知覚神経線維も分布していて，筋の知覚を中枢に伝えている．この神経線維は，筋や腱にある特殊な装置（筋紡錘と腱紡錘）に終わっている．この知覚はヒトの意識にはのぼらないが，深部感覚に関するもので，筋の緊張状態を反射的に調整するための情報を絶えず中枢に送っている．

筋原線維の収縮

筋の収縮弛緩はミオシンフィラメントとアクチンフィラメントのあいだでの方向性をもった滑り運動により起こる（sliding filament

★4
神経終末の中には化学伝達物質であるアセチルコリン（acetylcholine）を含むシナプス小胞（synaptic vesicle）という小胞がたくさん入っている．神経の興奮が終末に伝えられると，アセチルコリンは神経終末から放出される．放出されたアセチルコリンは筋細胞膜に存在するアセチルコリンレセプターと結合し，この部の筋細胞膜のイオンの透過性を増加させる．閾値までイオンが透過すると筋細胞膜に脱分極が起こり，その波は筋細胞膜から横細管系を伝わって筋線維内に行きわたる．筋細胞膜を境にし，休止期の細胞外ではNa^+とCl^-の濃度は高く，細胞内ではK^+が高く保たれていて，休止期には細胞の内外に約10 mVの電位差がある．脱分極は，このような細胞膜を境とするイオンの分極がくずれ，Na^+が細胞内に，K^+が細胞外に移動することにより起こる．一方，放出されたアセチルコリンは，神経筋接合部の筋細胞膜表面にあるアセチルコリンエステラーゼ（acetylcholinesterase）により分解されて，その効力を失う．

図29 筋肉解剖図

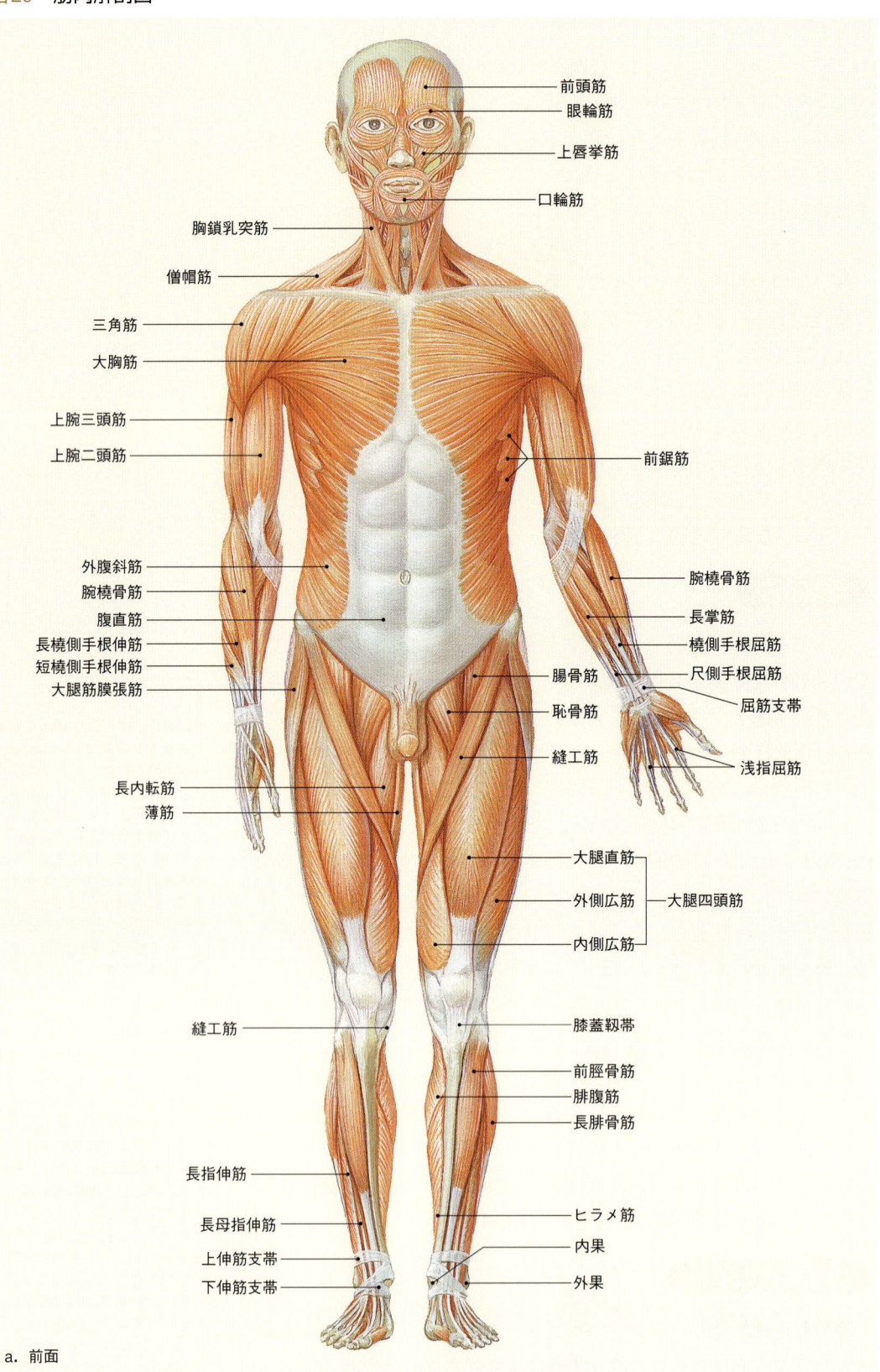

a. 前面

b. 後面

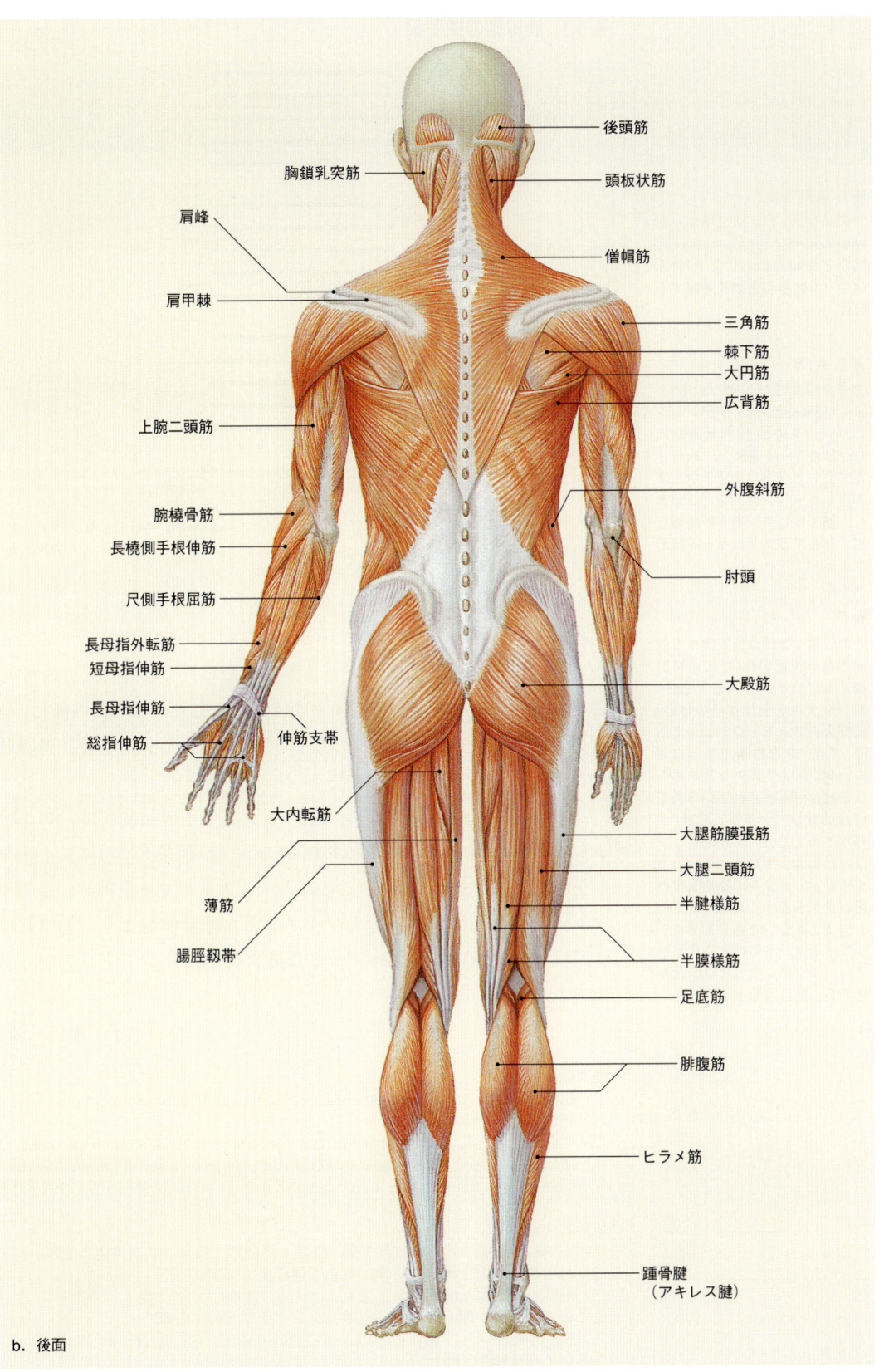

（中村利孝編：看護のための最新医学講座18，運動器疾患．東京：中山書店；2001．p.442-443より改変）

図30 筋線維の模型図

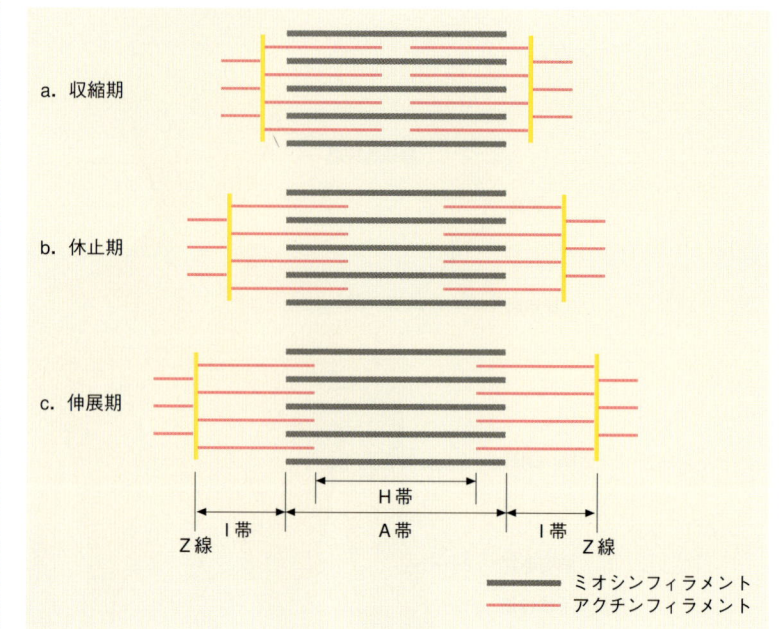

a. 収縮期
b. 休止期
c. 伸展期

Z線　I帯　A帯（H帯）　I帯　Z線

■ ミオシンフィラメント
— アクチンフィラメント

★5 ATPase
アデノシントリホスファターゼ（adenosine triphosphatase）．筋などの組織においてATP末端のリン酸基の遊離を触媒する酵素．

★6 ATP
アデノシン三リン酸（adenosine triphosphate）．アデノシンのリボースの5′位の水素基にリン酸が3分子連続して結合したヌクレオチド．1分子中に高エネルギーリン酸結合を2個含む．筋をはじめ，多くの組織に広く存在するエネルギー貯蔵源である．

★7
筋の収縮と弛緩は終末槽から放出される微量のCa^{2+}により制御されている．このときCa^{2+}のシグナルを受信するのはCa調節蛋白であるトロポニンである．Ca^{2+}非存在下ではトロポニンIによりアクチンとミオシンの結合が阻害されているので筋は弛緩しているが，Ca^{2+}が存在するとCa^{2+}はトロポニンCと結合し，トロポニンIのアクチンとミオシンの結合阻害作用が抑えられ，トロポニンTとトロポミオシンを通じてアクチンフィラメントに構造変化が起こり，アクチンとミオシンとが結合し，筋は収縮する．

theory；滑り説）．つまり両フィラメントは自らは長さを変えることなく相互に滑動し，両者の重なりが広くなったり狭くなったりすることにより筋節の長さが変化するのである．したがってこの際に，A帯の幅は常に一定で，I帯およびH帯の幅が収縮時には狭く，弛緩時には広くなるのである（図30）．

ミオシンフィラメントをつくるミオシン分子の頭部には，アクチン結合能とATPase★5活性とがある．Ca^{2+}の存在下においてミオシン分子はATP★6を分解することによってエネルギーを得る．このエネルギーによってミオシンとアクチンとの結合が起こり，筋は収縮する．また筋収縮のエネルギーとなるATPはミトコンドリアから供給される★7．

（岸フク子，嶋田　裕）

●文献
1) Maruyama K：Connectin, an elastic protein of striated muscle. Biophys Chem 1994；50：73-85.
2) Wang K, et al：Architecture of the sarcomere matrix of skeletal muscle：immunoelectron microscopic evidence that suggests a set of parallel inextensible nebulin filaments anchored at the Z line. J Cell Biol 1988；107：2199-2212.

●参考文献
1) 小川和朗ら編：人体組織学1巻，概説・運動器．東京：朝倉書店；1988.
2) 杉田秀夫ら編：新筋肉病学．東京：南江堂；1995.
3) 檜澤一夫ら編：筋病理学．東京：文光堂；1989.
4) 藤田尚男ら：標準組織学，総論．東京：医学書院；1988.
5) Engel AG, et al：Myology：basic and clinical. Vol. 1. 2nd ed. New York：McGraw-Hill；1994.

運動器系
●バイオメカニクス

　バイオメカニクス（biomechanics；生体力学）とは生体に加わる力を力学的に分析し，力学的刺激に対する生体組織の反応を解明する学問である．運動器のバイオメカニクスの研究は近年，人工関節の発展に伴い，著しく進展した．運動器の力学的解析には，各組織の力学的特性と加わる力学的刺激に対する生物学的反応や，関節の潤滑などの機能の分析に加えて，生体の歩行などの運動学（kinesiology）など広範な研究領域が含まれる．運動学はスポーツ医学の進歩に伴い発展し，また高齢化に伴う大腿骨頸部骨折などの発生機転を転倒動作の解析から解明し，骨折の予防に役立てる研究など，今後も著しい発展が期待される．

　運動器のバイオメカニクスをこの項で詳細に述べることはできないので，運動学は他の巻や成書に譲り，骨・軟骨などの各組織の生体力学的特性を述べた後に身体部位別の生体力学を記述する．

▍各組織のバイオメカニクス

　運動器を構成する組織は骨，関節，腱・靱帯，筋肉，神経から成るが，本項では前三者の力学的特性と力学的機能について述べる．

骨

　骨（bone）は人体の骨組みを構成し，筋の起始・付着部となって身体の運動機能に重要な役割を果たす．起立・歩行などの日常生活動作（ADL）やスポーツ活動などで，外傷を受ける機会も多く，加齢による物性変化など記述すべき内容は多い．

　骨は骨幹部にみられる皮質骨と，骨端部や扁平骨にみられる海綿骨に大別されるが，圧縮よりも引っ張りに対して弱い．成人の皮質骨で圧縮に対しては200 MPa（メガパスカル）★1で骨折を生じるのに対し，引っ張りでは130 MPa，剪断力に対しては70 MPaで破壊するといわれる．海綿骨は0.4 MPaで骨折を生じるので一見弱いようにみえるが，皮質骨は2％を超える歪（ひず）み（変形）で骨折を生じるのに対し，海綿骨では7％まで歪んでも骨折が起こらない．この変形特性は関節端部の海綿骨が関節に加わる衝撃応力を関節軟骨とともに和らげるショック吸収機能をもつことと関係がある．関節のショック吸収機能の研究[1]の際，50,000コマ/secの超高速ビデオで衝撃荷重下の1本の骨梁の変形を実体顕微鏡を通して撮影した図31から

★1 メガパスカル（MPa）
単位面積あたりの荷重を表す単位で，1 MPaは，100 g/cm²の荷重が加わったときの力を意味する．

図31 海綿骨骨梁の衝撃荷重下の変形

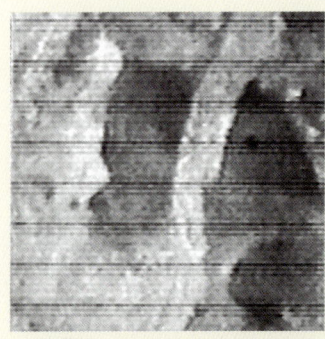

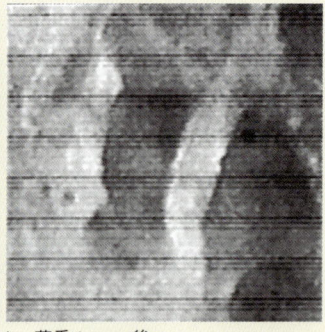

a. 荷重前
b. 荷重4 msec後
c. 荷重8 msec後
d. 荷重20 msec後

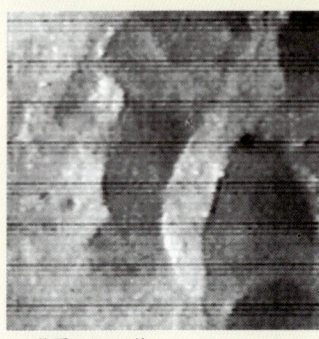

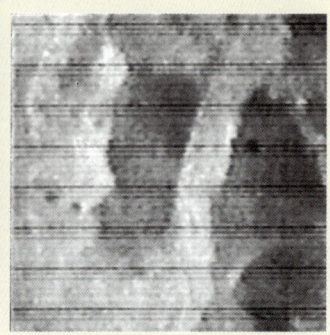

図の上方より垂直に下方へ荷重したときの変形の経過．荷重を加える前の1本の骨梁を実体顕微鏡で拡大撮影し，荷重4，8，20 msec後の変形を超高速ビデオで撮影したもの．

明らかなように，海綿骨はいったん変形した後，瞬時に原形に回復し，ショックを吸収している．

骨は骨形成と骨吸収によって活発にリモデリング（再構築）されており，骨粗鬆症研究の進歩につれ，ホルモン，ビタミンや種々のサイトカインによる影響も解明されつつある．力学的に興味深いのはウルフ（Wolff）の法則[★2]であり，骨形態，骨密度は骨に加わる応力[★3]により決定される．大腿骨中枢部にみられる骨梁構造は骨に加わった応力に応じて形成され，骨形態も応力に影響される[★4]．骨形成・吸収に対する力の作用は細胞レベルにおいて，培養骨細胞の代謝などが研究されている．

関節，関節軟骨

関節（joint）は厚さ2 mm弱の関節軟骨（articular cartilage）で覆われているが，生体関節は，氷上をスケートで滑るときに生じる摩擦の約1/10のきわめて低い摩擦係数で動く．関節に加わる荷重の大きいことを考えると，この著しい低摩擦は関節面どうしの直接接触のきわめて少ない液体膜潤滑理論でしか説明できない．関節軟骨の70％は水分であり，荷重によってこの水が涙を流すように軟骨外へ流出し，液体膜をさらに厚くすることにより低摩擦になると考えら

★2 ウルフの法則
骨密度も骨形態も骨に加わる応力に従って決定されるという，ドイツの解剖学者ウルフの提唱した法則．たとえば，彎曲して治癒した大腿骨の骨折が歩行を続けるうちに，まっすぐに矯正されるのも，ウルフの法則による．

★3 応力
単位面積あたりの力で表され，物体内部に及ぼされる内力を意味する．

★4
骨密度に対する影響の代表的な例は宇宙飛行士の骨で，帰還時には骨粗鬆化が目立つといわれている．

図32 液体膜潤滑

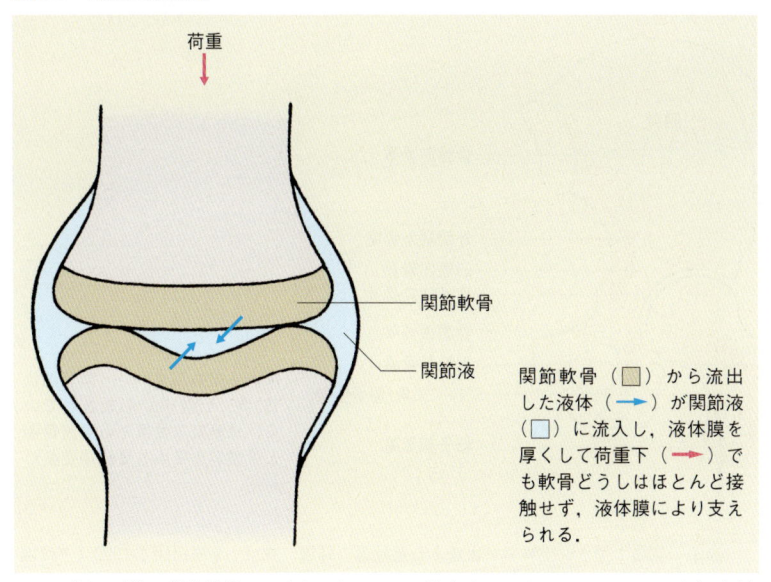

（岡　正典：関節軟骨のバイオメカニクス．臨床リウマチ1995；7：60-81より改変）

れる[2]．関節軟骨は傷つきやすい組織であるのに摩耗しないのは液体膜の存在によると思われる（図32）．関節軟骨の水分はコンニャクのように親水性のプロテオグリカンによって保持されているが，関節症やリウマチなどの疾患でプロテオグリカンが分解されると水保持能力が低下する．その結果，独特の粘弾性特性は失われ，潤滑性能も負荷機能も悪くなって磨耗すると考えられる[2]．

靱帯，腱

靱帯（ligament）は腱（tendon）とともに膠原線維（コラーゲン線維）から成るが，靱帯は関節近傍の骨に付着し，関節の安定，関節運動の誘導・制動という重要な作用をもつ．たとえば膝関節の前・後十字靱帯は生理的な関節の接触状態を保ったまま前後の安定性を保持する．靱帯は主として膠原線維から成るため，その力学的特性も類似しており，一定の限度までは加わった力（負荷）に応じて変形し，負荷を除けば元の形に回復するが，ある点を越えると，もはや変形が元通りにならない特徴的な変形を示す[3]．

各関節のバイオメカニクス

ここでは，単なる力学ではなく，外傷や疾患に関連した各関節のバイオメカニクスについて述べる．

骨盤

骨盤（pelvis）は体幹と下肢のあいだにあり，それぞれの運動機能

図33　骨盤・大腿骨の骨梁

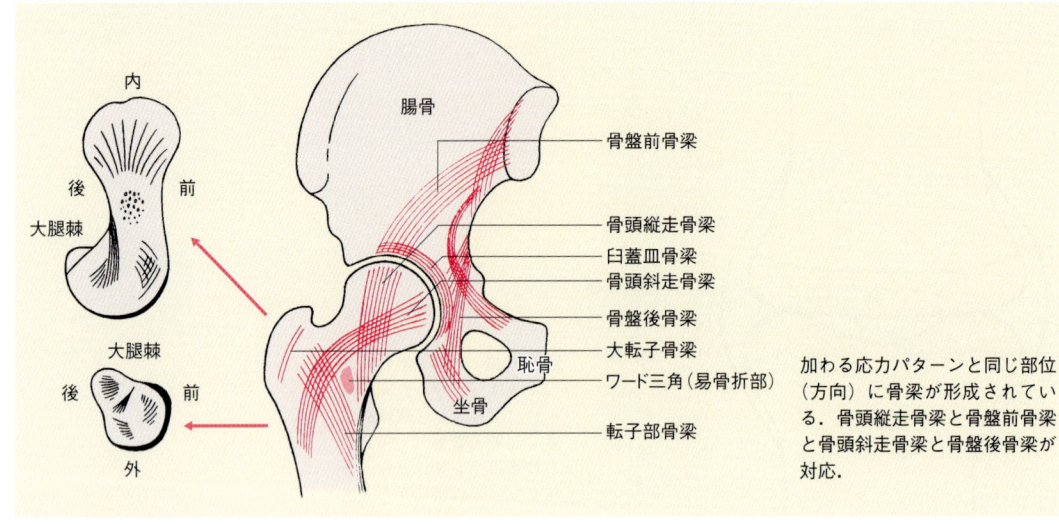

（島津　晃編：キネシオロジーよりみた運動器の外傷．東京：金原出版；1999より改変）

図34　骨盤帯へ加わる外力の方向と損傷形態

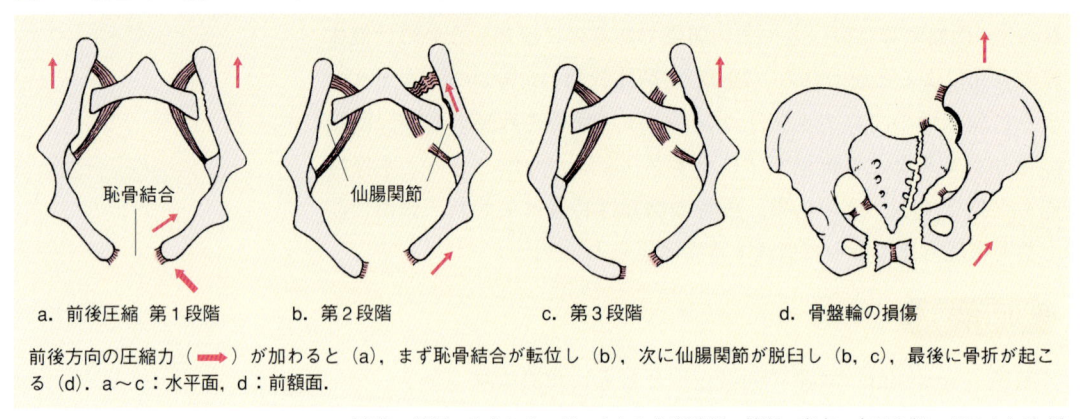

a. 前後圧縮 第1段階　　b. 第2段階　　c. 第3段階　　d. 骨盤輪の損傷

前後方向の圧縮力（→）が加わると（a），まず恥骨結合が転位し（b），次に仙腸関節が脱臼し（b, c），最後に骨折が起こる（d）．a〜c：水平面，d：前額面．

（島津　晃編：キネシオロジーよりみた運動器の外傷．東京：金原出版；1999より改変）

を接続するとともに腹部臓器の保持にも重要な役割をもつ．腸骨・恥骨・坐骨から成るが，後部では仙腸関節により仙骨を挟み，前部は恥骨結合で結ばれ，荷重に耐えやすい輪状構造をとっている．図33に示すように，前述したウルフの法則に従い，加わる応力に応じた骨梁が形成され，上半身の荷重を仙腸関節を通じ，また下肢の荷重を股関節を通じて支える．骨盤は多くの筋の起始部となっており，成長期のスポーツ外傷として剥離骨折を起こしやすい．また，転落事故や高エネルギーの交通事故では骨盤輪の損傷をきたすが，輪状構造により図34のように独特の損傷形態をとる．自動車の正面衝突事故では"ダッシュボード損傷"といわれるように，大腿骨頭が寛骨臼を破壊して中心性に脱臼する特徴的な損傷を示す．

図35　片脚起立時の骨盤の平衡

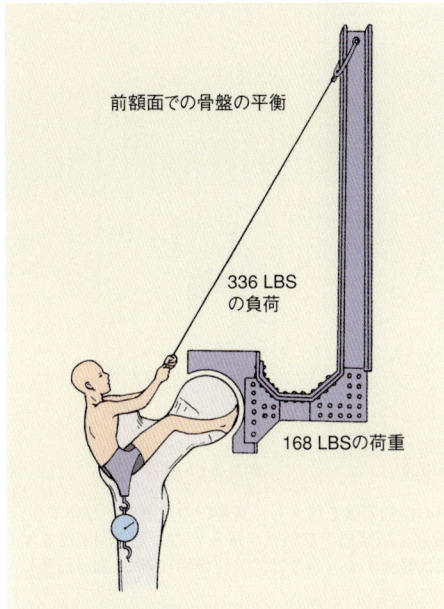

前額面での骨盤の平衡
336 LBSの負荷
168 LBSの荷重

骨盤の片側への傾斜を生じないために，股関節外転筋は体重の2倍以上の強力な働きをする．LBS：ポンド（1ポンドは約373.42g）．

（岡　正典：関節軟骨のバイオメカニクス．臨床リウマチ1995；7：60-81より改変）

図36　股関節合力の大きさと方向

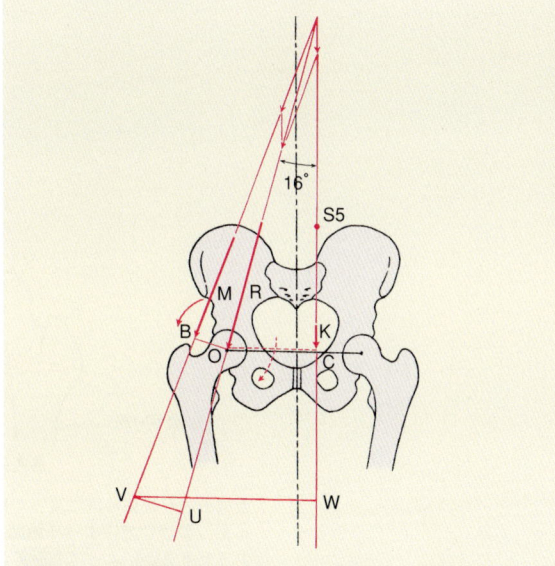

片脚起立時に股関節中心（O）にかかる合力は，外転筋力（M）と体重（K）で，骨盤の平衡を保つためにOB×M＝OC×Kの式が成り立つ．股関節合力（R）＝OB×M＋OC×Kで，垂線とは約16°の角度をなす．S5：第5仙椎．

（岡　正典：関節軟骨のバイオメカニクス．臨床リウマチ1995；7：60-81より改変）

股関節

　股関節（hip joint）は強大な筋力により体重を支持し，円滑な二足歩行に関与する関節である．下肢の骨・関節にいかなる力が作用しているかを知ることは各種疾患の治療や人工関節などの人工材料を体内にインプラントする際にきわめて重要である．

　両脚起立位ではほとんど筋収縮を要さず安定した立位を保てるが，片脚起立の際には骨盤は非荷重側に傾斜する．骨盤を水平に保つために股関節外転筋が働かねばならない（図35）．荷重側の股関節に加わる応力は，体重と骨盤平衡を保つための外転筋力によって計算される．図36のように股関節中心から作用線までの距離と体重，外転筋力のベクトル計算から得られた股関節に加わる応力は体重の約3倍であり，垂線と約16°をなすとされる．股関節面に加わる力は方向と大きさと荷重面積によって定まるので，変形性股関節症などの疾患で臼蓋形成不全や外反股などの変形があると荷重が局所的に集中し，その部位の関節軟骨の磨耗・骨硬化をきたし症状の悪化を招く★5．

　大腿骨頸部骨折は，高齢化による骨粗鬆症の増加に伴い，頻繁にみられるようになったが，単に骨密度の減少によってのみこの骨折が起こるのではなく，骨頭海綿骨の構造によっても発生形態に違い

★5
パウエルス（Pauwels）の大腿骨骨切り術は，大腿骨の角度を骨切りによって変えることにより荷重を均等化するもので，関節軟骨を治癒させる効果があり，生体力学が関節疾患の治療に応用された好例といえる（図37）．

図37 大腿骨骨切り術による変形性股関節症の治療

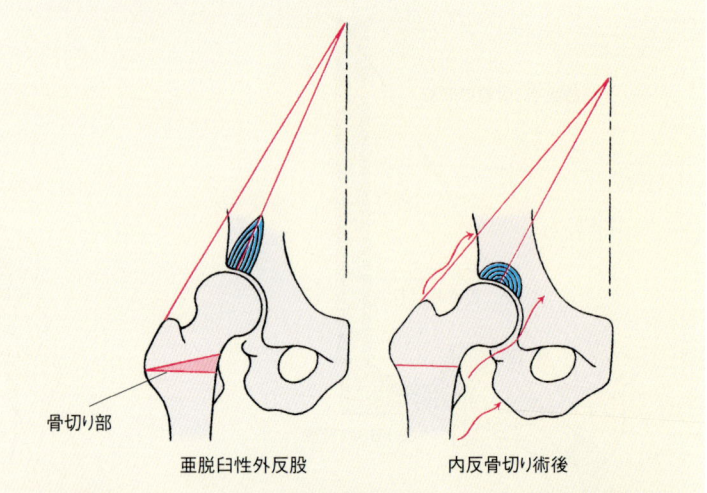

骨切り部

亜脱臼性外反股　　　内反骨切り術後

大腿骨内反骨切り術によって股関節の接触面積を拡大し，寛骨臼の荷重を均等化する．また，骨切り術によって股関節内転筋や腸腰筋の筋緊張を減らすことで股関節圧を減少させることによっても関節の病変は軽快する（パウエルスの骨切り術）．■は臼蓋に加わる応力の範囲を示す．

（岡　正典：関節軟骨のバイオメカニクス．臨床リウマチ1995；7：60-81より改変）

のあることが判明してきた[4]．また，高齢者の転倒形態の高速ビデオを主とする動作解析により，外旋位の大腿骨大転子部を転倒時に強打することが主因であることも明らかになってきた[5]．バイオメカニクスの研究は，このようにさまざまな疾患や外傷の発症機転を解明し，治療に役立つ重要な研究方法といえる．

膝関節

膝関節（knee joint）は平坦な脛骨関節面と彎曲面をもつ大腿骨関節面から成るが，強力な靱帯や軟部組織で安定した関節となっている．内・外側副靱帯，前・後十字靱帯という強力な靱帯は不安定な運動を制御して安定化し，円滑な屈伸運動を可能にしている．また，内・外側半月板もショック吸収機能を果たすとともに関節面の適合性をよくしている．

しかし，多様な運動に関与する膝関節がスポーツ外傷や交通事故などで損傷する機会もそれだけ多い．膝関節は大腿四頭筋という強力な伸展筋をはじめとする強力な筋肉によって保護されており，膝関節損傷を予防・治療する際にはこれら筋肉の筋力増強トレーニングが重要である．

足関節と足部

足関節（ankle joint）は，足根骨の距骨下関節（subtalar joint）と

図38 肩関節可動域に関与する関節群

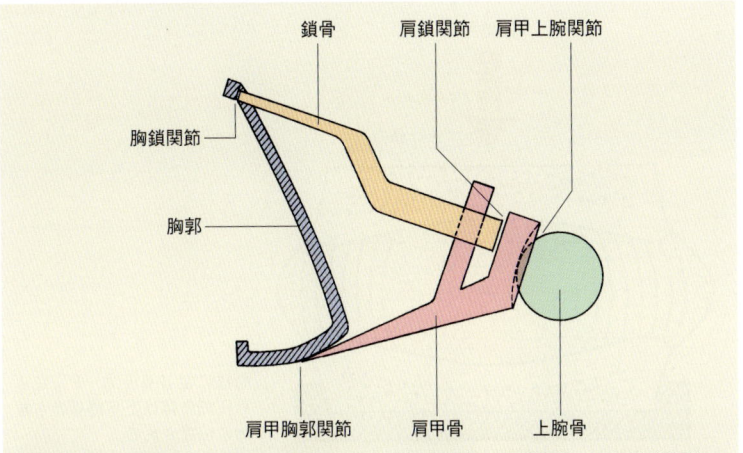

[図：鎖骨、肩鎖関節、肩甲上腕関節、胸鎖関節、胸郭、肩甲胸郭関節、肩甲骨、上腕骨のラベル付き模式図]

肩関節の広い可動域は，肩甲上腕関節に加えて肩鎖関節，胸鎖関節，肩甲胸郭関節の動きも加わって得られている．（関節群を上から見た図）

（島津　晃編：キネシオロギーよりみた運動器の外傷．東京：金原出版；1999より改変）

共同して運動し，凹凸の強い床面では単なる背屈・底屈運動★6ばかりではなく，足底面の内返し（内反），外返し（外反）運動にも関与し，バランスのとれた起立・歩行を可能にしている．また，これらの運動を制御する多くの強い靱帯も関与しているので，スポーツ外傷，転倒などでは靱帯損傷（捻挫）が起こりやすい．靱帯損傷より強い外力の加わるスキー外傷などでは内・外踝部骨折が起こる．足底部の土踏まずにみられる足のアーチ構造は，足根骨の組み合わせに靱帯や腱膜，さらに筋肉によって維持され，扁平足になるのを防いでいる．体重を支える重要な関節ではあるが，関節接触面が広く，負荷方向が垂直線に近いことから，変形性関節症の発生は股・膝関節ほど多くない．

肩関節

　肩関節（shoulder joint）は浅く小さな卵円形の肩甲骨関節窩と上腕骨頭から成り，広い可動域をもつため不安定であり，関節包，靱帯，筋肉による安定化保持組織を必要とする．肩の広い可動域は肩甲上腕関節だけでなく，図38に示す4つの関節と肩峰下関節から成る．肩の運動にはこれらの関節や種々の筋肉が複雑に関与して，たとえば外転運動★7（外方挙上）の場合，最初の90°までは肩関節で60°外転し，肩甲骨が30°外転して行われる．150°までは外旋位★8の上腕骨の運動で行われるが，180°までの外転は脊柱彎曲が加わって初めて最大挙上が達成される．

★6 背屈・底屈
手関節，足関節では，伸展・屈曲と表現せず，手背（足背）に向かう運動を背屈，手掌部に向かって屈曲する運動を掌屈，足関節では足底に向かって屈曲する運動を底屈という．

★7 外転・内転
肩・股関節などの球関節にみられる運動で，体軸あるいは正中線より離れる方向の運動を外転，体軸に近づける，または交差する方向への運動を内転という．

★8 外旋・内旋
肩・股関節にみられる運動で，上腕および大腿の前額面（膝蓋骨面）を内方へ向けることを内旋，外方に向けることを外旋という．

図39 椎間板に対する圧縮負荷

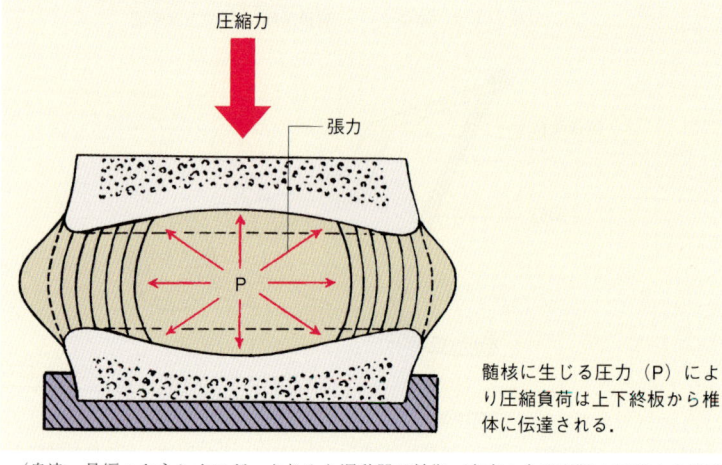

髄核に生じる圧力（P）により圧縮負荷は上下終板から椎体に伝達される．

（島津　晃編：キネシオロギーよりみた運動器の外傷．東京：金原出版；1999より改変）

肘関節

　肘関節（elbow joint）はほぼ一軸関節であり，屈伸0〜150°の可動域をもつ．肘関節の運動筋は屈筋力のほうが強く，伸展筋の約1.5倍である．しかも屈曲90°では上腕二頭筋は安静時の長さにあり，てこ作用から最も大きい仕事量を発揮しうる．

手関節

　手関節部は，橈骨（とうこつ），尺骨と8つの手根骨およびこれらをつなぐ靱帯，関節包，筋腱から成り立っている．可動域は背屈・掌屈がそれぞれ85°，橈屈[★9]は15°，尺屈は40°である．近位手根骨の月状骨と遠位の有頭骨が可動性の少ない手根骨間の運動中心となって，手関節運動を制御している．高齢者に多い橈骨下端骨折（コーレス骨折〈Colles fracture〉[★10]）は手関節を80°近くの背屈位で手掌をついた場合に起こり，舟状骨骨折は80°以上の過背屈位で手をついた場合に起こるとされている．

脊椎

　脊柱はバックボーンと呼ばれるように，身体運動の軸をなし，支持器官として機能する．身体の支柱として，脊髄や内臓を保護する一方，三次元的な運動によって日常生活のさまざまな動作を円滑に行う．脊柱の運動は椎間板に加えて，椎間関節およびそれらを結ぶ靱帯・関節包により支えられており，屈伸，側屈，回旋運動を行う．物体を持ち上げるときに脊柱にかかる力は，その姿勢によって大きく異なり，特に前屈姿勢では負荷が増加する．脊椎の最少運動単位

★9　橈屈・尺屈
手関節では，手掌面内で，橈骨側，尺骨側へ屈曲する運動をそれぞれ橈屈，尺屈という．

★10
コーレス骨折は高齢者に多く，舟状骨骨折ほど高エネルギーの転倒でなくても起こる．

図40 椎間板の曲げ負荷

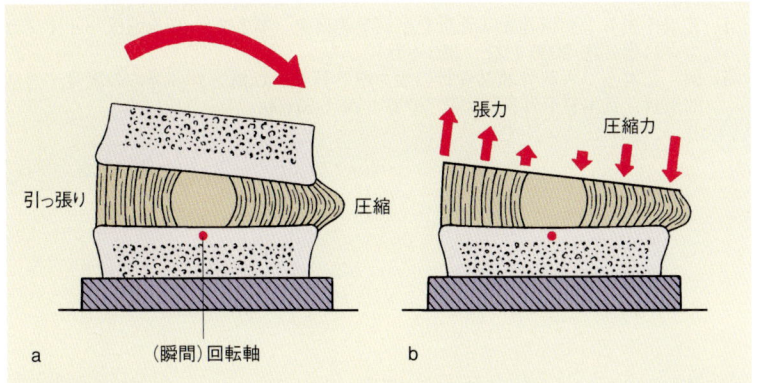

曲げ負荷が加わると，一方に引っ張り，反対側に圧縮負荷が加わる．これらの負荷は回転軸から遠い程強くなる．

(島津　晃編：キネシオロジーよりみた運動器の外傷．東京；金原出版；1999より改変)

は2つの椎骨とこれに挟まれた椎間板である．椎間板は背柱全長の20〜30％を構成しており，髄核と線維輪，軟骨終板から成る．髄核はムコ蛋白ゲルから成り，70〜80％の水分を含有し，椎間板の30〜50％を占める．圧縮負荷は椎体の終板から髄核と線維輪を通って反対側の終板へ伝達される（図39）．屈伸，側屈など曲げ負荷が働いたとき，椎間板には凸彎側に引っ張り負荷，凹彎側には圧縮負荷が生じる．回転軸に近いほど，これらの負荷は小さく，遠くなるにつれ強くなる（図40）．椎間板は凹側で膨らみ，凸側では引っ込む．椎間板はこのように種々の負荷を受けるが，これらのショックを吸収し，骨盤に均等に伝達している．

　骨格系は，組織に加わる応力の測定や計算など最も力学的研究の行いやすい器官といえる．近年の人工関節の発展に伴い，体内に入れた人工材料に加わる力，生体との骨面に起こる骨のリモデリングなどの反応など著しい研究の進展がみられる．また，加わる応力によって間葉系組織が骨，軟骨，線維組織に分化する過程は培養細胞を用いて細胞レベルで研究されている．力学的刺激がピエゾ電気[★11]などの電気的刺激に変換することや，細胞の力学的刺激に対する反応を細胞膜レセプターやサイトカイン，またはDNAレベルで解明しようとする研究も行われつつある．骨格系バイオメカニクスの研究は，21世紀を迎えて，まさに著しく進展しようとしている．

（岡　正典）

★11 ピエゾ電気
応力に比例して電気分極が形成され，圧電効果により発生する電気のことをいう．骨も圧電効果が認められ，陰性側に仮骨（電気仮骨）が形成されやすいことから，骨折の治療に利用されている．

●文献
1) 岡　正典：海綿骨の衝撃緩衝機能．The Bone 1994；8：71-86.
2) 岡　正典：関節軟骨のバイオメカニクス．臨床リウマチ1995；7：60-81.

3）島津　晃編：キネシオロジーよりみた運動器の外傷．東京：金原出版；1999．
4）光成淳史ら：大腿骨頸部骨折の生力学的研究（第2報）．日本臨床バイオメカニクス学会誌　2000；21：393-400．
5）岡　正典ら：大腿骨頸部骨折の生力学的研究—転倒メカニズムの視覚・力学的解析．日本整形外科学会誌　2000；74：S1709．

第4章
循環器系

循環器系

ヒトを含む高等動物は多細胞体制としての構造をもっている．それが単細胞生物と異なる点は，その存在が外部環境に接すると同時に身体の中に内部環境を形成しているということである．ここでいう内部環境は，当然，生体そのものの内部に生体構造の一部として組み込まれたものである．単細胞生物の場合，直接，外界すなわち外部環境と接し，物質交換は細胞膜を通して直接行うことができる．しかし，高等動物では一つ一つの細胞が外界と接することができなくなり，それぞれの細胞は直接外界と物質のやりとりをすることができない．そこで，それを行いうる構造が必要となってくる．その一つが心臓・血管系から成る循環器系である．つまり，循環器系は体液の恒常性，すなわちホメオスタシス[★1]の維持構造でもある．

その循環器系の中を流れているのが血液である．血液は血管の中を絶えず一定方向に流れ，体内を循環しているが，それが認識されるようになったのは1628年，英国の医師ウィリアム・ハーベイ（William Harvey, 1578～1657年）が当時の王チャールズへ献呈する形で出版した『動物の心臓ならびに血液の運動に関する解剖学的研究』からである．ハーベイはいろいろな動物の心臓ならびに血管内における血液の流れについての注意深い観察と定量的考察に加え，血管結紮法を用いた実験的検討から，血液は静脈から心臓を一方向性に流れ，心臓から動脈へ送り出されたあと静脈を経て再び心臓に戻ってくる，という血液循環論を提唱した．これは，それまでの医学知識を根本的にくつがえすもので，まさしく現代における医科学の出発点となったといえる．しかしながら，ハーベイの血液循環論が実証的に確立されたのは1661年にイタリアの解剖学者マルピギー（Marcello Malpighi, 1628～1694年）がカエルの肺に毛細血管を見いだしたときである．これによって"心臓→動脈→毛細血管→静脈→心臓"をめぐる血液循環の概念が実証的に確立された．ちなみに，これは日本でいえば，江戸時代初期の出来事である．

ここで視点を生理現象の発現過程に移してみる．おのおのの器官における生理現象すなわち生理機能（physiological functions）はおのおのの器官に特有の構造を介して発現してくる．本章ではそのような視点から心機能の発生について述べ，その延長線上で循環器系における機能と構造の相関性/対応性について，一般成書とはちがった形式でまとめてみることにする．

（神野耕太郎，矢澤　格）

★1 ホメオスタシス
身体の基本的構成要素である細胞は体液，特に細胞外液によって取り囲まれている．したがって，細胞外の体液（外液）は，細胞にとって環境である．これは体内環境とも呼ばれる．細胞の活動が正常に維持されるためには，この細胞外液，つまり，体内環境の浸透圧，イオン濃度，pHなどが一定の範囲に保たれる必要があるが，身体にはそのためのいろいろな生理的仕組みが働いている．これが，体内環境の恒常性（ホメオスタシス）と呼ばれている．

循環器系
●心臓と血管／発生

心機能の発生

　心臓はボイド（J. D. Boyd）が，生理学の基本的テキストである"Handbook of Physiology"の1965年版で述べているように「他のどの器官にも先駆けて機能が最初に発現する」器官である．脳とか骨格系やその他の器官がまだ何もみえないとき，もうすでに心臓はその働きを開始する．すなわち，個体発生の過程で，あらゆる生理機能は心機能を端緒として発現してくるともいえる．ということは，先にもふれたホメオスタシスを維持することが個体発生の過程で各器官の形成にとっても基本的要件であり，それを担う器官としての心機能がまず発現する，と考えることもできる．

　歴史的には，心臓が最初に機能を開始するということを指摘したのは，アリストテレス（紀元前384〜222年）である．彼は，ニワトリの初期胚で心拍動を観察した結果に基づいた所見を，「胎児ができるや否や，心臓は他の部分よりも先に生き物のように動いているのが認められ，あたかも有血動物における生体の起原のごとくみえる……」と記述している（アリストテレス全集『動物誌─動物部分論』）．しかしながら，その後，長いあいだ，心機能の発生学的起原に関する研究は途絶え，それがはっきりした形で系統的な研究に持ち込まれるようになったのは，19世紀後半になってからである．それでも実験方法の限界から研究は遅々として進まず，心機能の初期発生は謎に包まれたままであったが，1980年代，細胞電気活動の光学的計測法★1を導入して行った研究によってようやくその描像が明らかにされた．

心臓の形態形成

　心臓の個体発生の初期過程はニワトリについて詳細に解析されている．ヒトの場合も基本的にはニワトリの胚と同じ経過をたどって心臓は形成される．

　ヒト胚を含め脊椎動物の初期胚の発生段階は通常，神経管に沿ってその左右に対をなして形成される体節の対の数で示される．初期胚における器官形成はこの体節の数と密接な対応関係がある．ニワトリ胚では孵卵23〜30時間ぐらい，ちょうど4体節期から7体節期にかけて心臓が形成されてくる．まず，4体節期には胚の上方で正中

★1 **細胞電気活動の光学的計測法**
ある特殊な色素（電位感受性色素と呼ばれる）を細胞膜に吸着させて，細胞の膜電位変化を蛍光，あるいは吸光シグナルに変換して記録する方法．詳しいことは文献[1]を参照されたい．

図1　ニワトリ胚の6体節期から9体節期における心臓形成の初期過程

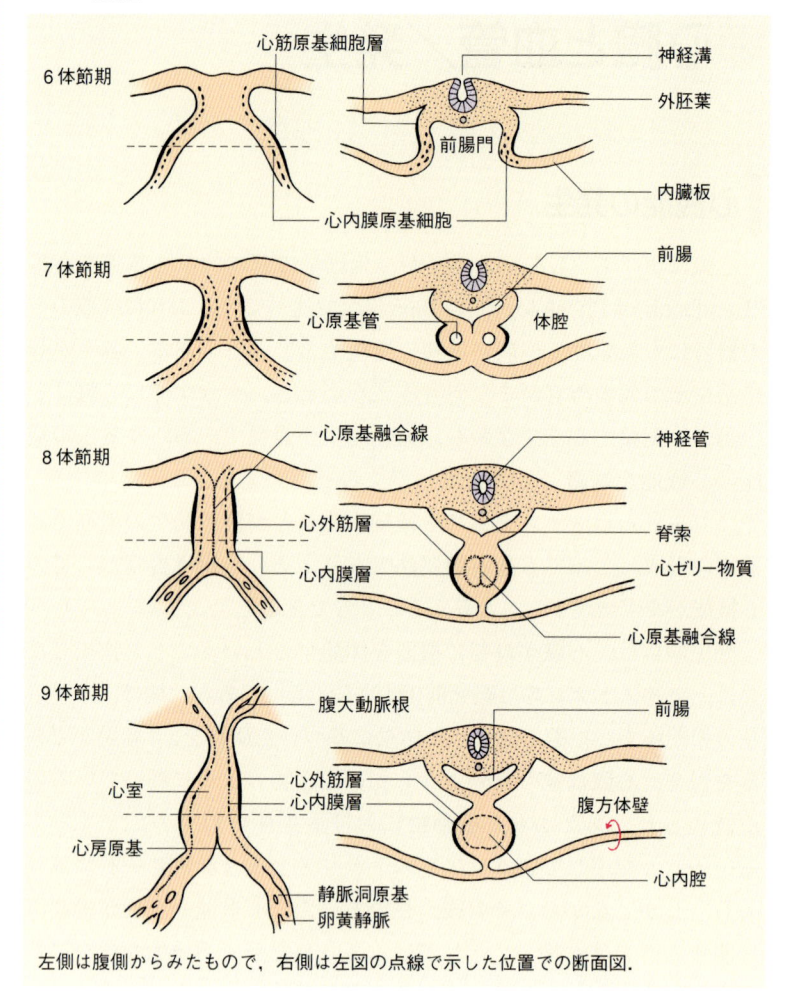

左側は腹側からみたもので，右側は左図の点線で示した位置での断面図．

線の左右両方に内胚葉性の心臓原基が形成される．それ以前の段階で，心臓形成予定細胞がダイナミックな形態形成運動をしながら心臓原基形成につながってくる．次に，5体節期から6体節期になると，左右1対の心臓原基は発達しながら正中線に向かって接近してきて，7体節期になると正中線上で互いに融合し始める．続いて，融合面が消失しながら，1つの原始的な管状心が形成される．この管状心では，まだ心室だけが形成され，心房はまだ未融合の心房原基のままであるが，さらに胚の発生段階が進むに従って管状の心臓が立体的な構造をなし配置を変えながら次第に成体心の形態構造へと近づいていく．この心臓形成のドラマは，一枚の色紙からみごとな人形がつくられる折り紙細工にたとえることもできる．この過程は基本的にヒト心臓にも当てはまる（**図1，2**）．

ところが，このような心臓形成の初期の機能発現については興味

図2 ヒト初期胚（受精後20〜24日）における心臓形成の初期像

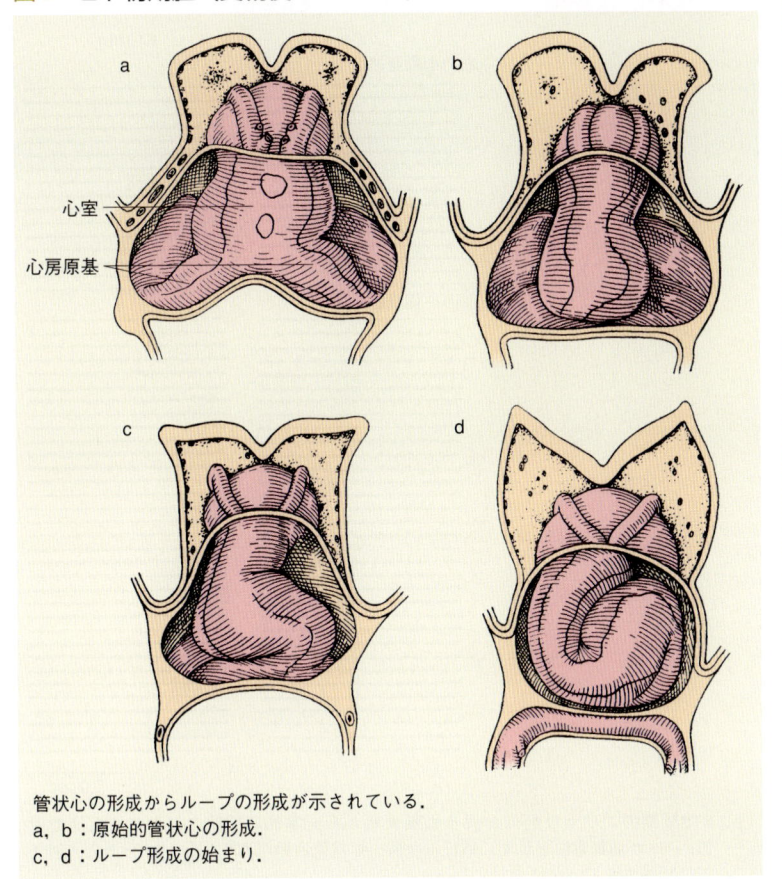

心室
心房原基

管状心の形成からループの形成が示されている。
a, b：原始的管状心の形成.
c, d：ループ形成の始まり.

をもたれながらも解明されないままであったが，それに切り口を開いたのが，膜電位感受性色素を用いた細胞の膜電位の光学的計測法の導入であった．

自発性興奮と心リズムの発現

心機能は，心筋細胞におけるリズミカルな自発性の電気的活動とそれにともなう心筋細胞の機械的な収縮活動であり，それらが心臓全体で調和しながら血液の流れの駆動力となるポンプ作用である．

6体節期では，左右1対の心臓原基はまだ融合していない．したがって，右と左の心臓原基は離れた状態で存在している．この心臓原基細胞は微小であるために微小電極を刺して膜電位活動を調べることができない．そこで新しく開発された光学的計測法を適用した結果，図3に示すように心臓原基の細胞から自発性のリズミカルな電位活動が初めて検出された．これが個体発生における心臓活動の起原であると同時にまたペースメーカー電位，すなわち歩調とり電位の起原でもある．心臓の初期発生の過程で形態形成は正中線を軸として左右対称であるが，最初の自発興奮能は左心臓原基に発現するこ

図3 心臓原基細胞における自発性活動電位

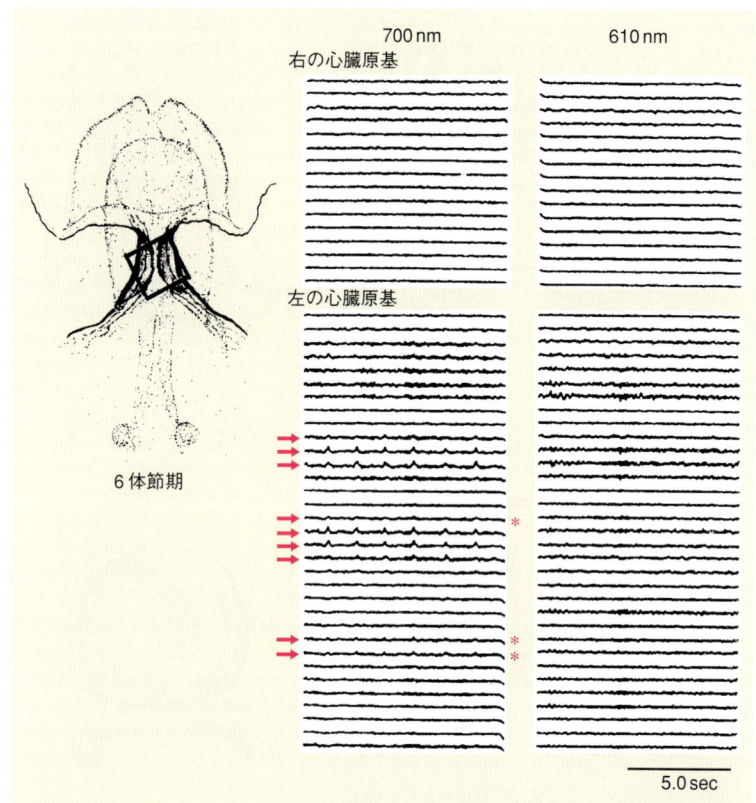

a. 6体節期のニワトリ胚における心臓原基から光学的に記録された自発性活動電位．➡ が活動電位を示す．特に＊は微小な電位活動がみられる．610 nmの入射光では記録されていない．

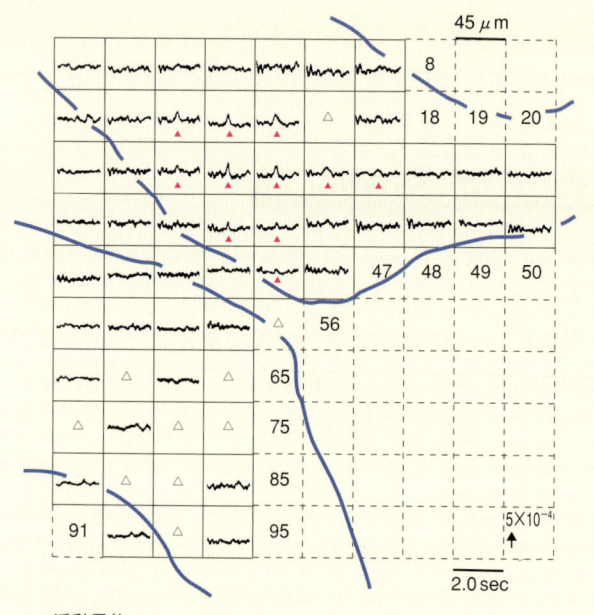

▲：活動電位
△：シグナルがまったく記録されなかったところ．

b. 活動電位（▲）を記録した位置に配列している．
青い線は左心臓原基（上側），右心臓原基（下側）の領域．

とが多く，左右対称性ではなく，左右非対称性に発現してくる．そこにどのようなメカニズムが働いているか現時点ではわからないが，心臓の形態も発生段階が進むに従って左右非対称構造を示すようになることから，形態形成と機能形成は密接に共役していることが考えられる．つまり，1つの器官が形成される過程でその器官特有の形態の構築とそれまでに形成された機能が関与していることが推察される．

ペースメーカー領域の形成

"左右心臓原基の形成→左右心臓原基の融合→管状心の形成" と心臓の形態形成が進んでくると管状心の全域から自発性でかつリズミカルな活動電位が記録される．図3は6体節期のニワトリ胚の心臓の自発性の活動電位を光学シグナルに変換して100か所の分画領域から同時記録したものである．この記録を注意深くみると，最初の興奮は➡をつけたところから記録され，その興奮が心臓全域に伝播している様子がわかる．その位置をもっとわかりやすくしたのが図4aである．これは活動電位をそれらが記録された位置に合わせて表している．この記録では分画領域の位置75から最初に活動電位が発生し，それが心臓全域に広がっていくのがわかる．位置75に発生した活動電位と他の位置から記録された活動電位とのあいだに立ち上がりの遅れがみられるのを示したのが図4bである．そこで，この遅れを位置75からの直線距離に対してプロットしてみると図4cのような直線関係が得られる．ここで，この直線を横軸に外挿する．すると，直線は横軸と21 μm のところで交わっている．この切点を半径として原点を中心とする円を描くことができる．この円で囲まれた領域がペースメーカー領域に対応する．

したがって，このペースメーカー領域に発生した興奮が心臓全域に同心円状に，かつ等速度で伝播していることがわかる．そのとき直線の勾配の逆数から興奮の伝播速度として約 1.3 mm/sec が得られる．この値は成体心に比べると非常に小さい．これは細胞間の電気的連結の通路となる結合構造（これをギャップ結合という）が未発達のためと考えてよい．事実，ギャップ結合の数が増大するにともなって伝播速度も増大する．さらに同心円状に伝播することはギャップ結合は場所的に均一に形成されていることを示している．

このペースメーカー領域は7～8体節期では場所的に移りやすく，その位置が左右に揺れているが，9体節期になると安定してきて左心房原基の位置に局在化するようになる．11体節期になるとそれは静脈洞原基の位置に移動する．発生段階がさらに進むと，心臓各部の立体的配置や立体的変形をともなって，成体心の心臓でみられる洞

図4 9体節期胚（ニワトリ）の心臓における活動電位の伝播

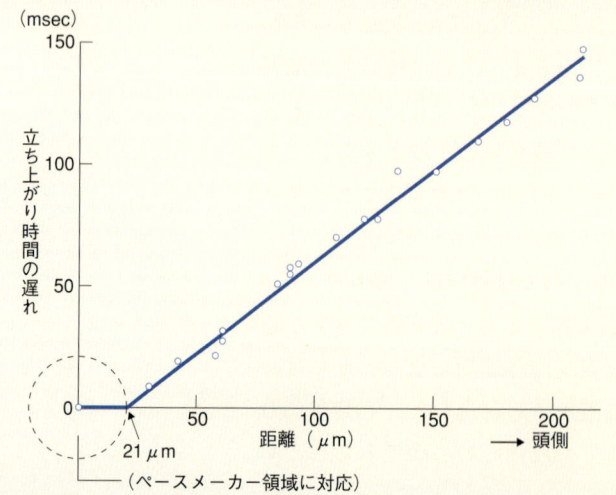

a. 9体節期ニワトリ胚の心臓における興奮（活動電位）の多領域同時記録

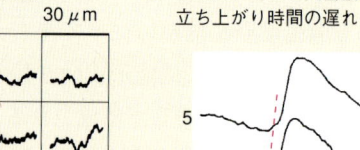

b. 領域内における興奮波の立ち上がり時間の遅れ

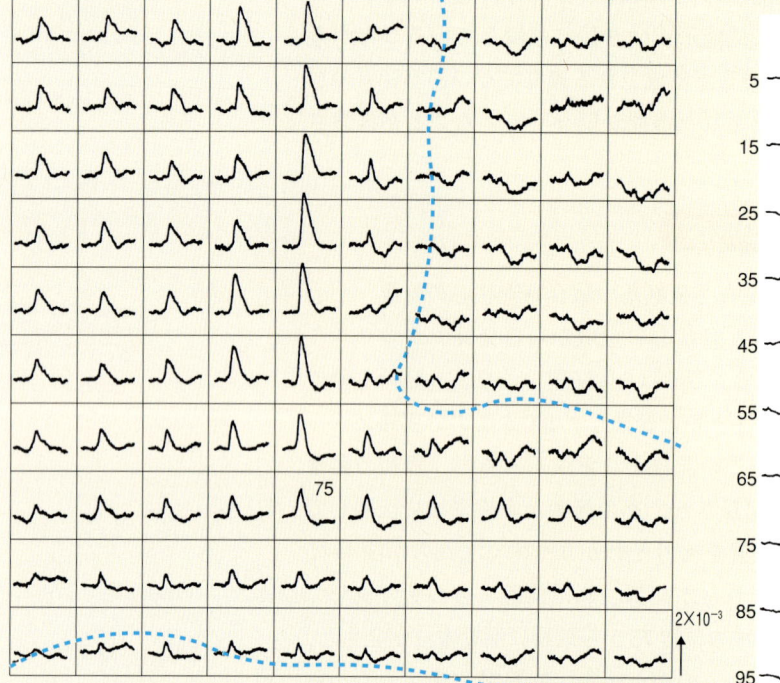

c. 興奮波が最初に発現した位置からの距離に対して立ち上がり時間の遅れをプロットして作成したグラフ

（21 μm：ペースメーカー領域に対応）

図5　9体節期ニワトリ胚の心室の位置での横断面の顕微鏡像

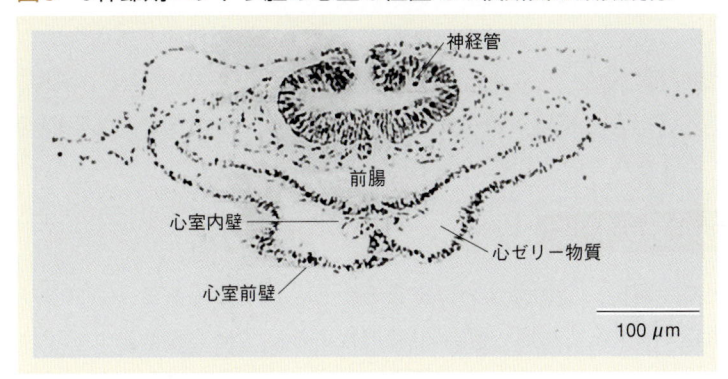

房結節の部位に位置するようになる．

　このような形成初期における心臓では，図5に示したように，心内膜原基は幼若な心筋細胞がほとんど1層に並んで心筋層（epimyocardium）だけからつくられ，そのあいだは心ゼリー物質（cardiac jelly）と呼ばれる物質で満たされているだけである．したがって，この層から活動電位由来の光学シグナルを記録しているので，二次元面から電位活動を記録していると考えてよい．そこでこの時期のペースメーカー領域を電子顕微鏡（以下，電顕）で観察してみると，直径がだいたい5 μmくらいの球状の細胞の集合体をなしている．心臓ができたばかりのときのペースメーカー領域の面積を計算すると$1,200 \sim 1,300 \mu m^2$の値が得られるので，細胞の直径から見積もってみると，ペースメーカー領域はだいたい60〜150個ぐらいの電気的に強く連結したペースメーカー細胞[★2]の機能的集合体であり，それが心臓のリズムを統御していることがわかる．

　では，このようなペースメーカー領域はどのようにして形成されてくるのであろうか．

　9体節期の心臓にメスを入れて正中線で左右に切り離してみると，左側にも右側にもリズムをもった自発性の活動電位は残るが，左側，すなわちペースメーカー領域が存在する側のリズムが速い．同様にして，心臓を上下に切り離してみても上側にも下側にもリズムをもつ自発性活動電位が記録されるが，この場合もペースメーカー領域が存在する下側のリズムが速い．そして，どの場合でも，切り離す以前のリズムは切り離した後の左側，あるいは下側のリズムと同じである．ということは，心臓全体のリズムは左下側の部分のリズムに支配されているということである．さらに4〜5体節期胚の心臓形成予定領域を微小外科的に4個，6個，8個の部分に切断して胚培養してみると4個，6個，8個の心臓片をもつ胚ができて，その多重心（心臓片）のあいだにリズムの差がみられる．

★2　ペースメーカー細胞
リズミカルな自発性の活動電位を発生する細胞．後述するように成体の心臓では洞房結節細胞がこれにあたる．

このような事実から，形成初期における心臓は，それぞれ特有のリズムをもつペースメーカー細胞から成り，最も速いリズムをもつ細胞群の領域がペースメーカー領域を形成しているといえる．実際，ペースメーカー領域を頂点にして，心臓全域で場所的にリズムの勾配が形成されていることも証明されている．

心拍動の開始

次の問題は，心拍動はいつ始まるかということである．ニワトリ初期胚で9体節期初期（孵卵30時間後ごろ）では心電活動はすでに始まっているが，拍動はまだ始まっていない．心拍動というのは心筋細胞の収縮活動であるが，光散乱の顕微計測という方法で心筋細胞に小さな収縮が記録できるようになるのは9体節期中期の発生段階である．この小さな収縮はまず心室の右辺縁部に限局して現れる．

心筋細胞の収縮活動が発現するようになったということは，それまでに筋細胞膜に形成されている自発性の電気的興奮能と筋収縮能がつながったということ，すなわち興奮-収縮連関が形成されたことである．成体では興奮-収縮連関は筋小胞体を介しているが，形成初期の心臓細胞にはまだ筋小胞体はみられないことから，きわめて未発達な状態での原始的な興奮-収縮連関であるといえる．この時期の心筋細胞の活動電位はカルシウム（Ca）依存性であることもわかっている．したがって，そのCa依存性の活動電位に伴って細胞内に入るCa^{2+}が収縮系（筋原線維）に，直接，働いて心筋の収縮を引き起こすと考えられる．これは，哺乳動物よりカエルの心筋の興奮-収縮連関の様式に近いことから，興奮-収縮連関様式の進化ということでも意味があるかもしれない．

一方，この興奮-収縮連関と関連して，収縮系の形態形成をみてみると，収縮の発現とアクチン，ミオシンから構成される収縮要素（筋原線維）の形成とが一致している．このとき，はっきりしたZ線とそれとつながったアクチンフィラメントとミオシンフィラメントの配列構造が観察される．すなわち，個体発生の過程で心臓の細胞にはまず自発性の電気的興奮能が形成され，それから少し遅れて収縮要素としての筋原線維が形成され，興奮能と収縮能がつながることによって最初の心筋の収縮，拍動が始まることになる．なお，筋原線維の形態形成は右心室辺縁部から始まることが示され，これは収縮機能が最初に発現する部位に一致している．

心機能発生の概要

上記をまとめたものが図6である．ここでもう一度，心機能の発生について整理してみる．初期胚において形態形成からみると，まず

図6 ニワトリ初期胚における心臓の形態形成と機能発現

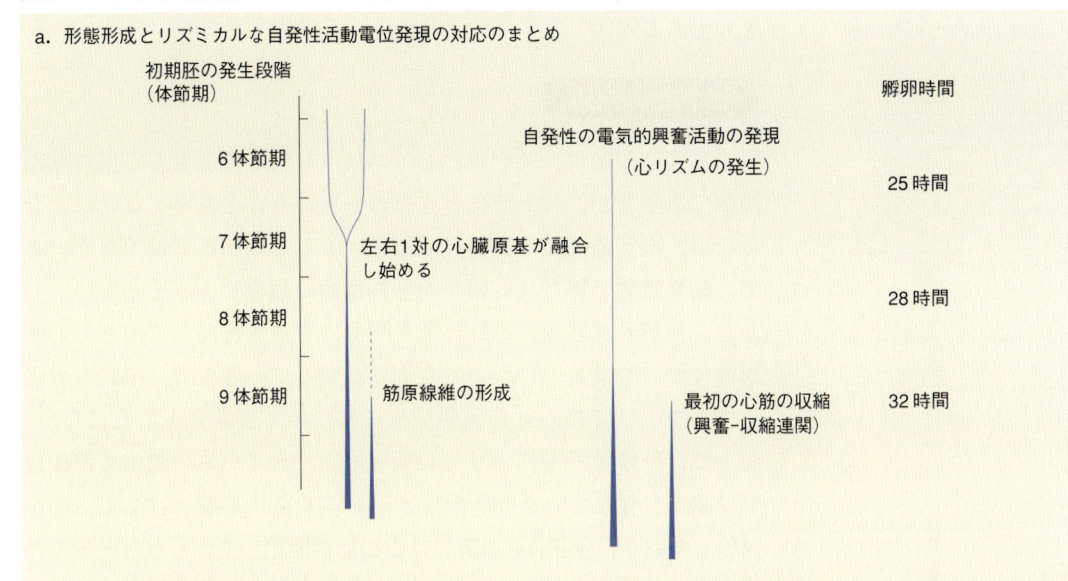

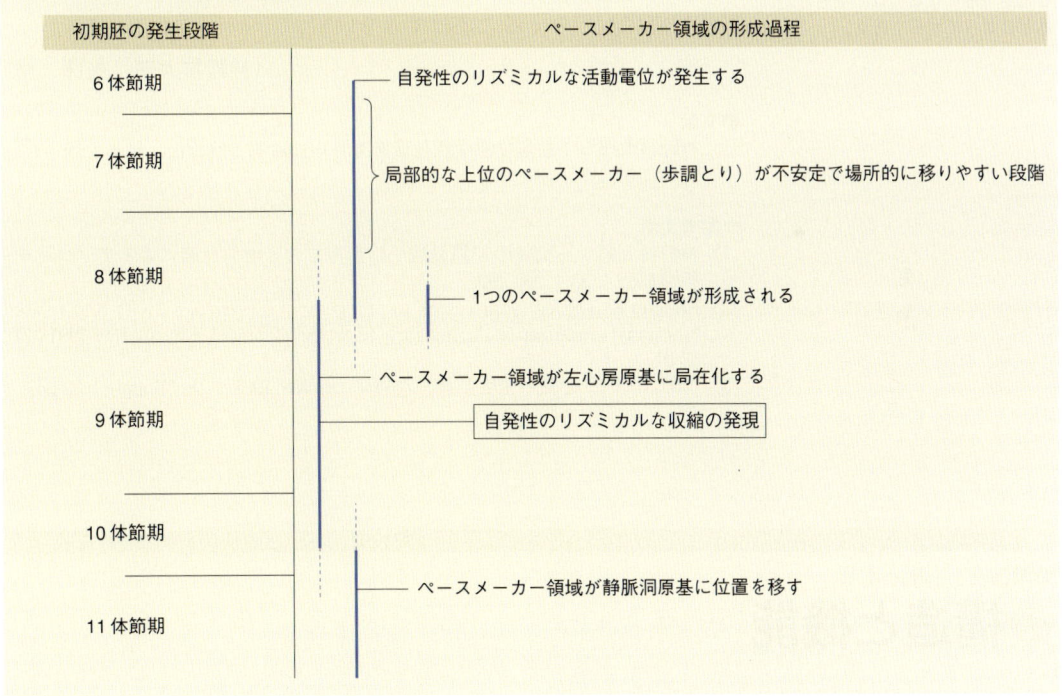

a. 形態形成とリズミカルな自発性活動電位発現の対応のまとめ

初期胚の発生段階（体節期）		孵卵時間
6体節期	自発性の電気的興奮活動の発現（心リズムの発生）	25時間
7体節期	左右1対の心臓原基が融合し始める	
8体節期		28時間
9体節期	筋原線維の形成　最初の心筋の収縮（興奮-収縮連関）	32時間

b. ペースメーカー領域の形成過程のまとめ

初期胚の発生段階	ペースメーカー領域の形成過程
6体節期	自発性のリズミカルな活動電位が発生する
7体節期	局部的な上位のペースメーカー（歩調とり）が不安定で場所的に移りやすい段階
8体節期	1つのペースメーカー領域が形成される
9体節期	ペースメーカー領域が左心房原基に局在化する　自発性のリズミカルな収縮の発現
10体節期	
11体節期	ペースメーカー領域が静脈洞原基に位置を移す

融合していない左右1対の心臓原基に，すでにリズミカルな自発性の電気的興奮能をもった細胞が分化しており，これに続いて左右1対の心臓原基が融合して1つの管状の心臓の原型がつくられる．これにともなって，ペースメーカー領域は右心房原基の位置に局在しながら機能的に組織化され，そこが心臓全体のリズムを統御するようになる．続いて，心筋細胞内に収縮要素としての筋原線維が形成されるのに合わせて，興奮と収縮が連関するようになり，最初のリズミカ

ルな心筋線維の収縮が開始するということになる．これが拍動の始まりである．

ヒトとの対応

これまでの話は，モデルとしてニワトリの心臓発生から得られた描像であったが，ヒトではどうなのかということを考えなければならない．現実的にヒト胚を実験に用いることは簡単にはできないので，動物実験で得られた結果から外挿的に類推せざるをえない．しかし，鳥類と哺乳類の心臓は発生学的にも構成も同じであり，形態形成についてはヒトについてもよくわかっているので，それを考慮してニワトリで得られた機能発生に基づいて類推することになる．ヒトでは受精後20日にはすでに管状心ができているので，まだ母親が受胎を自覚していない受精後20日以内に胚の心臓には心電活動が開始しており，受精後3週間には心拍動が開始していると考えることができる．もちろん，この時期の心拍動はきわめて微小なので，超音波検査でもとらえることはできない[★3]．

(神野耕太郎，矢澤　格)

★3
これが可能になるのは，もっとあとになってからである．

●文献
1) 神野耕太郎ら：膜電位感受性色素をもちいた計測と解析法．日本生理学雑誌 1999；61：95-134．

●参考文献
1) 神野耕太郎：心機能の初期発生—活動電位の光学的計測によるアプローチ．科学 1985；55：290-299．
2) Kamino K：Optical approaches to ontogeny of electrical activity and related functional organization during early heart development. Physiol Rev 1991；71：53-91.
3) 神野耕太郎：心臓の発生と調律の発現．心電図 1998；18（Suppl）：32-54．

循環器系／心臓と血管
●構造と機能

　われわれの身体はいろいろな器官から構成されているが，それぞれの器官の生理的な働き，すなわち生理機能（physiological function）はそれぞれの器官特有の構造（structure）そのもののなかから発現してくるということは先にも述べた．前項"発生"で述べた心臓の形態形成と機能形成を念頭に置き，次に成体の心臓を中心にして，器官システムレベルでの構造と機能の相関について基本的な事項を取り上げて整理する（心筋組織の微細構造については"細胞の構造と

機能，組織"〈p.12〉を参照されたい）．

心臓

　循環系は心臓（heart）と血管系から構成される閉鎖回路であり，この中を血液が流れている．その血液の流れを駆動しているのが心臓の周期的拍動によるポンプ作用である．したがって，心臓機能というのはポンプ作用というリズミカルな機械的働きに集約して発現してくるといえる．

心リズム

　心拍動は左右の心房と心室という4つの部屋の協調的な収縮と拡張の周期的（リズミカル）な繰り返しである．そこでまず，心拍動の周期性，すなわち心リズム（cardiac rhythm）から述べる．

　心臓のリズムは間接的には脈拍を触れることによって知ることができるが，心電図ではっきりと記録することができる．心電図は心臓の電気的興奮を体表から記録したものである．したがって，心リズムというのは本質的には心臓の自発性の電気的興奮，すなわち自発性活動電位のリズムということである．

　では，その電気活動のリズムというのはどういうものであろうか．それを示す一つの古典的な実験例を挙げる．カエルから抽出された心臓は，リンゲル液中で長時間拍動を続けることができる．その拍動している心臓の静脈洞と心臓のあいだを結紮すると，心房と心室は一時拍動を停止する．しかし，数分後には拍動を再開するが，心臓のリズムは静脈洞のリズムより遅い．次いで，心房と心室間を結紮すると，心房と心室はそれぞれ異なったリズムで拍動し始める．最後に心室の下2/3の部分を結紮すると，心尖部はもはや拍動しなくなる．これがスタニウス（Herman F. Stannius, 1808～1883年）の実験と呼ばれるものである．スタニウスの実験は，心臓は自動性をもち，それぞれの部位ごとに特有のリズムをもっていて，洞房結節のリズムが心臓全体のリズムを支配しているということを示している．すなわち，洞房結節にペースメーカー領域（歩調とり部位）があり，そこに発したリズミカルな電気的興奮が心臓全体に同調しながら伝播していくということである．

心臓の活動電位

　細胞の膜電位や活動電位（電気的興奮）は通常，先端の直径が1〜0.01 μmの微小ガラス電極を細胞内に刺入して記録される．そのような方法で洞房結節（いわゆる歩調とり部位）と心室の細胞から記録した活動電位を図7に示す．この記録からわかるように，活動電位の波形は心臓の部位によって違っている．しかし，基本的には，活動

図7 心臓の各部位から細胞内電極で記録された活動電位

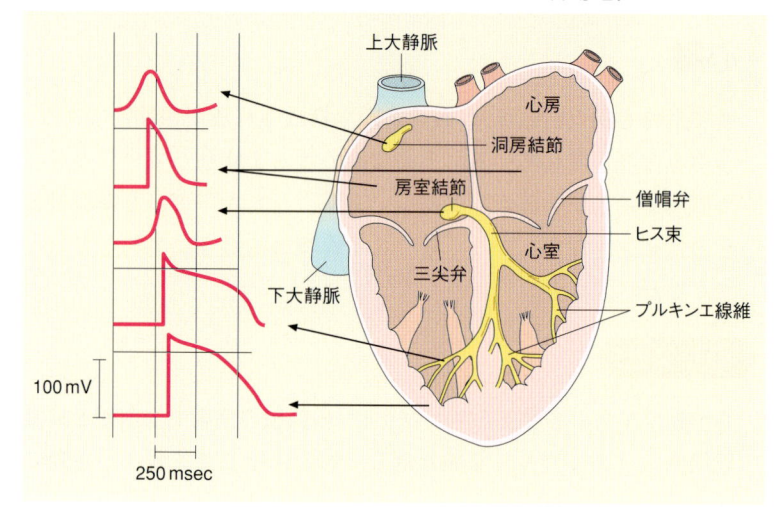

電位の波形は以下の5つの相に分けることができる．
①第0相：静止電位から急速に脱分極側へ移りオーバーシュートする．
②第1相：急速な再分極側への移行．
③第2相：長く続く再分極（プラトー）．
④第3相：再び急速に再分極側へ移る．
⑤第4相：静止電位レベル．

　ところで，洞房結節から記録された活動電位と心室から記録された活動電位を比べたとき最も大きな違いは，活動電位が終わり次の活動電位が発生するまでの第0相にみられる．つまり心室筋細胞では，第0相は水平であり静止電位は一定値を維持しているのに対し，洞房結節細胞では第0相は水平でなく，脱分極側へ向かってゆるやかに上昇している．これは「拡張期緩徐脱分極（diastolic depolarization）」と名づけられている．拡張期緩徐脱分極は洞房結節だけでなく，房室結節，ヒス束（His bundle），左・右脚枝，プルキンエ線維（Purkinje fiber）でもみられる．心筋線維（細胞）は，第0相に，拡張期緩徐脱分極をまず洞房結節，ヒス束，左・右脚枝，プルキンエ線維と，拡張期緩徐脱分極を示さない心房筋や心室筋という2つのグループに分類される．前者が特殊心筋と呼ばれ，後者は作業筋と呼ばれる．

心リズム

　特殊心筋線維は，その多くが自発興奮能[★1]をもっているが，正常な状態では洞房結節細胞の反復興奮のリズムが心臓全体のリズムを決定している，ということは先にも述べた．それでは，どのようにしてリズムは形成されるのかということが問題になる．

★1
自発性の拍動（動き）が自動で，興奮は動きではない．心臓の電気的性質がわからない時代には動きだけが観察されたため，"動き＝興奮"と考えられた．そこで，「自動」という語ができたわけである．

図8 交感神経と副交感神経の刺激によるペースメーカー電位（拡張期緩徐脱分極相）の変化とリズムの変化

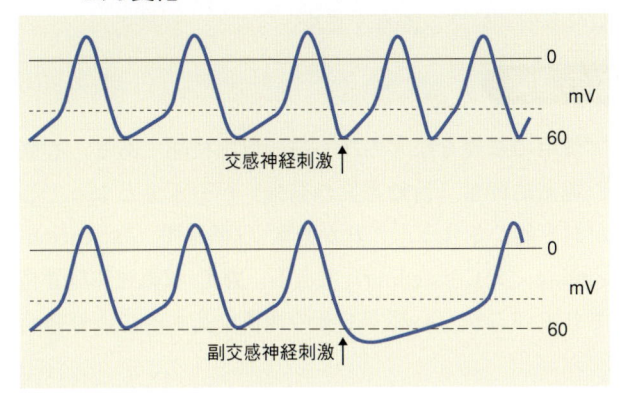

　このリズムを決める因子になるのが，弛緩期緩徐脱分極（第4相）の勾配である．弛緩期脱分極の勾配が小さいとリズムは遅く，勾配が大きいとリズムは速くなる．静止電位から脱分極側へ向かって電位が徐々に変化していき，一定の臨界電位（閾値〈いきち〉膜電位という）に達すると急速な脱分極を示す第0相に移り，活動電位が引き起こされる．したがって，第4相における弛緩期緩徐脱分極の勾配が大きいと短い時間で閾値膜電位のレベルに達し，勾配が小さいと閾値膜電位に達する時間が長くなる．これにより，リズムは決まることになる．すなわち，弛緩期緩徐脱分極はペースメーカー電位と呼ばれ，その勾配が大きいとリズムは速く，小さいとリズムは小さく（遅く）なることになる．これがリズム決定の原理である．

　心臓は交感神経と副交感神経によって支配され，心機能に対して交感神経は促進的に，副交感神経は抑制的に働く．つまり，アドレナリン作動性の交感神経を刺激すると洞房結節細胞から記録される活動電位における第0相の弛緩期脱分極の勾配が大きくなるのに従って心リズムは速くなり，コリン作動性の副交感神経（迷走神経）を刺激すると弛緩期緩徐脱分極の勾配は小さくなりリズムは遅くなる．その関係を示したのが図8である．

刺激伝導系

　洞房結節に発生した興奮は，心房へ伝播して房室結節に集約してから"ヒス束→左・右脚枝→プルキンエ線維網"という特殊心筋から構成される一連のルートを経由して心室の固有筋へ伝わる．これが刺激伝導系（興奮伝導系）である．ここで注意したいのは，活動電位の第0相にみられる緩徐な脱分極の勾配が洞房結節，房室結節，ヒス束，プルキンエ線維の順に小さくなっていることである．これは心臓全体のリズムが同調し，かつ興奮が効率よく心室全体に伝播

するための役割を果たしている．これが刺激伝導系機能の作動原理として働いている．さらに，特殊心筋は心臓形成初期における心筋の特性を温存したものということもできる．

興奮と収縮の連関

心臓のポンプ作用の基礎をなすのは心筋の収縮機能である．心筋細胞膜に生じた電気的興奮（活動電位の発生）が引き金となって心筋線維の収縮が引き起こされる．これが興奮-収縮連関（excitation-contraction coupling；E-C coupling）である．興奮-収縮連関は骨格筋でよく研究されているが，心筋でもその機構は基本的には骨格筋と同じである．

興奮-収縮連関で主役としての役割を演じるのはCa^{2+}である．心臓の拍動（収縮）にCa^{2+}が関係しているということを最初に見いだしたのはリンゲル液で知られる生理学者リンゲル（Sydney Ringer, 1835〜1910年）で1882年のことである．彼は摘出した心臓を正常に近い状態で活動を続けさせる生理的塩溶液からCa^{2+}を取り除くと心臓の拍動が止まってしまうことを観察した．これが"事の始まり"である．

心臓の活動電位に比較的長いやや平坦なプラトー相，すなわち第2相があるということは先に述べた．この第2相は内向きのCa^{2+}によって形成されている．つまり，この相では活動電位に伴ってCa^{2+}が細胞の内側へ流れ込む．そして，内側へ流れ込んだそのCa^{2+}が魔法使いのように振る舞うのである．

細胞の中にはそのCa^{2+}の振る舞いのための巧妙な構造がつくられている（図9）．心筋や骨格筋の細胞内にはアクチンフィラメントとミオシンフィラメントからできている筋原線維を取り囲むようにして筋小胞体という膜構造が網の目状に張りめぐらされている．この筋小胞体というのは中空の平べったい袋状の構造をなし，その中にCa^{2+}が貯えられている．

特に心筋では筋小胞体が発達しており，活動電位の第2相で細胞の外側から内側へ流入してきたCa^{2+}はこの小胞体に働きかける．すると小胞体の中のCa^{2+}はそれによって外側へ（つまり細胞の中身の中へ）遊離してくる．これはCa^{2+}がCa^{2+}の遊離を誘発するという意味で，"カルシウム誘発性カルシウム遊離"と呼ばれている．こうして小胞体から遊離したCa^{2+}は筋原線維に組み込まれているトロポニンCという蛋白質と結合し，これが引き金となってアクチンフィラメントとミオシンフィラメントのすべり合いが起こり，心筋線維の収縮が引き起こされる．これが，興奮-収縮連関のあらましである．

図9　心筋細胞の構造

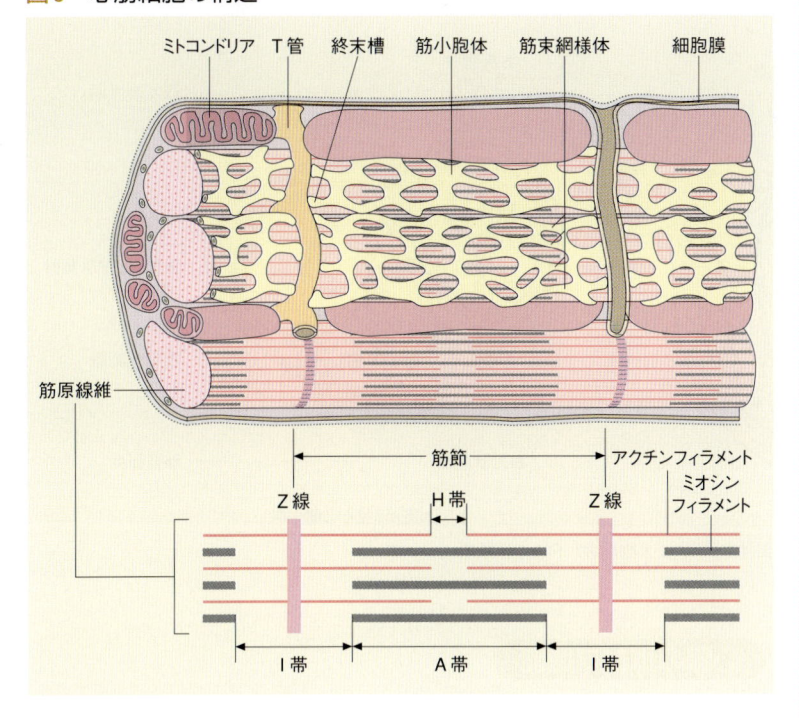

（図中ラベル：ミトコンドリア、T管、終末槽、筋小胞体、筋束網様体、細胞膜、筋原線維、筋節、Z線、H帯、A帯、I帯、アクチンフィラメント、ミオシンフィラメント）

心臓の機械的機能

　これまで述べてきたことは心臓機能の基本的過程であった．ここでもう一度おさらいをする．

　心臓の動き，すなわち拍動のリズムをとっているのは，正常な心臓の場合，洞房結節のペースメーカー（歩調とり）細胞に発生する自発的電気興奮（活動電位）のリズムであった．そのリズミカルな自発性の電気的興奮は心房を経て，特殊心筋線維から成る刺激伝導系を通って心室全体に伝播していく．そのようにして伝播した電気的興奮は興奮-収縮連関という機構によって作業筋の細胞に収縮を引き起こす．ところが，細胞間には特殊な連結構造（ギャップ結合）があり，これを介して機能的連結（つまり細胞間の興奮伝導）が緊密になっている．そのため，心臓は多数の細胞から構成されているにもかかわらず，心臓全体があたかも1個の細胞のような振る舞いをみせる．すなわち，心臓は機能的合胞体（functional syncytium）[★2]として機能しているということである．このような機能の積み重ね構造によって，心筋細胞の収縮-弛緩のサイクルが全体的にまとめられて心拍動という心臓全体の働きをつくり出している．これが血液循環における心臓のポンプ機能である．

★2　**機能的合胞体**
細胞の集合体があたかも1個の細胞のような機能を示すこと．

図10　心臓の弁

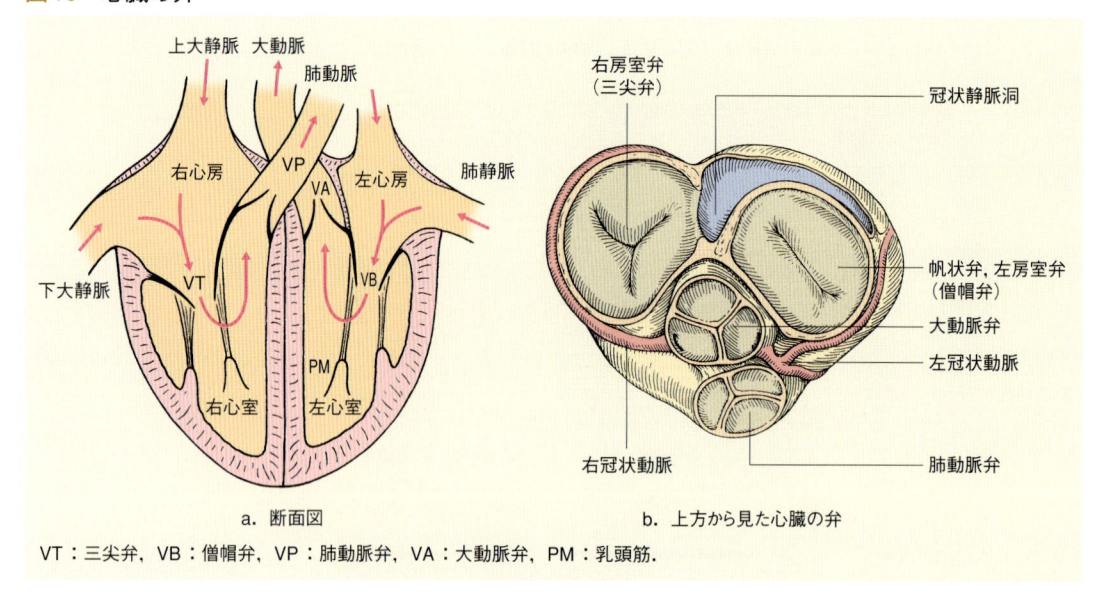

a. 断面図
b. 上方から見た心臓の弁

VT：三尖弁，VB：僧帽弁，VP：肺動脈弁，VA：大動脈弁，PM：乳頭筋．

心臓のポンプ機能

心臓のポンプ機能は心臓の弁と左右の心房ならびに心室という4つの袋の同調した働きによって遂行されている．

心臓の弁

心臓には2組の弁（valve），房室弁と動脈弁とがある（図10）．

房室弁：左右の心房と心室には房室弁が1対あり，左側は僧帽弁，右側は三尖弁（さんせんべん）と呼ばれる．それぞれの弁の先端は心室側へ向かい，心室乳頭筋とのあいだにパラシュートのひものように腱で結ばれて，弁が反転しないようにつくられている．

動脈弁：大動脈，肺動脈の出口にある半月弁をそれぞれ大動脈弁，および肺動脈弁といい，線維状の三尖弁で，動脈から右心室，左心室内への血液の逆流を防いでいる．この弁はその形状と位置から，駆動された血液が乱流（うず巻き流）をなして絶えず閉鎖する方向へ力が働いているので房室弁のように腱装置を必要としないという機能的，構造的特性をもっている．

心内圧の変化

心臓は収縮期，拡張期のあいだに内圧が著しく変化する[★3]．血液を身体各部へ送り出すという意味で，心室内圧の変化は重要である．次に左心室について述べる．

心室収縮期内圧：これは時間経過から等容性収縮期と拍出期によって異なる．等容性収縮期は房室弁が閉じてから大動脈が開くまでの期間で，心室は容積が一定である（つまり変わらない）ため心室筋は等容性収縮（isometric contraction）の状態にあり，内圧は急速に

図11 フランク-スターリング機構を示すイヌ左心室の容積と内圧の関係

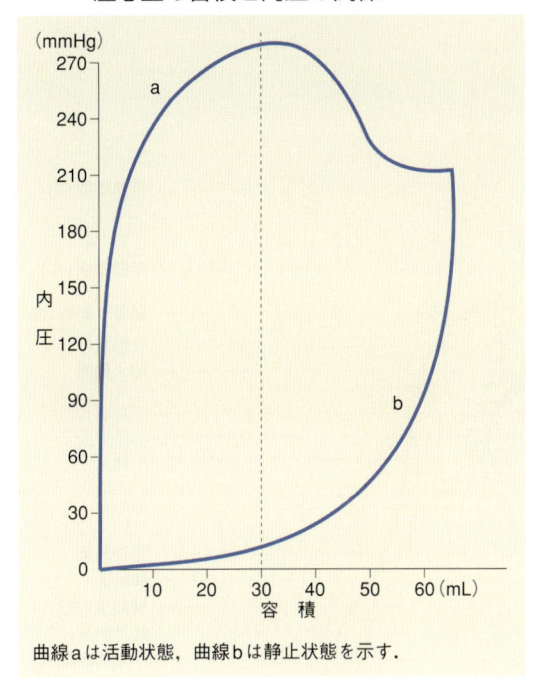

曲線aは活動状態，曲線bは静止状態を示す．

★3 心臓の拡張と収縮の周期的変化と血液の流れ

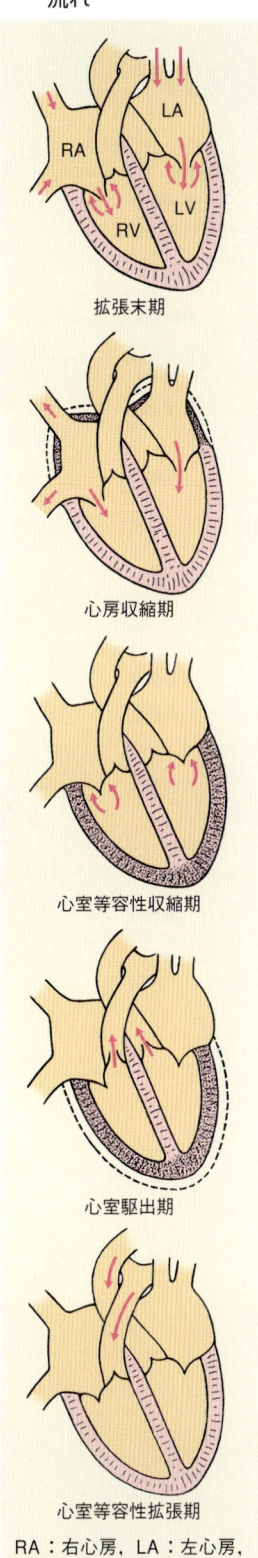

拡張末期

心房収縮期

心室等容性収縮期

心室駆出期

心室等容性拡張期

RA：右心房，LA：左心房，
RV：右心室，LV：左心室．
→は血液の流れる方向．

上昇する．このときの圧は動脈圧に等しい70〜90mmHgぐらいになり，0.03〜0.08秒間ぐらい持続する．これに続いて大動脈が開いてから再び閉じるまでの期間が拍出期で，この期間中に心室筋は等張性収縮（isotonic contraction）を行い，心室内血液を動脈へ駆出する．このとき，心室内圧は最高となり，120〜150mmHgまで上昇する．次いで，内圧は急速に減少し大動脈弁が閉じる．この拍出期の持続時間は0.17〜0.32秒である．

心室拡張期内圧：これは等容性拡張期とそれに続く流入期から成る．等容性拡張期は大動脈弁の閉鎖直後，心室の内圧が急速に下降して房室弁が開くまでの期間である．この期間に心室筋の張力は減少するが，心室容積は縮小されたままの状態で，持続時間は約0.08〜0.1秒である．房室弁が開いてから左心房収縮が始まる期間が流入期で，はじめは心房は血液で満たされている．やがて血液は房室間の内圧差に従って心室内へ流入し，心室は血液の流入量に応じて受動的にもとの容積に戻ることになる．持続時間は0.06〜0.14秒ほどである．

心房収縮：心室における流入期の終わりごろに心房の収縮が起こる．心房との接点付近における大静脈の収縮によって，血液はほとんど逆流することなく心室に流れ込む．このような心臓の機能的構造によってポンプ作用が実現するのである（図10）．

フランク-スターリング機構

心機能にはフランク-スターリング（Frank-Starling）機構と呼ば

図12　全身の血管系の全景（模式図）

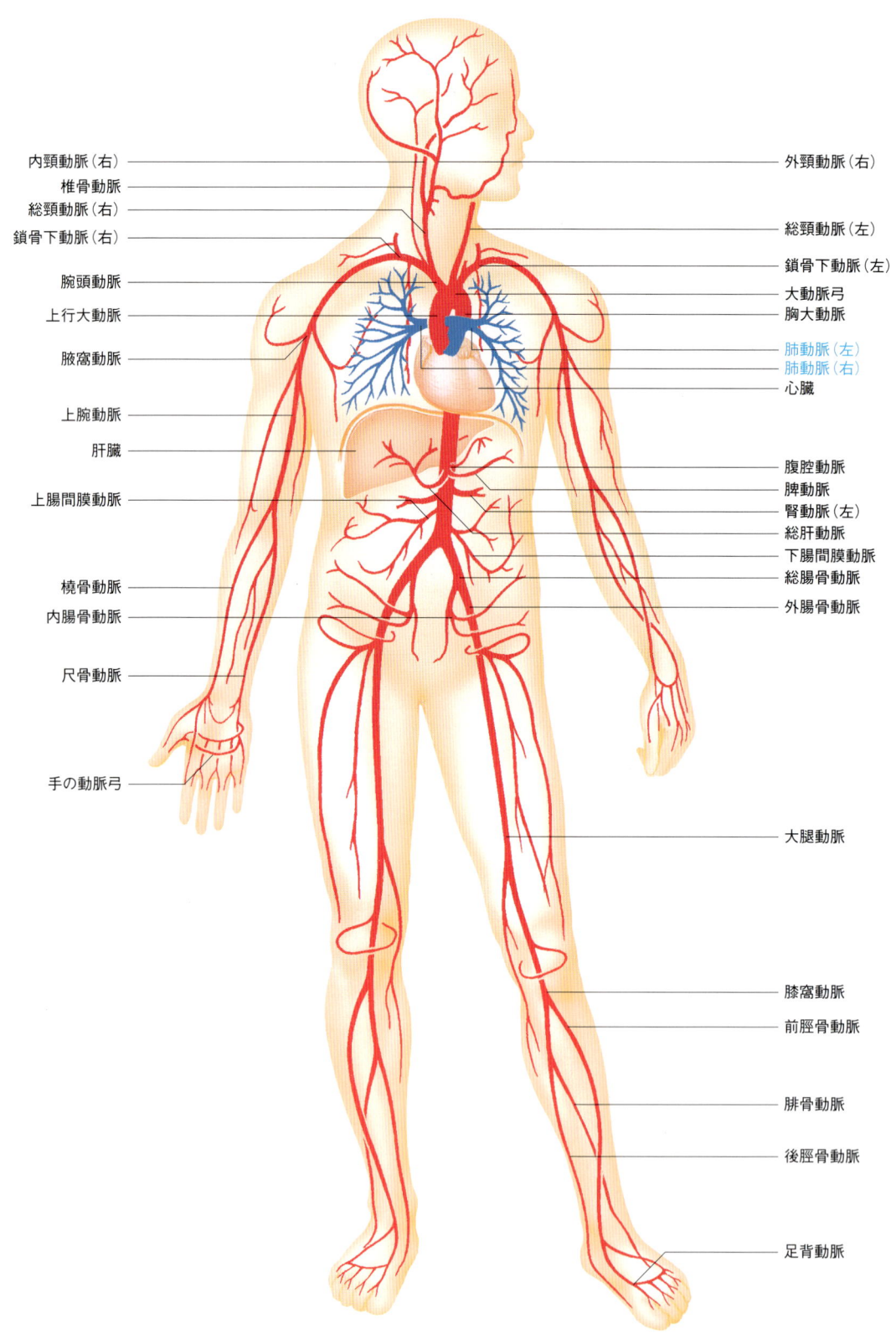

内頸動脈（右）
椎骨動脈
総頸動脈（右）
鎖骨下動脈（右）
腕頭動脈
上行大動脈
腋窩動脈
上腕動脈
肝臓
上腸間膜動脈
橈骨動脈
内腸骨動脈
尺骨動脈
手の動脈弓

外頸動脈（右）
総頸動脈（左）
鎖骨下動脈（左）
大動脈弓
胸大動脈
肺動脈（左）
肺動脈（右）
心臓
腹腔動脈
脾動脈
腎動脈（左）
総肝動脈
下腸間膜動脈
総腸骨動脈
外腸骨動脈
大腿動脈
膝窩動脈
前脛骨動脈
腓骨動脈
後脛骨動脈
足背動脈

a．動脈系

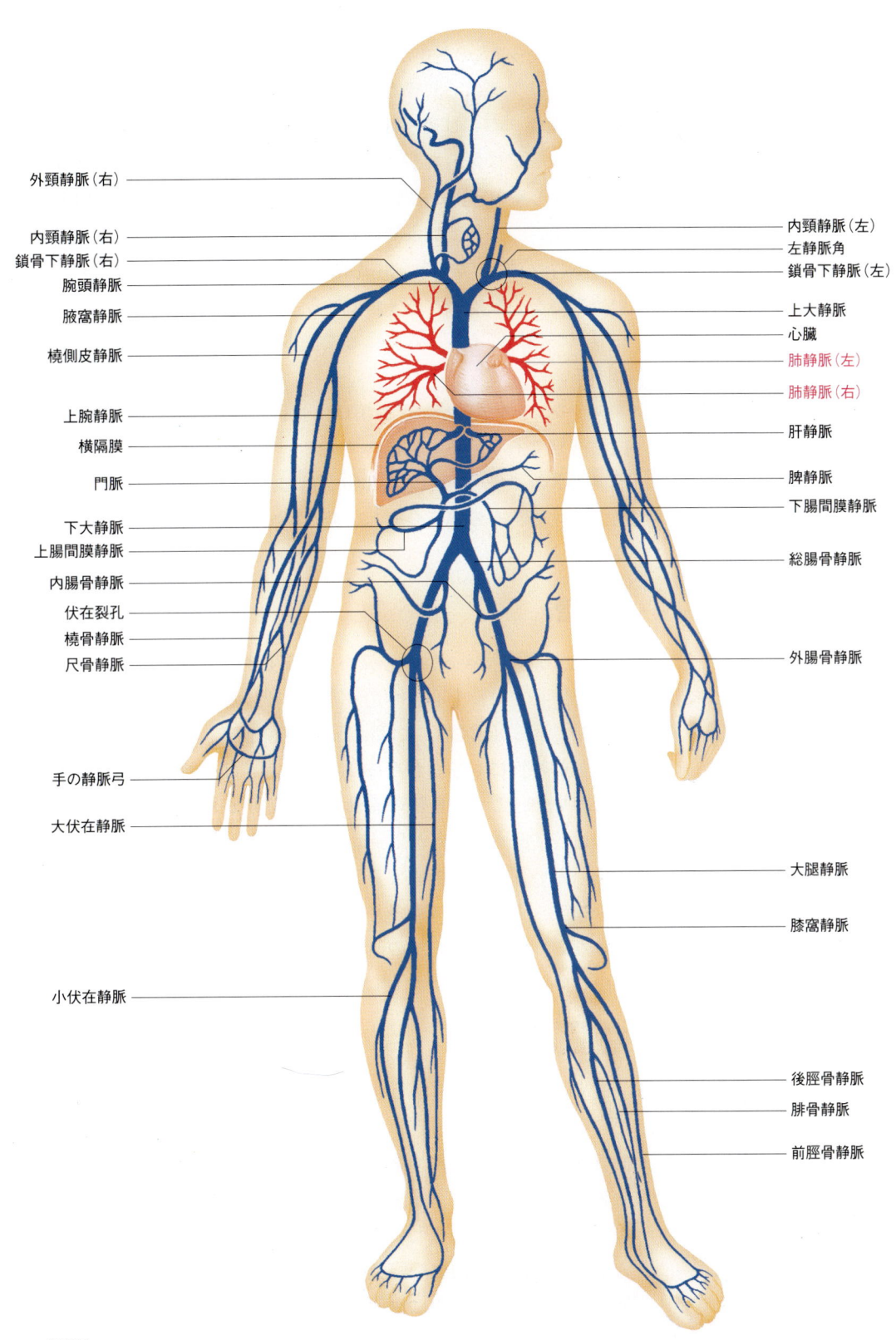

b. 静脈系

れる特性がある．これはフランク（Otto Frank, 1865〜1944年）とスターリング（Henry Starling, 1866〜1927年）によって見いだされたことから2人の名前がつけられている．

スターリングは心肺標本を用いて心拍出量と血液の心臓への流入量との関係，および動脈圧と心拍出量との関係を実験的に調べた．動脈圧を一定に保ちながら静脈圧を上げて心臓への流入量を増加させると，心室の容積が次第に増し，それにともなって1回の拍出量も増大する．つまり，拡張期の心臓の容積が大きいほど（流入量が多いほど），心臓の収縮時の拍出量が増大する（拍出力が増大する）という機構が心臓に組み込まれている（図11）．これがフランク-スターリング機構である．これは心機能の内因性の制御機構として重要である．

フランク-スターリング機構は，骨格筋における長さ-張力関係と同じ機構であり，心筋線維のアクチンフィラメントとミオシンフィラメントの"すべり模型（sliding model）"★4で説明できる．すなわち，横紋筋特有の構造を介して発現してくる心筋特有の機能といえる．

血管

血管（blood vessel）は心臓から拍出された血液を身体の各部分に輸送し，再び血液を心臓へ送り返すための導管から成る循環回路を形成している（図12）．これは動脈，毛細血管，静脈に分けられ，その機能的特性にも違いがみられる．たとえば，動脈壁は厚く，静脈壁は薄いが，これが血液の流れに大きくかかわってくる．一方，最近の血管に関する研究の発展は著しく新しい局面が開かれ，"血管生物学"という領域を形成するまでになっている．それに応じて，新しい事実，トピックスも多く，それらの統一的描像を得るのは容易ではない．血管についての研究は特に血管内皮細胞と血管平滑筋に集中している．ここでは，典型的な例を示すだけにとどめておく．

血管内皮

従来，血管内皮は血液と接し，血管を構成する他の組織とのあいだの単なる物理的・隔壁としてしか認識されていなかったが，近年，血管内皮細胞には実に多彩な機能があることがわかってきている．血管内皮と関連して，まず指摘しておきたいのは，血管の中の血液の流れにも構造があるということである．その"血液の流れの流体力学的構造"と"内皮細胞の生物学的・生理学的機能"が密接に関係している．内皮細胞は血液の流れの状態を的確に感知し，それによって細胞内情報伝達系を活性化させることで血流を制御する機構

★4 すべり模型
滑走説ともいう．横紋筋（骨格筋と心筋）の収縮を筋原線維内の2種類のフィラメント（アクチンフィラメントとミオシンフィラメント）の相対的なすべり合いによって説明する模型（学説）．

が備わっていることがわかってきている．ここにも巧みな構造と機能の連関をみることができる．

血管平滑筋

心臓とちがって血管の収縮系は平滑筋である．横紋筋と比べて平滑筋の研究はかなり立ち遅れてきたが，その構造の解明が進むに従って機能的特性の機構も明らかになってきた．また，平滑筋も収縮要素は横紋筋と同じくアクチンフィラメントとミオシンフィラメントから成るが，その配列構造は横紋筋とちがっており，それが平滑筋の収縮特性にかかわっていることが示されている．

（神野耕太郎，矢澤　格）

●参考文献
1) 入澤　宏：心臓の生理学．東京：岩波書店；1982．
2) Schäffler A, et al：心臓—16 循環系．三木明徳ら監訳．からだの構造と機能．東京：西村書店；1998, p.211-236．
3) 神野耕太郎：ヘモレオロジーと血行力学（6）．病態生理1992；11；485-493．

循環器系
リンパ系

リンパ系はリンパ管とリンパ節など（他に扁桃，虫垂，パイエル板〈Peyer patch〉，脾臓，骨髄および胸腺などがある）から成り，循環器系の重要な一部である．毛細血管と並んで組織液の回収などの体液の恒常性の維持のうえでとても大切な働きをしている．また，消化器系では脂肪の吸収にかかわっている．小腸から吸収された脂肪酸とグリセリンはキロミクロン（カイロミクロン）として小腸の毛細リンパ管（乳糜管〈にゅうびかん〉）から吸収され，乳糜槽を経て人体最大のリンパ管である胸管に運ばれ，その後，左鎖骨下静脈から全身に送られる．このような重要な身体の働きを担っているリンパ系は，実は一方では生体防御にかかわる重要な身体の仕組みの主役を演じている．すなわち，外からの異物や，身体の中から生じる異物（癌など）に対して，反応して生体の恒常性を維持するのに寄与している．これにかかわる主要な細胞がリンパ球（lymphocyte）である．

リンパ球は血管やリンパ管の中を循環している$8 \sim 10\,\mu m$くらいの丸い細胞で，細胞の核が細胞のほとんどを占めているような細胞である．リンパ球には異物に対する特異的な抗体を産生して異物の排

表1 リンパ系・免疫系にかかわる主な細胞

	種類		特性
B細胞			骨髄でつくられる抗体産生をつかさどる細胞で，形質細胞は，成熟した抗体分泌型のB細胞である．
T細胞			(T細胞は)胸腺でつくられる．
	ヘルパーT (Th) (CD4$^+$細胞)	Th1タイプ	IFN-γ，IL-2を産生し，細胞性免疫に働く．
		Th2タイプ	IL-4, IL-5, IL-6, IL-10などを産生し，抗体産生促進(体液性免疫)に働く．
	細胞傷害性T (Tc) (CD8$^+$細胞)		腫瘍細胞などを直接攻撃し破壊する．
	$\gamma\delta$型T細胞		多様性の少ないTCR $\gamma\delta$ をもつT細胞で皮膚や腸管に局在する．
NKT細胞			CD3$^+$，CD8$^+$，少ない多様性のTCR $\alpha\beta$ を発現する．IL-4を産生し，NK受容体をもつ．
NK細胞			腫瘍細胞などを非特異的に破壊する細胞
マクロファージ (大食細胞)			血中の単球や組織の組織球であり，貪食能を有する．異物の処理と抗原の提示を行う．
樹状細胞 (DC細胞)	濾胞樹状細胞 (FDC) やかみ合い細胞 (IDC) など		単球由来のものとT細胞系列由来のものとあることが明らかになってきている．MHCクラスII分子を発現し，抗原の提示を行う．

IFN：インターフェロン，IL：インターロイキン，CD：分化抗原群(一般にCD番号)，TCR：T細胞レセプター(通常のT細胞は$\alpha\beta$型である)，NKT細胞：ナチュラルキラーT細胞，NK細胞：ナチュラルキラー細胞，MHC：主要組織適合遺伝子複合体．

除に働くB細胞（Bリンパ球）と，癌細胞などを特異的に攻撃して異物の排除にかかわるT細胞（Tリンパ球）とがある．これらのリンパ球は，血液の中の白血球の一部として血管を循環し，またリンパ管の中の主要な細胞として全身を移動し，リンパ節や脾臓あるいは，消化管や呼吸器系の臓器に付随する免疫系の臓器（たとえば，扁桃，パイエル板，虫垂など）において異物に出合うとそこで特異的に増殖して異物の排除に努めている．リンパ系がかかわる生体防御機構においては，また，リンパ球のほかに異物を貪食したり，貪食した異物の情報をリンパ球に伝えたりするマクロファージと呼ばれる細胞も重要である．血管を循環している白血球の仲間の一つである単球がマクロファージ（大食細胞）であるが，いろいろな局所の組織において固有の名前で呼ばれている場合もある（たとえば肝臓のクッパー細胞〈Kupffer cell〉とか，神経系のミクログリアとか，骨組織にみられる破骨細胞なども貪食細胞である）．この細胞の仲間のうち，特に，異物や異物を貪食して処理した情報をT細胞などに抗原提示するものが抗原提示細胞（antigen presenting cell；APC）と呼ばれている．APCの代表的なものに樹状細胞（dendritic cell；DC細胞）がある．

そこで，今まで述べてきたリンパ系組織の中で生体防御に活躍している細胞について表1にまとめた．またマクロファージや抗原提示細胞の働きの詳細を図13に示した．

リンパ系は中胚葉から発生するが，リンパ管の起源は必ずしも明

図13 異物に対する生体のかかわり方

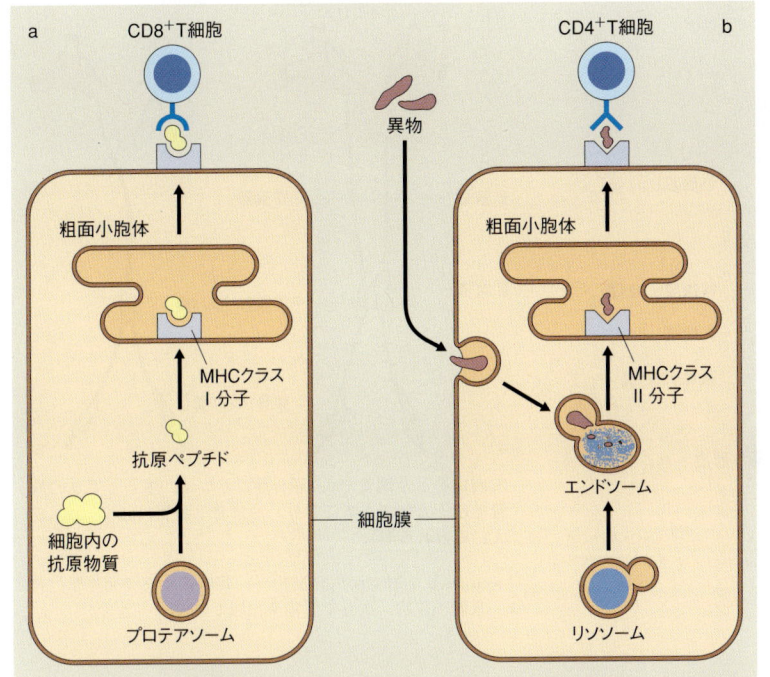

リンパ系・免疫系の重要な働きの第一は異物の処理にある．図はマクロファージまたは樹状細胞による異物処理および抗原提示を示している．外来の異物はマクロファージなどにより処理され，その一部はMHCクラスⅡ分子とともに細胞表面に提示され，$CD4^+$細胞によって認識される（b）．一方，細胞内の変異物やウイルス抗原などは処理され，その抗原の一部はMHCクラスⅠ抗原とともに細胞表面に提示され，$CD8^+$細胞によって認識される（a）．

(Janeway CA, et al：Immunobiology：the immune system in health and disease. 4th ed. London：Current Biology；1999.)

らかではない．静脈の内皮の発芽によって生じ，次第に末梢に伸びていくという説（遠心説）と，静脈周囲の間葉性組織の細胞からできてきて，やがてリンパ管は中枢に向かうという考え方（求心説）とがある[1,2]．いずれにしてもリンパ管は心臓脈管系の原基が認められてから約2週遅れて胎生第5週の末に発生し始める．その発生は原始リンパ嚢を経てなされる．頸部に頸静脈リンパ嚢が左右1つずつ，腹部に後腹膜リンパ嚢が左右に1つずつ，骨盤部に腸骨リンパ嚢が左右に1つずつ，および腹部に乳糜槽が1つ発生することに始まる（図14）[3,4]．リンパ管はこれらのリンパ嚢から発生する．やがて2つの大きな連絡路が成立する．すなわち右胸管と左胸管が成立する．さらに左右を吻合する部分も成立する．最終的には下肢や消化管からのリンパ管は右胸管の尾方部を通り吻合部を通って左胸管に向かい，左鎖骨下静脈で静脈系と連絡する形になる（図15）[3]．

リンパ節はリンパ嚢から発生する．リンパ嚢のまわりの間葉細胞がリンパ嚢に入り，リンパ嚢の内腔を分けて，そこにリンパ洞が形成される．また間葉細胞からリンパ節の被膜やリンパ節の基本的構

図14　リンパ管の発生

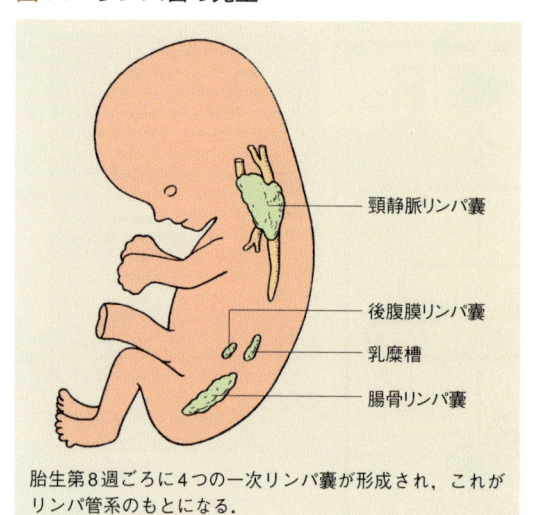

頸静脈リンパ嚢
後腹膜リンパ嚢
乳糜槽
腸骨リンパ嚢

胎生第8週ごろに4つの一次リンパ嚢が形成され，これがリンパ管系のもとになる．

(Sabin FR: The lymphatic system in human embryos, with a consideration of the morphology of the system as a whole. Am J Anat 1909; 9: 43-91 より改変.)

図15　リンパ管の形成

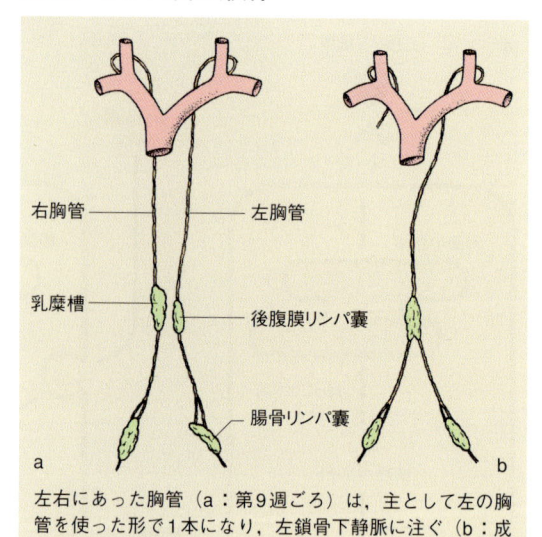

右胸管　　左胸管
乳糜槽　　後腹膜リンパ嚢
　　　　　腸骨リンパ嚢

a　　　　　　　　　　　　b

左右にあった胸管（a：第9週ごろ）は，主として左の胸管を使った形で1本になり，左鎖骨下静脈に注ぐ（b：成人にみられる形）．

(Moore KL: Moore人体発生学—臨床に役立つ発生学．第4版．星野一正訳．東京：医歯薬出版；1986より改変.)

造がつくられてきて，そこにリンパ球が集積する．現在では，生体防御の主役となる免疫系の中心的役割を担うのがリンパ球であり，その仲間にはT細胞とB細胞とがあることがよく知られている．そこで，リンパ系の構造と機能をこの側面を中心にすえて記す．

　リンパ球は卵黄嚢間葉内などの原始造血幹細胞からできる．やがて，胸腺が形成されるにつれてそこでT細胞がつくられ，またB細胞は骨髄でつくられる．末梢では脾臓，リンパ節，パイエル板などの形成に伴って，T細胞，B細胞がそこにすみつき，第一線の生体防御機構が営まれることになる．

　以下に，各リンパ系の臓器についてその発生および構造と機能について記述する．その場合にまず，リンパ管とリンパ節について記述し，続いてT細胞やB細胞をつくる組織（中枢性免疫臓器と呼ばれるもの）とリンパ球が出かけていって機能する組織（末梢性免疫臓器）の順に説明を加える．

（福本哲夫）

●文献
1) 忽那将愛：日本人のリンパ系解剖学．東京：金原出版；1968.
2) 大谷　修ら編：リンパ管—形態・機能・発生．新潟：西村書店；1997. p.257-258.
3) Moore KL：Moore人体発生学—臨床に役立つ発生学．第4版．星野一正訳．東京：医歯薬出版；1986.
4) Sabin FR: The lymphatic system in human embryos, with a consideration of the morphology of the system as a whole. Am J Anat 1909; 9: 43-91.

循環器系／リンパ系
リンパ管とリンパ節

発生

前項"循環器系/リンパ系"で述べたように，リンパ管とリンパ節（lymph node）の発生は胎生第5週の末ごろに始まる．リンパ循環が全身で成人のものとおよそ同じ形をとるのは胎生第5週以降である．

構造と機能

リンパ管

毛細リンパ管は盲端に始まる★1（図16）．毛細リンパ管の構造はリンパ管の内皮細胞でできていて，内皮細胞の基底膜の発達が悪く，毛細血管と違って周皮細胞（pericyte）を欠く[1]．そのため毛細リンパ管は組織液の吸収を容易にするのに適した構造になっているといえる．リンパ管は血管と同じく内膜，中膜，および外膜からできているが，血管よりは区別しにくい．ただしリンパ管も身体の場所や大きさによって構造に幅があり，下肢のリンパ管などは上肢のリンパ管に比べて中膜の発達がよい．また，リンパ管には静脈の場合と同じように弁があるが，リンパ管の弁は特によく発達していて，リンパの逆流が起こらないようにできている．ただしリンパ節に何らかの閉塞状況がみられる場合などには，リンパ管の弁は機能不全になりリンパの逆流も起こりうる．また，傷害部位におけるリンパ管の新生は血管の新生よりはるかに遅れるという[2]．

リンパ節

リンパ節は全身に分布し，その数はおよそ500個ほどである．リンパ管の途中に関所のような形で位置する．リンパ管は毛細血管とは異なり，毛細リンパ管の先は盲端になっている．毛細リンパ管には毛細血管から漏れ出た蛋白分子のほかに小腸上皮細胞などから吸収されたキロミクロンなどが集められる．またリンパ管には血管と違ってリンパ球だけが遊走している（図16）[3]．また，末梢側から集められたリンパは人体最大のリンパ管である胸管を通って静脈（左鎖骨下静脈）に注ぐ．末梢から集められたリンパ管が出合う初めてのリンパ節を一次リンパ節，さらに中枢側のリンパ節を二次リンパ節

★1 盲端
血管系は，心臓，動脈，毛細血管，静脈そして再び心臓というように連続した回路になっているが，リンパ管系は，袋状に閉鎖した毛細リンパ管から始まってリンパ管となりやがて静脈につながるので血管系とは異なっている．

図16 血液，リンパ，組織液の関係

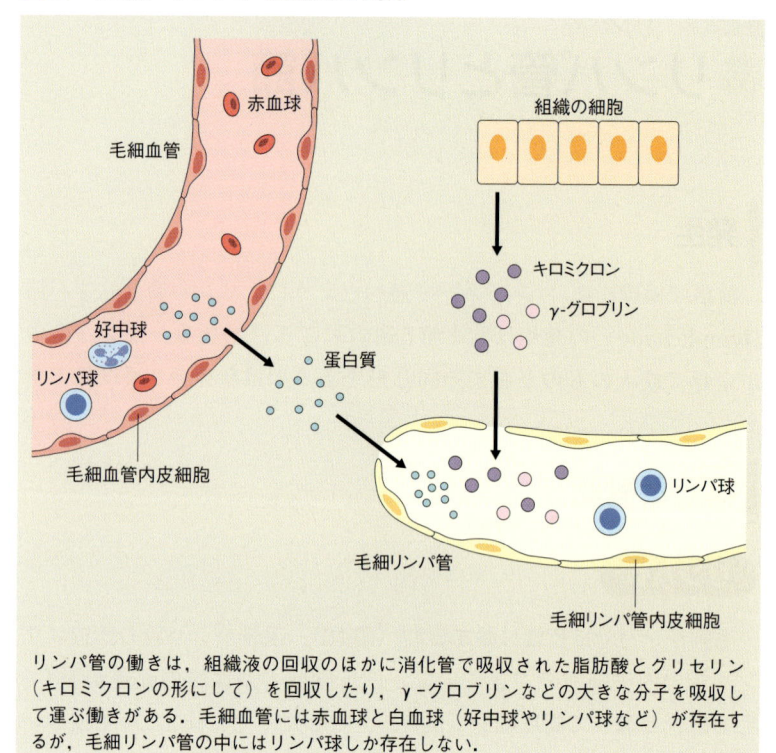

リンパ管の働きは，組織液の回収のほかに消化管で吸収された脂肪酸とグリセリン（キロミクロンの形にして）を回収したり，γ-グロブリンなどの大きな分子を吸収して運ぶ働きがある．毛細血管には赤血球と白血球（好中球やリンパ球など）が存在するが，毛細リンパ管の中にはリンパ球しか存在しない．

(Yoffey JM, et al：Lymphatics, lymph and the lymphomyeloid complex. London, New York：Academic Press；1970 より改変.)

と呼ぶ．たとえば足の裏に傷を受けた場合，侵入した細菌などが検問を受ける一次リンパ節は膝窩リンパ節であり，二次リンパ節は腰リンパ節である．

　リンパ節の構造を図17に示した．リンパ節は輸入リンパ管と輸出リンパ管をもつ．被膜と呼ばれる膠原線維（コラーゲン線維）の層の下には輸入リンパ管の続きの被膜下リンパ洞がある．輸入リンパ管からやってきた抗原物質（異物）や局所での異物の情報を提示できるマクロファージや樹状細胞がここを通り，やがて梁柱に沿うリンパ洞を流れて髄洞に達する．髄洞は輸出リンパ管に連なっている．輸入リンパ管からリンパ節に入り込んだマクロファージなどはリンパ節の皮質部にも入り込み抗原提示を行うと考えられている．

　リンパ節は皮質と髄質部から成り，皮質部にはリンパ球の集団をなすリンパ濾胞がみられる（図17a, 18）．ここにはB細胞が局在し，分裂増殖し，また親和性成熟（affinity maturation）という形の選択を受け，抗原に対するより高い親和性をもった抗体を産生できるB細胞となり，その一部はリンパ濾胞を出て濾胞の周辺部を取り巻く帽状域と呼ばれるところに集まる．ここから一部は記憶細胞として

図17 リンパ節とリンパ球の再循環

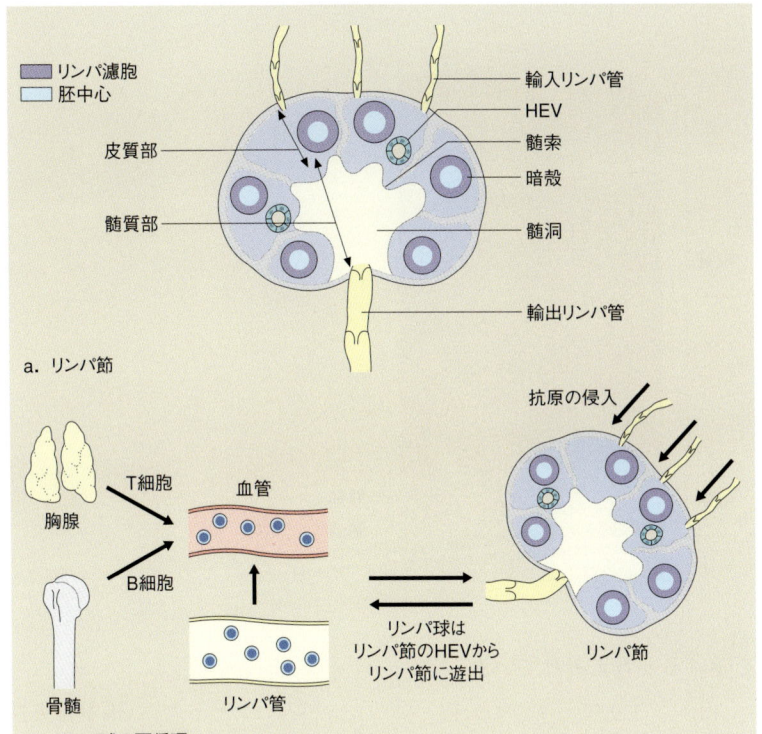

a. リンパ節

凡例: リンパ濾胞／胚中心

ラベル: 皮質部、髄質部、輸入リンパ管、HEV、髄索、暗殻、髄洞、輸出リンパ管

b. リンパ球の再循環

胸腺 → T細胞、骨髄 → B細胞 → 血管 → リンパ管
リンパ球はリンパ節のHEVからリンパ節に遊出 → リンパ節（抗原の侵入）

a：リンパ節は皮質と髄質とから成る．皮質のところにはリンパ濾胞がある．ここにはB細胞が局在する．リンパ濾胞とリンパ濾胞のあいだや深皮質にはT細胞が局在している．深皮質部にはまた血中からリンパ球だけがリンパ節に遊出するHEV（高内皮小静脈）という血管がみられる．

b：T細胞は胸腺でつくられて血液の中を循環する．B細胞は骨髄でつくられて血液の中を循環する．血液の中のリンパ球はHEVを通ってリンパ節に遊出し，リンパ節で活躍する．一方，輸出リンパ管を経由してリンパ節を出たリンパ球は胸管を通り，静脈系に入る．このようにリンパ球は，全身をパトロールしながら異物に対処している（これをリンパ球の再循環という）．

全身をめぐるか，形質細胞★2となってもっぱら抗体産生を行う．形質細胞は髄質部の髄索に特に多くみられる．

骨髄や胸腺でつくられて，血液の中を回っているT細胞やB細胞はリンパ節に特異的に遊出してくる．白血球の仲間ではリンパ球だけがリンパ節に遊出でき，他の好中球などは遊出できない．このリンパ球が特異的に遊出する仕組みは，リンパ節のリンパ濾胞の近辺にある高内皮小静脈（high endothelial venule；HEV，後毛細管小静脈）と呼ばれる，リンパ節に存在する特別な血管の場所だけから遊出する（図17b）．その機序についてはリンパ球の表面にある接着分子と小静脈の内皮細胞表面に出ている分子が相互作用を行うことによってなされることがわかってきている．遊出してきたB細胞は，そのときに抗原に特異的に反応できるものであれば特異的に抗原提示細胞と結合し，リンパ濾胞の中に入りそこで前述した親和性成熟

★2 形質細胞
B細胞の分化過程のうちの一つが形質細胞である．直径8〜14μmの卵形の細胞で細胞核は染色質が辺縁部に車軸状に分布している．細胞質には粗面小胞体がよく発達していて抗体を細胞内にためている．

図18 ヒトのリンパ節の組織像

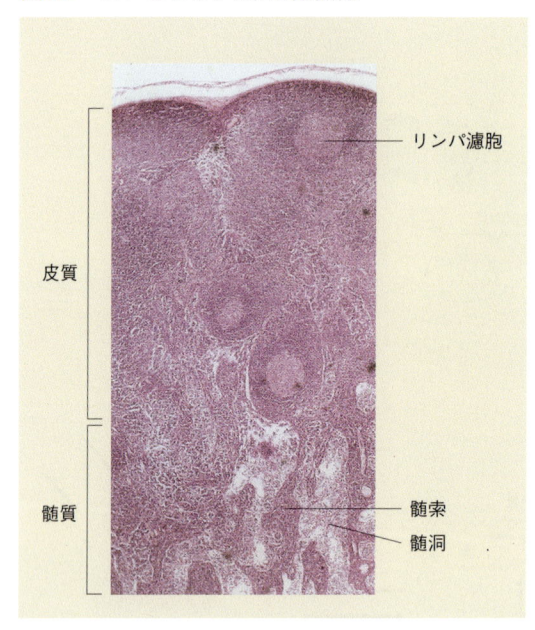

を遂げると考えられている．

（福本哲夫）

● 文献
1) 小谷正彦：リンパ管の構造と機能．血液と脈管 1970；1：13-17.
2) 小谷正彦：リンパ系の解剖．外科治療 1972；26：285-290.
3) Yoffey JM, et al：Lymphatics, lymph and the lymphomyeloid complex. London, New York：Academic Press；1970.

循環器系／リンパ系

●胸腺

胸腺（thymus）は中枢性免疫臓器の一つであり，骨髄からやってきた造血幹細胞が，胸腺において増殖分化しT細胞となって全身に供給される働きをもつ．

発生

胎生の第6週ごろに鰓弓（さいきゅう）器官が発生する．これは外胚葉の部分と内胚葉の部分とから成る．ここに間葉組織が入り込む．内胚葉の部分は鰓嚢をつくり，第1〜4の鰓嚢ができる．外胚葉の部分は鰓弓を形成し，第1〜5の鰓弓ができる．各鰓弓から顔面や中耳

図19 胸腺の構造の模式図

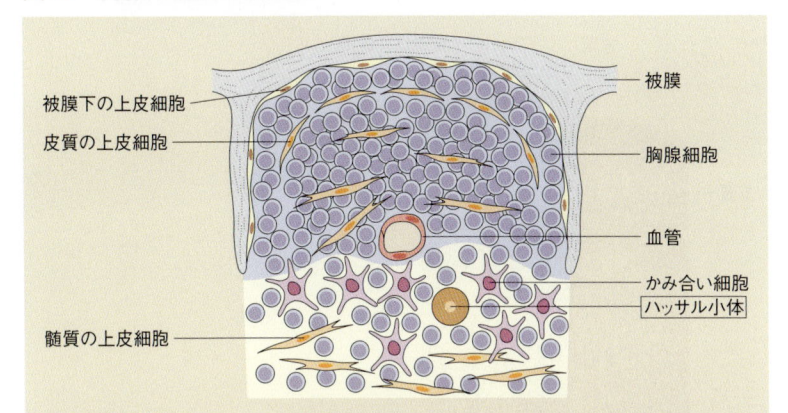

　被膜下の上皮細胞
　皮質の上皮細胞
　　　　　　　　　　　　　　　　　被膜
　　　　　　　　　　　　　　　　　胸腺細胞
　　　　　　　　　　　　　　　　　血管
　　　　　　　　　　　　　　　　　かみ合い細胞
　髄質の上皮細胞　　　　　　　　　ハッサル小体

胸腺は被膜に覆われている．被膜は胸腺実質に進入し，胸腺をいくつかの小葉に分けている．図はその1つの小葉を示す．ここには血管が入り込んでいる以外は胸腺上皮細胞が網目をつくっている．そこに胸腺細胞が集まっているが，特に密集している部分が皮質で，中心部は粗な胸腺細胞数を示す．ここを髄質という．髄質部には胸腺に特徴的なハッサル小体（Hassall corpuscle）が見受けられる．

や顎や咽頭などの構造がつくられる．鰓囊からは口蓋扁桃，上皮小体，および胸腺がつくられる．胸腺の原基はこの第3, 4鰓囊の内胚葉の細胞と，第3, 4鰓弓の外胚葉の細胞とがもとになって形成されると考えられている．外胚葉から胸腺の被膜直下の皮質部および髄質部が形づくられ，内胚葉からは皮質部の大部分ができてくると考えられている．いずれにしても，胸腺の構造はこのような内胚葉や外胚葉の上皮の網の目に造血系の細胞のもとになる幹細胞がやってきて増殖することによって形づくられることになる．初期の形態形成は内胚葉と外胚葉の上皮の塊に間葉系の組織が入り込むことによってそこに血管なども入り込み，上皮塊は小葉構造をとることになる（図19）．したがって，でき上がった胸腺の皮質髄質の境界部（皮髄境界部）には結合組織を伴った血管構築がみられるが，そのあたりはいわば胸腺実質（皮質＋髄質）の外にあたると考えることができる．

構造と機能

　胸腺は皮質部と髄質部とから成っている（図19, 20）．上皮細胞は，特に皮質部ではより著明であるが，突起を出して粗な網目構造をとっているのが特徴である．

　その網目構造の中にたくさんの胸腺細胞を抱え込んでいる．被膜は胸腺を小葉構造に分けるような小葉内の結合組織となっている．被膜部には多数の血管がみられ，また小葉内の結合組織を通って出入りしている血管は胸腺の皮髄境界部に多く認められる．被膜から皮髄境界部にかけて細かい血管系が網の目をなしているのが特徴であり，髄質部にはそのような血管の構築は見受けられない．この皮

図20 ヒトの胸腺の組織像

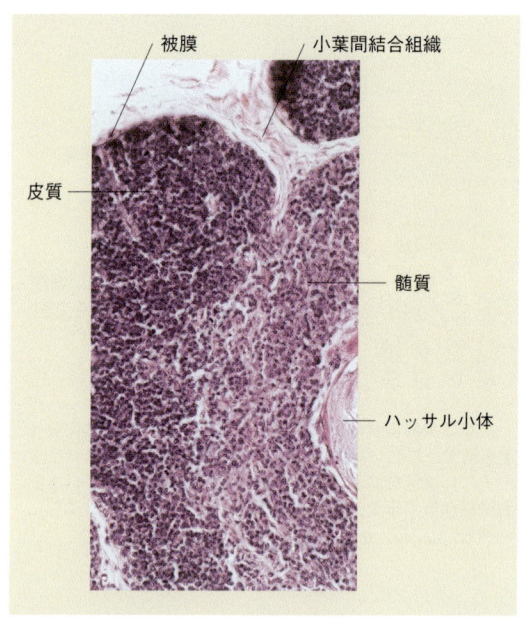

（被膜／小葉間結合組織／皮質／髄質／ハッサル小体）

図21 胸腺の年齢による変化

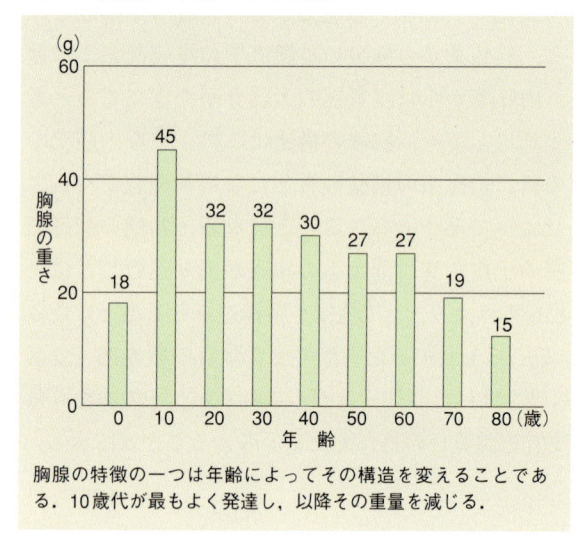

胸腺の重さ（g）：0歳 18、10歳 45、20歳 32、30歳 32、40歳 30、50歳 27、60歳 27、70歳 19、80歳 15

胸腺の特徴の一つは年齢によってその構造を変えることである．10歳代が最もよく発達し，以降その重量を減じる．

(Tanaka G : Reference Japanese. Vol. 1. Anatomical data. Chiba : National Institute of Radiological Sciences ; 1992.)

質の独特の血管構築が皮質部での胸腺細胞の増殖，分化に重要な役割を果たしているものと考えられている[1]．胸腺は骨髄からやってくると考えられている未熟な胸腺前駆細胞が被膜下のところで増え，皮質で成熟し，皮髄境界部のところから静脈を介して，または輸出リンパ管を介して末梢に動員されると考えられている．すなわち，骨髄からやってくる未熟な前胸腺細胞はCD4⁻CD8⁻（double negative；DN）の細胞であるが，やがて，CD4$^+$CD8$^+$（double positive；DP）細胞となる．このような段階の細胞が胸腺上皮細胞との相互作用を経て正の選択を受け，自己の主要組織適合遺伝子複合体（major histocompatibility complex；MHC）分子と反応できるT細胞として生き残ると考えられている．さらに生き残った細胞については，自己の抗原ペプチドを含む自己のMHCに強く反応するものが負の選択を受けて除かれると考えられている．

　胸腺の大きさは年齢によって変化することが特徴の一つでもある．10歳代までは大きいが，以降退縮する傾向がみられる（図21）．

　　　　　　　　　　　　　　　　　　　　　　　　　（福本哲夫）

●文献
1）福本哲夫ら：胸腺の電顕学的特徴―特に再生胸腺について．電子顕微鏡 1999；34：123-129．

循環器系／リンパ系
骨髄

　骨髄（bone marrow）は赤血球，顆粒球，リンパ球，単球，および血小板などをつくる造血臓器であるが，生体防御にかかわりのあるリンパ球，特にB細胞も産生するので，胸腺と並ぶ中枢性免疫臓器の一つである．

発生

　骨髄は骨の形成とともに始まる．骨格系は中胚葉から発生する．たとえば脊柱では，脊索と神経管の形成とともに，その外側にある胚内中胚葉が肥厚し，一対の沿軸中胚葉が形成され，やがて体節と呼ばれるものになる．この体節は脊椎や骨格筋，皮膚の真皮などのもとになる．したがって脊椎などの椎骨は，体節からできてくるわけである．もう少し細かくいえば，体中の骨格は，中胚葉の細胞から生じる間葉と呼ばれる胚性結合組織から形成されることになる．この間葉細胞は線維芽細胞や軟骨細胞や骨芽細胞に分化できる細胞であり，骨は軟骨がCaなどを沈着させて骨化してできるか，または間葉細胞の集まりのなかにいきなり骨芽細胞ができてCaが沈着して骨ができるかの2通りのつくられ方をする．軟骨は胎生第5週の胚子に

形成される．軟骨の一部が石灰化し，一部はその真ん中が吸収されて腔ができ，ここに血管系が入り込む．これが骨髄腔のもとになり，造血はここで起こる．

構造と機能

骨髄は総重量が体重の4.5％を占め，約2,600ｇの臓器で赤血球，白血球，および血小板などの血球をつくり，全身に供給している造血組織である．骨の栄養孔から進入した動脈は骨髄腔では洞様毛細血管の網目を形成する．そのあいだを細網細胞と細網線維が埋めていて，ここで血球系細胞の造血が行われている．造血幹細胞という血球のもとになる細胞がいて，これを支え血球へと増殖，分化させるストローマ細胞（細網細胞や線維芽細胞，前脂肪細胞がそれに当たると考えられている）の働きとそれらが分泌する各種のサイトカインの働きで赤血球や白血球，血小板がつくられている．これらの血球のうちリンパ系・免疫系にかかわる細胞が白血球の仲間であり，その造血は顆粒球系★1の造血とリンパ球系の造血（T細胞とB細胞），および単球系の造血がある．B細胞は骨髄でつくられる．細胞内に免疫グロブリン★2をつくり，さらに細胞の表面にも免疫グロブリン様構造をしたB細胞レセプター（B cell receptor；BCR）を備えた形に成熟する．そしてB細胞は，骨髄の洞様毛細血管を経由して末梢の免疫臓器であるリンパ節や脾臓に出かけて，第一線の生体防御反応において異物に特異的な免疫グロブリン（抗体）を産生しながら活躍することになる．

（福本哲夫）

★1
好中球，好酸球および好塩基球の3種を含めたものを顆粒球と呼ぶ．

★2 免疫グロブリン
イムノグロブリン（immunoglobulin；Ig）とも呼ばれる．B細胞から生産される蛋白質で，血清中のγ-グロブリン分画に主としてみられる．抗原に特異的に結合する2つのFab部分と細胞や補体の結合するFc部分とをもっている．IgG，IgM，IgA，IgD，およびIgEの5つのクラスがある．

循環器系／リンパ系
脾臓

脾臓（spleen）は末梢性免疫臓器の一つである．

発生

脾臓は左の脇腹にみられる，握りこぶし大の臓器である．表面を腹膜が覆っている．その下に膠原線維（コラーゲン線維）の被膜があり，これが脾臓の実質の中に割って入っているような構造（脾柱）をしている．脾臓は胎生の第5週ごろに背側胃間膜（大網）の中に間

図22 脾臓の組織像

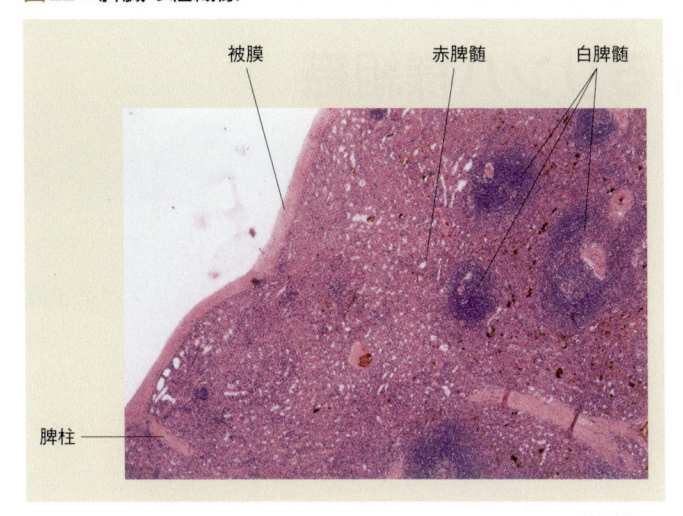

被膜　赤脾髄　白脾髄

脾柱

葉由来の細胞の集積ができ，それが脾臓の原基となる．胎生4か月ごろには，リンパ球造血が始まり，白脾髄と赤脾髄が形成される．胎生の後半には造血組織として赤血球や白血球の造血を行う．

構造と機能

　脾臓は血管系と関係の深いリンパ様組織である．動脈は脾臓の脾門から入り，脾柱動脈から中心動脈を形成する．その後，脾洞を形成し脾柱静脈となって脾臓を去る．中心動脈の周辺には細網細胞と細網線維の網目構造があり，そこにはT細胞が鞘状の集積をなしている★1．さらに，その外側にはB細胞が集積した脾小節を形づくっている．PALSと脾小節を合わせた脾臓の部分を白脾髄という．それに対して脾洞と脾索★2を合わせたものが赤脾髄である．このように脾臓は白脾髄と赤脾髄とから成り立つ（図22）．

　脾臓は血液の中に入ってきた細菌などを処理する免疫臓器である．また，古くなった赤血球の処理を行うところであり，血液量の調節を行う．

（福本哲夫）

★1
細動脈周囲リンパ組織鞘（peri-arteriolar lymphoid sheath；PALS）と呼ばれる．

★2 脾索
脾洞と脾洞のあいだを埋めている細網細胞と細網線維の構造をいう．

循環器系／リンパ系
消化管に付属するリンパ様組織

発生

消化管に付属するリンパ様組織をまとめて腸関連リンパ系組織（gut associated lymphoid tissue；GALT）と総称するが，これに属するものにパイエル板や，虫垂（appendix），扁桃（tonsil）などがある．これらのリンパ様組織が形成されてくる仕組みについては必ずしも明らかでないことが多い．

パイエル板

近年，マウスのパイエル板の発生について西川らのグループは，パイエル板の生じるところにはICAM-1★1 陽性でVCAM-1★2 陽性のストローマ細胞が存在することがパイエル板の形成に重要であることを示している[1]．

虫垂

盲腸と虫垂の原基である盲腸憩室は胎生第6週に中腸ループに発生する．

扁桃

扁桃には口蓋扁桃と咽頭扁桃がある．口蓋扁桃は第二咽頭嚢から発生する．咽頭扁桃（アデノイド）は咽頭鼻部壁のリンパ様細胞集団から発生する．

構造と機能

パイエル板

小腸の上皮の下にリンパ濾胞をもった細胞浸潤がみられる．そこには細網細胞と細網線維の網目がみられ，B細胞は濾胞部を中心に，またT細胞は濾胞間部に局在する[2]．HEVも存在し，ここでリンパ球が血中からパイエル板に遊出してくる．消化管からの異物はパイエル板に面した小腸の特別の上皮を経てパイエル板に提示され，ここで免疫反応が起こる．パイエル板のリンパ球は輸出リンパ管を経て，胸管にリンパ行性に移動する．

★1 ICAM-1
細胞間接着分子1（intracellular adhesion molecule-1）の略．細胞間の相互作用に関与する分子で，標的細胞側から細胞間接着を介して免疫応答に重要な役割を果たしている．

★2 VCAM-1
血管細胞接着分子（vascular cell adhesion molecule）の略．

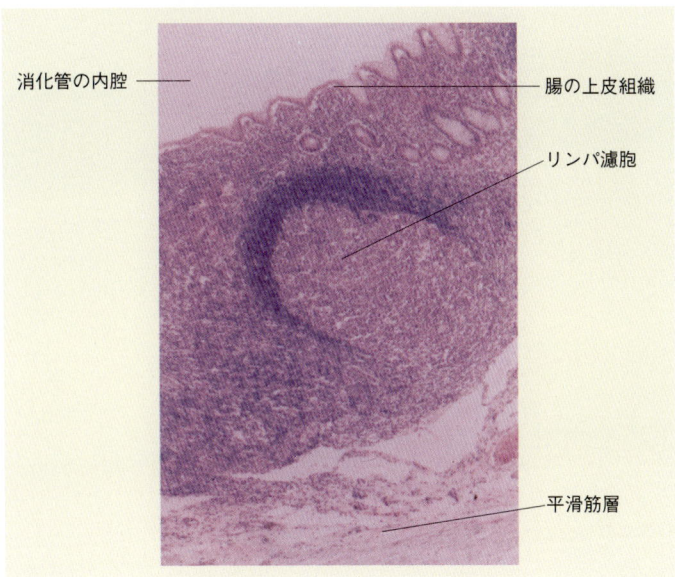

図23 虫垂の組織像

消化管の内腔 — 腸の上皮組織
リンパ濾胞
平滑筋層

虫垂

　虫垂の断面を観察すると，大腸の上皮（単層円柱上皮）の下の粘膜固有層に多数のリンパ濾胞を抱えた構造をしており（図23），リンパ濾胞にはB細胞が，濾胞間にはT細胞が局在する．この部位に病原菌がすみつき化膿することがあり，虫垂炎を引き起こすこともある．その場合，外科的摘出の適応となる．

扁桃

　口蓋扁桃は重層扁平上皮の下にリンパ濾胞を抱えた構造であり，咽頭扁桃の場合には多列線毛円柱上皮の下にリンパ濾胞を抱えた構造をしている．特徴的な構造はいずれの場合にも上皮が落ち込んだ陰窩（crypt）を形成していることである．口や鼻などからやってくる異物に対する第一線の生体防御の働きを行うのがこれらの臓器である．この部分に感染が蔓延する場合には，口腔や鼻腔の内腔を物理的に狭めたり，発熱などが繰り返し起きたりするいわゆる病巣感染の温床となることが危惧され，外科的摘出の適応になることがある．

（福本哲夫）

● 文献
1) Honda K, et al：Molecular basis for hematopoietic/mesenchymal interaction during initiation of Peyer's patch organogenesis. J Exp Med 2001；193：621-630.
2) 山田英智ら編：人体組織学 3, 脈管, 血液・リンパ系. 東京：朝倉書店；1996.

第5章
消化器系

消化器系

消化管（digestive tract）は経口的に摂取した飲食物を断片化，消化し，必要なものを吸収，不要なものを排泄していく，口腔から肛門に至る筋肉性で管状の構造物である．消化管に消化酵素を含む分泌液を流し込む器官（唾液腺，肝臓，胆嚢，膵臓）を含めて消化器（digestive organ）と呼ぶ．

（九嶋亮治，服部隆則）

消化器系
● 消化管

長い管の内腔は粘膜上皮細胞に裏打ちされており，それぞれの部位（器官）によって特殊な構造を示す（**図1**）．機能と構造をおおまかにまとめると**表1**のようになる．"消化管"の項ではまず発生と解剖，生理を消化管全体としてまとめ，次いで食道から肛門管までの構造と機能を各論的に解説する．

（九嶋亮治，服部隆則）

表1　消化管の主な機能と構造

部位（臓器）	機能	粘膜上皮	壁内の筋肉（筋層）
口腔	咀嚼，唾液による消化と嚥下	重層扁平上皮	横紋筋
食道	運搬	重層扁平上皮	横紋筋・平滑筋
胃	酸とペプシンによる消化	単層円柱上皮	平滑筋
小腸	胆汁，膵液による消化と吸収	単層円柱上皮	平滑筋
大腸	吸収	単層円柱上皮	平滑筋
肛門管	排泄	単層円柱上皮・重層扁平上皮	平滑筋・横紋筋

図1　消化管の全体像

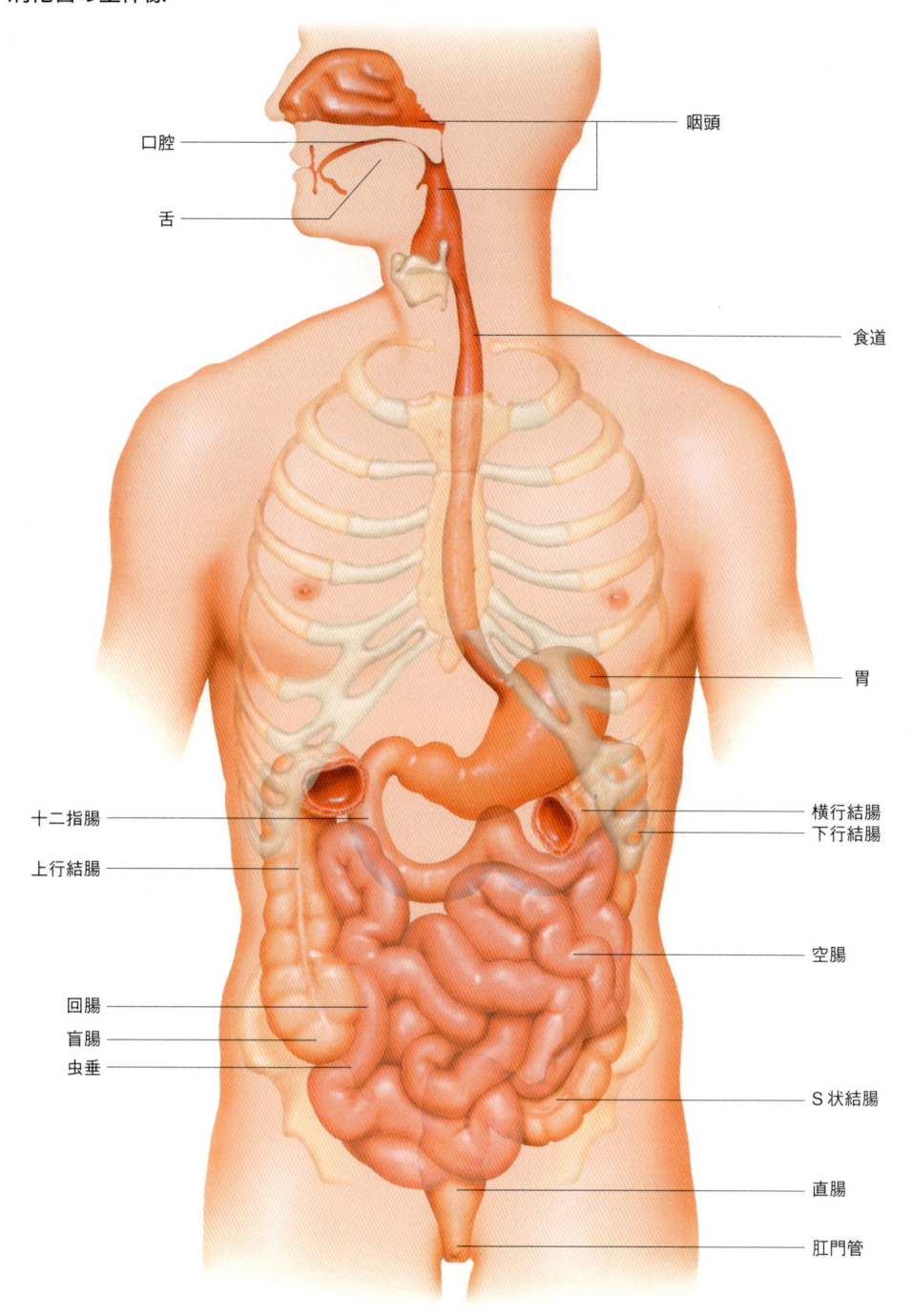

- 口腔
- 舌
- 咽頭
- 食道
- 胃
- 十二指腸
- 上行結腸
- 回腸
- 盲腸
- 虫垂
- 横行結腸
- 下行結腸
- 空腸
- S状結腸
- 直腸
- 肛門管

消化器系／消化管
発生

消化管は内胚葉由来の3つの原始腸から発生する．

上皮（実質）と間質の初期発生——原始腸

消化管の実質，すなわち裏打ち上皮やそれに由来する構造物は内胚葉から発生し，筋層や血管などの間質と腹膜構成要素は中胚葉由来である．発生の第3～4週にかけて，胚子の体が折れ曲がる過程で卵黄嚢の一部が胚子の体内に取り込まれ，胚子の頭側に前腸（foregut），尾側に後腸（hindgut）が盲管として形成される．前腸と後腸のあいだは最初，卵黄嚢に広く開いているが，やがてこの部分が卵黄嚢との連絡を絶ち，発育して中腸（midgut）となる（図2）．

原始腸の血液供給と分化

背側大動脈から3本の枝が伸び，①腹腔動脈（celiac artery），②上腸間膜動脈（superior mesenteric artery），③下腸間膜動脈（inferior mesenteric artery）がそれぞれ前腸，中腸，後腸に血液を供給する．3つの原始腸から発生する器官は表2のようになる．発生を念頭に置くと消化管の血液供給を理解しやすい．生後，これらの動脈の主な枝は図3のようになる．

（九嶋亮治，服部隆則）

●参考文献
1) Moore KL：受精卵からヒトになるまで．第4版．瀬口春道監訳．東京：医歯薬出版；1998.
2) Moore KL：ムーア人体発生学．第6版．瀬口春道監訳．東京：医歯薬出版；2001.

表2 原始腸から発生する器官

原始腸	主な血液の供給	発生器官
前腸	腹腔動脈	食道，胃，十二指腸ファーター（Vater）乳頭まで（食道から呼吸器原基が分離し，肝臓，膵臓と胆道系が十二指腸から発生する）
中腸	上腸間膜動脈	十二指腸粘膜ファーター乳頭から下部小腸，盲腸，虫垂，上行結腸，横行結腸右2/3
後腸	下腸間膜動脈	横行結腸左1/3，下行結腸，S状結腸，直腸，肛門管上部まで（泌尿・生殖器の一部も発生する）

図2 消化器系の発生と血液供給

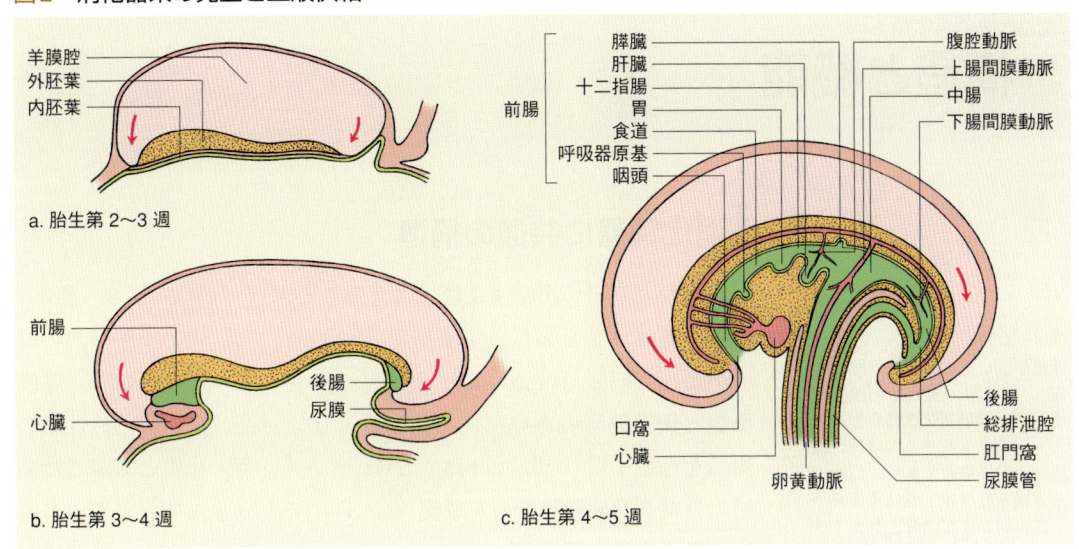

a. 胎生第2〜3週
- 羊膜腔
- 外胚葉
- 内胚葉

b. 胎生第3〜4週
- 前腸
- 心臓
- 後腸
- 尿膜

c. 胎生第4〜5週
- 前腸
  - 膵臓
  - 肝臓
  - 十二指腸
  - 胃
  - 食道
  - 呼吸器原基
  - 咽頭
- 腹腔動脈
- 上腸間膜動脈
- 中腸
- 下腸間膜動脈
- 口窩
- 心臓
- 卵黄動脈
- 後腸
- 総排泄腔
- 肛門窩
- 尿膜管

図3 消化器系の動脈の主な枝

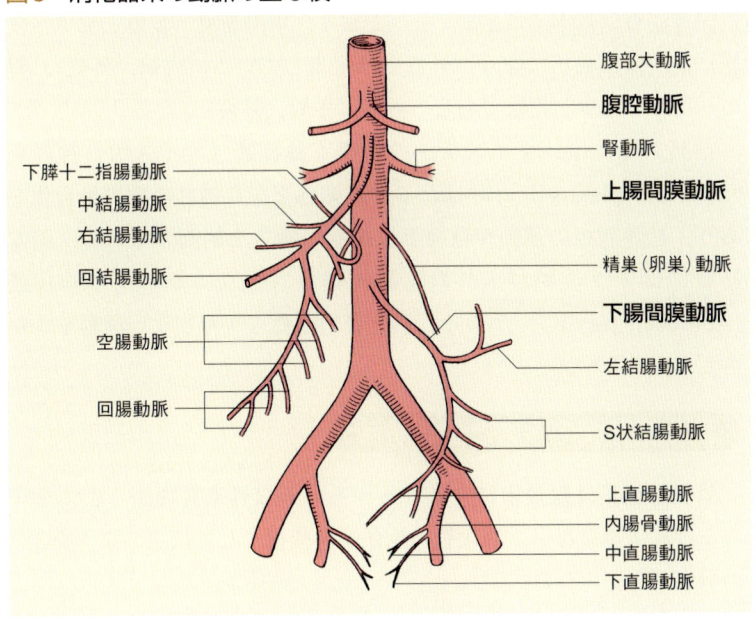

- 腹部大動脈
- **腹腔動脈**
- 腎動脈
- 下膵十二指腸動脈
- 中結腸動脈
- 右結腸動脈
- 回結腸動脈
- **上腸間膜動脈**
- 精巣（卵巣）動脈
- 空腸動脈
- **下腸間膜動脈**
- 左結腸動脈
- 回腸動脈
- S状結腸動脈
- 上直腸動脈
- 内腸骨動脈
- 中直腸動脈
- 下直腸動脈

消化器系／消化管

構造と機能

消化管壁に共通の構造

食道から直腸に至る消化管には共通した構造が認められる（図4）．消化管壁は内腔を裏打ちする粘膜（mucosa；M）[*1]と厚い筋肉の層である固有筋層（muscularis propria；MP）から形成される．粘膜筋板と固有筋層のあいだにある血管・リンパ管の発達した疎性結合組織を粘膜下層（submucosa；SM）という．胃，小腸と大腸では筋層の外側を臓側腹膜である漿膜（serosa；S）が包んでいるが，直腸の下部と食道では漿膜（腹膜）に覆われないので，それらの部位では筋層の外側の結合組織を外膜（adventitia；A）という．

固有筋層は基本的に2層になっており，平滑筋束（食道上部は横紋筋）が内側は輪状になり，外側では縦走している（内輪，外縦）．胃の筋層はもう少し複雑である（内斜，中輪，外縦）．

粘膜下層には，マイスナーの粘膜下神経叢（マイスナー神経叢〈Meissner plexus〉）と呼ばれる神経細胞を含む神経線維の集合体があり，粘膜筋板の運動や粘膜上皮細胞の働きを制御している．固有筋層にはアウエルバッハの筋間神経叢（アウエルバッハ神経叢〈Auerbach plexus〉）があり，消化管の蠕動（ぜんどう）運動をつかさどっている[*2]．

消化管粘膜の保護と生体防御

消化管粘膜は飲食物に含まれるいろいろな外来異物から生体を守らなければならない．消化管の生体防御機構としては次のような3つの機序が考えられる．

①上皮細胞が日々入れ替わっている：消化管の内腔を覆う上皮細胞には，活発に活動している上皮層の中に新たな細胞を産生するための幹細胞（stem cell）から成る増殖細胞帯（generative cell zone）が存在する．ここで上皮細胞は分裂増殖し，それぞれの器官に特異的な様式で細胞交替が起こっている．

②上皮細胞の分泌した粘液が粘膜を覆う：口腔と食道の重層扁平上皮は粘液を産生しないが，上皮下にある粘液腺から導管が開口している．胃から直腸までの円柱上皮粘膜では被覆上皮内に粘液産生細胞があり，多量の粘液を分泌する．粘液は内容物の滑りをよくするだけでなく，消化管粘膜を保護している．

[★1] **粘膜**
組織学的に上皮（または粘膜上皮），固有層（または粘膜固有層）と粘膜筋板の3成分から成る．上皮はそれぞれの臓器に特異的な実質細胞であり，口腔から食道と肛門管下部は重層扁平上皮，胃から肛門管上部までは単層円柱上皮である．上皮を支持・栄養し，毛細血管やリンパ管の豊富な疎線維組織が固有層で，多数のリンパ系細胞がみられる．粘膜筋板は平滑筋の薄い層である．

[★2] **消化管壁の神経叢**
消化管は自律神経（特に副交感神経）に調節を受けた運動を行っている．神経節細胞（ガングリオン）の集合体が消化管壁に散在しているが，粘膜下層にあるものをマイスナー神経叢と呼び，そこから節後神経線維が粘膜筋板や粘膜上皮に伸びている．また固有筋層内にはアウエルバッハ神経叢と呼ばれる神経節細胞群があり，節後神経線維を周囲の平滑筋細胞に伸ばしている．

図4 消化管壁共通の構造

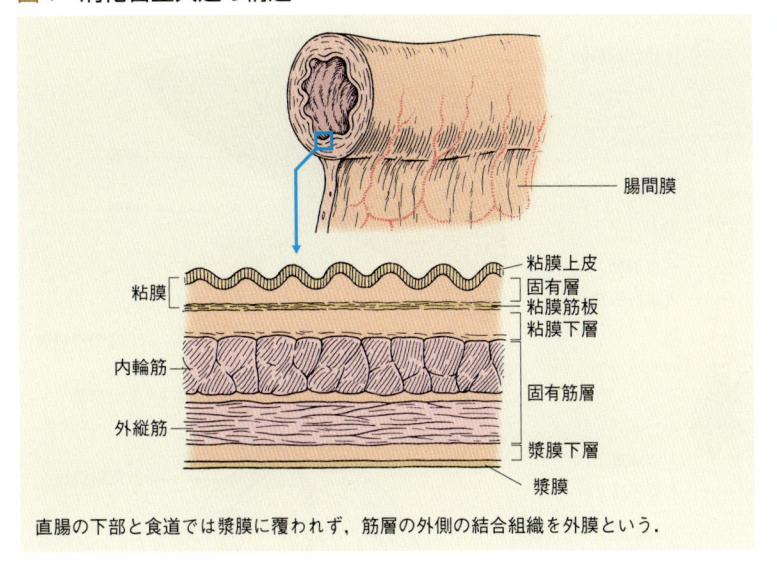

直腸の下部と食道では漿膜に覆われず，筋層の外側の結合組織を外膜という．

③特殊なリンパ装置が発達している：消化管粘膜にはT細胞（Tリンパ球）およびB細胞（Bリンパ球）とB細胞から分化した形質細胞が浸潤しており，上皮細胞を介して免疫反応が行われている．また，リンパ節でみられるのと同様の胚中心を伴うリンパ濾胞構造が粘膜上皮下に発達している部分があり，これを粘膜関連リンパ装置（mucosa-associated lymphoid tissue；MALT）という．消化管のMALTとしては，ワルダイエルの咽頭輪（Waldeyer throat ring）★3，回腸末端粘膜にあるパイエル板（Peyer patch）と虫垂が知られている．

食道

マクロ解剖

食道（esophagus）は咽頭から胃に至る長さ約25cmの筋性の管であり，後縦隔を下行し，横隔膜を正中よりやや左で貫く．

発生と血管支配

食道は前腸から発生し，下部は腹部大動脈から伸びる左胃動脈から血液の供給を受けるが，中部から上部の食道は胸部大動脈から分岐する食道動脈に支配される．静脈血は奇静脈から上大静脈と下大静脈に流れ込むが，下部食道から左胃静脈を経て門脈に流れるルートもあり，下部食道では門脈系と大静脈系が吻合を形成している（図5）．

★3 ワルダイエルの咽頭輪
咽頭リンパ組織環ともいう．口腔と鼻腔が咽頭に開く周域で，環状にリンパ組織が配列されている．

図5 食道と胃の静脈

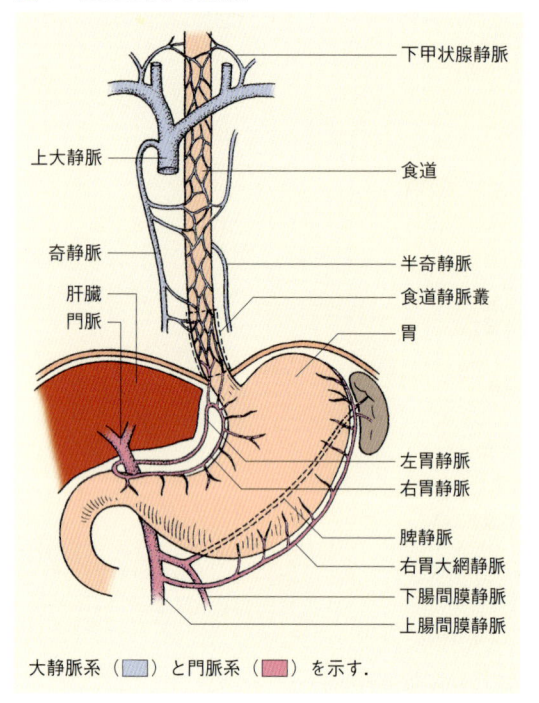

図6 直腸と肛門管の静脈

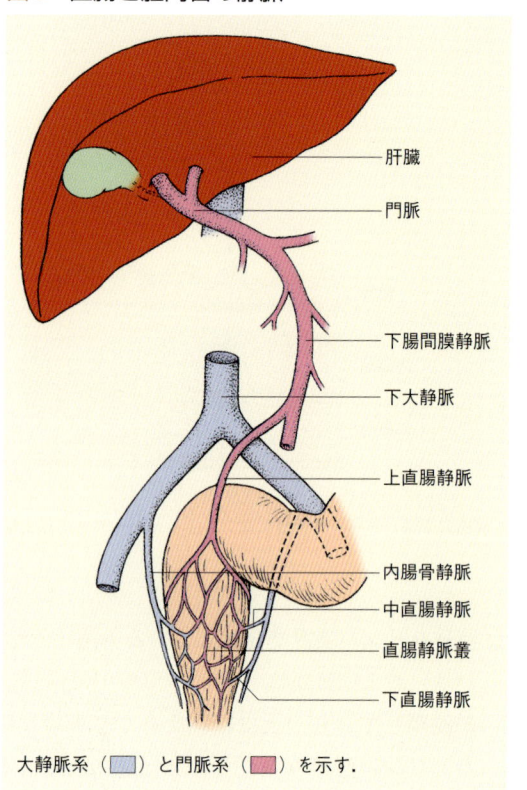

大静脈系（■）と門脈系（■）を示す．

門脈系と大静脈系

腹腔内の臓器（胃，小腸，大腸，膵臓，脾臓）から流れる静脈血は上・下腸間膜静脈，胃静脈，脾静脈などを通り門脈に集められ，肝臓へ流れ込む（門脈系）．これ以外の全身臓器の静脈血は上・下大静脈に集められ，右心房・右心室から肺動脈を経由して肺に集められる（大静脈系）．門脈系と大静脈系は食道下部（食道静脈叢），臍の周囲（臍傍静脈）と直腸（直腸静脈叢）で吻合している（図5, 6）．これらの吻合部は正常ではほとんど機能的意義をもたないが，肝硬変に伴う門脈圧亢進時には多量の血液が吻合部に流れ込む．なかでも食道粘膜下に形成される食道静脈瘤が破裂すると大量の吐血が起こり，しばしば致命的となる．

食道壁の構造

食道壁は，粘膜（上皮，固有層，筋板），粘膜下層，固有筋層と外膜から構成される．

粘膜：粘膜を覆う重層扁平上皮は，下方から基底層，有棘層と角質層に区別される．基底層には上皮の幹細胞があり，ここで分裂増殖した細胞が上方の管腔に向かって分化し，5～10日で角質層に達し

図7　食道粘膜重層扁平上皮の細胞移動様式

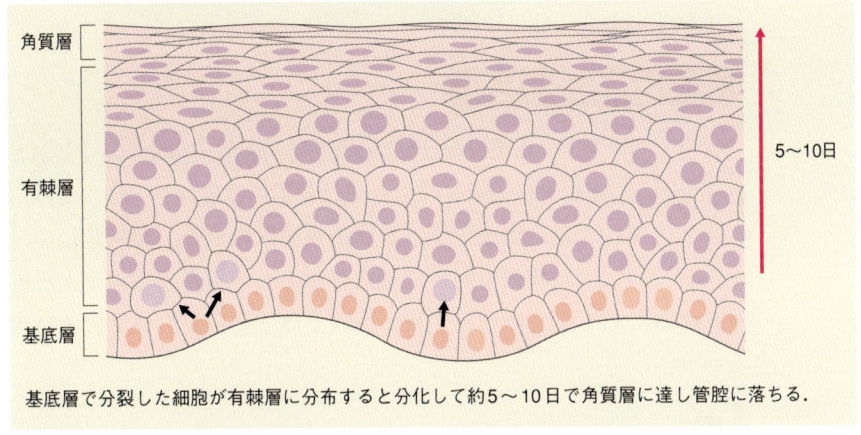

角質層
有棘層
基底層

5〜10日

基底層で分裂した細胞が有棘層に分布すると分化して約5〜10日で角質層に達し管腔に落ちる．

(服部隆則：発生・正常組織・細胞動態．飯島宗一ら編．現代病理学大系12A，消化管I．東京：中山書店；1984．p.17より改変)

図8　食道粘膜の組織像

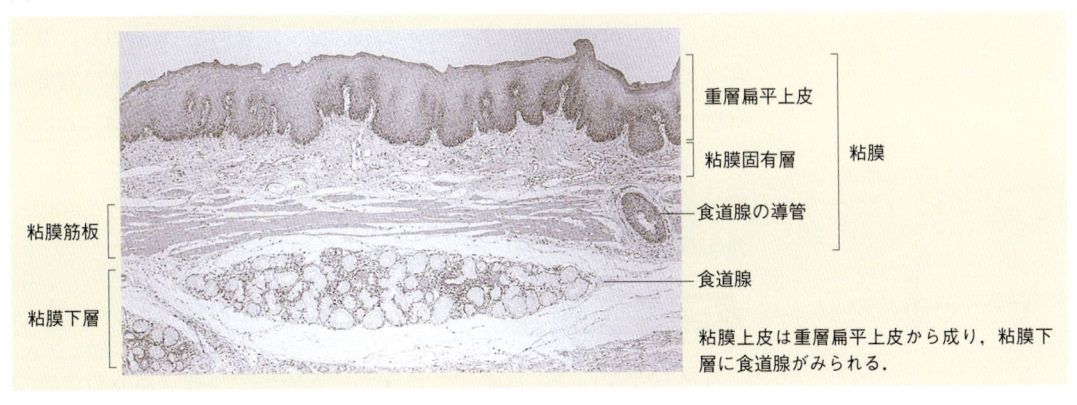

重層扁平上皮
粘膜固有層
食道腺の導管
粘膜
粘膜筋板
粘膜下層
食道腺

粘膜上皮は重層扁平上皮から成り，粘膜下層に食道腺がみられる．

剥がれ落ちる（図7）．

粘膜筋板：長軸方向に走る平滑筋から成る束である．

粘膜下層には食道腺がある：粘膜筋板と固有筋層のあいだを粘膜下層という．粘膜固有層よりは少し太い血管やリンパ管が走っている．ここにはマイスナー神経叢と食道腺がある．

　食道腺は分岐した胞状の粘液腺で粘膜下層の上部に位置し，そこから導管が粘膜筋板と粘膜固有層を貫いて食道の内腔に開口する（図8）．

固有筋層には横紋筋と平滑筋がある：固有筋層は基本的に内輪，外縦の2層から成り，筋層間にはアウエルバッハ神経叢がみられる．口側の1/4〜1/3までは横紋筋（随意筋）でできている．そこから下部は平滑筋であり，移行部では混在している．

外膜は後縦隔と連続する：食道は腹腔臓器のように外側を漿膜で包

まれることはなく，固有筋層の外面は，外膜という疎性結合組織に包まれている．これは後縦隔の結合組織の一部といえる．

食道胃接合部の粘膜

食道と胃の境界（食道胃接合部〈esophago-gastric junction；EGJ〉，esophago-cardiac junction〈ECJ〉）では粘膜の重層扁平上皮が突然円柱上皮に変化する．肉眼で見ると食道粘膜は白いが，胃粘膜は赤みを帯びている．粘膜固有層には粘液腺があり，食道重層扁平上皮直下にあるものを食道噴門腺，胃の円柱上皮下にあるものを胃噴門腺という．

胃

マクロ解剖

胃（stomach）は筋肉性の袋状臓器で，入口の狭くなったところを噴門，出口を幽門という．マクロ的に胃は，噴門部（cardia），穹窿部または胃底部（fornix），胃体部（body, corpus），幽門前庭部（pyloric antrum）に区分される．短いほうの縁を小彎（lesser curvature），長く膨らんだ側の縁を大彎（greater curvature）という．小彎に沿って上から2/3ほどにある折れ曲がった部位を胃角（angle，角切痕）という（図9）．

発生と血管支配

胃は食道と同様，前腸から発生し，大動脈から伸びる腹腔動脈の枝から栄養を受け，静脈血は門脈に流入し肝臓へ向かう（図5）．

胃壁の構造と機能

胃壁は，粘膜（上皮，固有層，筋板），粘膜下層，固有筋層と漿膜から構成される．粘膜筋板と固有筋層は平滑筋でつくられている．

胃の固有筋層は3層である：胃の固有筋層は食道や腸に比べて厚く，内斜，中輪，外縦の3層から構成されており，複雑な運動ができるようになっている．筋層間にはアウエルバッハ神経叢がある．

胃粘膜には3つの領域がある：胃粘膜上皮の腺（胃腺）はその部位と構成から3つに分けられる．マクロ的な位置関係は表3のようになる．

なお，噴門腺と幽門腺は同じ種類の粘液腺であり，粘膜の構造もよく似ている．

胃粘膜上皮細胞は多彩で，粘液，消化液やホルモンを分泌する：胃粘膜は，表層粘液細胞といわれる中性粘液の豊富な単層の円柱上皮

図9 胃・十二指腸の各部の名称

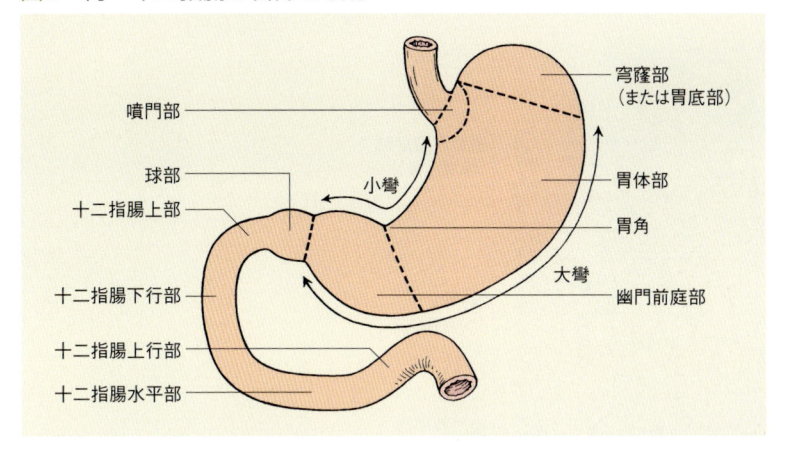

表3 胃腺の種類と胃粘膜の領域

胃腺の種類	マクロ的な領域
噴門腺粘膜	噴門部
胃底腺粘膜	穹窿部（胃底部） 胃体部
幽門腺粘膜	幽門前庭部

図10 胃底腺粘膜の組織像

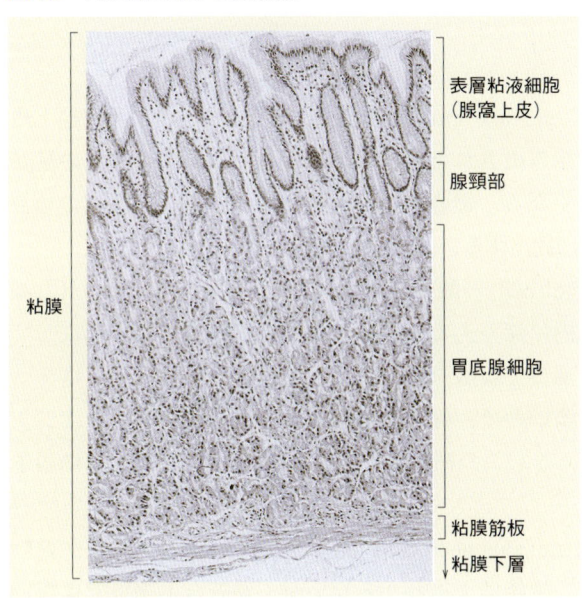

細胞に覆われている．胃粘膜には胃小窩または胃腺窩（foveola, gastric pit）と呼ばれる多数の陥凹部がある．表層粘液細胞はどの領域でも同じ形態であるが，腺窩の下部を構成する細胞の種類が胃底腺粘膜（図10）と幽門腺（噴門腺）粘膜（図11）で異なる．

上皮細胞は腺頸部の幹細胞（増殖細胞）から生み出される：胃粘膜上皮細胞は腺頸部にある未分化な幹細胞が分裂増殖することによって生み出されている（図11）．表層粘液細胞は腺頸部から約3日で粘膜表層に達し，剥がれ落ちる．また，ここから下方に向かって，胃底腺，幽門腺（噴門腺）の粘液腺細胞や内分泌細胞が生み出されるのである．胃底腺細胞で約3か月，幽門腺細胞では約半月で腺底部に

図11　幽門腺粘膜の組織像

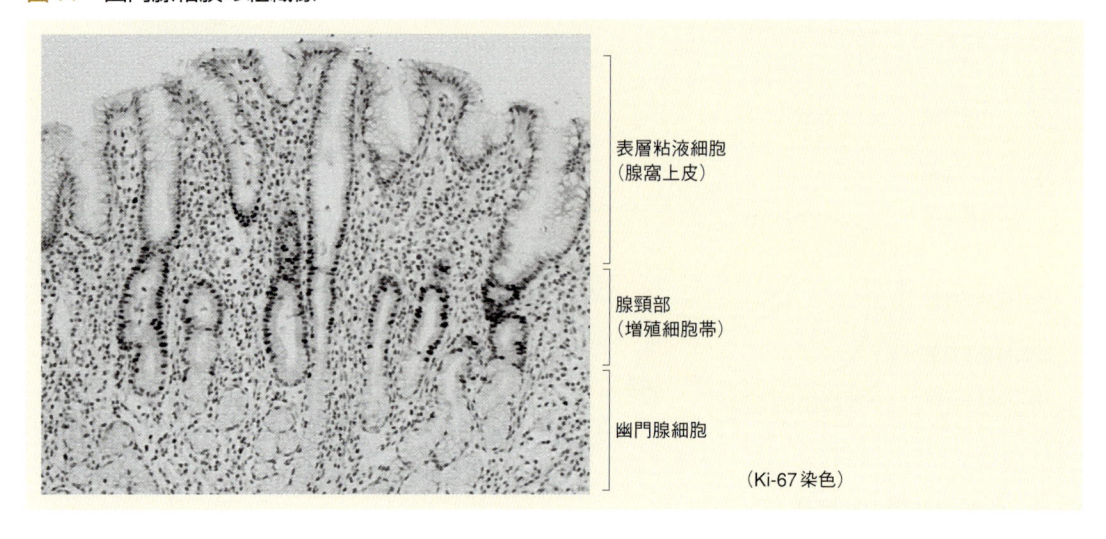

表層粘液細胞
（腺窩上皮）

腺頸部
（増殖細胞帯）

幽門腺細胞

（Ki-67染色）

達する（図12）．

①表層粘液細胞（surface mucous cell）：粘液で満たされた円柱上皮で，腺頸部で生み出された後，表層に近づくにつれて粘液の量が増え，背が高くなる．細胞が剝がれ落ちることにより多量の粘液を胃粘膜表層に放出する．

②壁細胞（parietal cell）―酸分泌細胞（図13）：微絨毛で覆われた細胞表面が細胞内に深く入るようにして細胞内分泌細管を形成しており，ここを通って塩酸（胃酸）が分泌される．細胞質にはミトコンドリアが多いので，好酸性が強くヘマトキシリン・エオジン染色で赤く見える．この細胞はビタミンB_{12}の吸収に必要な内因子も分泌する．

③頸部粘液細胞（mucous neck cell，副細胞）：粘液とペプシノゲン★4をもつ細胞で，機能はよくわからないが，幼若な主細胞ではないかと考えられている．

④主細胞（chief cell）：ペプシノゲンを含んだ顆粒を細胞質にもっている．ペプシノゲンが腺腔に分泌されると，胃酸によって活性のあるペプシンに変化する．

⑤粘液腺細胞―噴門腺（cardiac gland）と幽門腺（pyloric gland）：噴門腺粘膜と幽門腺粘膜の深部には分岐状の粘液腺があり，粘液とペプシノゲンをもつ細胞から構成されている．これらの細胞が分泌する粘液と表層粘液細胞から放出される粘液が胃粘膜を覆っており，食物を滑らかに流すだけでなく，胃粘膜自身を酸と消化酵素から守っている．

⑥内分泌細胞（endocrine cell）：セロトニンやソマトスタチンを分泌する細胞が噴門腺，胃底腺と幽門腺粘膜に存在する．ガストリン

★4　ペプシノゲンとペプシン

胃に流入した食物は壁細胞から分泌される塩酸と，蛋白分解酵素の一つであるペプシンにより消化される．ペプシノゲンはペプシンの前駆体で，胃腺の細胞から管腔へ分泌された後に塩酸の作用で活性のあるペプシンに変化する．ペプシノゲンにはⅠ型とⅡ型があり，Ⅰ型は頸部粘液細胞と主細胞に存在し，Ⅱ型は頸部粘液細胞，主細胞だけでなく幽門腺細胞にも認められる．

図12 胃底腺の細胞移動様式の模式図

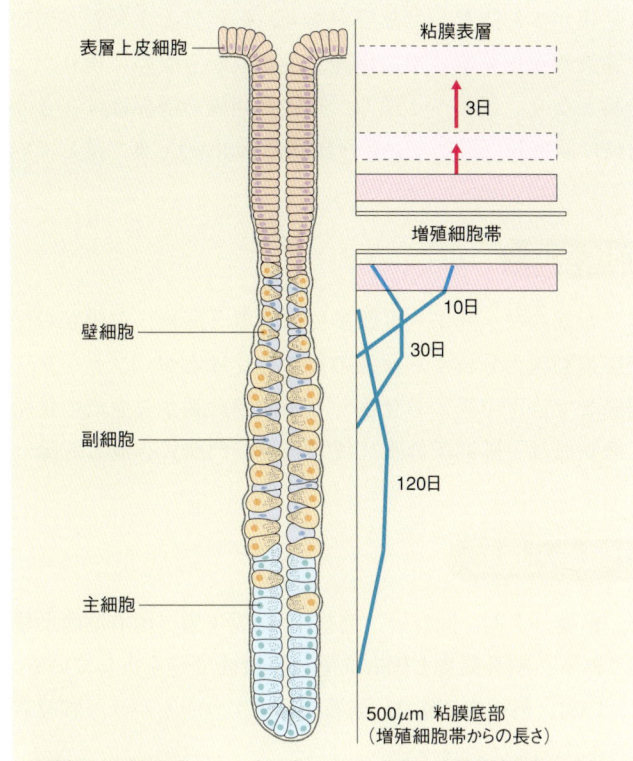

表層上皮細胞
壁細胞
副細胞
主細胞

粘膜表層
3日
増殖細胞帯
10日
30日
120日
500μm 粘膜底部
（増殖細胞帯からの長さ）

腺頸部の増殖細胞帯から上方に向かって，細胞は表層粘液細胞に分化して規則正しく移動していく（→）．腺の細胞は10〜120日かけて下方にばらついて分布する．

（服部隆則：発生・正常組織・細胞動態．飯島宗一ら編．現代病理学大系 12A，消化管I．東京：中山書店；1984．p.24より改変．）

図13 壁細胞の電顕像

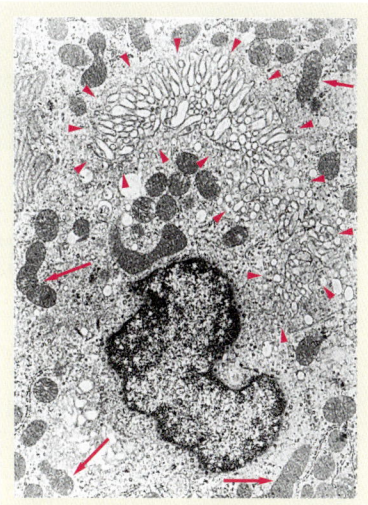

細胞内分泌細管（▶で囲まれた部分）と数多くのミトコンドリア（→）が特徴である．

を分泌する細胞は幽門腺粘膜に認められ，ガストリンには壁細胞の酸分泌を調節する働きがある★5（消化管ホルモンについては"内分泌系"〈p.250〉を参照されたい）．

小腸

唾液，胃酸とペプシンである程度消化された食物が胃から小腸（small intestine）に流れ込んでくる．小腸では胆汁と膵液が加わってさらに消化が進み，分解された蛋白質，糖や脂肪が腸管壁から吸収される．

マクロ解剖

小腸は，十二指腸（duodenum），空腸（jejunum），回腸（ileum）の3つに区分される．十二指腸は，胃の幽門から始まる20〜25cmほどのC字状の管で後腹膜腔にあり，上部，下行部，水平部と上行部の4つに区分される（図9）．上部のうち，はじめの2cmほどの膨ん

★5 消化管内分泌細胞
消化管上皮にはホルモンを血中に分泌する内分泌細胞が散在している．ガストリンは壁細胞による塩酸の分泌を促進し，ソマトスタチンはその作用を抑制する．またセロトニンには平滑筋収縮と粘液分泌促進作用がある．

だ部分を球部という．下行部にはファーター乳頭（大十二指腸乳頭）と呼ばれる粘膜が少し隆起した部分があり，総胆管と主膵管が開口し，胆汁と膵液が流出する．十二指腸が後腹膜から腹腔に現れたところから空腸となり，回腸へと続く．空腸と回腸の境界ははっきりしない．回腸は回盲弁（バウヒン弁〈Bauhin valve〉）まで達している．

発生と血管支配

十二指腸下行部のファーター乳頭までは，胃と同様，前腸から発生するので腹腔動脈の分枝から血液の供給を受けるが，ファーター乳頭から回腸までは，中腸から発生し上腸間膜動脈から血液の供給を受ける．静脈血は上腸間膜静脈に流れ込み，門脈に合流し肝臓へ向かう．

小腸壁の構造と機能

小腸壁は，粘膜（上皮，固有層，筋板），粘膜下層，固有筋層と漿膜から構成される．粘膜筋板と固有筋層は平滑筋でつくられている．固有筋層は，内輪，外縦の2層で，筋層間にはアウエルバッハ神経叢がみられる．

小腸粘膜は輪状ヒダと絨毛が発達している：分解された食物を効率よく吸収するために，小腸粘膜の表面積を広くする構造がみられる．粘膜から粘膜下層が小腸内腔に突出して多数の輪状のヒダ（襞）を形成しており（図14），ヒダを拡大してみると，先の尖った絨毛が発達している．ヒダと絨毛の構造は空腸で最もよく発達しており，回腸末端に近づくにつれてそれらの背は低くなる．

小腸の粘膜上皮は絨毛と陰窩から成る：小腸粘膜上皮は絨毛と陰窩に区分され，陰窩の下部に幹細胞（増殖細胞帯）があって，細胞をつくり出している．増殖細胞帯で分裂増殖した細胞は，約2日で絨毛の先端に達し，小腸内腔に剥がれ落ちる（図15）．

小腸の粘膜には多数の吸収上皮細胞がある：小腸の粘膜上皮には，分解された食物を吸収する吸収上皮細胞が非常に多い．また，粘液を分泌する杯細胞がみられ，陰窩の底部にはパネート細胞がみられる．

①吸収上皮細胞（absorptive cell）：背の高い円柱上皮細胞で，表面には多数の微絨毛が発達し，縁取りのようにみえる（刷子縁）．刷子縁はアルカリホスファターゼやいくつかの蛋白分解酵素など，消化吸収に重要な酵素の豊富な糖蛋白に覆われている．

②杯細胞（goblet cell）：ワイングラスのような形をした細胞で，多数の粘液小球を含んでおり，酸性粘液を分泌する．

図14 小腸粘膜の構造

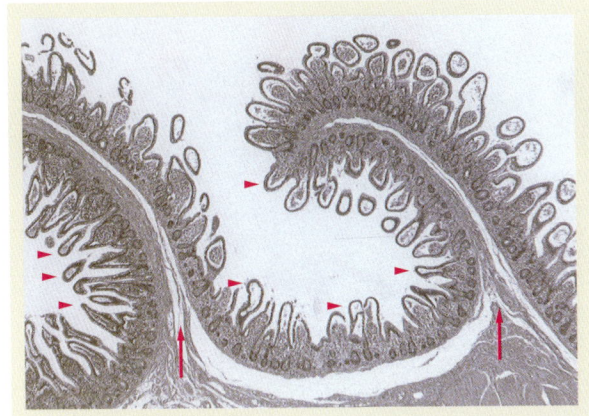

輪状ヒダ（→）と絨毛構造（▶）を示す．

図15 小腸粘膜の細胞移動様式の模式図

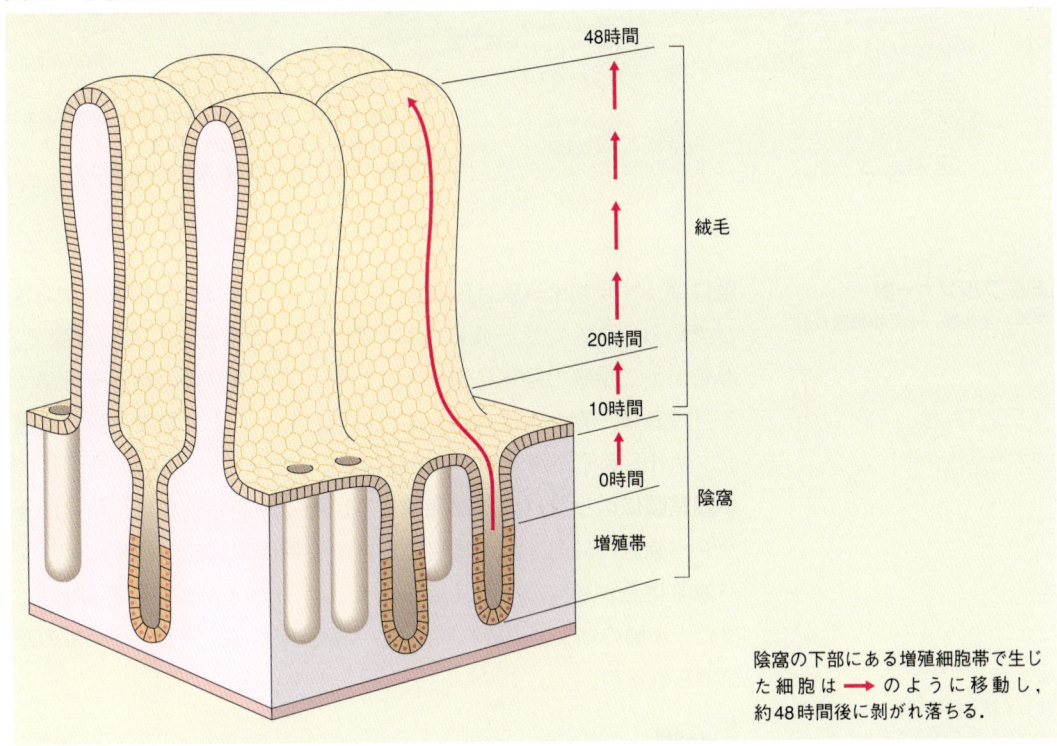

48時間
絨毛
20時間
10時間
0時間
陰窩
増殖帯

陰窩の下部にある増殖細胞帯で生じた細胞は→のように移動し，約48時間後に剝がれ落ちる．

（服部隆則：発生・正常組織・細胞動態．飯島宗一ら編．現代病理学大系12A, 消化管I．東京：中山書店；1984. p.32より改変．）

③パネート細胞（Paneth cell）：小腸の陰窩の底部には，赤い顆粒をもつパネート細胞がみられる．その働きはよくわかっていないが，小腸の粘膜を防御する物質を分泌するといわれている．

④内分泌細胞（endocrine cell）：セロトニンやソマトスタチンなどのホルモンを分泌する細胞で，陰窩によくみられるが絨毛上にも分布している．

十二指腸には粘液腺があるが，空腸と回腸にはない（図16）：十二指

図16　十二指腸粘膜の組織像

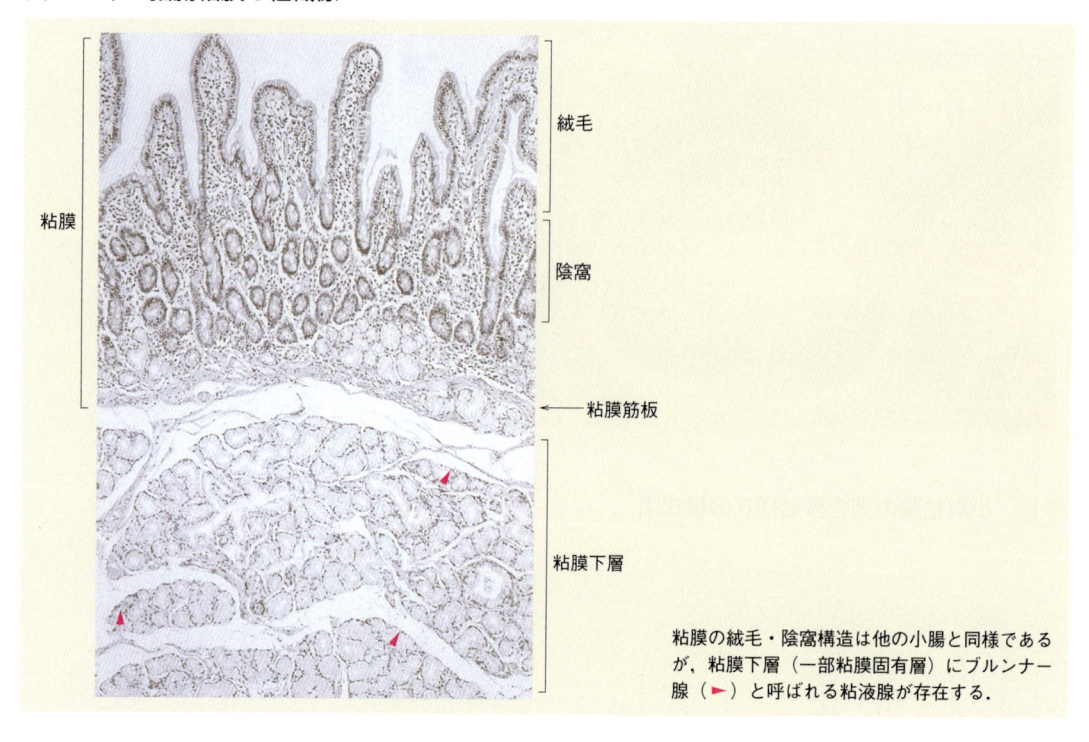

粘膜／絨毛／陰窩／粘膜筋板／粘膜下層

粘膜の絨毛・陰窩構造は他の小腸と同様であるが，粘膜下層（一部粘膜固有層）にブルンナー腺（►）と呼ばれる粘液腺が存在する．

★6　ブルンナー腺
ブルンネル腺，十二指腸腺ともいう．

腸には，ブルンナー腺（Brunner gland）★6と呼ばれる粘液腺が発達している．ブルンナー腺は主に粘膜下層にある分枝した粘液腺で，導管が十二指腸の陰窩に開口しており，アルカリ性の粘液を分泌する．これは，胃から流れ込む酸性の内容物から十二指腸粘膜を保護し，胆汁と膵液が働きやすい環境にすると考えられている．

小腸粘膜にはリンパ装置が発達している：小腸粘膜には，粘膜関連リンパ装置（MALT）が発達している．回腸末端部の粘膜にはリンパ濾胞構造が多くみられるところがあり，パイエル板と呼ばれる．また，小腸の粘膜上皮細胞間には，T細胞が数多く浸潤しているのが認められる★7．

★7
詳しくは"循環器系/リンパ系"（p.105）を参照されたい．

大腸

大腸（large intestine）は，回腸から回盲弁（バウヒン弁）を通過して大腸に流入した液状の小腸内容物から水分と塩類を再吸収し，肛門へと運搬する器官である．

マクロ解剖

大腸は盲腸（cecum），上行結腸（ascending colon），下行結腸（descending colon），S状結腸（sigmoid colon）と直腸（rectum）の5つに区分される（図1）．盲腸には虫垂が付属している．上行結腸か

図17　大腸粘膜の組織像

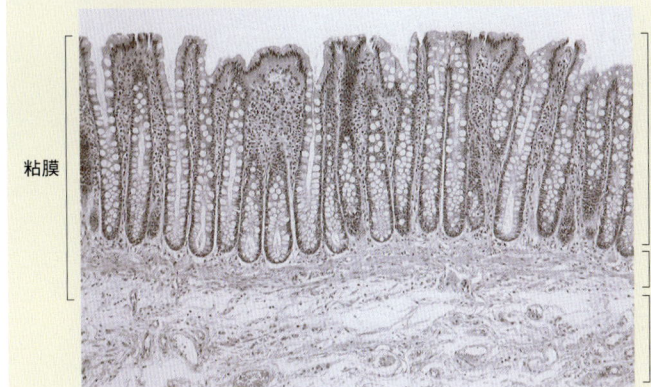

粘膜
粘膜上皮と粘膜固有層
粘膜筋板
粘膜下層

粘膜は平坦，陰窩は直線的で，粘液の豊富な杯細胞が目立つ．

ら横行結腸，横行結腸から下行結腸に移行する部分をそれぞれ肝彎曲，脾彎曲という．

発生と血管支配

　盲腸，虫垂，上行結腸と横行結腸の近位部2/3は中腸から発生するので上腸間膜動脈から血液の供給を受けるが，横行結腸の遠位部1/3から直腸までは後腸からの発生であり，下腸間膜動脈の支配を受ける．静脈血も中腸から発生する部分は上腸間膜静脈へ，後腸から発生する部分は下腸間膜静脈に流れ込み，いずれも門脈となって肝臓へ向かう．

大腸壁の構造と機能

　大腸壁は粘膜，粘膜筋板，粘膜下層，固有筋層と漿膜から構成され，粘膜筋板と固有筋層は平滑筋でつくられている．固有筋層は，内輪，外縦の2層であり，筋層間にはアウエルバッハ神経叢が発達している．直腸の下部は腹膜に覆われないので，固有筋層の外側は外膜である．

大腸粘膜にはヒダや絨毛はなく平坦である（図17）：大腸粘膜上皮細胞は直線状の腺管（陰窩）をつくり，小腸のような絨毛構造を示さない．陰窩の下部に幹細胞（増殖細胞帯）があって，そこから吸収上皮細胞，粘液を分泌する杯細胞がつくり出され，管腔に向かって上方に移動し，約4日で剥がれ落ちる．吸収上皮細胞は背の高い円柱上皮細胞で，表面には微絨毛が発達し，水分と塩類を再吸収しているが，刷子縁酵素はなく，小腸のような消化分解の働きはない．ホルモンをもつ内分泌細胞も幹細胞から生まれ，陰窩内に少数認められる．小腸に近い盲腸粘膜では，パネート細胞もみられる．

虫垂の構造は大腸に似ている：虫垂は盲腸から突出する盲端に終わ

図18　肛門管の構造

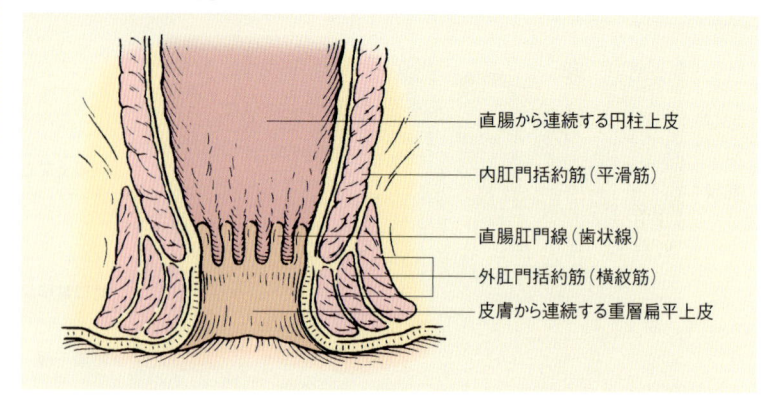

- 直腸から連続する円柱上皮
- 内肛門括約筋（平滑筋）
- 直腸肛門線（歯状線）
- 外肛門括約筋（横紋筋）
- 皮膚から連続する重層扁平上皮

表4　肛門括約筋の種類

名称	領域	筋の種類
内肛門括約筋	肛門管の上2/3	平滑筋（不随意筋）で直腸の輪状筋に連続
外肛門括約筋	肛門管の下2/3	横紋筋（随意筋）で恥骨直腸筋に連続

る管状物で，長さ数cm，直径は数mmほどである．粘膜，粘膜筋板，粘膜下層，固有筋層と漿膜から構成される．粘膜上皮では大腸と同様，杯細胞と吸収上皮細胞が直線状の腺管をつくっており，陰窩の底部にはパネート細胞が少数みられる．粘膜には胚中心を伴うリンパ濾胞構造が発達し，特に小児の虫垂に多くみられる．筋層は内輪，外縦の2層構造である．

肛門管

直腸は骨盤底で終了するが，皮膚に連続する肛門（anus）までのあいだを肛門管（anal canal）という．

マクロ解剖

肛門管は約3cmの長さで，上部は直腸に連続する粘膜に覆われ，直腸肛門線（歯状線または櫛状線ともいう）を経て肛門に移行する．

発生と血管支配

直腸肛門線は内胚葉と外胚葉の継ぎ目である：肛門管は発生学的に内胚葉と外胚葉の継ぎ目であり，粘膜，筋層，血管などの構造が少し複雑になっている．上部から中部は直腸と同様で下腸間膜動脈に由来する上直腸動脈から血液の供給を受けるが，中部から下部は内腸骨動脈に由来する中直腸動脈と下直腸動脈から血液が流れ込む．

直腸静脈叢─門脈系と大静脈系の吻合：静脈系は門脈系と大静脈系が吻合して直腸静脈叢を形成しており，痔核の成因の一つとなる[★8]．

★8
門脈圧亢進が起こると，直腸周辺に静脈血がうっ滞し，しばしば痔疾が重症化する．

直腸から肛門管の直腸肛門線より上部の血流は上直腸静脈と中直腸静脈に流れるが，これより下部の血液は下直腸静脈に流れる．このうち上直腸静脈の血流は下腸間膜静脈と門脈を経て肝臓に向かう（図6）．

肛門管の構造と機能

直腸肛門線より上部は直腸と同様の粘膜上皮で覆われ，粘膜，粘膜筋板，粘膜下層と筋層の各層がみられる．下部では皮膚表皮と同様の重層扁平上皮に覆われ，粘膜筋板はみられない．

筋層には不随意筋と随意筋の2種類があり排便をうまくコントロールしている（図18，表4）．

（九嶋亮治，服部隆則）

● 参考文献
1) 伊藤　隆ら：改訂　解剖学講義．第2版．東京：南山堂；2001．
2) Kerr JB：カラーアトラス機能組織学．藤本豊士ら訳．東京：南江堂；2001．
3) Young B, et al：機能を中心とした図説組織学．山田英智監訳．東京：医学書院；2001．
4) 服部隆則：発生・正常組織・細胞動態．飯島宗一ら編．現代病理学大系12A，消化管I．東京：中山書店；1982．p.9-40．

肝臓・胆路

消化器系

肝臓（liver）は十二指腸の外分泌腺として発達した臓器で，胆汁を分泌する．胆汁は食物中の脂肪をミセル化することによって膵消化酵素の働きを助ける[★1]．胆汁の排泄通路が胆管である．胆管の途中には胆嚢があり，胆汁の濃縮・貯蔵が行われる．

肝臓には，消化管で吸収された栄養素を含む門脈血が流入する．肝臓はこの栄養素を取り込んで貯蔵したり，身体の構成成分に合成し直して血中に放出したりする．さらに，血中の有害物質を無毒化して体外に排泄する解毒機能を併せもつ．

このように，肝臓は血液成分を介して全身の内部環境を調節しており，その機能状態は血液生化学検査によって知ることができる[★2]．

（金田研司）

★1
詳しくは"肝臓・胆路/構造と機能"の"胆汁の生成と分泌"の項（p.151）を参照されたい．

★2
劇症肝炎，肝硬変末期，癌の浸潤などによって肝機能が大幅に損なわれると，代謝に悪影響が出るのに加え，有害物質の処理が十分にできなくなり，重症の黄疸を引き起こしたり，血中アンモニア値が上昇し，脳に影響して肝性昏睡に陥り，死に至る．

消化器系／肝臓・胆路

発生

肝臓（図19）

　胎生第3週に肝臓の原基である肝芽が十二指腸腹壁に生じる．肝芽は，腹側腸間膜に向かって伸び，胸腔と腹腔を境する横中隔に進入する．横中隔では卵黄嚢静脈[★1]が血管叢をつくっている．第4週に肝芽は幅広い上皮板となって横中隔の血管叢とからみ合い，類洞網を形成する．肝臓が発育して大きくなり卵黄嚢静脈が中断されると，類洞が流入血管（門脈）と流出血管（肝静脈）とをつなぐようになる．門脈と肝静脈は互いに入り組むように接近して，肝実質が肝小葉（hepatic lobule）に分画される[★2]．肝小葉の数は徐々に増加し，胎生後期には数千個になる．第5週には，それまで肝臓の両側を走っていた臍静脈から枝が伸びて類洞とつながり，栄養に富んだ胎盤からの血液が肝臓に流入するようになると，これが肝循環の主役をになうようになる．

　横中隔の中にできた肝臓原基は第6週以降には腹腔内に向かって膨隆し，前腹壁と肝臓のあいだに張る腹膜が肝鎌状間膜に，胃と肝臓のあいだに張る腹膜が小網となる．その結果，肝臓は一部で横隔膜と直接つながる（無漿膜野）ものの，大部分は腹腔内にあって腹膜に包まれ，それに連続した肝鎌状間膜と小網でそれぞれ前腹壁と胃につながることになる．肝臓は豊富な血液供給を受けて，さらに背側，腹側および尾側方向に急速に発育する．第8週になって右臍静脈が細くなり，やがて消えると，胎盤からの血液はすべて左臍静脈を経て肝臓に流入する．胎盤の形成が進んで臍静脈の血流量が増加すると，類洞のバイパスとして，肝臓の外に太い静脈管ができる．このように左臍静脈と静脈管は胎盤からの血液を心臓に運ぶが，生後胎盤循環が止むと閉塞し，それぞれ肝円索と静脈管索となって残る．この結果，肝臓はもっぱら腸管からの血液を集める門脈（1対の卵黄嚢静脈が1本に改築される）の血流を受けることになる．肝細胞は胎生期から機能し始め，糖新生は第12〜14週から，胆汁産生は第12週ごろから始まる．

胆路

　肝芽の尾側部から胆嚢と胆嚢管ができ，肝芽の茎部は肝外胆管となる．第7週に十二指腸が長軸のまわりにねじれると，それに伴って

[★1] 卵黄嚢静脈
胎生早期には卵黄嚢の血島からの血液を運んでいたのが，やがて卵黄嚢が退縮して腸管が形成されるに伴い，腸管からの血液を心臓に運ぶようになる．

[★2]
肝臓の構造については，次項"肝臓・胆路／構造と機能"（p.142）を参照されたい．

図19 肝臓の発生

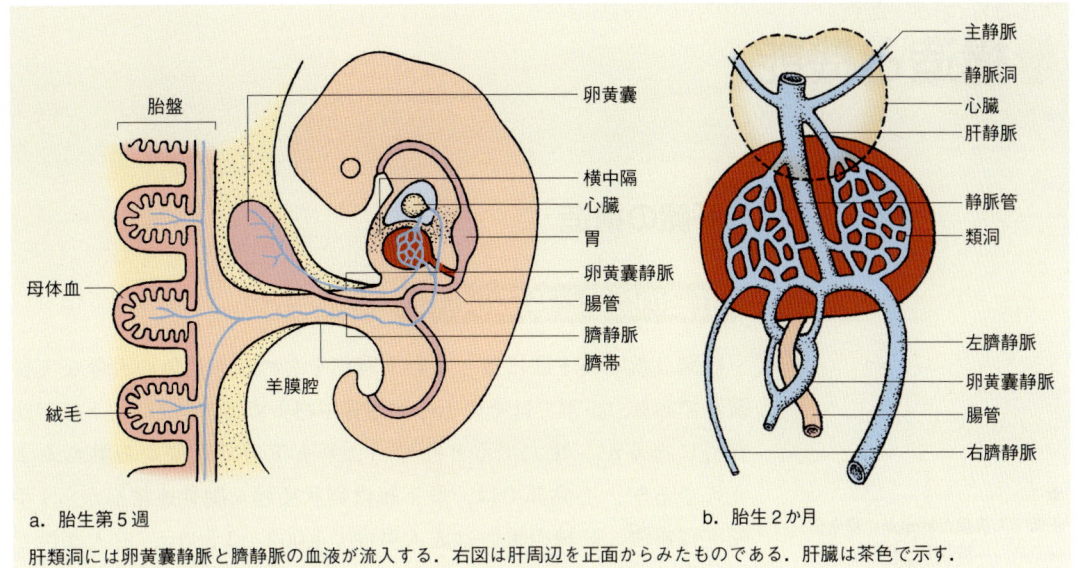

a. 胎生第5週

b. 胎生2か月

肝類洞には卵黄嚢静脈と臍静脈の血液が流入する．右図は肝周辺を正面からみたものである．肝臓は茶色で示す．

肝外胆管が十二指腸の背側に移る．胆管の内腔は発生途上に細胞の遊走によって一時的に閉鎖するが，第5〜6週に再開通する★3．第9〜10週にグリソン鞘（Glisson sheath）★4に面する肝細胞が胆管細胞に変化して肝内胆管が形成される．肝内胆管の形成は大きなグリソン鞘から小さなものに向かって進行するが，出生時までには完了せず，そのため胎生期の胎盤からの胆汁排泄は重要な意味をもつ．肝内胆管の形成が妨げられると，肝内胆道閉鎖を生じる．

肝造血

肝臓は胎生期造血の場でもある．第6週から卵黄嚢の造血細胞が肝臓に遊走することによって肝造血が始まり，第12週までに卵黄嚢造血に完全に取って代わる．はじめは主に赤芽球系の造血であるが，後に顆粒球，血小板，単球もつくられる．活発な造血機能を反映して肝重量は体重の約10％を占めるまでになる．胎生5か月に骨髄で造血が始まると，肝臓の造血巣は次第に消えていき，出生時には肝重量の体重への比率は約5％にまで減少する．肝造血は出生後数週以内に終了する★5．

（金田研司）

★3
胆管の再開通がうまく行われないと，肝外胆道閉鎖が起こる[1]．

★4 グリソン鞘
門脈管，肝門管ともいう．

★5
出生後でも，骨髄の造血機能が極端に損なわれると，肝臓や脾臓で髄外造血が起こる．

● 文献
1) Sadler TW：ラングマン人体発生学．安田峯生ら訳．東京：医学書院MYW；1996．

消化器系／肝臓・胆路
構造と機能

肝臓の構造

肝臓の位置と各部の名称 （図20，21）

　肝臓は横隔膜下面に接して右上腹部を占める赤褐色の大きな実質臓器である．正常ではその上縁が鎖骨中線上で第5肋間に，下縁が肋骨弓にあるが，腫大すると肋骨弓よりも下方で腹壁から触れるようになる[★1]．心窩部では，肝下縁は剣状突起・胸骨連結部から1手幅下にある．肝臓の重さは成人男性で1,000～1,300g，成人女性で900～1,000gで，体重の1/45～1/50に相当する[★2]．

　肝臓は一部で横隔膜と直につながる（無漿膜野）が，それ以外の部位は臓側腹膜で包まれる．臓側腹膜から壁側腹膜への折り返しヒダが肝鎌状間膜であり，その付着部によって，肝臓は解剖学的左葉と右葉に区分される（図22a）．肝鎌状間膜の下縁には臍静脈の遺残である肝円索が含まれ，これに沿って走る臍傍静脈は門脈と臍周囲の静脈を結び，門脈圧亢進時には側副血行路として働く．右葉にはさらに方形葉と尾状葉が存在し，成人では左葉の約6倍の大きさである．

　肝下面にはH字形の溝があり，中央を横に走る溝が肝門で，門脈，肝動脈，胆管がここから進入する．左の縦溝には肝円索と静脈管索が，右の縦溝の前部には胆嚢が，後部には下大静脈がはまり込む．肝門と胃は小網でつながり，小網右縁をなす肝十二指腸間膜内を門脈，肝動脈と胆管が通る．肝右葉後面には腎が接し，両者のあいだには腹膜の折り返しにより肝腎陥凹が形成される[★3]．

肝臓の血管系と肝循環

　肝臓には門脈と肝動脈の2つの血管が進入する（図21）．両血管とも肝門で左右2枝に分かれ，その分布域によって機能的左葉・右葉が区分される（図22b）．その境界線は肝鎌状間膜より3～4cm右にあり，解剖学的左葉・右葉とは一致しないことに注意しなければならない．両葉はさらにいくつかの肝区域に分けられ，この区分は肝部分切除に際して重要となる（本シリーズ第5巻『肝・胆・膵疾患』参照）．門脈は葉間門脈，区域門脈，小葉間門脈と順次枝分かれしていく．小葉間門脈からは並列的に何本かの導入小静脈が出て，直ちに類洞につながる（図23）．類洞は中心静脈に収束し，小葉下静脈とな

[★1] 正常でも腹壁が軟らかい場合にはしばしば触れる．

[★2] 小児では成人に比べて腹部が膨らんで突出している．これは，体重に比べて肝臓（特に左葉）が大きいためである．

[★3] 肝腎陥凹
長期臥床位の患者では，ここに腹腔滲出液や感染によって生じた膿がたまりやすい．

図20　肝臓の位置

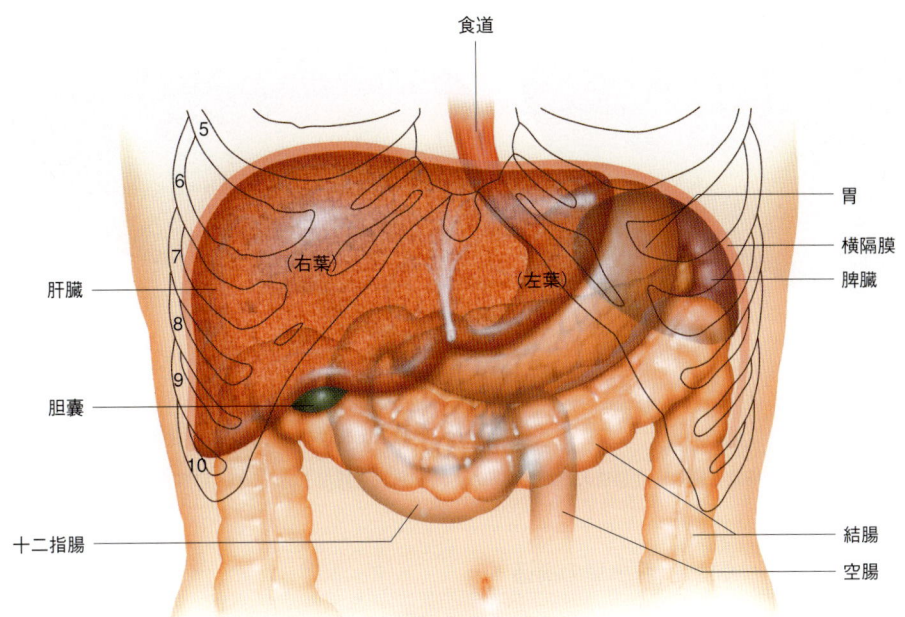

肝下面は食道，胃，十二指腸，横行結腸，および腎・副腎に接する．

図21　肝臓への流入血管

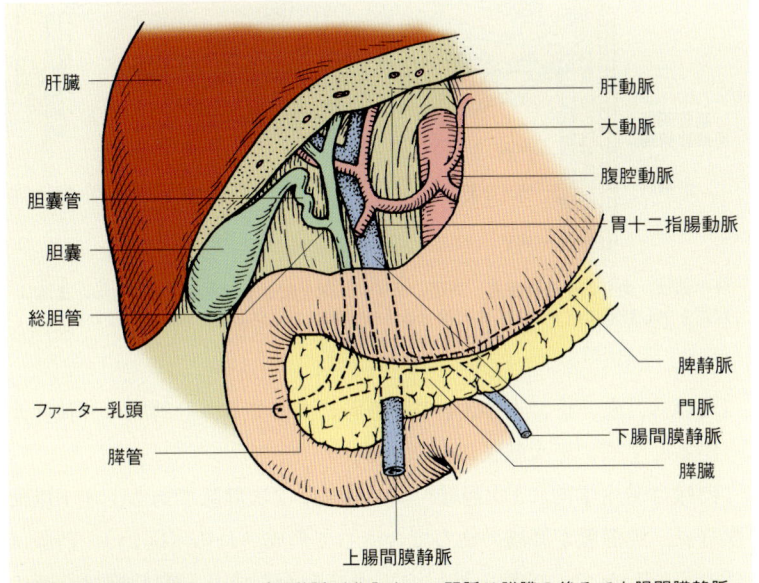

肝門より胆管，門脈，および肝動脈が進入する．門脈は膵臓の後ろで上腸間膜静脈，下腸間膜静脈と脾静脈が合流してできる（小網，後壁側腹膜は取り去ってある．また，肝門部がよく見えるように肝葉の一部を切除してある）．

図22　肝臓の右葉，左葉

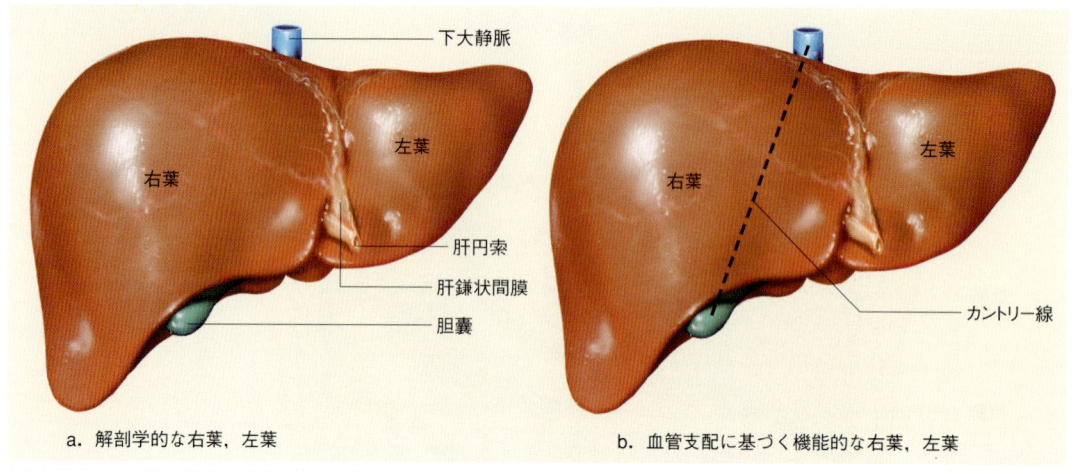

a．解剖学的な右葉，左葉

b．血管支配に基づく機能的な右葉，左葉

（高森頼雪ら：肝臓・胆道・膵臓の構造と機能．井廻道夫編．看護のための最新医学講座5，肝・胆・膵疾患．東京：中山書店；2001．p.3より改変）

図23　肝小葉の構造

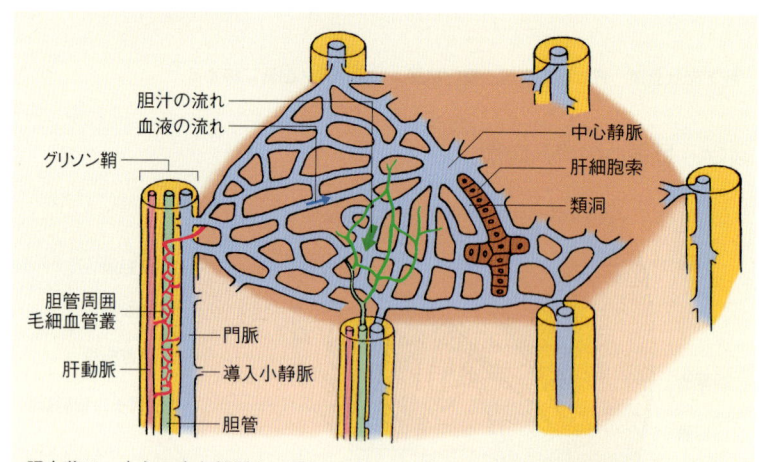

肝小葉は，中心に中心静脈を，周辺にグリソン鞘を配した六角柱構造である．血液は類洞を中心静脈に向かって，また胆汁は毛細胆管をグリソン鞘に向かって流れる．

★4
静脈はまず腸管腹側を走る1次静脈として発生し，それが消えて腸管背側で動脈と伴行する2次静脈が形成される．

★5
マウスやラットでは，門脈が自律神経に支配されない自発的な蠕動運動を行う[1]．

★6
正常の門脈圧は110 mm H_2O であるが，門脈圧亢進症では200 mm H_2O 以上になる．脾腫，側副血行路（特に食道静脈瘤）の形成，腹水などがみられる．

ったのち，左，中，右の3本の肝静脈にまとまる．肝静脈は肝後面から出るとすぐに下大静脈につながる．

　門脈は発生学的に1次静脈★4に由来し，2次静脈である上・下腸間膜静脈，脾静脈が膵臓の後ろで合流して形成される（図21）．門脈は長さ6～7cmで，内輪・外縦の平滑筋層から成り，内輪筋はらせん走行する．門脈は一般の静脈に比べ収縮力が強い★5．肝硬変のときには肝内の門脈抵抗が増大し，門脈圧亢進症が起こる★6．門脈は機能血管として，消化管で吸収された栄養素や膵臓で分泌されたホルモンを肝臓に運び，肝細胞の代謝機能を支える．一方，肝動脈は酸素や栄養を肝臓に供給する栄養血管であり，胆管に沿って走り，胆管周囲に毛細血管叢を形成したのち，小静脈となって門脈あるいは

導入小静脈に注ぐ．このように，肝動脈血は類洞に直接入るのではなく胆管周囲を灌流したのち静脈血となって肝実質手前で門脈血流に合流するが，その静脈血はなお十分な酸素を含んでおり，肝細胞にとって門脈血のみでは不足する酸素がこれによって補われる．肝臓には心拍出量の25％にあたる1,400 mL/分の血液が流れるが，そのうち門脈から70％，肝動脈から30％が供給される★7．

　肝臓は静脈性の門脈血流が優位の低圧循環系であり2)，肝門部門脈と肝静脈のあいだの圧較差は小さい．それにもかかわらず肝臓のような大きな臓器を灌流するだけの血流量を保つことができるのは，門脈や類洞の血管抵抗が小さいためである．門脈血流量は腸管の循環血液量によって決まり，腸管の消化・吸収活動が活発なときに増加し，体運動時に減少する．門脈血流量が減少すると代償的に肝動脈血流量が増加し，それによって肝臓の総血流量が保たれる．一方，門脈血流は肝実質を循環するのみでグリソン鞘の循環には関与しないため，肝動脈血流量が減少してグリソン鞘の血流が落ちても門脈血流によって補われることはない．さらに，血中を流れる血管作動性物質（エンドセリンなど）によって門脈末梢部が収縮して肝血流の調節がなされる3)．

肝臓の神経

　肝臓に入る神経は，無髄の交感神経（第7〜10胸髄），左右の迷走神経と右横隔神経である．交感神経は肝動脈や門脈の平滑筋に分布するが，門脈に対する収縮効果は弱い．交感神経は，さらに類洞に沿って肝実質に入り，肝細胞や星細胞★8とシナプスをつくる．肝細胞に対してはグリコーゲンの分解を促すが，星細胞に対する作用はまだわかっていない．

肝臓のリンパ管

　肝臓は体内で最も多量のリンパを生成する器官である．肝リンパの大部分は，血漿が類洞壁をほぼ自由に通過してできる．肝リンパは類洞壁と肝細胞のあいだの空間であるディッセ腔（space of Disse）を源流とし，グリソン鞘のリンパ管を通って肝外に出て，肝動脈に沿うリンパ節や腹腔リンパ節に流入する．途中，胆管周囲毛細血管叢でつくられる低蛋白のリンパによって若干薄められるものの，蛋白含有量は血漿の85〜95％と高い★9．

肝小葉　（図23）

　肝小葉は肝臓の構造単位で，中心静脈を中心として肝細胞索が放射状に配列し，その辺縁にグリソン鞘が配置された直径0.7〜2 mm

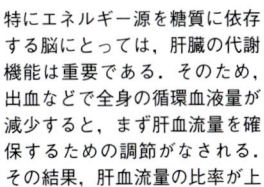

★7
特にエネルギー源を糖質に依存する脳にとっては，肝臓の代謝機能は重要である．そのため，出血などで全身の循環血液量が減少すると，まず肝血流量を確保するための調節がなされる．その結果，肝血流量の比率が上昇する．

★8 星細胞
伊東細胞とも呼ばれる．体内のビタミンAの90％以上を貯蔵する．

★9
門脈圧が亢進すると，血漿がディッセ腔へ無制限に出て肝リンパの生成が高まり，肝内リンパ管とつながる被膜リンパ管から滲出して，高蛋白の腹水を生じる．

の六角柱構造である．1つの肝小葉には約50万個の肝細胞が含まれ，肝小葉が約50万個集まって肝臓がつくられる．肝細胞索は1本あたり約20〜25個の肝細胞が1列に連なり，各所で分岐して上下左右の肝細胞索と吻合して海綿状構造をつくる．血流はグリソン鞘から中心静脈に向かい，胆汁は肝細胞索内を走る毛細胆管をグリソン鞘に向かって流れる．グリソン鞘は肝実質を支える骨組みとなる結合組織で，小葉間胆管，肝動脈，門脈，リンパ管や神経を含む．

肝小葉は中心帯，中間帯，周辺帯に区分され，周辺帯の肝細胞はグルコース-6-ホスファターゼやコハク酸脱水素酵素が豊富で，中心帯の肝細胞は薬物代謝に関する酵素を多量に含む★10．類洞細胞についても小葉内部域差がみられる．周辺帯では中心帯と比べ，類洞内皮の篩板孔が小さく，星細胞のビタミンA貯蔵能が大きく，クッパー細胞（Kupffer cell）★11の貪食活性が高い．

肝臓を構成する細胞とその役割 （図24）

肝実質は肝細胞と4種類の類洞細胞（内皮細胞，クッパー細胞，星細胞，ピット細胞）で構成される[4]．

肝細胞

肝細胞は直径30〜40μmの多面体の細胞で，小器官には1,000種以上の酵素が存在し，これによって多彩な代謝機能を営む．肝細胞の類洞面では，血中からの物質を取り込み，また，合成された物質を血中へと分泌する（内分泌）．一方，隣接する2つの肝細胞によってつくられる直径0.5〜2.5μmの毛細胆管には胆汁成分が分泌される（外分泌）．毛細胆管には肝細胞の微絨毛が突出し，両側の肝細胞間隙は接着複合体で閉じられて，胆汁が漏れないようになっている．管腔周囲のアクチンフィラメントの収縮によって胆汁の流れがつくられる．肝細胞どうしはギャップ結合によってつながり，細胞間連絡が図られている．グリソン鞘に面する1列の肝細胞は限界板と呼ばれる★12．

肝細胞の核は大きく，しばしば2核である．蛋白合成にあずかるゴルジ装置（Golgi apparatus）や粗面小胞体，脂肪酸代謝を行うペルオキシソーム，エネルギー代謝にたずさわるミトコンドリアが豊富に存在する．薬物代謝，脂肪・コレステロール代謝，脂溶性物質の分解・解毒は滑面小胞体でなされる．リソソームは毛細胆管周辺に多い．グリコーゲン顆粒の量は食後時間に左右され，空腹時には消え，摂食によって出現する．肝細胞では，他臓器の細胞と違い，細胞膜でのグルコースの通過にインスリンを必要とせず，自由に行われる．

肝細胞の増殖力は通常非常に低いが，肝臓の一部を切除すると旺盛な肝再生が起こる．肝を約2/3切除すると，残った肝臓が肥大化し

★10
肝細胞の小葉内部域差が生じるのは，周辺帯で生まれた肝細胞が中心静脈に向かって分化・成熟しながら流れていくためとも，肝細胞の置かれた小葉内の微小環境の違いによって機能が修飾されるためともいわれる．

★11 クッパー細胞
星状大食細胞ともいう．

★12
慢性活動性肝炎では，限界板が破壊されて炎症が肝実質内に進展する．

図24 肝類洞の模式図

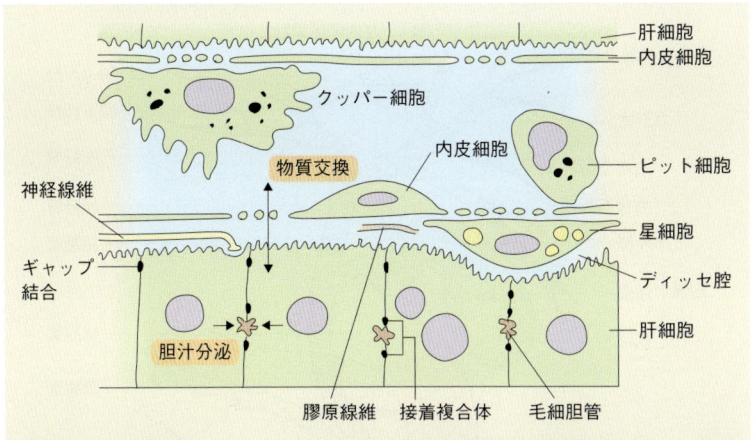

類洞内皮には篩板孔があり、ビタミンAを蓄える星細胞がその周囲を取り巻く．類洞内にはクッパー細胞やピット細胞が存在し、血流に乗って肝臓に侵入する異物、細菌、腫瘍細胞などを処理する．
注：図では肝細胞が便宜上小さめに描かれている．

て2〜3週後にはほぼ元の大きさに戻る．肝障害が広範であったり何らかの理由で肝細胞の増殖が阻害されると、ヘーリング管（canal of Hering，肝細胞と胆管細胞の連結部）の上皮細胞が肝細胞に代わって活発に増殖し、肝細胞へと分化する★13．

類洞と類洞細胞

類洞：肝細胞索に挟まれた毛細血管で、他臓器の毛細血管に比べると直径が大きく血流速度が遅いため洞（sinus）に似るという意味で類洞と呼ぶ．類洞内皮には直径150 nmの小孔が多数開いており（篩板と呼ぶ）、また基底膜を欠くため、血球成分以外の溶解した高分子が自由に行き来できる★14 7)．類洞壁★15と肝細胞のあいだの空間をディッセ腔といい、ここには結合組織成分として少量の膠原線維（コラーゲン線維）が存在するのみである．また肝細胞の類洞面には多数の微絨毛があり、表面積を広くしている．このような構造のおかげで類洞血流と肝細胞の物質交換が効率よく行われる．

星細胞：線維芽細胞に似た細胞であるが、通常は膠原線維の産生が少なく、その代わりに多量のビタミンAを貯蔵する8)．食物中のレチニルエステルはキロミクロン（カイロミクロン）として肝臓に到着し、肝細胞が合成するレチノール結合蛋白と結合して星細胞に取り込まれ、エステルとして脂質滴に貯蔵される．星細胞は突起を伸ばして類洞を取り巻き、類洞壁を補強する．肝細胞が広範にあるいは慢性的に障害されると、星細胞は活性化して筋線維芽細胞となり、増殖し、多量の線維を産生して肝線維化をもたらす★16 9)．また同時に、収縮能を獲得して類洞血流の調節にたずさわるようになる．

クッパー細胞：類洞内に常在するマクロファージで、門脈血に含ま

★13
この上皮細胞はoval cellとも呼ばれ、肝細胞と胆管上皮細胞の両方に分化しうる幹細胞と考えられる5)．最近、oval cellや肝細胞が骨髄細胞に由来すると考えられるようになってきた6)．

★14
類洞内皮がこのような構造をもつため、門脈圧亢進時にディッセ腔へ水や蛋白が過剰に漏出することになる．

★15
類洞内皮とそれを取り巻く星細胞とで構成される．

★16
近年、星細胞の活性化を抑制することにより肝臓の線維化の進行を防ぐ試みがなされている．

図25 胆道系の各部

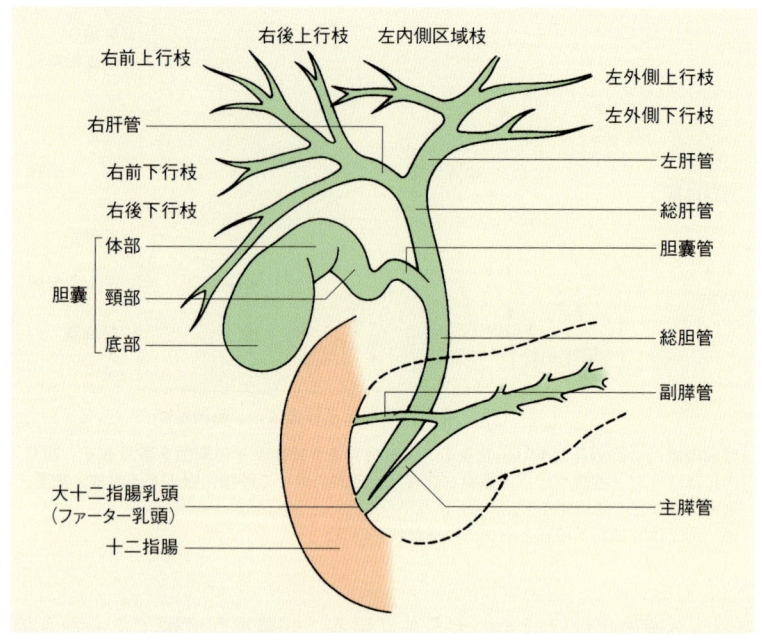

図中ラベル：右前上行枝、右後上行枝、左内側区域枝、左外側上行枝、左外側下行枝、右肝管、左肝管、右前下行枝、総肝管、右後下行枝、胆嚢管、胆嚢（体部・頸部・底部）、総胆管、副膵管、大十二指腸乳頭（ファーター乳頭）、主膵管、十二指腸

（高森頼雪ら：肝臓・胆道・膵臓の構造と機能．井廻道夫編．看護のための最新医学講座5，肝・胆・膵疾患．東京：中山書店；2001．p.5より改変）

れる種々の異物や細菌成分（エンドトキシンなど）が心臓に入って全身循環に回る手前で取り除くスカベンジャー機能を営む．また，老齢赤血球の処理にあたる．炎症時には種々のサイトカインや活性酸素を放出して，肝障害を引き起こすことがある．

ピット細胞：ナチュラルキラー（natural killer；NK）細胞で，門脈を経由して流入する癌細胞を殺して肝転移★17を抑えたりウイルス感染細胞を攻撃する10)．同じく肝臓に多く分布するNK-T細胞（NK細胞とT細胞の両方の性質をもつ）とともに免疫成立前の早い時期での生体防御に働く．

類洞内皮細胞：篩板孔が存在するために，血中物質が容易に類洞壁を通過しうる．また，スカベンジャー機能によって，ヒアルロン酸を取り込む．肝硬変などで類洞が毛細血管化★18すると内皮によるヒアルロン酸の取り込みが低下して，その結果，血中ヒアルロン酸濃度が上昇する．

グリソン鞘には抗原提示細胞である樹状細胞が分布する．抗原を取り込んだ樹状細胞はグリソン鞘のリンパ管に入り，肝臓を出て，所属リンパ節に到達し，リンパ球に抗原提示をして免疫応答を引き起こす★19．

胆嚢と胆管の構造

胆嚢は肝右葉後面に位置する洋ナシ形の薄い袋である（**図21, 25**）．

★17 **肝転移**
消化管の癌は門脈血を介する肝臓への血行性転移を起こしやすい．特に近年増加している大腸癌では，遠隔転移のうちの75％が肝転移である．

★18 **類洞の毛細血管化**
類洞内皮の篩板孔が消失し，基底膜が形成されて，毛細血管内皮の性質をもつようになる．

★19
慢性肝炎では，グリソン鞘にリンパ濾胞を含むリンパ組織が形成され，肝内局所での免疫応答にたずさわる．

図26 乳頭部の範囲と区分

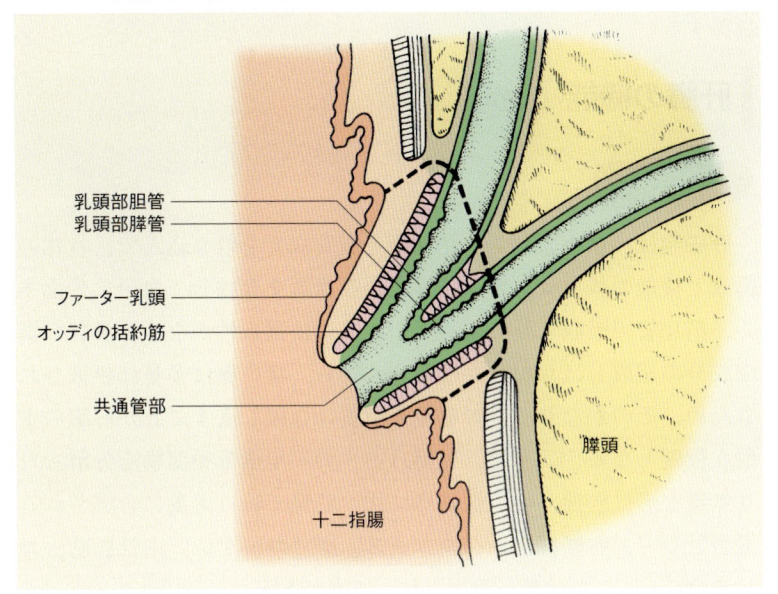

（高森頼雪ら：肝臓・胆道・膵臓の構造と機能．井廻道夫編．看護のための最新医学講座5，肝・胆・膵疾患．東京：中山書店；2001．p.6より改変）

長さ10cm，幅3〜4cmで，30〜50mLの胆汁を入れる．底部，体部，頸部に区分され，頸部はS字状に屈曲して胆嚢管につながる．胆嚢管の内面にはラセンヒダがあり，胆汁の出入りを調節する．胆嚢の内面はうね状に隆起した粘膜ヒダが，多角形の紋理をつくる．粘膜上皮は胆汁中の無機電解質を能動輸送によって再吸収する．この結果生じた浸透圧差によって胆汁中の水が受動的に上皮内に移動し，胆汁が濃縮される．上皮に覆われた管腔が粘膜固有層から筋層に嵌入してロキタンスキー-アショフ洞（Rokitansky-Aschoff sinus）★20 をつくることがある．

　胆道系は毛細胆管に始まるが，これは実際には肝細胞の間隙である．毛細胆管が集まって細胆管となり，さらに太くなって小葉間胆管となる．小葉間胆管が集まり，左葉と右葉の中でそれぞれ1本の胆管（肝管と呼ぶ）ができる．左右の肝管は肝臓から出て1cmの所で合流して総肝管となり，さらに2cm下った所で胆嚢管と合流（三管合流部）する（図25）．そこから十二指腸乳頭部までが総胆管で，長さ約8cm（膵実質内を通過する約3cmを含む），直径6〜7mmである．総胆管は小網の右縁を走り，十二指腸球部の後ろを通って，十二指腸下行部の内後方で膵管と合流する．そして，幽門から8〜10cm下った十二指腸下行部内側壁を貫いてファーター乳頭（ampulla of Vater）の先端に開く．十二指腸壁に入る前後の総胆管，主膵管，および両者が合流した共通管部（膨大部）の平滑筋はよく発達し，オッディの括約筋（sphincter of Oddi）と呼ばれる（図26）．この括

★20 ロキタンスキー-アショフ洞
胆嚢の壁が過伸展や収縮を繰り返す結果生じると考えられる．

約筋は迷走神経やホルモンによる調節を受けて胆汁と膵液の流れを制御する★21.

肝臓の機能（図27）

代謝機能

肝細胞は，血中の糖，アミノ酸，脂質などを取り込んで，身体の構成と機能の維持に必要な多種多様な物質を合成して血中に分泌する．消化管で吸収される栄養素の組成には選択性がなく，身体の構成成分の組成とはかなりかけ離れている．特に糖は多量に摂取されるため，そのかなり多くの部分を脂質に合成し直すことが肝臓の重要な役割となる[11]．また，肝臓は血中の不用成分や薬物を分解したり無毒な形に変換する．他臓器に比べ肝臓で特に大量に合成されるものとして，血漿蛋白，グルコース，グリコーゲン，中性脂肪，コレステロール，胆汁酸，ケトン体，尿素がある．

糖代謝

肝細胞は単糖を取り込み★22，グリコーゲンに合成して貯蔵する．必要に応じてグリコーゲンを分解しあるいは糖新生★23を行ってグルコースを血中に放出し，血糖値をほぼ一定に維持する★24．グリコーゲンの合成にはインスリンが，グリコーゲンの分解と糖新生にはグルカゴンとアドレナリンが促進的に働く．また糖を分解・酸化してエネルギーを産生する★25．

脂質代謝

肝細胞は脂肪酸，中性脂肪，コレステロール，リン脂質を合成する．また脂質の輸送担体であるアポ蛋白を合成し，脂質を超低比重リポ蛋白（VLDL）に組み込んで可溶化して血中に放出する★26．

蛋白代謝

アルブミン，グロブリンなどの血漿蛋白ならびにフィブリノゲンなどの血液凝固因子の多くが肝細胞で生成される．また，肝細胞内の蛋白を分解して血漿アミノ酸濃度を一定に保つ．アミノ酸代謝において脱アミノ作用で生じたアンモニアは生体への毒性が強いため，肝細胞の尿素サイクルによって尿素に変換され，血液に送り出されたのち，腎臓から排泄される．

解毒作用

肝細胞の滑面小胞体で酸化★27，還元，抱合（グルクロン酸，および硫酸）の働きにより薬物やアルコールを無毒化して，胆汁あるいは血中（最終的には腎臓から尿中）に排泄する★28．

老廃物・異物処理

クッパー細胞が，古くなった赤血球の破壊や細菌の貪食を行う．

★21 後述の"胆嚢の機能"（p.152）を参照されたい．

★22 肝細胞のグルコースの取り込みにはインスリンを要しない．

★23 糖新生
飢餓などで糖の補給が絶たれると，アミノ酸，脂肪などから新たにグルコースを生成する．これを糖新生という．

★24 筋肉には肝臓よりも多量のグリコーゲンが貯蔵されているものの，グルコース-6-ホスファターゼを欠くためグルコースがつくられず，そのため血中グルコース濃度に影響を及ぼすことはない．

★25 グルコースが細胞質内でピルビン酸にまで分解（解糖）された後，ミトコンドリア内でクエン酸回路を経て，最終的に電子伝達系で大量のATP（アデノシン三リン酸）が産生される．糖が利用できないときには，脂肪酸がエネルギー源となり，β酸化による分解過程で生じた過剰なアセチルCoAはケトン体に変えられる．

★26 正常では，肝細胞での中性脂肪の合成速度と中性脂肪をリポ蛋白として血中に放出する速度とが釣り合っているが，両者に不均衡が生じると肝細胞に中性脂肪が蓄積して脂肪肝となる．

★27 シトクロムP-450が特に重要である．

★28 人工的に合成された薬物や毒物に対しても，既存の解毒酵素系を有効に使って分解するものと考えられる．

図27 肝細胞の代謝と解毒機能

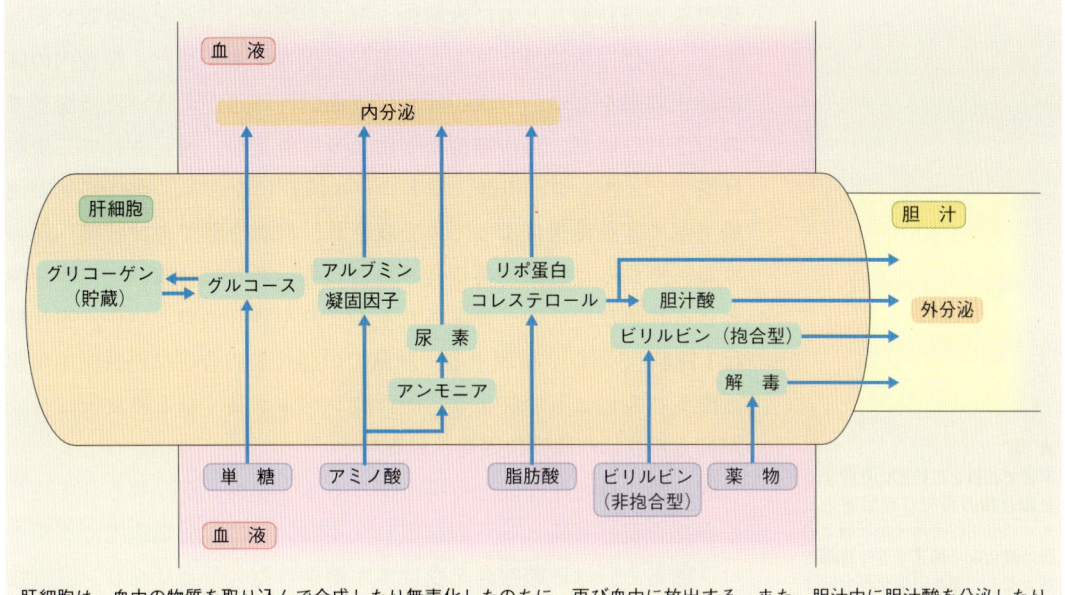

肝細胞は，血中の物質を取り込んで合成したり無毒化したのちに，再び血中に放出する．また，胆汁中に胆汁酸を分泌したり不用なものを排泄する．

胆汁の生成と分泌

　肝細胞は絶えず胆汁を生成しているが，空腹時にはオッディの括約筋が閉まっているため，十二指腸に流れず，胆嚢に蓄えられる．肝臓から分泌された直後の肝胆汁（C胆汁）は薄い黄金色をしているが，胆嚢内に蓄えられているあいだに濃縮されて暗黄褐色の胆嚢胆汁（B胆汁）となり，さらに総胆管内を通るあいだに胆管胆汁（A胆汁）となって十二指腸に出る．

　胆汁は1日に約0.5〜0.8L分泌される．食物摂取時には分泌量は基礎分泌の3〜6倍に増加する．肝胆汁の97〜98％は水で，1.8％が胆汁酸塩，0.1％がビリルビン，0.7％がレシチン，0.1％がコレステロール[29]で，そのほか無機塩類が含まれる．炭酸水素イオンが多く含まれ，pHは7.8〜8.6である．肝胆汁の分泌は十二指腸粘膜から分泌されるセクレチンによって亢進する．

　胆汁が消化・吸収に果たす役割は，主として胆汁酸の作用による．胆汁酸は，コレステロールが肝細胞のミクロソーム酵素によって水酸化・酸化されてできる．生じたコール酸やケノデオキシコール酸は肝細胞内ではグリシンやタウリンと抱合しており，抱合型胆汁酸あるいは一次胆汁酸と呼ばれる．一次胆汁酸は胆嚢内でナトリウム塩の形でイオン化しているため，胆汁酸塩ともいう．胆汁酸は表面活性作用をもち，脂肪球を細分化（乳化）することにより，膵臓か

★29
肝臓で合成されるコレステロールの約80％が胆汁酸の生成に用いられる．

ら分泌されるリパーゼが作用しやすくする．さらに，脂肪消化の結果できた脂肪酸とともに水溶性ミセルを形成して，その吸収を促進する．同様に脂溶性ビタミンの吸収も促進する．また，腸管内の腐敗防止効果をもつ．一次胆汁酸は表面活性作用が大きいため腸管で吸収されないが，腸内細菌などによって脱抱合，還元されて二次胆汁酸（デオキシコール酸，リトコール酸）になると，その95％が回腸下部で能動輸送によって再吸収され，門脈を経て再び肝臓へ送られる．それらは肝臓で再抱合されたのち，新たに合成された胆汁酸とともに再び胆汁中へ分泌される．これを腸肝循環といい，胆汁酸は1日4～5回以上循環する．肝臓での胆汁酸の合成は門脈血中の胆汁酸レベルによって決まり，胆汁酸レベルが高くなる摂食後に合成が抑えられ，空腹時に促進される★30．

★30 手術で回腸を広範囲に切除すると胆汁酸の再吸収が阻害される．この回収不足分が肝臓での胆汁酸合成で補充できる範囲を超えると，脂肪の消化不全による脂肪性下痢をきたす．

胆汁酸以外の胆汁成分は排泄物である．赤血球が分解されて生じる非抱合型ビリルビン（間接型ビリルビン）は，肝細胞内でグルクロン酸あるいは硫酸抱合を受けて水溶性の抱合型ビリルビン（直接型ビリルビン）となって胆汁中に分泌される．ビリルビンは胆汁の褐色の色をつくる成分であり，溶血，肝細胞障害，胆路の閉塞によって血中ビリルビン濃度が上昇すると黄疸をきたす★31．抱合型ビリルビンは腸内細菌の作用によってウロビリノゲンとなり，大便中に排泄され，便の色をつける．コレステロールも胆汁中に排泄される．胆汁中のコレステロールは，胆汁酸塩とレシチンとがつくる複合ミセルによって溶存状態にあるが，肝細胞からのコレステロールの排泄が増加すると，コレステロールが析出して胆石ができる★32．さらに，薬物や毒物も胆汁中へ排泄される．

★31 黄疸
非抱合型ビリルビンが増加する黄疸では明るい橙黄色を示すのに対し，抱合型ビリルビンが増加する黄疸では暗褐色を示す．

★32 胆石
胆石にはコレステロール石のほかにビリルビン石がある．

胆嚢の機能——胆汁の濃縮

胆汁は胆嚢内に貯蔵されるあいだに水と電解質が再吸収されて，4～10倍に濃縮される．これによって，十二指腸で食物と混じって希釈されても，なお十分な胆汁濃度を維持できる．また，オッディ括約筋の収縮時に胆管内圧が上昇するのを未然に防ぐ．胆嚢壁からは1日20mLの粘液が分泌され，これが肝胆汁に混じって胆嚢胆汁がつくられる．脂肪の消化産物が十二指腸粘膜に触れると，基底顆粒細胞から消化管ホルモンの一つであるコレシストキニン-パンクレオザイミンが分泌され，胆嚢が収縮しオッディ括約筋が弛緩して，胆嚢胆汁が十二指腸に放出される．

（金田研司）

●文献
1) Takahashi S, et al：Fine structure of the mouse portal vein in relation to its peristaltic movement. Arch Histol Cytol 2002；65：71-82.

2) Shibayama Y, et al：Localization of increased hepatic vascular resistance in liver cirrhosis. Hepatology 1985；5：643-648.
3) Kaneda K, et al：Endothelin-1-induced vasoconstriction causes significant increase in portal pressure of rat liver. Localized constrictive effect on the distal segment of preterminal portal venules as revealed by light and electron microscopy and serial reconstruction. Hepatology 1998；27：735-747.
4) 金田研司：肝類洞細胞の微細形態と機能．電子顕微鏡1999；34：156-161.
5) Zajicek G：Hepatocytes and intrahepatic bile duct epithelium originate from a common stem cell. Gastroenterology 1991；100：582-583.
6) Theise ND, et al：Derivation of hepatocytes from bone marrow cells in mice after radiation-induced myeloablation. Hepatology 2000；31：235-240.
7) Wisse E, et al：The liver sieve：considerations concerning the structure and function of endothelial fenestrae, the sinusoidal wall and the space of Disse. Hepatology 1985；5：683-692.
8) Wake K：Perisinusoidal stellate cells（fat-storing cells, interstitial cells, lipocytes）, their related structure in and around the liver sinusoids, and vitamin A-storing cells in extrahepatic organs. Int Rev Cytol 1980；66：303-353.
9) Friedman SL：The cellular basis of hepatic fibrosis. Mechanisms and treatment strategies. N Engl J Med 1993；328：1828-1835.
10) 金田研司：肝ナチュラルキラー細胞（pit細胞）と肝病態．病理と臨床 1995；13：331-336.
11) 武藤泰敏：消化・吸収―消化管機能の調節と適応．東京：第一出版；1976.

消化器系
●膵臓

　膵臓（pancreas）は，外分泌機能と内分泌機能の2つの働きを併せもっている．まず，外分泌器官としては，胃内容物が十二指腸に流入するときに，酸による十二指腸粘膜障害を中和するために効率的に働き，食物を十分に分解し小腸で吸収できる形にする．たとえ多量の品質のよい食物を経口摂取しても，膵臓の外分泌による十分な消化がなければ飢餓になるほどである．また，内分泌器官としてホルモンを分泌し，そのうち主要なホルモンであるインスリンとグルカゴンが血糖値を一定に維持するという重要な働きをしている．このような2つのまったく違った重要な機能を一器官が担っており，発生・構造もそれぞれに特徴がある．

〈土井隆一郎，今村正之〉

消化器系／膵臓

発生

膵原基

膵臓[*1]の器官形成過程では，はじめ2つの膵原基が発生し，それらが融合して1つの器官を形成する．背側膵芽は，胎生26日ごろ，前腸の尾側に発生した肝芽の反対側に出現する．前腸の内胚葉が外向きに膨らみ，背側腸間膜の中で成長する．腹側膵芽はやや遅れて肝管と前腸の接合部付近で腸管壁が腹側に向かって膨らみ出す．背側膵芽の成長は腹側膵芽の成長より早い．

胎生第5週に胃が時計回りに回転するのに伴って，肝管と腹側膵原基も前腸を軸に時計回りに回転し，腹側膵原基が背側膵原基に接するようになる（図28）．胎生第6週のはじめまでに腹側膵原基と背側膵原基が癒合し，それぞれの導管系も吻合する．このころ肝臓と胃も成長し，肝臓は右方へ，胃は背側左方へ変位するため，十二指腸と膵臓は全体に右方へ移動する．さらに，膵臓は背側方向に変位して背側の腹膜を失い後腹膜臓器になる．腹側膵原基は膵頭部の一部と膵鉤部（すいこうぶ）になり，背側膵原基は膵臓の他の部分を形成する[*2]．

組織学的発生

内胚葉から発生した背側膵芽と腹側膵芽は，中胚葉組織の中に成長していく過程で膵管を形成する．膵管は，伸長しては枝分かれして二次膵管を形成し，さらに伸長しては分枝するという過程を繰り返す．遠位の導管は矩形の上皮から成っているが，近位側の成長している部分は，増殖上皮が均一な細胞間充織[*3]の中で索状になっている．胎生第9週のはじめまでに導管の末端終末部に細胞集塊が形成され，これが，将来，腺房になる．導管の終末を形成している細胞塊とは別の細胞集団が分枝の壁から現れ，将来，ランゲルハンス島（Langerhans islets；ラ氏島，ラ島）になる．膵臓の実質細胞や血管は間葉から発生する．

内分泌組織

ラ島細胞は導管系から発生するが，次第に導管系から離れて腺組織の中へ遊走して散らばっていく．一方，導管系の分枝では新たなラ島細胞集塊が形成される．ラ島細胞の増殖とラ島どうしの融合に

[*1]
膵臓は，紀元前3世紀ごろのギリシャの解剖学者であり外科医のHerophilusによって，最初にその存在が示された．膵臓（pancreas）と命名したのはHerophilusから400年後のやはり解剖学者で外科医のRuphosで，"pan-"はギリシャ語で「すべて」，"-creas"は「肉」という意味である．正常膵臓は人体のなかでは表面が規則正しい敷石模様をもった黄白色の美しい輝きをもつ器官である．膵臓の機能について，Galenusは腹腔内で大血管を保護するための衝撃緩撃装置のような働きをしていると記載し，長いあいだ信じられていた．17世紀になってようやく膵臓の解剖学・生理学に関する研究が進み，現在，知られているような膵臓の重要な役割が明らかになった．

[*2]
背側膵と腹側膵の膵管は後に交通する．背側膵原基からできる膵臓のほうが大きいが，腹側膵の膵管が膵全体の主膵管となる．背側膵の膵管は徐々に退行するが成人になっても副膵管として遺残していることが多い．

[*3] 細胞間充織
中胚葉組織の一部で，将来，結合組織，骨，軟骨，脈管を形成する細胞の一群が粗に集合している．

図28　膵臓の発生──腹側および背側膵原基の融合

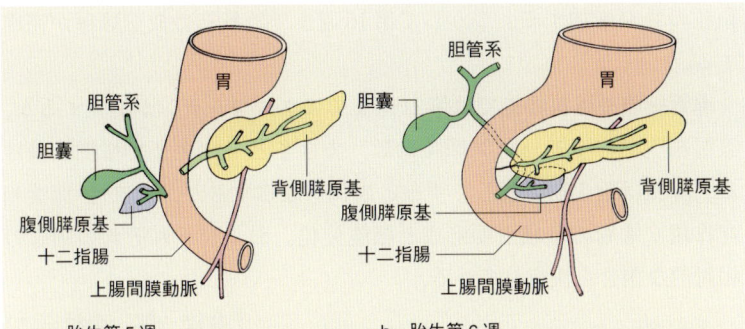

a. 胎生第5週　　　　　b. 胎生第6週

aの状態では腹側膵原基は腹側に，背側膵原基は背側にあるが，十二指腸の屈曲と回転により，bの状態では腹側膵原基が背側膵原基の背側に回り（図でいえば後下方），この位置で融合する．この際，十二指腸への開口は腹側膵原基に属したウィルズング管1本だけとなる．腹側膵原基よりも大きかった背側膵原基のサントリーニ管は副乳頭部に開くか，大部分の例では十二指腸との連絡が途絶してしまう．

（橋本敬祐ら：膵の形態と機能．山村雄一ら編．最新内科学大系53，膵炎．東京：中山書店；1992．p.4より改変）

より，1個のラ島が次第に大きくなる★4．

　胎生第10週にはA細胞が出現する．間葉細胞はより線維芽細胞様の形態となり，また血管新生が開始される．第20〜24週にA細胞から一過性の分泌が始まる．

　胎生第11週にはラ島内にD細胞が出現する．ラ島は間質に形成されつつある毛細血管の方向へ遊走する．

　胎生第13週にB細胞が出現する．ラ島細胞の出現と増殖は間葉によって制御されている．第13週にはさらに成長したラ島内に微細な毛細血管網が形成され，第17週までにB細胞はインスリンを分泌し始める★5．

外分泌組織

　外分泌組織の導管と腺房の上皮細胞は前腸下端の内胚葉細胞から発生する．胎生第12週までに小葉間導管が完成し，膵臓の小葉構造の基本骨格が完成する．さらに末梢では，小葉間導管から葉間導管が発達し，原腺房がそれぞれの導管終末に形成されてくる．血管系の発達もこの時期に始まる．胎生第12週ごろに原腺房が腺房に分化する．扇形の細胞が導管終末に出現し，腺房中心細胞の周囲で次第に大きな腺房を形成するようになる．外分泌膵の上皮細胞は分化するに従いグリコーゲン（糖原）を発現するようになる．グリコーゲン濃度は腺房細胞で最も高く，導管細胞，太い膵管上皮細胞と順に低下していく．間質は間葉から分化する．

　第14〜20週にかけて，腺房が著明に発達して間質量が減少し，小葉構造をした腺組織が形態的に明瞭に識別できるようになる．腺房

★4
ラ島には以下の細胞がある．
A細胞：グルカゴン分泌．
B細胞：インスリン分泌．
D細胞：ソマトスタチン分泌．
PP細胞：膵ポリペプチド分泌．
D_1細胞：血管作動性腸管ペプチド分泌．
詳しくは次項"膵臓/構造と機能"（p.156）を参照されたい．

★5
膵臓全体に占めるラ島の割合は成人では1〜2％であるが，新生児では10％近くに達するといわれる．

細胞が成熟するにつれて細胞内グリコーゲンが減少し，チモーゲン顆粒の数が増加する．こうして第16週までに最初の成熟腺房が完成する．

導管細胞や腺房細胞では第21週までにグリコーゲンが消失するが，腺房細胞内のチモーゲン顆粒は数，大きさとも出生まで増加し続ける．膵臓は胎生期を通してずっと成長し成熟するが，上皮性-間葉相互作用が導管の分枝形態形成と細胞分化，およびそれぞれの細胞の相対的な割合を決定している．

（土井隆一郎，今村正之）

消化器系／膵臓

構造と機能

構造

膵臓の構造

膵臓は身体の中央で，第1・2腰椎の高さに位置する左右に細長い器官である[★1]（"肝臓・胆路／構造と機能" 図20, 21〈p.143〉参照）．表面は薄い結合組織の被膜で覆われており，色調は薄い桃色を帯びた黄色〜褐色である．腹腔内では後腹膜に位置し，大動脈と下大静脈のすぐ前面に存在する（図29）．

膵臓は，肉眼的に頭部，体部，尾部に分けられる（図30）．膵頭部は十二指腸の左方に付着し，膵体・尾部は腸管に付着していない．膵頭部のうちの鉤部と呼ばれる部分は，上腸間膜静脈を抱えるようにさらに背側に回り込んでいる．膵臓の中には直径約1mmの主膵管がある．腺房から始まる導管が合流して分枝膵管となり，分枝膵管が膵管に流入する．主膵管は十二指腸壁を貫いて，大十二指腸乳頭（主乳頭，ファーター乳頭）に連続している．主膵管は末端で総胆管と合流する．一方，副膵管は主乳頭のやや口側にある小十二指腸乳頭（副乳頭）とつながっている．

膵臓の構造は，臨床的にはCTやMRIでよく観察できる（図31）．大動脈，下大静脈のすぐ前面にあり，後腹膜臓器であることがわかる．

★1
日本人の膵臓の平均重量は74g，左右の長さは男性16cm，女性14cmで，頭尾方向の幅は最も広いところで3cm，前後の厚みは1.8cm程である．

図29 膵臓の位置（側面）

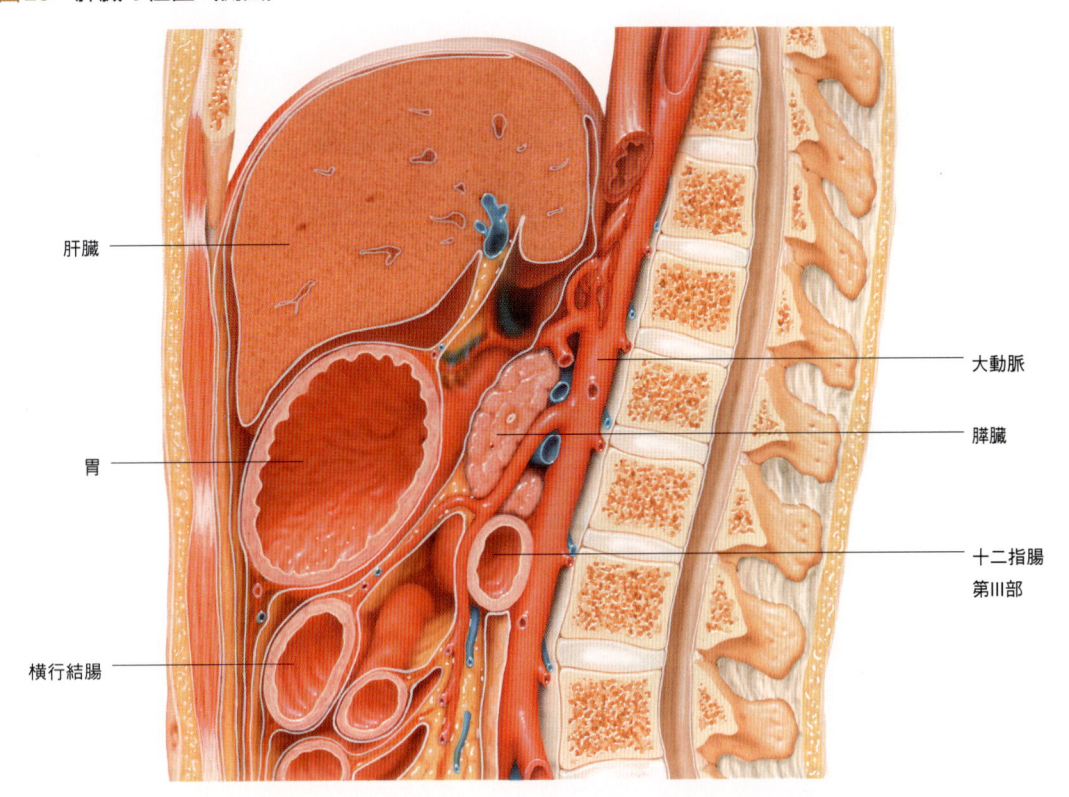

- 肝臓
- 胃
- 横行結腸
- 大動脈
- 膵臓
- 十二指腸 第III部

図30 膵臓の解剖

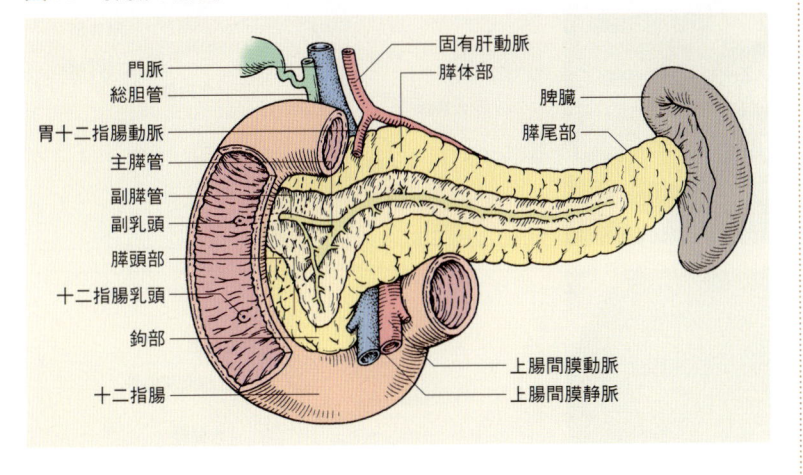

- 門脈
- 総胆管
- 胃十二指腸動脈
- 主膵管
- 副膵管
- 副乳頭
- 膵頭部
- 十二指腸乳頭
- 鉤部
- 十二指腸
- 固有肝動脈
- 膵体部
- 脾臓
- 膵尾部
- 上腸間膜動脈
- 上腸間膜静脈

消化器系

膵臓／構造と機能

図31　CTでみた膵臓

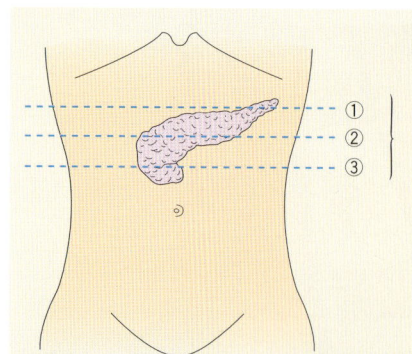

①〜③のそれぞれに対応したCT断面像を示してある．

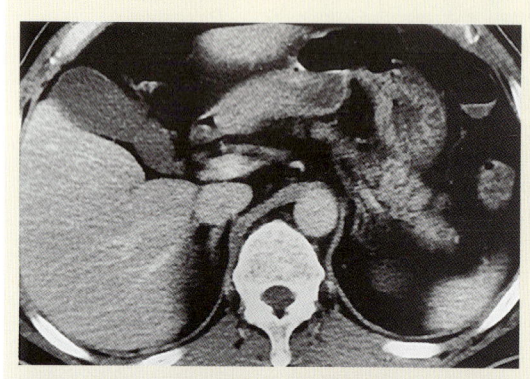

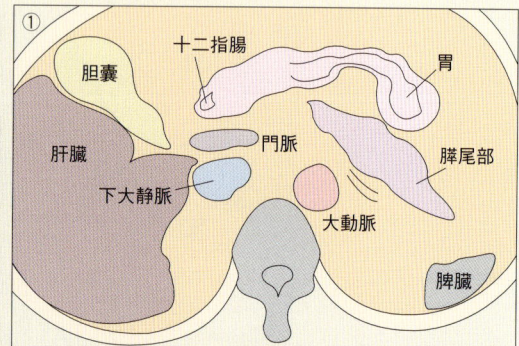

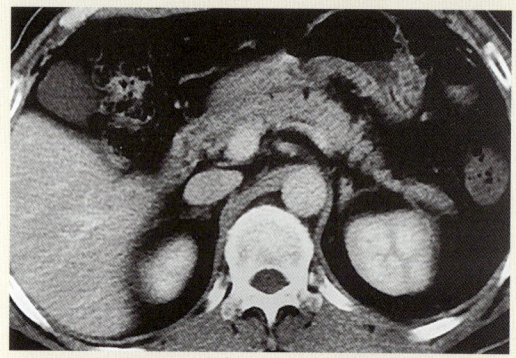

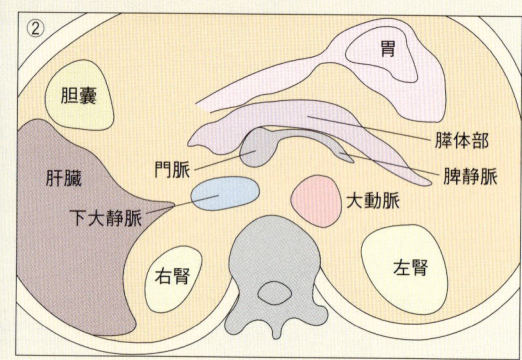

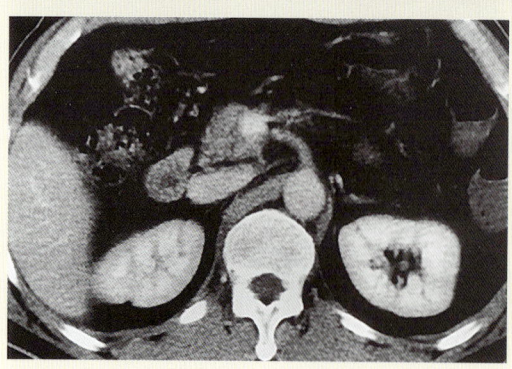

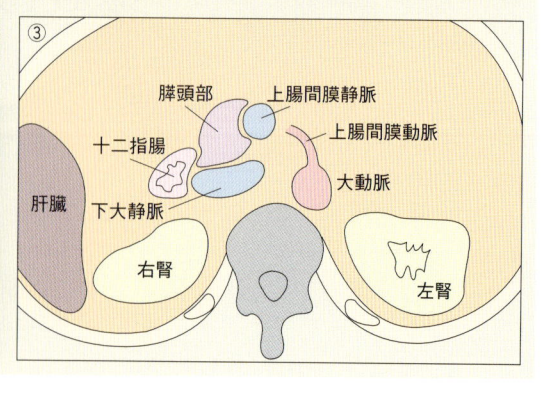

① 胆嚢、十二指腸、胃、肝臓、門脈、下大静脈、膵尾部、大動脈、脾臓

② 胆嚢、胃、肝臓、門脈、膵体部、脾静脈、下大静脈、大動脈、右腎、左腎

③ 膵頭部、上腸間膜静脈、上腸間膜動脈、十二指腸、肝臓、下大静脈、大動脈、右腎、左腎

図32 膵臓に分布する血管（腹側から）

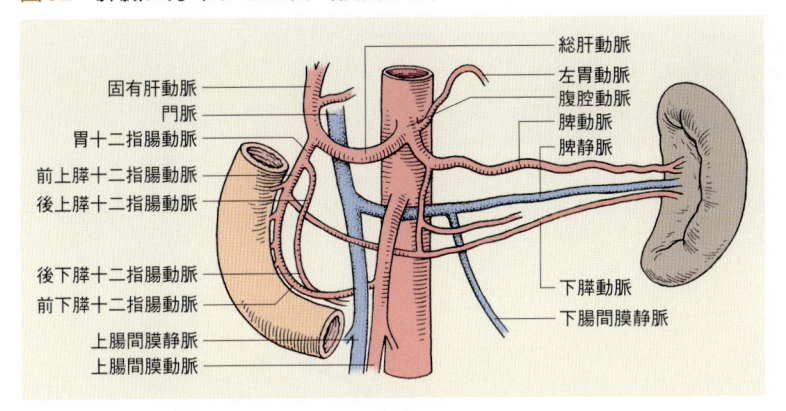

膵臓の血管系

　膵臓には腹腔動脈と上腸間膜動脈からの枝が分布している（図32）．膵体・尾部は腹腔動脈の分枝である脾動脈によって栄養される．膵頭上部は胃十二指腸動脈の分枝である上膵十二指腸動脈，膵頭下部は上腸間膜動脈の分枝である下膵十二指腸動脈によって栄養される．上膵十二指腸動脈と下膵十二指腸動脈のあいだには吻合があり，アーケードを形成している．このように膵臓のそれぞれの部分が異なった動脈によって栄養されているので，膵内分泌腫瘍などの部位診断を正確に行うことができる★2．

　膵臓を灌流した血液は脾静脈，上膵十二指腸静脈，下膵十二指腸静脈を通って門脈へ流入する．

★2
選択的動脈内セクレチン注入試験（SASIテスト），選択的動脈内カルシウム注入試験（SACIテスト）はそれぞれガストリノーマ（ガストリン産生腫瘍），インスリノーマの部位診断に有効である．

膵臓の組織

　膵組織の大半は腺房細胞と導管系細胞から成っている（図33）．外分泌腺の中におよそ100万個のラ島と呼ばれる内分泌細胞の集塊が存在する．この内分泌細胞はインスリン，グルカゴンをはじめとする膵ホルモンを分泌している．

膵外分泌機能

膵外分泌

　膵液には食物の消化のために必要な，膵消化酵素と重炭酸という2つの分泌成分が含まれている．膵消化酵素は膵腺房細胞で合成されて腺房腔に分泌される．一方，重炭酸は膵管系の上皮細胞から分泌される．

図33 膵組織

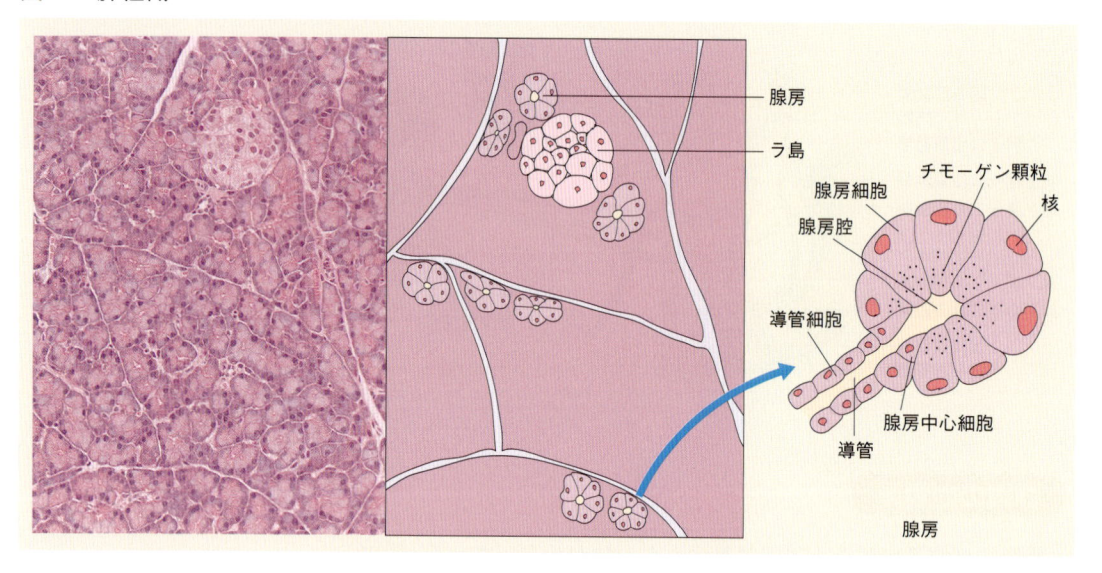

膵消化酵素

　膵臓は消化可能なすべての高分子物質を消化管から吸収可能な形に消化するために必要な消化酵素をほぼすべて分泌している．この一群の膵消化酵素は大きく3つに分類できる．

蛋白分解酵素（プロテアーゼ）

　食物中の蛋白質は胃内のペプシンによって多少消化されるが，蛋白消化の大部分は膵蛋白分解酵素の働きによる．蛋白分解酵素（プロテアーゼ；protease）のうちいくつかは，膵臓で合成され十二指腸内に分泌される．膵臓由来の蛋白分解酵素のうち重要なものは，トリプシンとキモトリプシンである．これらの酵素は，膵臓でトリプシノゲン，キモトリプシノゲンという非活性の酵素前駆体として合成され，分泌顆粒を形成し分泌される．活性型の酵素として合成分泌すると自らの細胞を障害する危険があるため，活性をもたない前駆体として合成されるのである．分泌顆粒にはトリプシン阻害酵素（膵分泌性トリプシンインヒビター）が含まれており，自身の細胞内でトリプシノゲンがトリプシンに活性化されたときの安全弁として働く．

　トリプシノゲン，キモトリプシノゲンは，十二指腸内腔に分泌された後，消化機能を発揮するために活性型に変換される．その仕組みは図34に示すカスケードによって行われる．

　トリプシンやキモトリプシンは蛋白質を分解しペプチドまで消化したり，ペプチドをさらに短いペプチドに分解する機能をもっているが，さらにアミノ酸まで分解する働きはもっていない．膵由来消

図34 膵消化酵素活性化のメカニズム

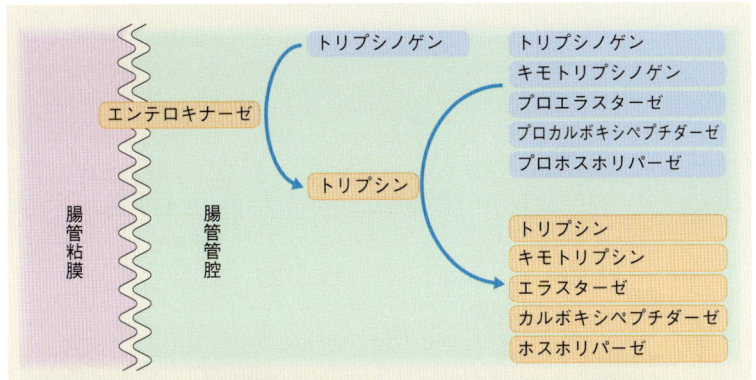

トリプシノゲンは，小腸粘膜に存在するエンテロキナーゼによって活性型のトリプシンに変換される．トリプシンはさらにキモトリプシノゲンを活性型のキモトリプシンに変換する一方で，まだ活性化されていないトリプシノゲンをも活性型のトリプシンに変換する．膵液が小腸に分泌されると，結果として蛋白分解酵素が一気に活性型に変換されるような連続反応が引き起こされる仕組みになっているのである．

化酵素のカルボキシペプチダーゼには，ペプチドをアミノ酸に分解する働きがある．実際にアミノ酸までの消化を行っているのは，小腸粘膜に存在する一群のペプチダーゼである．

リパーゼ

食物に含まれる脂肪成分は，ほとんどがトリグリセリド★3か中性脂質の形をしている．トリグリセリドは，このままの形では小腸粘膜を通過しないため，吸収されるためにはまずモノグリセリド★4と脂肪酸に分解されなければならない．リパーゼ（lipase）は膵液に含まれており，小腸管腔に分泌され，トリグリセリドを加水分解する働きがある．リパーゼによる脂肪の加水分解が効率よく行われ，分解産物のモノグリセリドと脂肪酸が効率よく小腸から吸収されうるためには，同時に胆汁酸が小腸管腔内に存在しなければならない．すなわち，食物脂肪の消化が正しく行われるためには胆汁と膵液の分泌がともに正常に行われていなければならない．

アミラーゼ

食物に含まれる主要な炭水化物は，植物の糖貯蔵形態であるデンプンである．アミラーゼ（amylase）はデンプンを二糖類であるマルトース，三糖類マルトリオースやデキストリンに加水分解する．アミラーゼのほとんどは膵臓から分泌されるが，一部は唾液腺からも分泌される．

その他

膵臓は，蛋白分解酵素，リパーゼ，アミラーゼ以外にも多くの消化酵素を産生する．その主要なものは，リボヌクレアーゼ，デオキシリボヌクレアーゼ，ゲラチナーゼ，エラスターゼなどである．

★3 トリグリセリド
グリセリンの3個の水酸基すべてに酸基が結合してエステルになったもの．

★4 モノグリセリド
グリセリンの3個の水酸基のうち，1個がエステルになったもの．

図35　膵外分泌制御のメカニズム

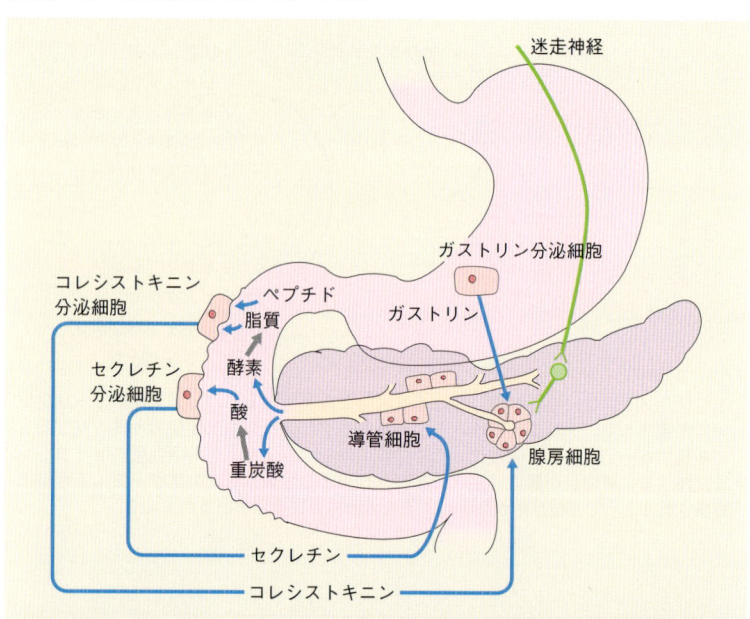

膵液には蛋白質，デンプン，トリグリセリドのそれぞれの消化に必要な消化酵素が含まれている．食物が胃内または十二指腸内に入るとガストリンとコレシストキニンの分泌を刺激し，その結果，膵臓から消化酵素が分泌される．膵液は胃酸を中和する働きも担っている．酸が小腸内に入ると，セクレチン分泌を刺激し，その結果，膵臓から重炭酸が分泌される．蛋白質と脂肪が消化吸収され，酸が中和されると，ガストリン，コレシストキニン，セクレチンなどの分泌刺激がなくなるために膵外分泌も低下する．

重炭酸と水

　膵管系の上皮細胞は重炭酸と水を産生する．分泌機序は胃の壁細胞からの胃酸分泌機序と類似しており，炭酸脱水酵素に依存している．重炭酸は膵管の管腔に分泌され，酵素活性に至適なpHを保つのに関与する．

膵外分泌機能の制御

　膵外分泌機能は自律神経系と消化管ホルモンの双方によって調節されている．空腹時には膵外分泌はごく少量であるが，いったん食物が胃内に入り，しばらくしてこなれて小腸に送り出されると強い膵外分泌刺激が起こる．膵臓は迷走神経支配を受けており，食物によって弱い膵液分泌刺激をきたす．膵外分泌刺激の大部分は，腸管壁に存在する内分泌系によって分泌されるコレシストキニン，セクレチン，ガストリンという主に3種類の消化管ホルモンによって調節されている（図35）．

コレシストキニン

　コレシストキニン（cholecystokinin）は十二指腸に局在する腸管

表5 ラ島を構成する細胞

	ラ島内の局在	分泌ホルモン	作用	細胞数
A細胞	ラ島辺縁に局在	グルカゴン	血糖上昇	約20%
B細胞	ラ島中心に局在	インスリン	血糖降下	約75%
D細胞	ラ島辺縁に局在	ソマトスタチン	インスリン，グルカゴンの分泌を抑制する	約5%
PP細胞		PP	腺房細胞の分泌抑制作用	約1%
D_1細胞		VIP	血管拡張作用	

ラ島：ランゲルハンス島，PP：pancreatic polypeptide（膵ポリペプチド），VIP：vasoactive intestinal polypeptide（血管作動性腸管ポリペプチド）

内分泌細胞（コレシストキニン分泌細胞）から分泌される．蛋白質が分解されてできたペプチドと脂質が小腸内に存在することが，コレシストキニン分泌の引き金になる．食物が小腸に流入するとコレシストキニンが血中に分泌され，膵腺房細胞のコレシストキニン受容体に結合し，消化酵素の分泌刺激となる．

セクレチン

セクレチン（secretin）は，十二指腸と近位空腸の上皮に存在するセクレチン分泌細胞から血中に分泌される．セクレチンは十二指腸内の酸の存在に反応して分泌され，膵管上皮細胞，腺房細胞に存在するセクレチン受容体に結合して，膵の重炭酸および水の分泌を刺激する．これによって，すでに分泌された酵素も膵管から十二指腸へ洗い流される．

ガストリン

ガストリン（gastrin）は胃の食物による伸展や粘膜刺激により胃のガストリン分泌細胞から分泌される．ガストリンは，胃壁細胞に対する胃酸分泌刺激があるが，膵臓に対してはコレシストキニンと同様に腺房細胞からの膵酵素の分泌を刺激する．

膵内分泌機能

膵内分泌

内分泌細胞からは，インスリン，グルカゴンをはじめとする膵ホルモンが血中に分泌される．インスリンとグルカゴンは血糖値の恒常性を保つために必須のホルモンであり，また食事，運動などに伴う急激な血糖値の変化を調節する．インスリン不足やインスリン反応性の低下が起こると直ちに糖尿病になる危険がある．

内分泌機能を担う細胞はラ島と呼ばれる集塊を形成している．ラ島は数種類の細胞から構成されており，それぞれ違う種類のホルモンを分泌する（表5）．それぞれの細胞はラ島内で一定の法則に従っ

て分布している．ラ島は血管が豊富に分布しており，分泌されたホルモンは迅速に血流に乗って全身に循環する★5．さらに，ラ島には副交感神経，交感神経の両方の神経線維が入り込んでおり，インスリン，グルカゴンの分泌を神経性に制御している．

インスリン

インスリンの構造と機能

インスリン（insulin）は比較的小さい分子で，A鎖，B鎖がジスルフィド結合して，約6,000 Da★6の蛋白質を形成している．インスリンのアミノ酸配列は脊椎動物ではよく保存されていて，種が異なってもインスリンの作用が発揮される★7．

インスリンは広範な同化作用をもち，ブドウ糖からグリコーゲンへの生合成の促進，脂肪分解の抑制，筋細胞や肝細胞でのアミノ酸取り込みと蛋白合成を促進することにより，血糖を抑える．

インスリンの合成

インスリンはラ島のB細胞で合成される．インスリンのmRNA★8からプレプロインスリンが合成され，小胞体でプロインスリンになる．プロインスリンからエンドペプチダーゼによってC-ペプチドが外れて，最終的にインスリンが合成される．インスリンとC-ペプチドは，分泌顆粒を形成して細胞質内に蓄積されており，B細胞が分泌刺激を受けるとエクソサイトーシス★9によって血中に分泌される．

インスリン分泌制御

インスリンは血糖値が上昇すると分泌されるが，神経系刺激，血中アミノ酸濃度上昇，血中脂肪酸濃度上昇によっても分泌される．ヒトを含む哺乳類の正常空腹時血糖は80〜90 mg/dLであり，食事などにより血糖値が上昇するとほぼ同時に血中インスリン濃度が上昇する．血中インスリン分泌には二相性が認められる．第一相はすでに合成され細胞内に蓄積されていたインスリンの分泌であり，第二相は新しく合成されたインスリンの分泌である．血糖値の上昇は，インスリン分泌を刺激するだけでなく，インスリン遺伝子の転写とmRNAの翻訳刺激にもなる．

グルカゴン

グルカゴン分泌

グルカゴン（glucagon）にはインスリンと逆に血糖値を上昇させる作用があり，インスリンと協調して血糖値を一定に保つ．グルカゴンは29個のアミノ酸から成る単鎖ペプチドで，ラ島のA細胞でプログルカゴンとして合成される．消化管でもプログルカゴンが合成されるが，これはグルカゴンに似たエンテログルカゴンとして分泌

★5
容積からみればラ島は膵臓の1〜2％を占めるにすぎないが，膵血流の10〜15％を受けている．

★6 Da
ダルトン（dalton；Da）は，分子や原子の質量の単位．

★7
1980年ごろまでブタのインスリン抽出物が糖尿病の治療に使用されていたが，現在ではヒトインスリンを試験管内合成して製品化したものが使用されている．

★8 mRNA
メッセンジャーRNAの略．DNAを鋳型にして転写によってmRNAがつくられる．mRNAを鋳型に蛋白質がつくられる．

★9 エクソサイトーシス
細胞の分泌様式の一種で，分泌物を含んだ小胞が細胞膜と癒合し，そのまま小胞の内容が細胞外へ放出される．

される．

　グルカゴンは，主に2つの機序で肝臓から血中にグルコースを放出させる．

　第1の機序は，グルカゴンが肝臓のグリコーゲンを分解することである．血糖値が高いときはグルコースが肝細胞に取り込まれ，インスリンの作用でグリコーゲンとして肝臓に貯蔵される．一方，血糖値が低下すると，グルカゴンが分泌され，肝細胞に貯蔵されたグリコーゲンを分解し，グルコースとして血中に放出させる．

　第2の機序は，グルカゴンが肝細胞の糖新生を刺激することで，アミノ酸などヘキソース（六炭糖）以外の物質からグルコースが合成される．糖新生によって，新たに血中に供給するグルコースが得られる．また，グルカゴンは脂肪細胞における脂肪の分解を促進する★10．

グルカゴン分泌制御

　血糖値が低下するとグルカゴン分泌が刺激される．さらに，血中アミノ酸濃度が上昇したときにもグルカゴン分泌が刺激され，糖新生が促進される．血中アミノ酸濃度が上昇すると，インスリン分泌も刺激する．また，運動時にもグルカゴン分泌が刺激される．

　高血糖はグルカゴンの分泌を抑制するが，これはA細胞に対する高血糖の直接作用か，高血糖の結果，分泌されたインスリンがA細胞に作用するためかは不明である．また，ソマトスタチンはグルカゴンの分泌を抑制する．

ソマトスタチン

　ソマトスタチン（somatostatin）はラ島のD細胞から分泌されるホルモンで，一般に分泌抑制的に働く．インスリン，グルカゴン，膵外分泌，ガストリン，セクレチンなどの分泌もソマトスタチンによって抑制される．

（土井隆一郎，今村正之）

★10
ほかに血糖上昇をもたらすホルモンとしてアドレナリン，甲状腺ホルモン，コルチゾールなどがあり，血糖値を下げるホルモンがほぼインスリンのみであるのに対し，種類が多い．

第6章
呼吸器系

呼吸器系

生命活動のためには酸素が必要であり，また，代謝活動の結果として二酸化炭素が発生する．そのために，われわれは肺で空気中から酸素を血液中に取り込み，血液中の炭酸ガスを空気中へ吐き出している[★1]．このように"息をする"ための器官の集まりが呼吸器系である．鼻から入った空気は，咽頭，喉頭，気管，気管支を通り，肺に入る[★2]．

動物は進化の過程で水中での鰓（えら）呼吸から陸上での肺呼吸への劇的な変化を遂げたが，哺乳類において出生を境に起こる胎盤呼吸から肺呼吸への移行は，これに相当する大きな変化であるといえる．

(塩田浩平)

★1
空気と血液のあいだで行われるガス交換を外呼吸，血液と細胞のあいだで行われるガス交換を内呼吸という．

★2
鼻腔から肺に至る空気の通路を気道といい，鼻腔から咽頭までを上気道，喉頭以下を下気道として区別する．

呼吸器系
発生

ヒトでの呼吸器系（respiratory system）の発達は，系統発生を繰り返す個体発生の典型の一つである．また，他の器官と異なって，呼吸器系は出生までは機能しない．したがって，胎児期での呼吸器系の発達は出生直後から機能を開始するための準備である．

この項では，下部呼吸器系（喉頭，気管，気管支，肺）の発生について述べる．

胎生第4週直前に，将来，下部呼吸器系となる最初の徴候が原始咽頭底の尾部末端で縦走する溝（喉頭気管溝）として認められる（図1）．喉頭気管溝は呼吸器系の原基であり，やがて喉頭気管憩室となり，さらに袋状に隆起し発達して肺芽と呼ばれる管腔を形成する．これらの管腔は臓側中胚葉で覆われている．この肺芽は，頭側では原始喉頭口（将来は喉頭の入口となる）と呼ばれる開口部で咽頭と連絡しており，尾側部は喉頭気管管と隆起した2つの気管支芽となる（図2）．

気管

喉頭気管管の内面にある内胚葉から気管上皮，気管支腺が生じて，

図1 胎生第4週直前の頭部

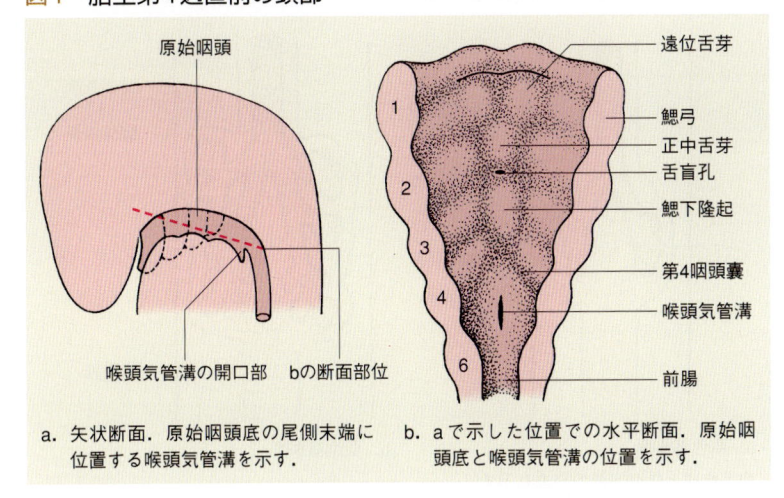

a. 矢状断面．原始咽頭底の尾側末端に位置する喉頭気管溝を示す．
b. aで示した位置での水平断面．原始咽頭底と喉頭気管溝の位置を示す．

図2 胎生第4～5週での喉頭気管管と食道の分離と臓側中胚葉

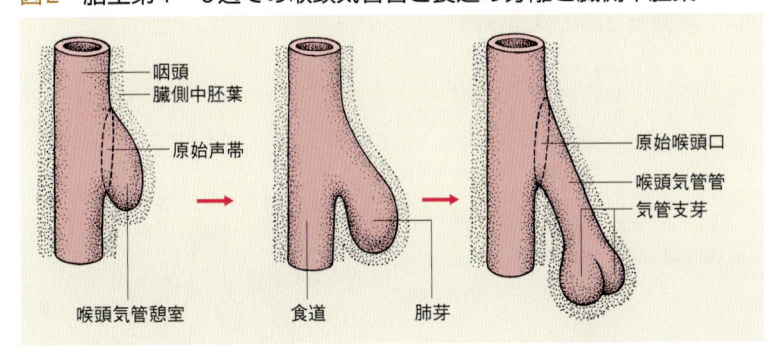

周囲の臓側中胚葉である間葉から気管軟骨，結合組織，平滑筋や脈管が生じる．気管上皮では胎生第10週には喉頭方向に波打つ線毛が生じる．胎生第12週までに粘液腺が生じてくる．

気管支と肺

気管支

気管末端に生じた1対の気管支芽は左右の主気管支となる．内胚葉性の気管支芽の外側は胸膜腔の原基である心膜腹膜管[★1]に覆われるようになる（図3a）．右主気管支は左に比べると大きく，またより垂直方向に走行する．これらの違いは気管支の発達とともにさらに顕著になる．

胎生第5週には，左・右主気管支には肺葉気管支となる2つの気管支芽が生じる．右側では下の気管支が再分岐して2つの気管支を形成する（図4a）．こうして右側は上葉と中葉と下葉，左側は上葉と下葉の葉気管支に発達する．胎生第7週までに右では10個，左では8個の区域気管支が形成され，同時に周囲の薄い間葉組織も分かれる（図4b）．各区域気管支とそれを取り囲む間葉をもって気管支肺区域が形

★1 心膜腹膜管
原始胸膜腔とも呼ばれて，心膜腔や腹膜腔と連絡しているが，発達とともに臓側胸膜と壁側胸膜に囲まれた胸膜腔となる．

図3 心膜腹膜管の内側に位置する臓側中胚葉で発達する肺

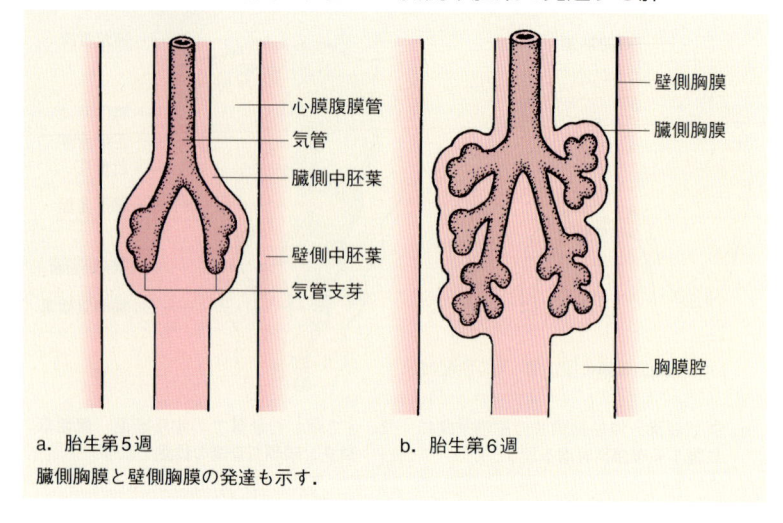

a. 胎生第5週
臓側胸膜と壁側胸膜の発達も示す.

b. 胎生第6週

図4 気管支と肺の発達段階

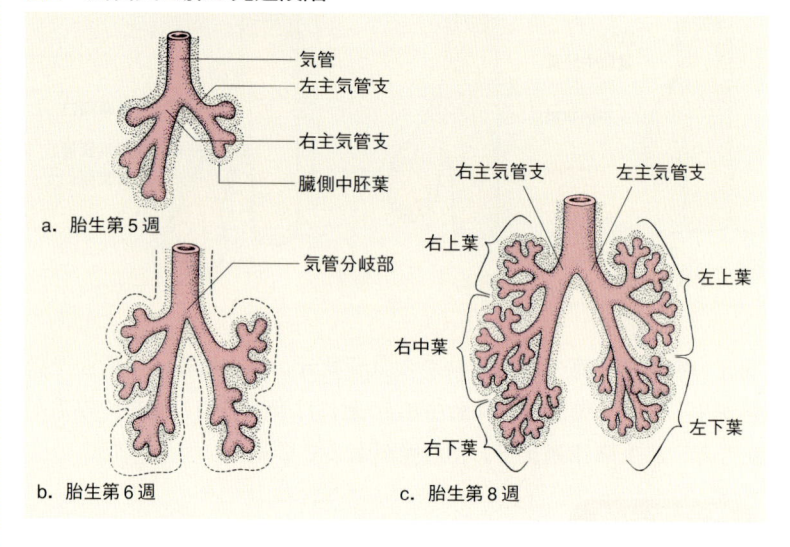

a. 胎生第5週

b. 胎生第6週

c. 胎生第8週

成される（図4c）.

　さらに胎生第24週までに約17回の分岐が行われて呼吸細気管支が形成されるが，それ以上の分岐は出生後も続いて第24次まで分岐する．気管支が発達するに従って周囲の臓側中胚葉から気管支軟骨，平滑筋，結合組織，および臓側胸膜が形成される．壁側胸膜は壁側中胚葉由来である（図3）.

肺

　肺胞の発達は胎生第16週までは認められず，ガス交換に関与しない気道系である終末細気管支までが形成される．この時期の肺は外分泌腺に類似している．胎生第16〜25週のあいだに気管支から終末細気管支の内腔は拡張して，呼吸細気管支が形成され，さらに3〜6本の肺胞道に分岐する．おのおのの肺胞道の終末部には，最終的に

図5 肺の終末細気管支より末梢気道への発達を連続的に示す組織像

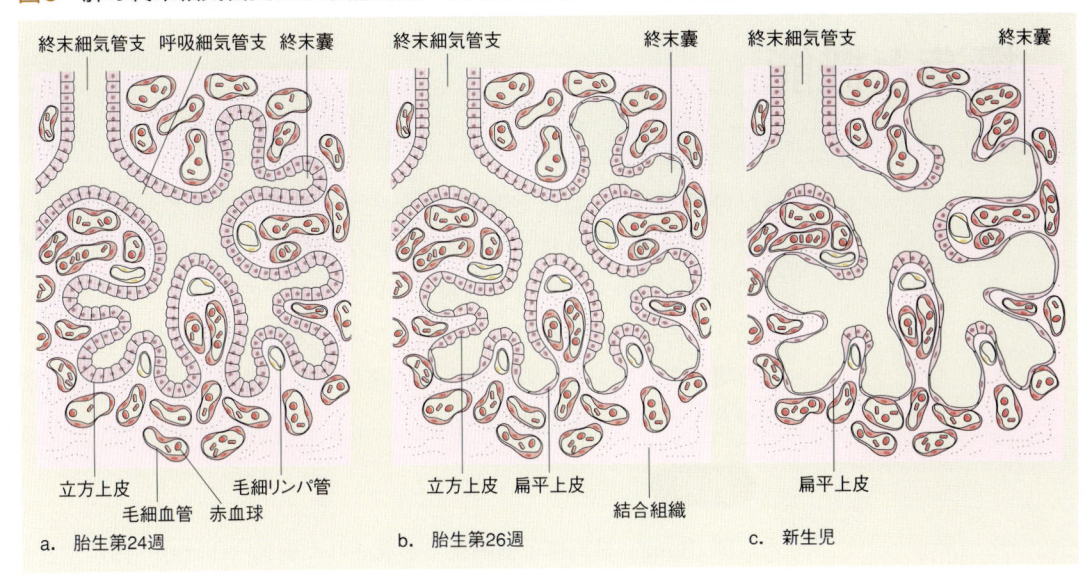

a. 胎生第24週
終末細気管支　呼吸細気管支　終末嚢
立方上皮
毛細血管　毛細リンパ管
赤血球

b. 胎生第26週
終末細気管支　終末嚢
立方上皮　扁平上皮
結合組織

c. 新生児
終末細気管支　終末嚢
扁平上皮

は肺胞に発達する終末嚢（原始肺胞）と呼ばれる構造が形成される（図5a）．この部分は立方上皮あるいは円柱上皮で覆われているが，周囲に発達した毛細血管をもつようになる．さらに多くの終末嚢が発達して，呼吸細気管支や終末嚢の壁に，将来は肺胞となる小さな膨らみが生じてくる．さらに終末嚢の上皮細胞は毛細血管と接するところで薄くなる（図5b）．きわめて薄い細胞はⅠ型肺胞上皮細胞と呼ばれており，肺胞表面の大きな部分を構成している．ほかに肺胞上に散在する立方型の細胞はⅡ型肺胞上皮細胞と呼ばれる．これらの細胞は胎生第23週ごろに出現して，肺表面活性物質[★2]の前駆体である封入体を含んでいる．このリン脂質に富むリポ蛋白の混合物である肺表面活性物質は出生前に肺胞に放出されて肺胞の内面を覆うようになる．

　胎生第28週までに肺は腺様構造ではなくなり，きわめて薄い肺胞上皮で覆われた終末嚢に発達して（図5c），肺胞毛細管膜と呼ばれる肺胞上皮細胞と毛細管内皮細胞を併せた厚みは約$0.4\,\mu m$であり，成人での厚みと変わらない．新生児では5×10^7個の肺胞が存在するが，8歳まで肺胞数は増加して3×10^8個に達する．

　出生時の第一呼吸[★3]の前には，肺は液体で満たされている．生下時，肺内の液体のいくらかは口から排出されるが，ほとんどは終末嚢のリンパ管を通じて排出される．

（西脇　裕）

★2 肺表面活性物質
Ⅱ型肺胞上皮細胞の層状封入体に貯蔵されていると考えられる肺表面活性物質の主体はリン脂質（特にジパルミチルレシチン）であり，肺胞の虚脱の防止に役立っている．新生児特発性呼吸困難症候群は表面活性物質の欠乏によると考えられている．

★3 第一呼吸
出生直後あるいは数秒後に突然，新生児が深い吸気を行い，次に大きな呼気とともに啼泣することをいう．第一呼吸前に満たされていた液体のほとんどは，第一呼吸とともにリンパ管を通じて排出されて肺胞は空気で満たされる．

●参考文献
1) Moore KL, et al：The developing human：clinically oriented embryology. 5th ed. Philadelphia：WB Saunders；1993.

呼吸器系

構造と機能

呼吸器系は，血液と大気のあいだでの酸素と炭酸ガスの交換，つまり外呼吸を行う構造である．そして内呼吸とは，体循環の毛細管の血液とこれら毛細管が分布している組織とのあいだのガス交換を指す．呼吸器系は鼻腔から喉頭までの上気道と気管，気管支，肺から構成されている．呼吸器系の作用に必要な構造には胸壁，横隔膜から成る胸郭，胸膜などがある．

胸郭

肺（lung）は胸壁と横隔膜で形成された胸郭（thorax）内に左右1対が納められている（図6）．左右の肺のあいだの部分を縦隔という．胸壁を構成する骨性胸郭は12対の肋骨と肋軟骨，12個の胸椎と椎間板，胸骨，左右の鎖骨と肩甲骨から成る★1．これらの骨は呼吸に関与する筋肉の付着部として役立っている．

胸部の筋は浅胸筋，深胸筋，横隔膜に分類されるが，呼吸に関与する筋は深胸筋と横隔膜である．深胸筋は固有胸筋とも呼ばれ，外肋間筋，内肋間筋，最内肋間筋，肋下筋，胸横筋，上・下後鋸筋などから成る．横隔膜は，胸腔と腹腔を分けている膜状筋で胸腔の底部を形成して，呼吸運動に大きく関係している★2．

呼息時には肺の弾力が主に働き，呼息筋の働きはわずかであるが，吸息時には肺の弾力に打ち勝つ吸息筋が働く．吸息時に働く主な筋は横隔膜，外肋間筋，頸部の斜角筋群で，呼息時に働く主な筋は内肋間筋，最内肋間筋，肋下筋，胸横筋，腹壁筋であり，深呼吸時は胸鎖乳突筋，浅胸筋も関与する．

胸膜

壁側胸膜は胸壁内面，横隔膜，縦隔など胸郭内面を覆い，臓側胸膜は肺表面を覆い，両者は肺門と肺靱帯を介して移行している．胸腔は壁側胸膜と臓側胸膜に囲まれた腔を指しており，正常では少量の漿液のみを認める．

縦隔 （図7，8）

縦隔（mediastinum）とは胸郭のなかで左右の胸膜腔のあいだの部分を指し，前方は胸骨と肋軟骨，後方は胸椎椎体，上方は胸郭入口部，下方は横隔膜，側方は左右の縦隔胸膜に境されている．縦隔には，心臓，大動脈など大血管，気管，食道など重要な器官のほか，

★1
"運動器系/骨格と関節" 図14（p.54）を参照されたい．

★2 呼吸の様式
呼吸の様式には胸式呼吸と腹式呼吸があって，胸式呼吸では胸郭を広げて吸息を行い，胸郭を狭めて呼息を行う．腹式呼吸では横隔膜の収縮によって横隔膜を押し下げて吸息を行い，腹壁筋の収縮と横隔膜の弛緩によって腹部臓器が押し上げられて呼息を行うが，一般には両様式が混合している．

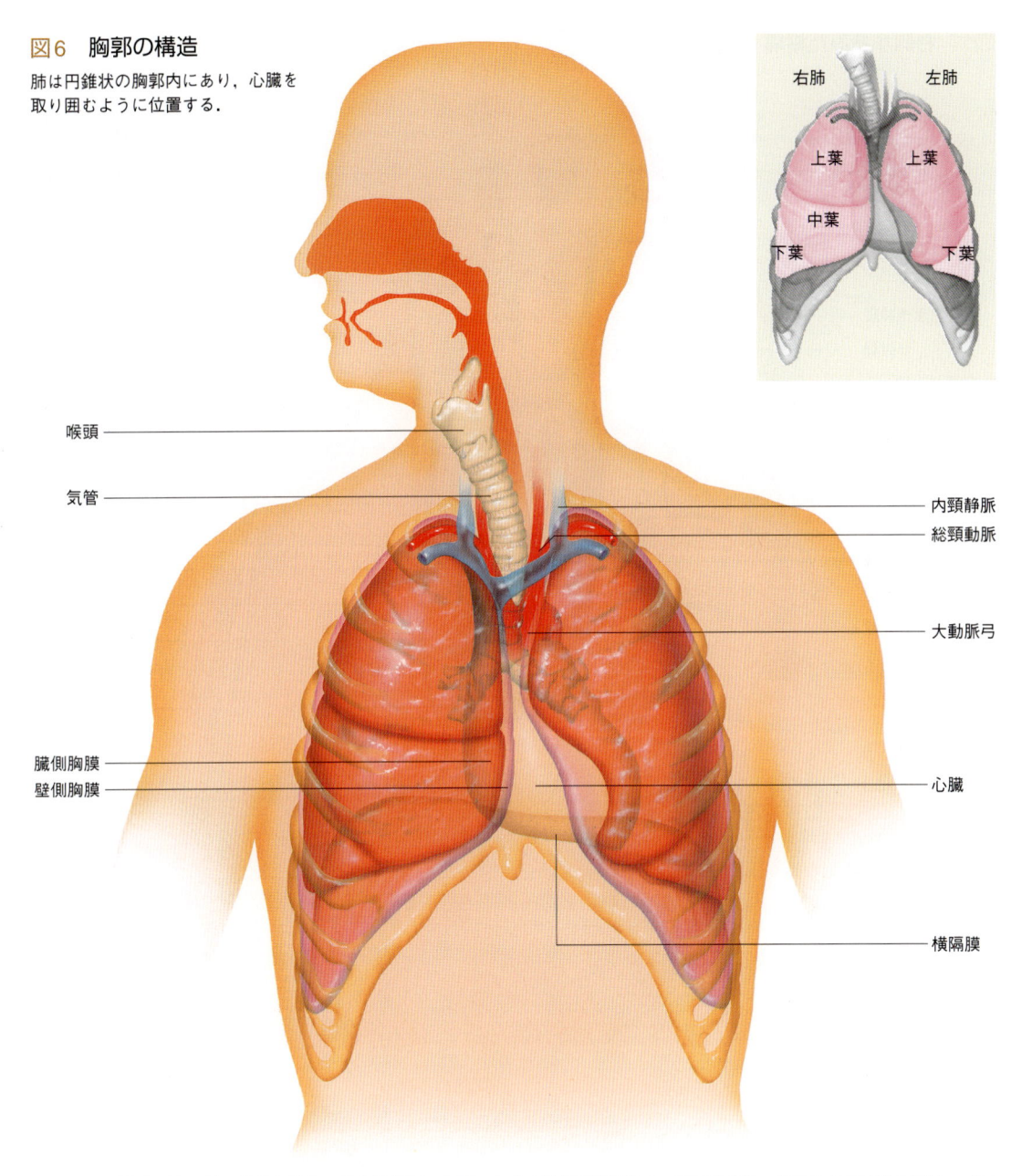

図6 胸郭の構造
肺は円錐状の胸郭内にあり，心臓を取り囲むように位置する．

（永井厚志：肺の構造と機能．貫和敏博編．看護のための最新医学講座 2，呼吸器疾患．東京：中山書店；2001．p.3．）

迷走神経，横隔神経，胸腺遺残などが存在して，疎な結合組織で覆われている．

　縦隔は解剖学的に，上部（上縦隔），前部（前縦隔），中部（中縦隔），後部（後縦隔）の4つに区分されている（図9）．上縦隔は胸骨柄の下縁と第4胸椎（T4）椎体の下縁を結ぶ線より上方であり，それより下方は，胸骨と心膜のあいだの前縦隔，心膜と心臓を含む中縦隔，心膜後方の後縦隔に分けられる．

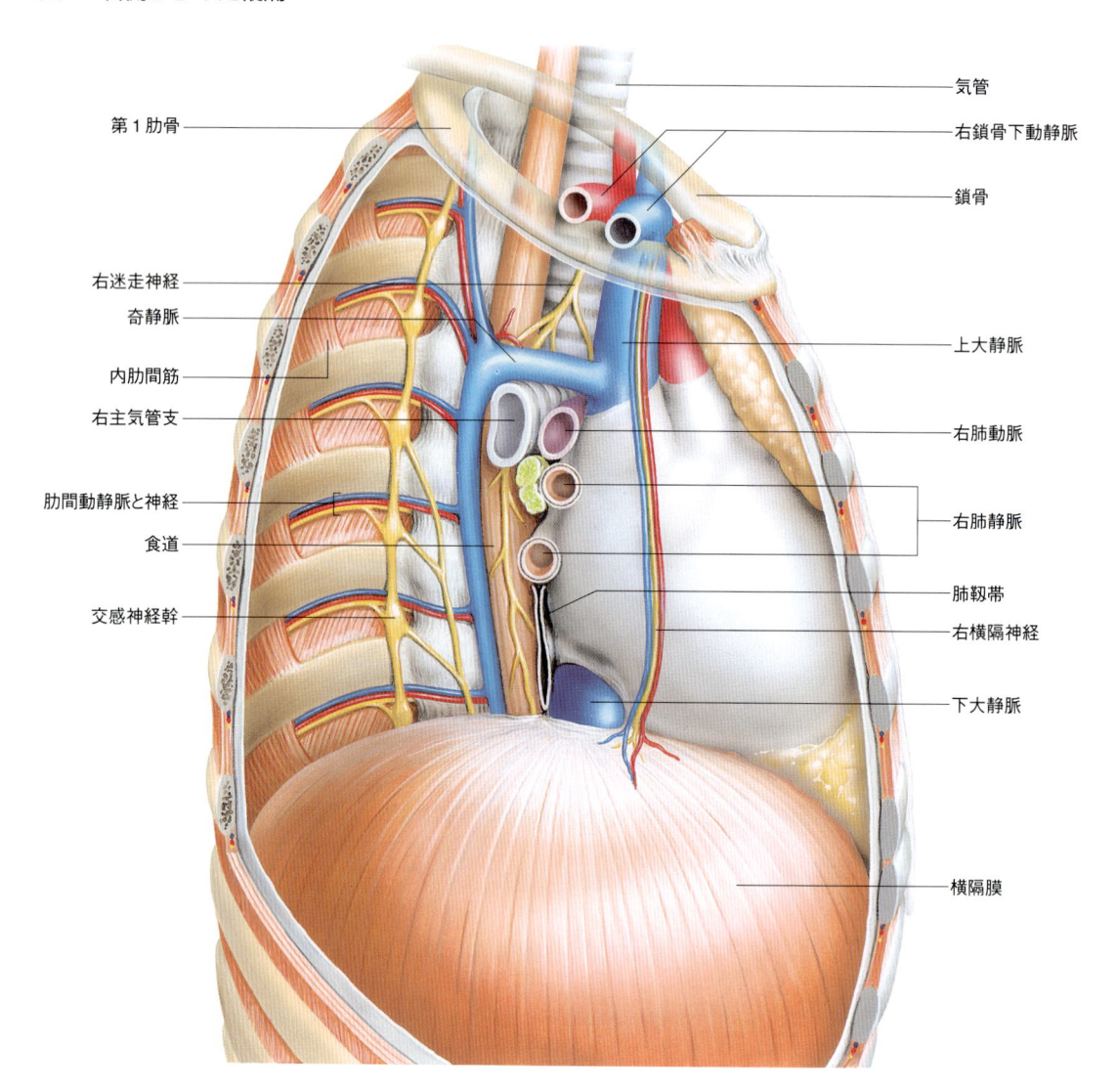

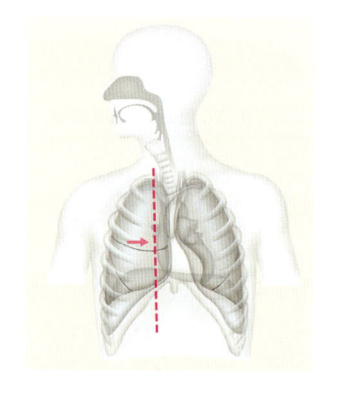

図7 右側からみた縦隔

- 第1肋骨
- 右迷走神経
- 奇静脈
- 内肋間筋
- 右主気管支
- 肋間動静脈と神経
- 食道
- 交感神経幹

- 気管
- 右鎖骨下動静脈
- 鎖骨
- 上大静脈
- 右肺動脈
- 右肺静脈
- 肺靱帯
- 右横隔神経
- 下大静脈
- 横隔膜

図8　左側からみた縦隔

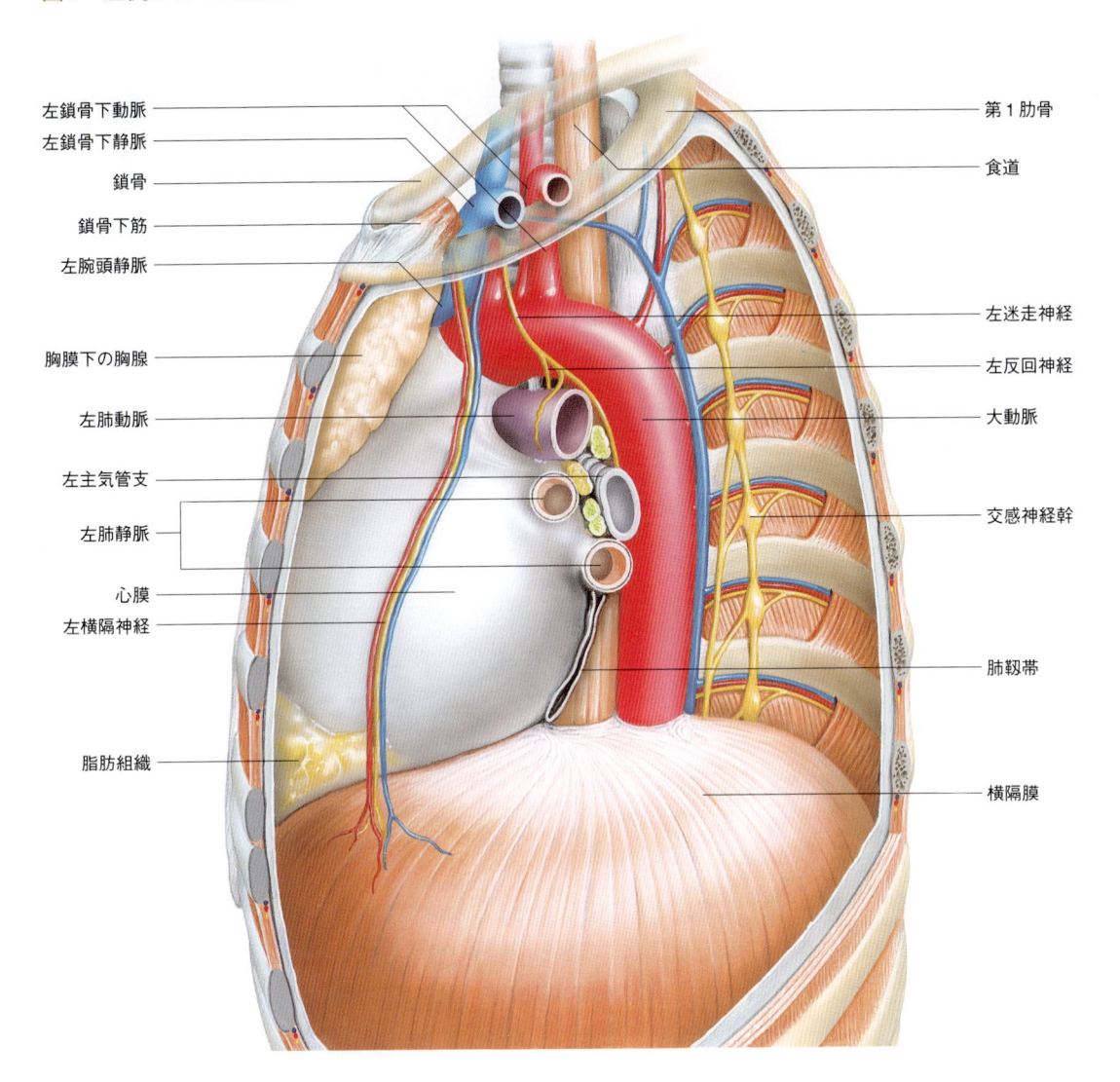

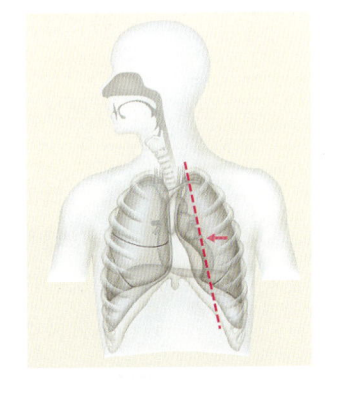

- 左鎖骨下動脈
- 左鎖骨下静脈
- 鎖骨
- 鎖骨下筋
- 左腕頭静脈
- 胸膜下の胸腺
- 左肺動脈
- 左主気管支
- 左肺静脈
- 心膜
- 左横隔神経
- 脂肪組織

- 第1肋骨
- 食道
- 左迷走神経
- 左反回神経
- 大動脈
- 交感神経幹
- 肺靱帯
- 横隔膜

図9 縦隔の区分

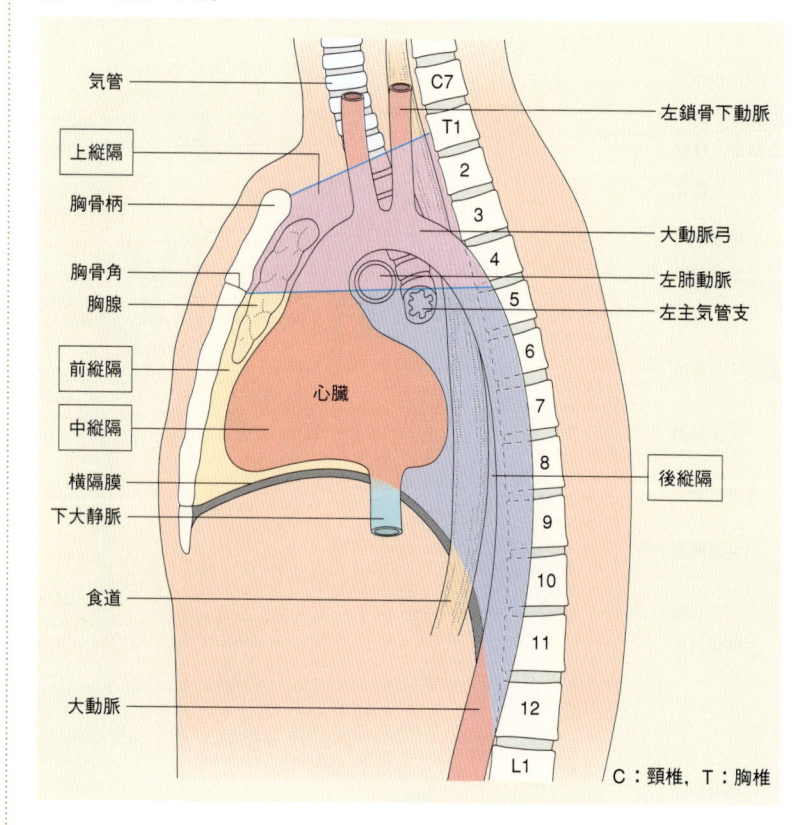

肺

　通常，両肺の肺尖は第1後肋骨の高さまで達しているので，前方からみると鎖骨より数cm上方に膨らんでいる．呼気の状態では，右肺の下方は前方では第6肋骨，後方では第10胸椎の高さであり，左肺はそれより下方まで広がる．右肺は横隔膜の下に存在する肝臓によって押し上げられているためである（図10）．

　一般には，右肺は斜めに走行する葉間裂（斜裂）と，水平に走行する葉間裂（水平裂）によって，上葉・中葉・下葉に分けられている．左肺は通常，斜裂のみで上葉と下葉に分けられていて水平裂は存在しない．

　肺の外側面，つまり肋骨に接する面は緩やかに膨らんでおり，横隔膜面は緩やかに陥凹しているが，いずれも表面は平滑である．しかし，肺の内側面，つまり縦隔面には肺門を形成する肺静脈，肺動脈，気管支と縦隔を構成する臓器による圧痕が認められる（図11）．

気道

　気道（airway）は大気を肺胞に導入して，肺胞内のガスを外界に排出する導管の機能をもっている．気道は鼻腔から喉頭までの上気

図10 肺の解剖

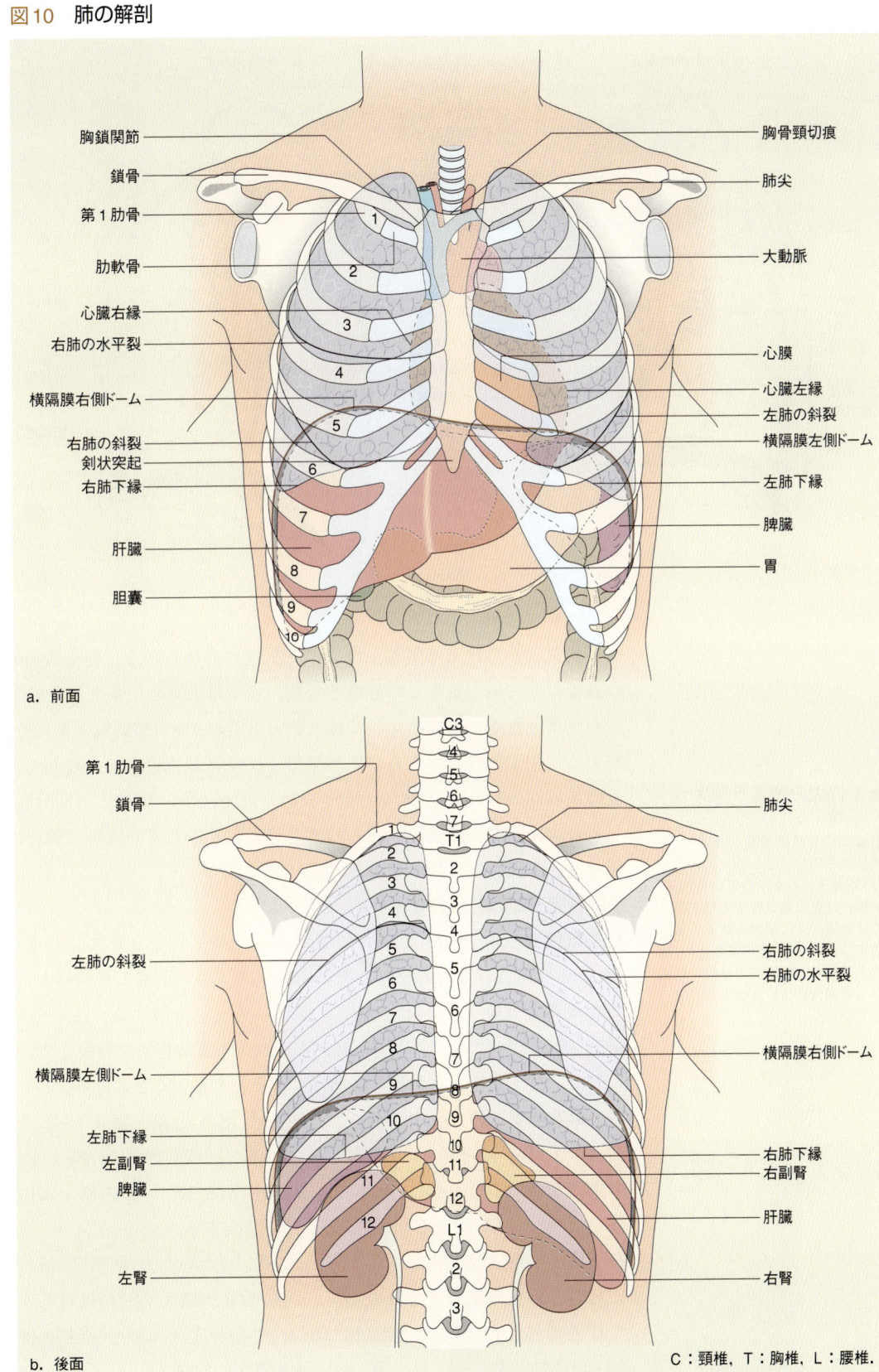

a. 前面

- 胸鎖関節
- 鎖骨
- 第1肋骨
- 肋軟骨
- 心臓右縁
- 右肺の水平裂
- 横隔膜右側ドーム
- 右肺の斜裂
- 剣状突起
- 右肺下縁
- 肝臓
- 胆嚢

- 胸骨頸切痕
- 肺尖
- 大動脈
- 心膜
- 心臓左縁
- 左肺の斜裂
- 横隔膜左側ドーム
- 左肺下縁
- 脾臓
- 胃

b. 後面

- 第1肋骨
- 鎖骨
- 左肺の斜裂
- 横隔膜左側ドーム
- 左肺下縁
- 左副腎
- 脾臓
- 左腎

- 肺尖
- 右肺の斜裂
- 右肺の水平裂
- 横隔膜右側ドーム
- 右肺下縁
- 右副腎
- 肝臓
- 右腎

C：頸椎，T：胸椎，L：腰椎．

図11　肺内側面

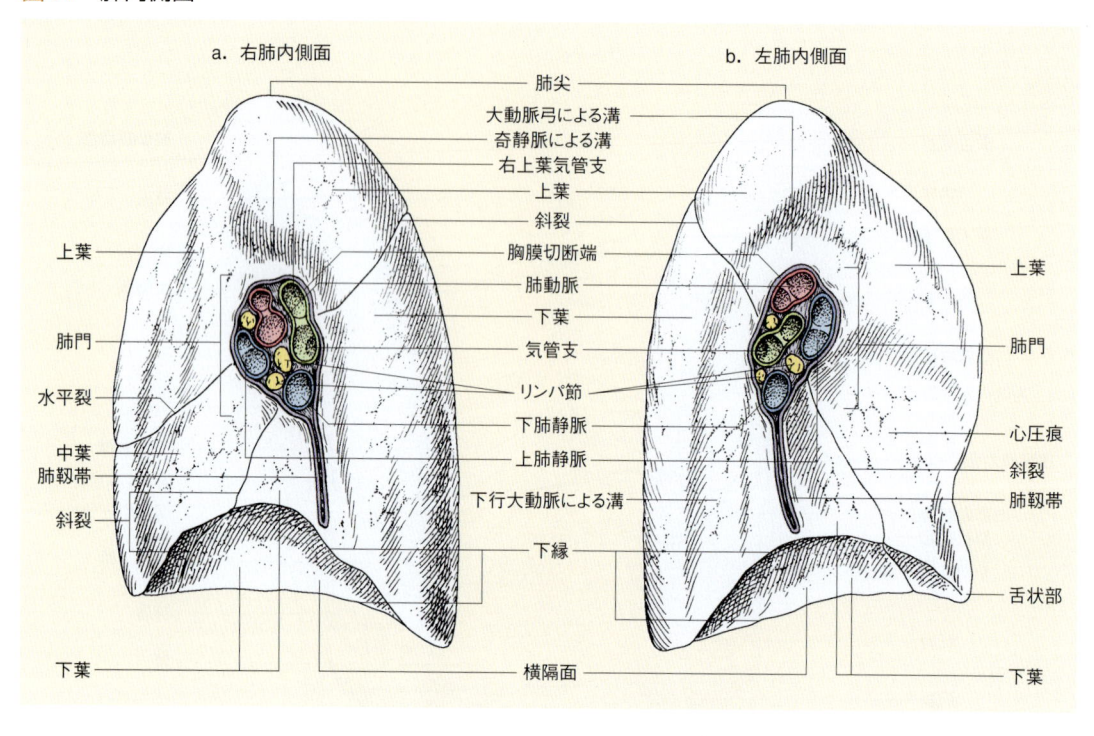

a. 右肺内側面／b. 左肺内側面

（図中ラベル：肺尖、大動脈弓による溝、奇静脈による溝、右上葉気管支、上葉、斜裂、胸膜切断端、肺動脈、下葉、気管支、リンパ節、下肺静脈、上肺静脈、下行大動脈による溝、下縁、横隔面、肺門、水平裂、中葉、肺靱帯、斜裂、下葉、心圧痕、舌状部）

★3　同大分岐，不同大分岐

気管支の分岐模式図などでは，同じ太さに二分岐した（同大分岐）気管支のみを示しているが，実際には亜区域気管支より末梢では胸膜方向に同大分岐する気管支以外に，反転方向などに，同大分岐した気管支より径の細い（不同大分岐）気管支が分岐している．

道と，気管から終末細気管支までの下気道に分けられる．約十数cmの気管は左右の主気管支に分岐した後，右では上葉と中葉と下葉の3つの肺葉気管支に分岐し，左では上葉と下葉の2つの肺葉気管支に分岐する．肺葉気管支はさらに区域気管支，亜区域気管支に分岐して，その後は同大分岐や不同大分岐★3を繰り返す．多いもので16回分岐して終末細気管支に至り，さらにガス交換にかかわる呼吸細気管支，肺胞道，肺胞嚢，肺胞に達する（図12）．

主気管支-肺区域（図13）

右主気管支：約20mmの長さで下端から上葉気管支を分岐した後，数cmの中間気管支幹となり，次に中間気管支幹の下端より前外方に向かう中葉気管支と下方に向かう下葉気管支に分岐する．しかし，中葉気管支のわずか下方で後方にB^6という区域気管支を分岐しているので，右下葉気管支と称する部分はほとんどないことになる．

右上葉気管支：約10mmの長さで，肺尖区（S^1）と後上葉区（S^2）と前上葉区（S^3）に対応したB^1，B^2，B^3の3本の区域気管支に分岐する．

中葉気管支：約12mmの長さで，外側中葉区（S^4）と内側中葉区（S^5）に対応したB^4とB^5の区域気管支を分岐する．

右下葉：中葉気管支のわずか下方で後方にB^6という上-下葉区（S^6）に対応した区域気管支を分岐して，次に内側肺底区（S^7）に対応するB^7を分枝した後に，前肺底区（S^8），外側肺底区（S^9），後肺底区（S^{10}）に対応するB^8，B^9，B^{10}の区域気管支に分岐する．

図12　気管支の分岐と肺の区分

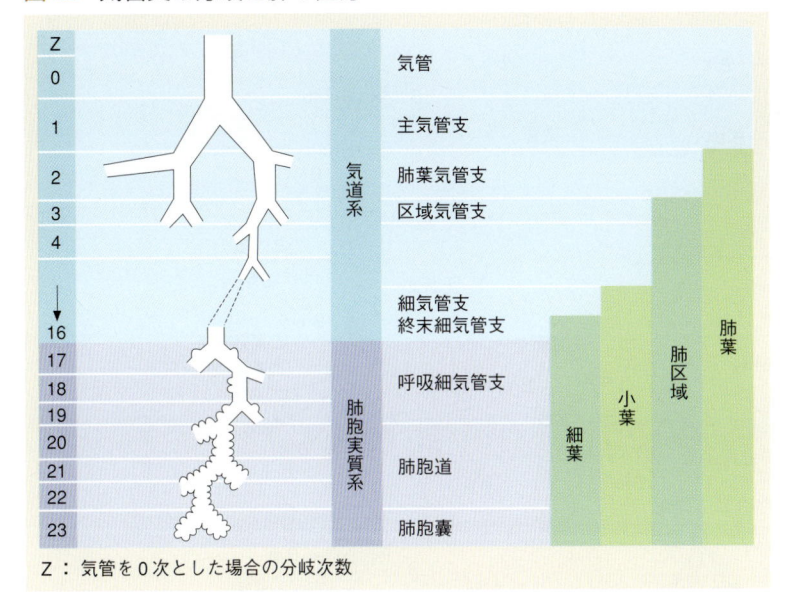

Z			
0	気管		
1	主気管支	気道系	
2	肺葉気管支		肺葉
3	区域気管支		肺区域
4			
↓			小葉
16	細気管支／終末細気管支		
17	呼吸細気管支	肺胞実質系	細葉
18			
19			
20	肺胞道		
21			
22			
23	肺胞嚢		

Z：気管を0次とした場合の分岐次数

左主気管支：約45 mm長で右主気管支に比べてやや分岐角が大きく，上方に向かってやや彎曲して，下端で左上葉気管支と左下葉気管支に分岐する．

左上葉気管支：さらに上区支と舌区支に分岐する．右肺でいうと上区は右上葉に，舌区は右中葉に相当するが，通常，上区と舌区を分ける葉間裂はなく，区域の分割様式も右肺と同じではない．上区は右上葉とは異なり，2つの区域しかなく，右上葉での肺尖区と後上葉区に相当する肺尖後区（S^{1+2}）と前上葉区（S^3）に対応したB^{1+2}，B^3が分岐する．舌区は上舌区（S^4）と下舌区（S^5）に対応したB^4，B^5に分岐する．

左下葉気管支：すぐにB^6と底幹に2分岐する．B^6が分岐して肺底区（S^8，S^9，S^{10}）の各区域支が枝分かれするまでを底幹と呼んでいる．左肺では内側肺底区（S^7）がなく，前肺底区（S^8），外側肺底区（S^9），後肺底区（S^{10}）に対応するB^8，B^9，B^{10}の区域気管支に分岐する．

肺区域：肺葉気管支の次の分枝である区域気管支が支配する部分であり，区域動脈は区域気管支に随伴するのに対して，区域静脈は区域の辺縁部に位置する．

気管，肺外気管支，肺内気管支壁（図14）

　気管と，肺外気管支と称される左右の主気管支，中間気管支幹の壁は同様の構造を示す．左右上葉支や下葉支は入口部では気管に似た構造を示すが，区域気管支に分岐する前に構造が変化する．この構造変化する部分が肺外気管支から肺内気管支へと移行する部分である．中葉支は肺外気管支であるが，構造は肺内気管支と同じ構造である．

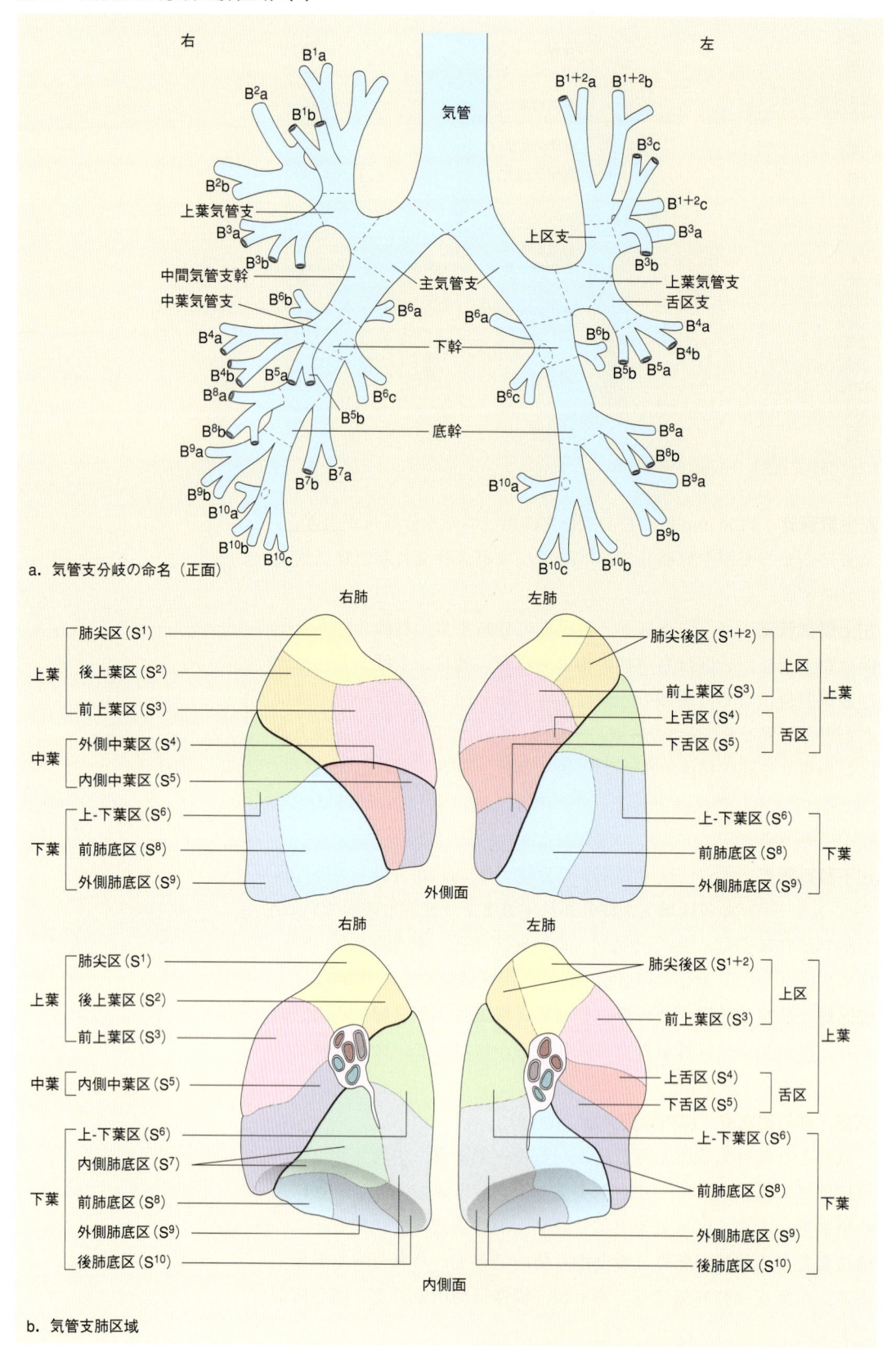

図13 気管支の分岐と肺区域（1）

a. 気管支分岐の命名（正面）

b. 気管支肺区域

図13 気管支の分岐と肺区域（2）

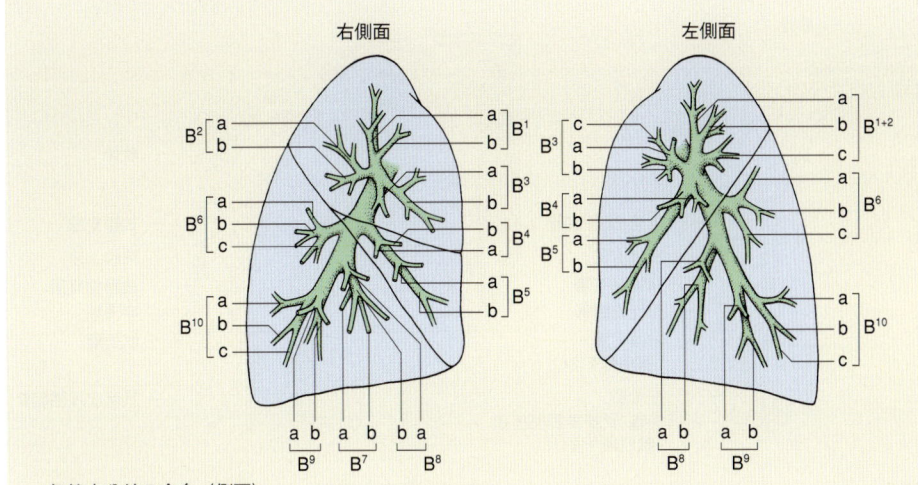

c. 気管支分岐の命名（側面）

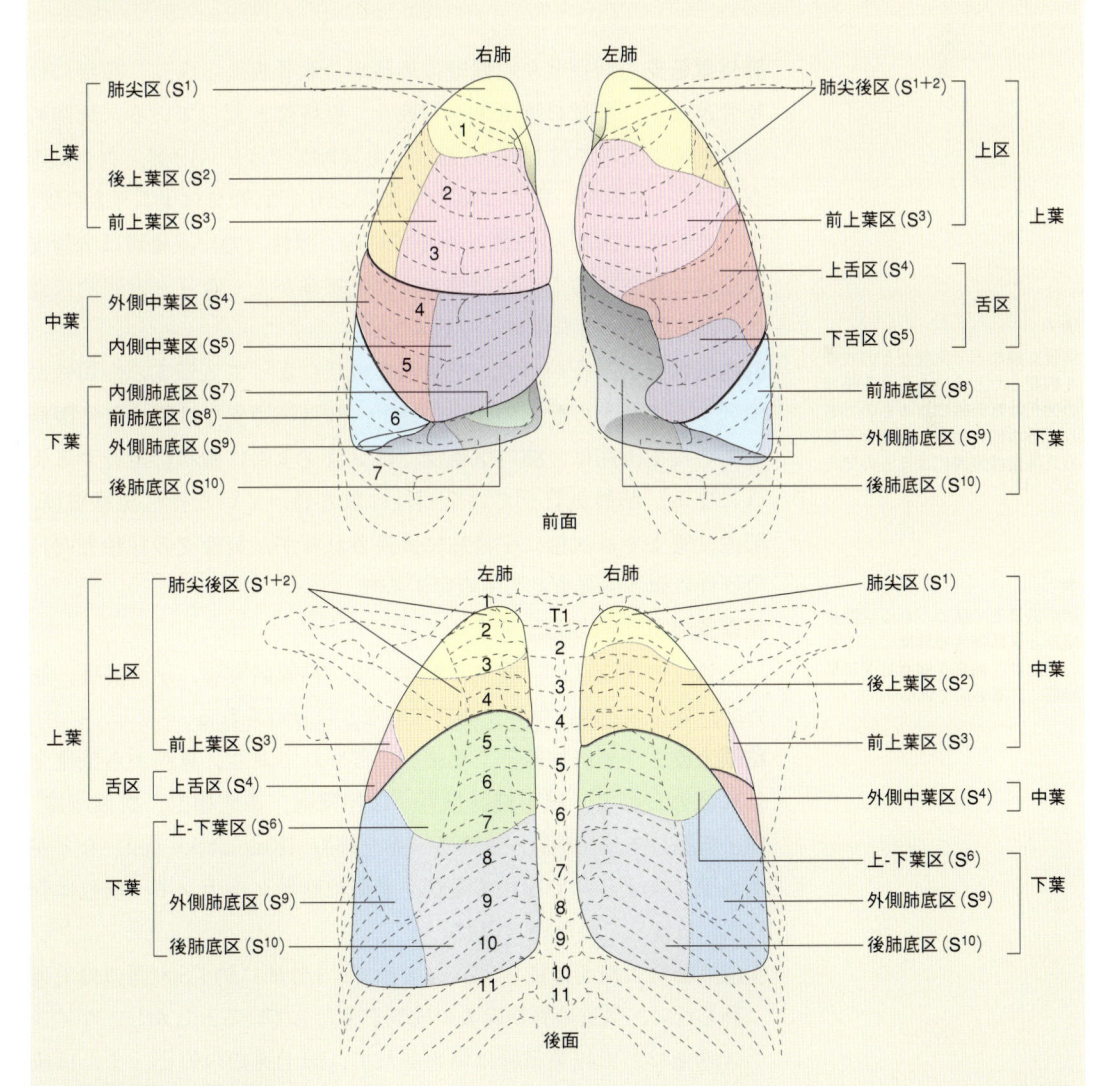

d. 気管支肺区域と肋骨の関係

T：胸椎

図14 気管，肺外気管支，肺内気管支の割面

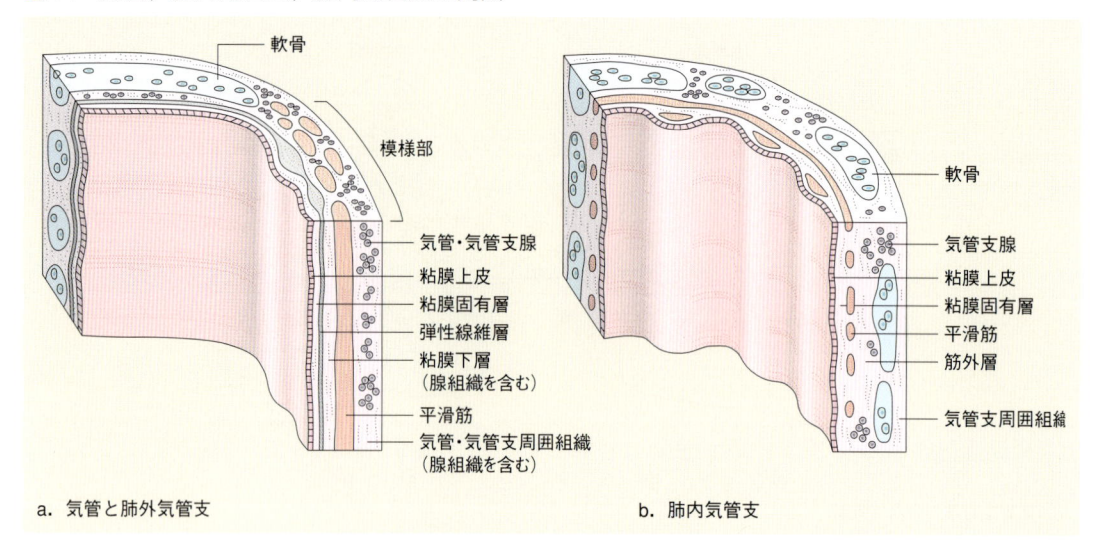

a. 気管と肺外気管支

（ラベル：軟骨，膜様部，気管・気管支腺，粘膜上皮，粘膜固有層，弾性線維層，粘膜下層（腺組織を含む），平滑筋，気管・気管支周囲組織（腺組織を含む））

b. 肺内気管支

（ラベル：軟骨，気管支腺，粘膜上皮，粘膜固有層，平滑筋，筋外層，気管支周囲組織）

★4　気管支鏡などで気管などの内腔を観察したときにみられる輪状の凹凸は軟骨輪によるものであり，膜様部の縦走ヒダは太くなった弾性線維束によるものである．

★5　肺内気管支で認められる明瞭な縦走ヒダは弾性線維束によるものであり，繊細な輪状ヒダは平滑筋によるものである．

肺外気管支：前壁と左右側壁は馬蹄形の軟骨板から成り，後壁には軟骨はなく，多量の平滑筋から成り，膜様部と称している．馬蹄形の軟骨輪は気管では16〜20個，左主気管支では9〜12個，右主気管支では6〜8個が一定の間隔で並んでおり，気管では4/5〜2/3周，主気管支では2/3〜1/2周を占めている．弾性（力）線維層は気管支の全周に存在するが，膜様部では弾性線維が太くなり，肉眼的に認められる縦走ヒダを形成している★4．

肺内気管支：軟骨が小さな不規則な板状になって気管支の全周性に配列する．軟骨の配列の変化に伴い，肺外気管支では膜様部に限局していた平滑筋は，肺内気管支では気管支全周に輪状に走行するようになる．肺外気管支では全周性に取り巻いていた弾性線維層は，肺内気管支では次第に平滑筋に置換されるが，気管支の長軸方向に全周性に弾性線維束として走行する★5．

気管支の組織学的構造

気管支の構造は，内腔より粘膜上皮，粘膜固有層，平滑筋層，筋外層，軟骨線維層，気管支周囲組織などに分けられる．

粘膜上皮：多列円柱線毛上皮細胞に覆われており，鼻腔から気道全体に認められる．線毛細胞以外には杯細胞，基底細胞，漿液細胞，刷子細胞，未分化細胞，クルチッキー細胞（Kulchitsky cell）などが基底膜に支えられて存在するが，基底細胞やクルチッキー細胞は管腔内には達していない（図15）．

①線毛細胞：線毛は長さ3.2〜4μmで，1分間に約1,500回の線毛運動を行い，気道の異物除去の役割を果たしている．しかし，ウイルス感染などで線毛細胞は傷害されて，線毛運動の停止，または線毛の短縮・消失を起こしたり，線毛細胞の杯細胞化を引き起こす．

図15 気管粘膜の細胞

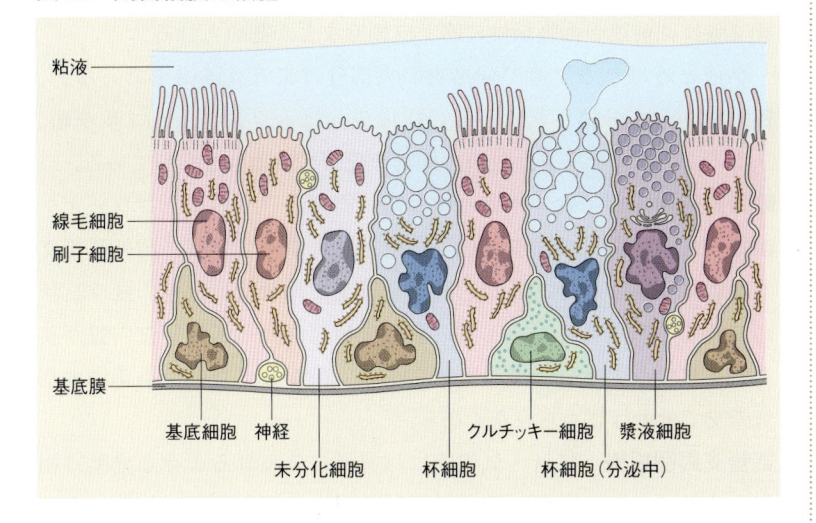

粘液／線毛細胞／刷子細胞／基底膜／基底細胞／神経／未分化細胞／杯細胞／クルチッキー細胞／杯細胞（分泌中）／漿液細胞

②杯細胞：線毛はもたず，胞体内に多数の粘液顆粒を有して粘液を分泌する細胞である．杯細胞は線毛細胞の1/5と少なく，健常者では肺外気管支に存在するが，気管支炎などでは肺内気管支に増加してくる．

③基底細胞：各種細胞の母細胞である．漿液細胞や刷子細胞はまれである．未分化細胞は中間細胞と呼ばれて，いずれは杯細胞あるいは線毛細胞に分化すると考えられている．

④クルチッキー細胞：胞体内に神経内分泌顆粒をもち，カルチノイドや小細胞肺癌との関連で注目されている．

⑤基底膜：粘膜上皮の基底部に存在する約 $5\,\mu m$ の薄い膜であるが，粘膜上皮とともに気道を覆い，気道の防御機構に重要な役割を果たしている．気管支が細くなるほど，基底膜は薄くなる．

粘膜固有層：結合組織とともに気管支の長軸方向に縦走する弾性線維束が存在し，気管支動脈系の毛細血管網が分布する．弾性線維束は平滑筋とともに終末細気管支から末梢の肺胞の入口部にまで分布して，肺および気道の収縮に関与する．

平滑筋層：気管や肺外気管支では膜様部のみに分布するが，肺内気管支では長軸に対して輪状に分布する．

筋外層：気管支腺や気管支動脈系の毛細管網が多く分布している．気管支腺は太い気管支ほど大きい腺が多数存在するが，小葉内の細気管支以下の末梢では認められない．気管支腺は管状・房状に分岐しており，導管，集合管，そして粘液細胞と漿液細胞から成る細管で構成されている．導管は気管支上皮表面に針穴状に開口しており，線毛細胞で構成されている．次に連なる集合管は分泌顆粒をもたない円柱上皮細胞で構成されている．細管は近位部に位置する粘液細

胞と遠位部を占める漿液細胞から成り，混合腺を形成している．気管支腺には前述の細胞以外に筋上皮細胞などが認められる．

粘液と呼ばれる気道の分泌物の大部分は気管支腺由来であるが，杯細胞からも分泌される．その構成成分はムコ蛋白，ムコ多糖類，リポイド，水分であり，気道の異物を吸着する働きをもっている．

軟骨線維層：硝子軟骨組織と軟骨間・周囲の膠原線維（コラーゲン線維）や弾性線維で構成される．前述したように気管，肺外気管支では軟骨は馬蹄形であるが，肺内気管支では板状になり，飛び石状に気管支の全周性に分布している．末梢に向かって気管支内腔が狭くなるにつれて軟骨組織は次第に小さく，少なくなり，小葉内の細気管支で軟骨は認められなくなる．

気管支周囲組織：気管・気管支には胃腸にみられるような漿膜に相当するものは存在せず，肺動脈周囲組織や小葉間間質などとつながる粗な結合組織とその中に脂肪組織，気管支動脈，神経，リンパ組織などがみられる．

細気管支

細気管支は小葉の支配気管支であり，気管支と異なって，軟骨と腺組織を認めない．小葉は約 $1^3 \sim 2^3 \mathrm{cm}^3$ 大であり，比較的明瞭な小葉間隔壁で境されているので，肉眼で認識できる構造単位である．細気管支は 3〜6 分岐して終末細気管支になる．1 本の終末細気管支に属する肺組織が細葉であり，肺の呼吸単位となるが，細葉間質は発達していないために，細葉を肉眼で認識することはできない．数十個の細葉の集合を小葉としている（図 16）．

気道の最終部は終末細気管支であり，呼吸に直接関与する肺胞道以下とのあいだを呼吸細気管支がつないでいる．呼吸細気管支は肺胞細気管支とも呼ばれて，ガスは分子拡散の原理によって移動して，所々にガス交換に関与する肺胞が認められるために気腔の一部と考えられる（図 17）．

細気管支領域での上皮細胞は気管支とは異なり，杯細胞や漿液細胞はほぼ消失して，基底細胞，刷子細胞，未分化細胞，クルチッキー細胞はきわめてまれにみられるだけとなり，線毛細胞，クララ細胞（Clara cell）[6]が主体になる．

呼吸細気管支は，数回分岐した後に肺胞道，肺胞囊に達する．

肺実質，間質

肺実質

肺実質とは酸素と炭酸ガスなどのガス交換と代謝機能を行う領域で，呼吸細気管支，肺胞道，肺胞囊，肺胞で構成される気腔と，それを覆う肺胞上皮細胞から成る．肺胞上皮細胞にはⅠ型肺胞上皮細胞

★6 クララ細胞
クララ細胞は，終末細気管支から呼吸細気管支領域にのみに存在する．線毛を欠き，リン脂質を産生する分泌顆粒を多量に含んでおり，この領域での粘液分泌に関与していると考えられている．

図16　細気管支と小葉および終末細気管支と細葉

- 細気管支
- 終末細気管支
- 呼吸細気管支
- 細葉
- 小葉

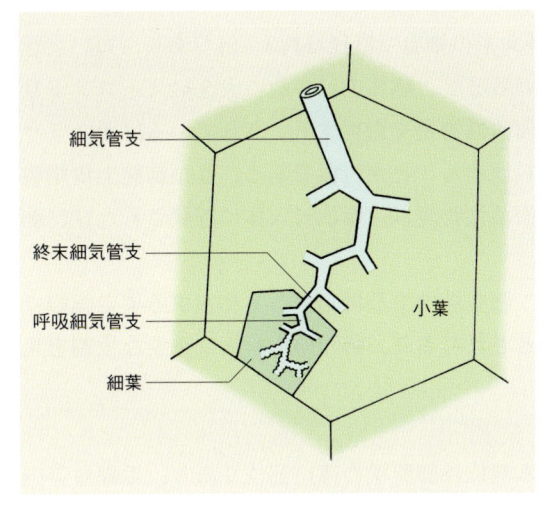

図17　終末細気管支以下の分岐

- 終末細気管支
- 呼吸細気管支
- 肺胞道
- 肺胞嚢
- 肺胞

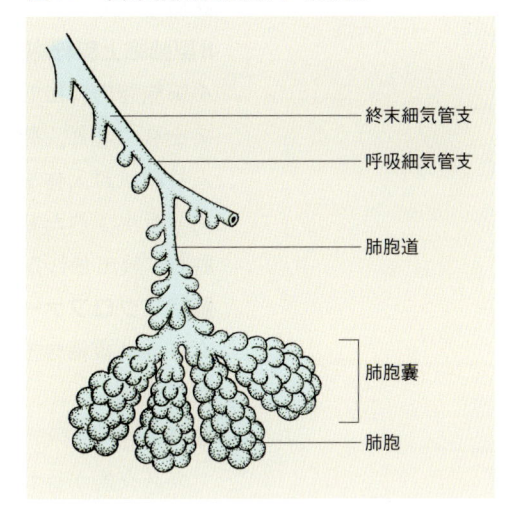

図18　肺胞上皮細胞と毛細管の微細構造

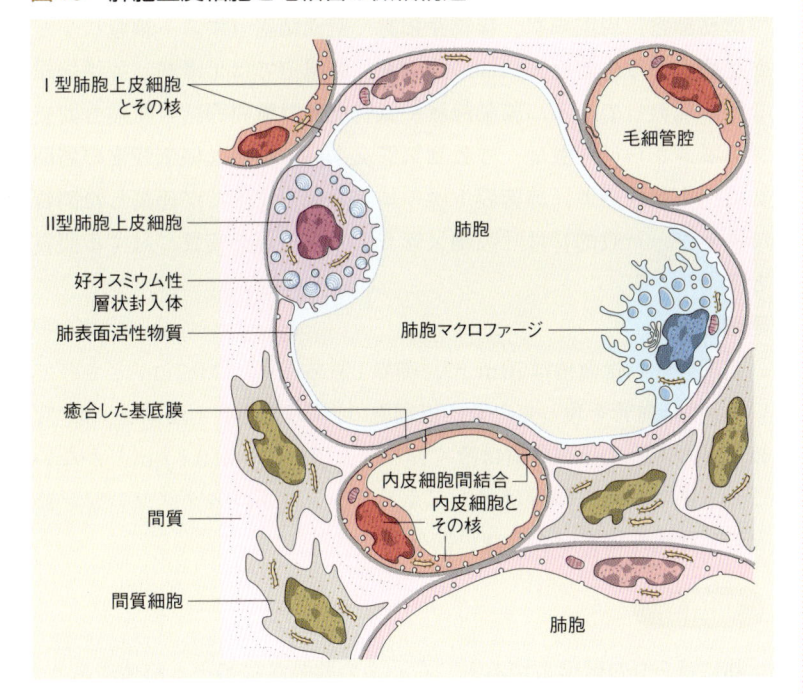

- Ⅰ型肺胞上皮細胞とその核
- Ⅱ型肺胞上皮細胞
- 好オスミウム性層状封入体
- 肺表面活性物質
- 癒合した基底膜
- 間質
- 間質細胞
- 毛細管腔
- 肺胞
- 肺胞マクロファージ
- 内皮細胞間結合
- 内皮細胞とその核
- 肺胞

とⅡ型肺胞上皮細胞が存在するが，肺胞壁の95％はⅠ型肺胞上皮細胞が占めており，肺胞を覆う上皮細胞の大部分はⅠ型肺胞上皮細胞である（図18）．ヒトの肺胞1個の表面積は約27万μm^2であり，肺胞全体の表面積は約70m^2と，非常に大きい[7]．

Ⅰ型肺胞上皮細胞：きわめて扁平な細胞で，直径約50μmであるが，細胞核の存在する部分以外では細胞質は長く伸びて厚さ0.2μmでしかなく，ガス交換に関与している．肺胞腔に面した細胞表面は平滑

★7
気道と肺実質との関係は腺組織と類似している．腺組織では分泌機能をもつ腺房が実質組織であり，導管は分泌物の通路である．肺では，ガス交換が行われる肺胞から呼吸細気管支までが腺組織の腺房に相当して，上気道から気管を経て終末細気管支までが導管に相当する．

であり，肺表面活性物質の層で覆われている．I型肺胞上皮細胞の代謝機能に関してはほとんど知られていない．

II型肺胞上皮細胞：多角形の細胞で直径は約9μmであり，短い突起を肺胞腔内に出していること，胞体内に多数の大きいミトコンドリアをもつこと，肺表面活性物質を産生するとされている好オスミウム性層状封入体を多数認めることが特徴である．II型肺胞上皮細胞内で産生された肺表面活性物質は，層状封入体に貯蔵された後に肺胞腔に放出される．

肺胞マクロファージ：肺胞腔内で数個集合して存在する遊走細胞であり，単核細胞由来とされており，肺の防御機構に重要な役割を果たしている．

間質

ガス交換が行われる部位は肺胞壁の薄い部位であり，毛細血管内皮細胞と基底膜とI型肺胞上皮細胞が薄く伸びた細胞質と，薄い疎な間質が加わることもある．ほかの部位の間質では結合組織に加えて，平滑筋細胞，周皮細胞，線維芽細胞や肥満細胞（マスト細胞）などが認められる．肺胞入口部，肺胞嚢，肺胞道では平滑筋，弾性線維などが加わってくる．肺動静脈や気管支動静脈周囲結合組織も間質である．さらに間質は，呼吸細気管支より中枢の太い気管支の周囲組織や小葉間隔壁，肺胸膜下層の結合組織もすべてが連続した間質であるが，一般的には呼吸細気管支より末梢側を実質に対する間質と考えている．

毛細血管

毛細血管の総面積は70m^{2}で，肺胞1個あたりでは0.2cm^{2}とされている．毛細血管を覆っている内皮細胞の形はI型肺胞上皮細胞に似て，核以外の部分では細胞質は薄く伸びて，その厚さが0.1μmしかないこともある．内皮細胞はアンジオテンシンやプロスタグランジンなどの生理活性物質[★8]の代謝に関与している．

循環系

肺には2つの循環系がある．右心系の肺動脈に始まる肺循環系と，左心系の気管支動脈から血液を受けて，肺静脈と気管支静脈に還流される気管支動脈系である．

肺循環系（図19）

肺循環系は，右心室から出る肺動脈に始まって左心房に戻る肺静脈で終わり，その全長は大循環系に比べてきわめて短い．肺動脈の平均圧は約14mmHgと大動脈圧に比べると約1/6と低く，血管壁も薄く，拡張性に富み，血管抵抗も低く，小循環と呼ばれている．

肺動脈は右心室を出た後，縦隔内を走行し肺門を介して左右の肺

★8 生理活性物質
肺では，肺血管内皮細胞での生理活性物質の代謝以外にも，II型肺胞上皮細胞や肺胞マクロファージなどが脂質代謝や蛋白代謝にかかわっている．

図19 肺循環系

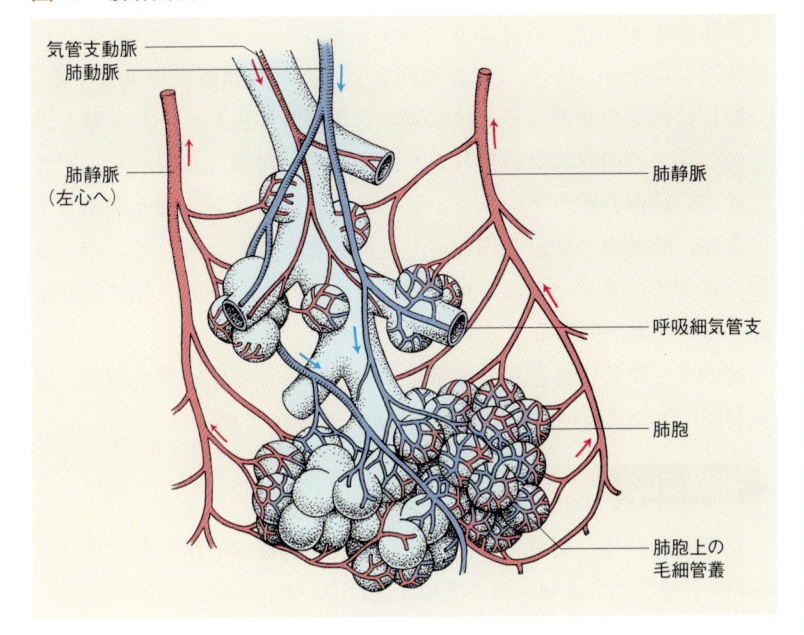

気管支動脈
肺動脈
肺静脈（左心へ）
肺静脈
呼吸細気管支
肺胞
肺胞上の毛細管叢

に入る．肺に入ってからは気管支に沿って気管支の分枝とともに枝分かれして，呼吸細気管支から肺胞に到達して肺毛細血管へ移行する★9．

　肺毛細血管でガス交換された血液は肺静脈に流れる．肺静脈は肺動脈と異なって気管支系とは随伴せず，細葉間，小葉間，区域間など各レベルでの間質内を走行し，肺動脈の分枝とは逆におのおのが集合しながら左心房に還流する．肺動脈系は気管支系に随伴しており，肺静脈系は気管支系とは離れた間質内を単独で走行するので，肺組織標本などでの鑑別点になる．

気管支動脈系

　気管支動脈は，ほぼ主気管支の高さの胸部大動脈から分枝して，左右の主気管支に沿って肺に入り，呼吸細気管支までの気道壁の毛細血管に血液を送る．気管支動脈は大循環系に属して高圧系であるが，血流量は左心拍出量の1～2％である．呼吸細気管支の毛細管床で肺動脈と気管支動脈が交通しているので，気管支動脈の血液の一部は肺静脈に還流して，残りは気管支静脈，奇静脈を経由して右心房に戻る．

　気管支動脈は，正常では呼吸細気管支までの栄養血管として機能している．

リンパ系

　肺胞壁にはリンパ管は存在せず，リンパ管の起始部は肺胞道の周囲と考えられている．それより中枢側ではリンパ管は気管支粘膜下，

★9
肺動脈は分枝するにつれて，1本の肺動脈の横断面積は小さくなるが，各分枝レベルでの肺動脈の横断面積の総和は末梢にいくほど拡大していき，肺毛細血管の表面積は70 m^{2}になり，これは体表面積の40倍にあたる．

気管支・肺動脈や肺静脈に沿った周囲結合組織，小葉間隔壁，胸膜下に存在する．リンパ管は多くの弁をもち，リンパの流れは求心的に肺門に向かい，さらに気管周囲を上行して腕頭静脈に流入する．一般には同側の肺門あるいは縦隔のリンパ管に注ぐが，左下葉と舌区からリンパの流れは肺門リンパ節を経て，対側の右縦隔リンパ管に注ぐ．臓側胸膜直下のリンパ管は胸膜表面のリンパ管と交通しているが，肺動脈・肺静脈周囲のリンパ管などとも交通している．なお，正常ではリンパ流は中枢に向かうが，リンパ系の一部に閉塞が起こると逆流が生じる．

　肺内でも気管支肺動脈分岐部にリンパ節は存在するが，肺門，主気管支・気管に近い縦隔にリンパ節が多く存在する．

神経支配

　気管支・肺は，交感神経遠心路，副交感神経遠心路と自律神経求心路の3種類の自律神経系の支配を受けている．

①交感神経は上部胸椎の高さの脊髄から出て交感神経節を経て，喉頭，気管，気管支および細気管支にアドレナリン作動性の神経終末を分布する．交感神経刺激は気管支平滑筋の弛緩，腺組織の分泌の抑制，血管の収縮を起こす．

②副交感神経は迷走神経を経て，気管支の平滑筋や腺組織などに分布する．コリン作動性で気管支平滑筋の収縮，腺組織の分泌亢進，血管の拡張を起こす．

③自律神経求心路は肺胞の伸展受容器や喉頭・気管・気管支・細気管支の刺激受容器から迷走神経に入る．

　呼吸運動のリズムは，脳幹部の橋にある呼吸調節中枢や持続性吸息中枢と延髄にある吸息中枢や呼息中枢の支配を受けて，呼吸筋の周期的な収縮と弛緩によって行われている（不随意的調節系）．呼吸筋は大脳皮質の運動領野などからの随意的調節も受けているが，上記の不随意的調節系とともに脊髄を経由して，呼吸運動のリズムが横隔神経，肋間神経を介して横隔膜，肋間の呼吸筋に伝達される．

　動脈血液のガス分圧やpHの変化に対応する化学的調節系には，主に炭酸ガス分圧に対応する延髄腹側表面に位置する中枢化学受容器と，主に酸素分圧に対応する頸動脈小体（内頸動脈と外頸動脈の分岐部に位置する）と大動脈弓に位置する大動脈小体の末梢化学受容器がある．末梢化学受容器からの刺激は，それぞれ舌咽神経と迷走神経を介して呼吸中枢に伝達されて，動脈血液の炭酸ガス・酸素分圧やpHの調節が行われている．また，肺実質・気道や胸郭筋に存在する受容器からの神経反射も呼吸調節に関与している．

〔西脇　裕〕

第7章
泌尿器系

泌尿器系

　身体に有害な代謝産物や血液中の異物を体外に排泄し，体液を構成する水と電解質を正しく調節するうえで，尿の生成と排泄が非常に重要である．尿の生成と排泄を担う器官の集まりが泌尿器系である．尿は腎臓でつくられ，尿路（尿管，膀胱，尿道）によって運搬され排泄される．腎臓には心拍出量の20％もの大量の血液が流れ，1日に150L以上という大量の尿がつくられるが，その99％が腎臓を出るまでに再吸収され，濃縮された尿ができる．

（塩田浩平）

泌尿器系
● 腎臓／発生

　腎臓（kidney）は，沿軸中胚葉と側板のあいだに存在する中間中胚葉から発生する．胎生期には前腎，中腎，後腎の3つの腎が順に発生する．ヒトでは前腎はほとんど形成されない．中腎は，その排泄管が生殖管に分化するが，排泄器官としての機能は胎生期に一過性に出現するにすぎず，中腎組織のほとんどは消失する．したがって，後腎が永久腎として終生機能する腎臓となる．後腎は，集合管系を生じる中腎管由来の尿管芽（後腎憩室）とネフロン（腎単位）[★1]に分化する後腎中胚葉が接合して形成される．この発生過程が障害されると低形成腎，異形成腎などの先天性腎疾患が生じる．

　胎生第4週に入ると，中間中胚葉に分節状の腎節（腎形成索）が形成され，これから前腎，中腎，後腎ができる．頸部では前腎が，胸・腰部では非分節中間中胚葉である中腎が，尾部では永久腎である後腎が，後部から尾部へ順次に分化・形成される（図1）．ただし，ヒトでは前述のように前腎は痕跡的にしか形成されず，中腎もいったん形成されるが，管系を残して消失する．

前腎

　前腎（pronephros）は，胎生第4週はじめに頸部に7〜10個の充実性の細胞集団（腎節）として出現する（図1）．しかし，ヒトでは前

> ★1 ネフロン
> 腎臓における尿を産生する最小機能単位．糸球体，ボウマン嚢，近位尿細管，ヘンレ係蹄，遠位尿細管から成る．一側腎には約100万〜150万のネフロンが存在する．

図1 前腎系，中腎系および後腎系中間中胚葉の関係を示す模式図

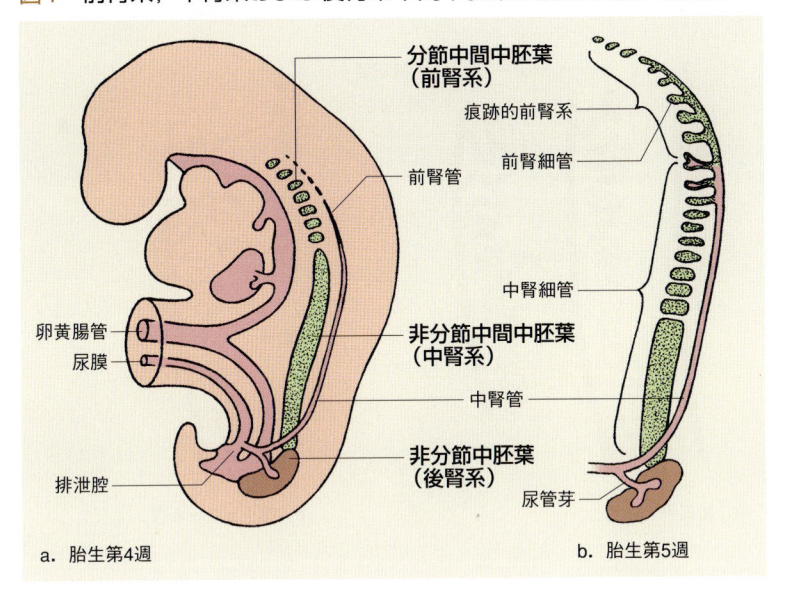

腎は明瞭な排泄系の構造をとらないまま消失する．前腎の発生はこのように不完全に終わるが，前腎の組織は次の中腎を誘導する役割を果たしていると考えられている．

中腎

中腎（mesonephros）は上胸部から腰部の高さの中間中胚葉から発生する（図1）．胎生第4週に，最初の中腎細管が出現する．この細管は，S状ループをつくって伸び，その内側端で背側大動脈から伸びた血管によってできた糸球体と接触し，それを包み込んでボウマン嚢（Bowman membrane）を形成する（図1b，図2）．中腎細管の外側端は中腎管に開口する．胎生2か月中ごろに，中腎は正中線の両側で腹腔に突出した大きな卵円形の器官となる．中腎組織は頭側から尾側に向かって順に分化が進んでいくが，その一方で細管と糸球体は頭側から順に退行し，胎生2か月の末までに大多数の中腎細管と糸球体は消失して，中腎管だけが残る．なお，中腎管の外側で体腔上皮がヒダをつくるように陥入し，やがてそれが管となって，中腎傍管を形成する（"生殖器系/生殖器の発生と分化"〈p.212〉参照）．

後腎（永久腎）

胎生第5週に第3の腎原基として，後腎（metanephros）が後腎中胚葉から発生する．後腎は終生機能する永久腎である．ネフロンは後腎中胚葉から発生するが，集合管系は中腎管由来の尿管芽から発生する点がほかの腎系と異なる（図3）．

図2 中腎の発生

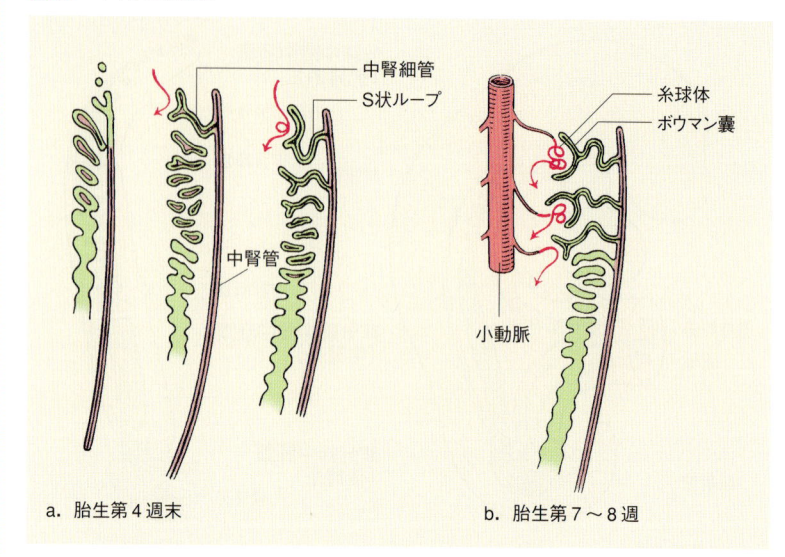

中腎細管
S状ループ
糸球体
ボウマン嚢
中腎管
小動脈

a. 胎生第4週末　　　　b. 胎生第7〜8週

図3 胎生第5週末における後腎と排泄腔の関係を示す模式図

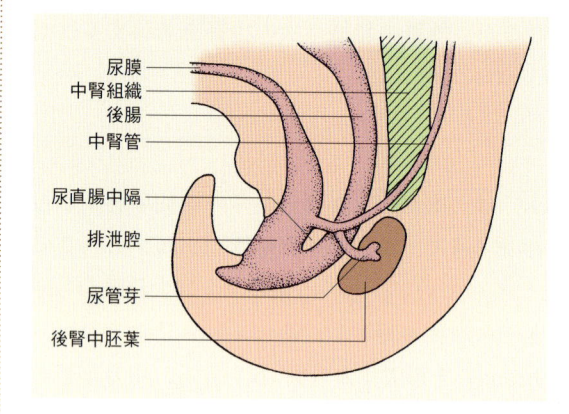

尿膜
中腎組織
後腸
中腎管
尿直腸中隔
排泄腔
尿管芽
後腎中胚葉

集合管系

　後腎の集合管の起源となる尿管芽は，胎生第4週はじめに中腎管の下端から発生する．尿管芽は，急速に後腎中胚葉に達して，これに進入する．さらにその先端が拡張して原始腎盂を形成し，同時に頭側部と尾側部に分かれて大腎杯を形成する（図4a，b）．腎杯は後腎中胚葉の中でさらに芽状突起（集合細管）を出し続け，第12代以上の細管が形成されるまで分枝を重ねる（図4c，d）．末梢部では胎生5か月末まで集合細管が形成されるが，そのあいだに第2代の細管は肥大し，第4代までの細管を吸収して，腎盂に小腎杯を形成する（図4d）．

排出管（ネフロン）系

　尿管芽の細分によって生じた集合細管の先端は造後腎組織の帽子

図4 後腎の腎盂，腎杯，および集合細管の発生を示す模式図

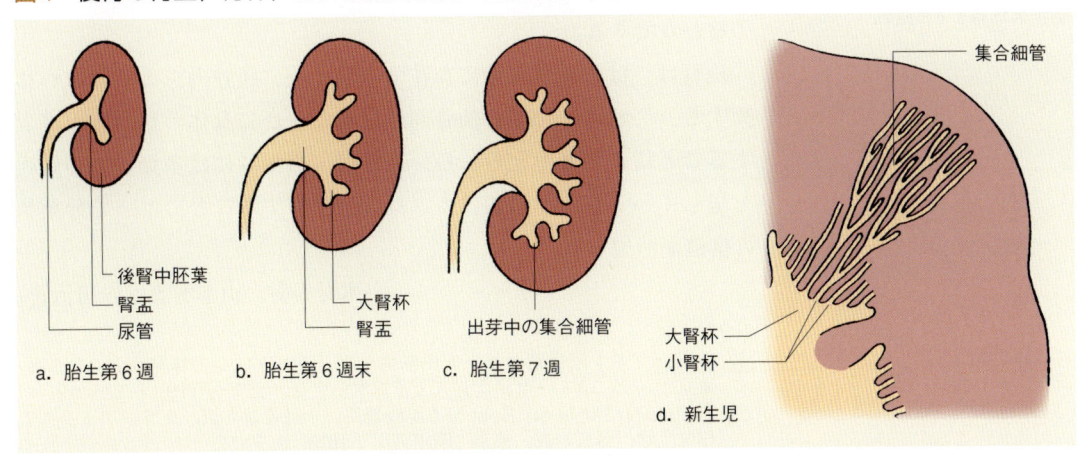

a. 胎生第6週
 ├ 後腎中胚葉
 ├ 腎盂
 └ 尿管

b. 胎生第6週末
 ├ 大腎杯
 └ 腎盂

c. 胎生第7週
 └ 出芽中の集合細管

d. 新生児
 ├ 集合細管
 ├ 大腎杯
 └ 小腎杯

図5 後腎のネフロン（腎単位）の発生模式図

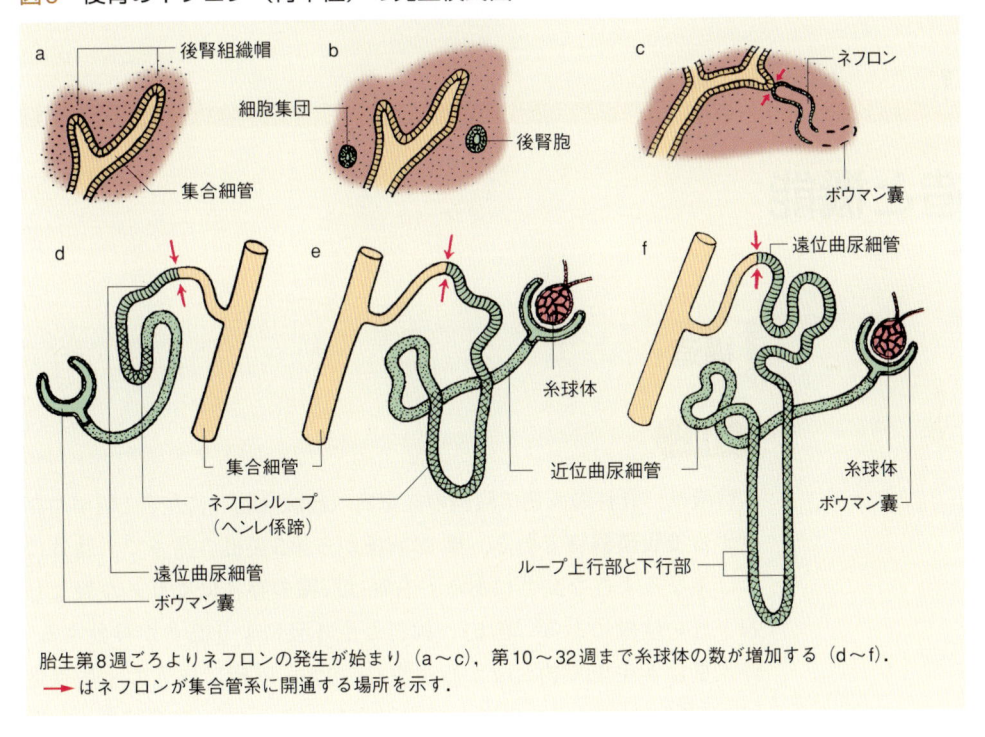

a
 ├ 後腎組織帽
 ├ 細胞集団
 └ 集合細管

b
 └ 後腎胞

c
 ├ ネフロン
 └ ボウマン嚢

d
 ├ 集合細管
 ├ ネフロンループ（ヘンレ係蹄）
 ├ 遠位曲尿細管
 └ ボウマン嚢

e
 ├ 近位曲尿細管
 ├ 糸球体
 └ ループ上行部と下行部

f
 ├ 遠位曲尿細管
 ├ 糸球体
 └ ボウマン嚢

胎生第8週ごろよりネフロンの発生が始まり（a～c），第10～32週まで糸球体の数が増加する（d～f）．
→はネフロンが集合管系に開通する場所を示す．

状の細胞塊（後腎組織帽）で覆われる（図5a）．集合細管の誘導作用により，後腎組織帽は分化して上皮様となって後腎胞を形成し，さらに小細管（後のネフロン）を生じる（図5b, c）．この細管の一端が集合細管の1つに開口し，対側端は深く彎入してボウマン嚢を形成し，その中で房状の毛細血管から糸球体が発達する（図5c, d, e）．こうして，排出管の役割を担うネフロンが形成され，糸球体と集合管系の連絡が確立される．ネフロンはその後も伸長し，その結果，近位尿細管，ヘンレ係蹄（loop of Henle），遠位尿細管が生じて機能

★2
胎生第15週までの期間．

的な分化が進む（図5f）．後腎が機能をもつのは，妊娠第1三半期★2の終わりである．

　後腎は，はじめ骨盤域に存在するが，後に腹腔内をより頭方へ移動する．これは，腰部，仙骨部の成長ならびに身体の彎曲度が減少することによると考えられる．後腎は，出生時には多葉性腎の外観を呈しているが，小児期にネフロンが発育することによって分葉状の構造が消失する．

（木村秀樹，山本智恵，吉田治義）

● 参考文献
1) Sadler TW：尿生殖器系．安田峯生ら訳．ラングマン人体発生学．第7版．東京：メディカル・サイエンス・インターナショナル；1999. p.245-279.
2) Tuchmann-Duplessis H, et al：泌尿器系．永野俊雄ら訳．カラーアトラス人体発生学，器官形成．東京：廣川書店；1979. p.50-71.

泌尿器系／腎臓
構造と機能

構造

外形

　腎臓は，脊柱の両側で腹腔の後壁内（後腹膜腔）に左右1個ずつ存在する後腹膜器官である．第12胸椎から第3腰椎の高さで，肋骨に半ば重なるような高さにある．右腎は肝臓の存在により，左腎より若干低い位置にある（図6）．両腎とも呼吸により高さが移動する．腎重量は新生児で約15gから生育し，17～18歳で成人の平均重量140～160gに達する．60歳以降は減少し，90～110gに萎縮する．大きさは，長径約10～12cm，横径5～6cm，厚さ3～4cmであり，表面は薄い線維性被膜と脂肪組織に覆われている．腎臓は，外側に膨らみ内側にへこんだ"ソラマメ型"で，ソラマメの中央部の凹みに相当する腎門から，尿管や動静脈などが出入りする．

　内部では腎門につながる腔所である腎洞が形成されており，ここには腎盂，腎杯のほか，腎門から入ってきた血管や神経が収まっている（図7）．また，腎実質の一部が，十数個の錐体を形成している（腎錐体）．腎実質の断面を肉眼的に観察すると，外側の皮質と内側の髄質が区別できる．髄質は頂点を腎門部に向けた円錐体を示し，

図6　腎臓と腹腔内臓器

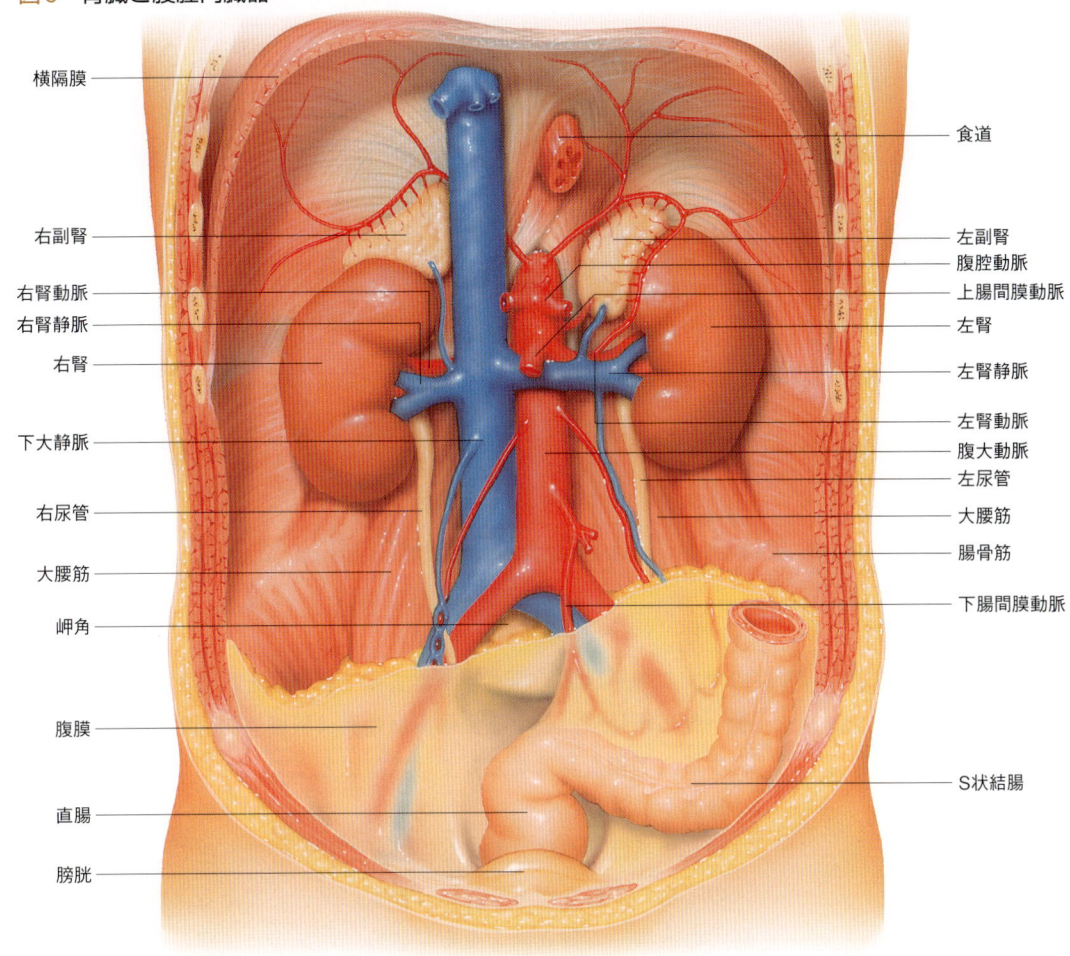

（山本　格：腎の構造．看護のための最新医学講座 6，腎疾患と高血圧．東京：中山書店；2000．p.3．）

厚さ約1cmの皮質がこれを包み込む．髄質と髄質のあいだは皮質に相当する組織で埋められており，この領域を腎柱と呼ぶ．髄質の先端部は，腎洞に向かって飛び出る乳頭となり，その先端部には腎盂の枝分かれである腎杯が覆い，腎盂・尿管へと続いている．皮質は皮質迷路と髄放線★1に，髄質は外層と内層に二分され，さらに外層は外帯と内帯に分けられる．

組織構造

血管と神経

腎動脈は，腹部大動脈の枝である．腎臓へ入ったあと枝分かれし，腎錐体のあいだを通って皮質と髄質のあいだを弓状に走り（弓状動脈），そこから皮質に向けてほぼ直角に枝を出す（小葉間動脈）．小葉間動脈から分かれた枝は細動脈（輸入細動脈）となり，腎小体★2へ入って糸球体を形成する．糸球体は毛細血管が糸玉状になったも

★1　皮質迷路，髄放線
髄放線とは，皮質と髄質の境界から腎表面に向かって放射状に伸びる領域で，皮質迷路はそのあいだを占める領域を指す．

★2　腎小体
糸球体とボウマン嚢を合わせた部分を指す．

図7　腎臓の構造

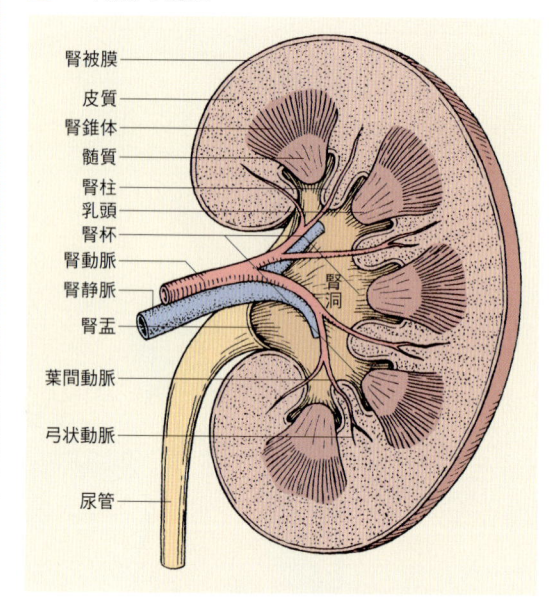

ので，この糸球体毛細血管が集まって腎小体を出るときは再び細動脈（輸出細動脈）となる．輸出細動脈は尿細管周囲の毛細血管に移行する．毛細血管は集まって弓状静脈となり，さらに腎静脈となって腎臓から出ていく．

腎静脈系は，左腎静脈が右腎静脈よりも倍以上長く，約6cm（成人の平均）の長さがあり，ほぼ動脈に平行して走る．皮質のごく表層の血液は，皮質表面を走る星状静脈に集まってから小葉間静脈に注ぐ．髄質からの血液を運ぶ上行直血管は，弓状静脈やその近くの小葉間静脈に注ぐ．

腎臓のリンパ系は皮質尿細管のあいだに分布して，小葉間静脈，弓状静脈周囲のリンパ管に入り，それに伴って腎門部に集まる．髄質にはリンパ管はないとされる．

腎臓内にみられる神経は，ほとんどが交感神経の節後線維で，動脈周囲間質とその周辺にみられる．動脈の平滑筋細胞，レニン★3を分泌する輸入細動脈の傍糸球体細胞が，交感神経刺激に反応して収縮したりレニンを分泌することが知られている．

ネフロンと集合管

腎臓の実質は，糸球体とそれに続く尿細管から成る．糸球体は毛細血管の糸玉状の塊で，ここで血液が濾過されて尿が生成され，それが尿細管に流れ込む．糸球体とそれに続く尿細管の大部分は，腎臓で尿をつくる構造的な単位と考えられ，ネフロン（腎単位；nephron）と呼ばれる．一側腎は約100万〜150万のネフロンを含む．これに対し，複数のネフロンを集めて乳頭の先端まで運ぶ管系をそ

★3　レニン
酸性蛋白分解酵素の一種であり，生体内で血圧調節機構に重要な役割を担う．

図8 尿細管の分節と分布

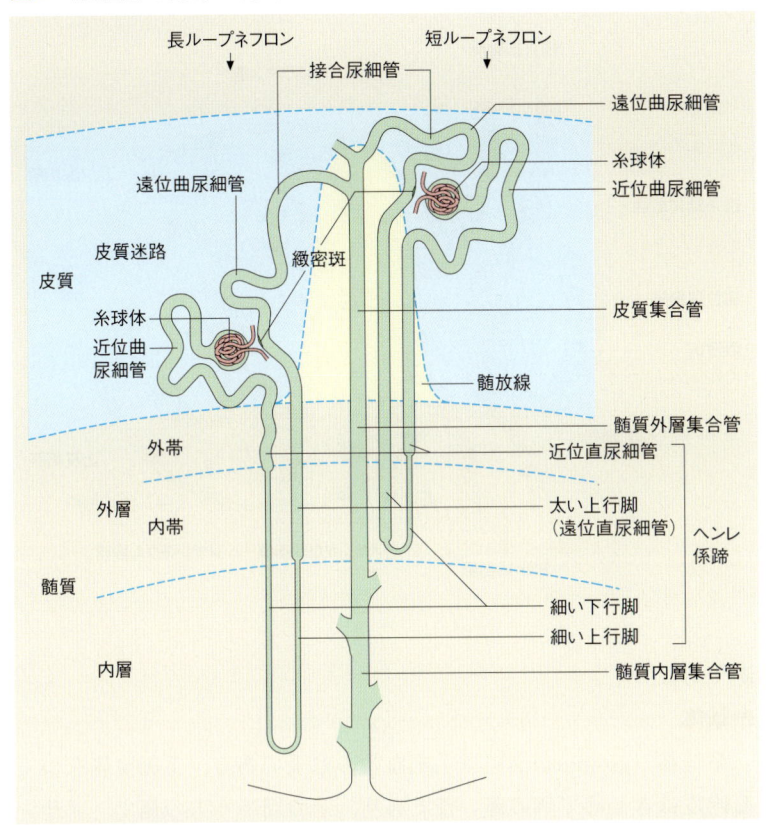

(山本 格:腎の構造. 看護のための最新医学講座 6, 腎疾患と高血圧. 東京:中山書店; 2000. p.6)

の導管であると考え,集合管と呼ぶ.尿細管のうちネフロンに属する部分は分岐のない1本の管であり,集合管は分岐のある管系である.糸球体は皮質のさまざまな高さにあるため,その位置により,表在・中皮質・傍髄質糸球体に区分される.

尿細管の分節

　尿細管（renal tubule）は,その走行と上皮細胞の種類により,いくつかの分節に分けられる.走行による区分と上皮細胞による区分のあいだには若干のずれがあり,尿細管の分節は2つの区分が組み合わさったものである.走行だけを考えると,尿細管は,近位曲部,ヘンレ係蹄（loop of Henle；ヘンレループ）,遠位曲部,集合管という4つの区分に分けられる.また,尿細管上皮細胞の形態による区分では,近位尿細管,中間尿細管,遠位尿細管,集合管系が区別される（図8）.近位尿細管は,上皮細胞の内腔側に刷子縁という縁どりがあり,細胞間の境界は不分明である.中間尿細管は,極端に壁が薄いのが特徴である.遠位尿細管は,細胞突起が嵌合して細胞境界が不分明であるが,刷子縁がない点で近位尿細管と区別される.集合管系の上皮は,刷子縁がなく,また細胞が立方状で細胞境界が明

図9 糸球体の構造

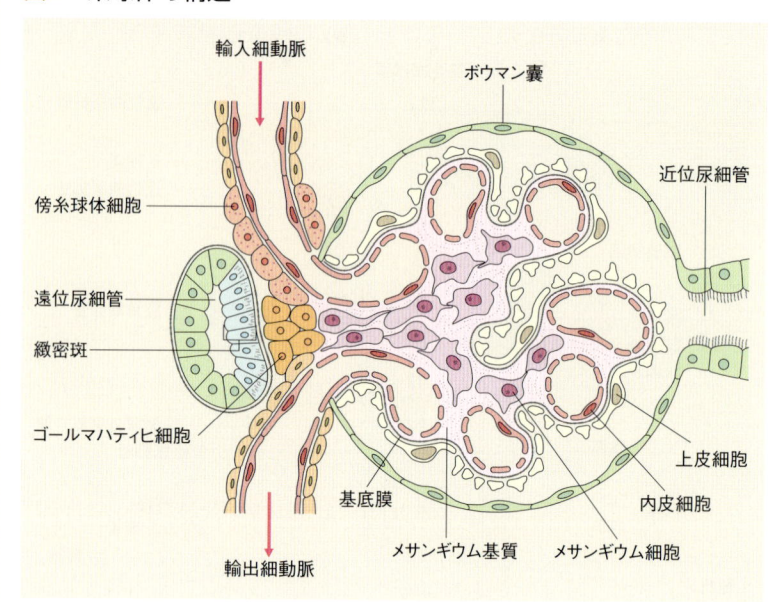

（図の主なラベル：輸入細動脈、ボウマン嚢、傍糸球体細胞、近位尿細管、遠位尿細管、緻密斑、ゴールマハティヒ細胞、上皮細胞、内皮細胞、基底膜、メサンギウム基質、メサンギウム細胞、輸出細動脈）

瞭である．

糸球体

　糸球体（glomerulus）は毛細血管の糸玉である．毛細血管をつくる内皮はきわめて壁の薄い管であり，その周の一方の側で，メサンギウム（糸球体間質）という糸球体を支える結合組織に接している（図9）．この毛細血管とメサンギウムの両者の周囲を，糸球体基底膜と足細胞の層が取り巻いて糸球体ができ上がっている．

　毛細血管の中の血液は，メサンギウムに接する部分を除いて，内皮細胞，糸球体基底膜，足細胞からできた濾過障壁を隔てて，ボウマン腔（Bowman space）に面している．糸球体濾過は主に，この濾過障壁を通して行われる．

傍糸球体装置（糸球体傍装置）

　糸球体から出た尿細管は，ヘンレ係蹄を経た後，再び元の糸球体の血管極に戻り，糸球体に出入りする細動脈に接触する．この同一ネフロンの尿細管と糸球体の接触が傍糸球体装置★4の本質的な要素である（図9）．傍糸球体装置はレニンを分泌して血圧を調節するばかりでなく（後述），尿細管糸球体フィードバック★5機構により尿細管と糸球体との平衡を維持し，体液量の調節に役立っている．

機能

糸球体濾過機能

　腎臓に入った血液は，原則としてすべてが糸球体を通過して尿細

★4　傍糸球体装置
糸球体輸出入細動脈，緻密斑と呼ばれる特殊な尿細管上皮の一群，およびそれらによってつくられる三角領域に存在する糸球体外メサンギウム細胞（ゴールマハティヒ細胞〈Goormaghtigh cell〉またはレース細胞とも呼ばれる）で構成される．

★5　尿細管糸球体フィードバック
遠位尿細管の緻密斑を通過する液の流量やNaCl濃度が上昇すると糸球体濾過率が減少する現象を指す．

★6　限外濾過
糸球体毛細血管は一般の毛細血管に比べて透過性が高く，血液中の蛋白質のような高分子の物質以外の溶質はほとんど無差別に透過される．限外濾過とは分子レベルでふるい分けが行われることで，糸球体濾過膜は，分子量1万くらいまでの分子は水と同じような速度で濾過させるが，分子量が7万〜8万以上になるとほとんど透過させない．

図10 糸球体濾過の仕組み

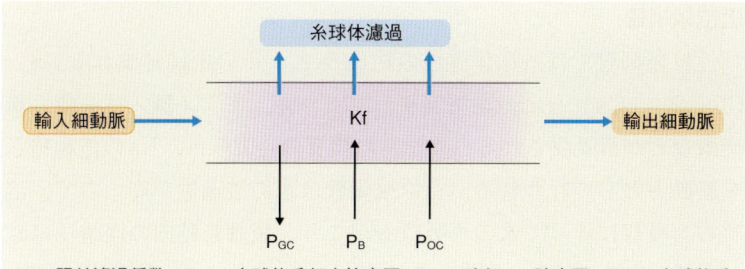

Kf：限外濾過係数，P_{GC}：糸球体毛細血管内圧，P_B：ボウマン腔内圧，P_{OC}：糸球体毛細血管内膠質浸透圧

管周囲の毛細血管に入る．糸球体では通過する血漿の約20％（100～120 mL/分）が限外濾過★6され，1日に約150Lの原尿が生成される．糸球体で濾過された血漿の99％以上が尿細管および集合管で血液中に再吸収され，尿として排泄されるのはわずか1％（1.5L）以下である．糸球体濾過の原動力は血圧（静水圧）である．一方，ボウマン腔内圧と糸球体毛細血管内膠質浸透圧が濾過に抗して作用する★7．

糸球体濾過は基底膜を介して行われるが，これには濾過される分子の大きさと電荷が関係する．分子量の大きいものほど濾過されにくく，電荷が負になると濾過されにくい．これを基底膜のサイズバリアおよびチャージバリアという．また，糸球体疾患時にはこの機能が低下し，分子量が大きいもの，負電荷のものも基底膜から漏出する．

臨床的に，糸球体濾過機能の評価は，内因性クレアチニンクリアランス値（C_{cr}）でなされることが多い★8．

尿細管機能

糸球体濾液の99％が尿細管で再吸収される．実際に尿として排泄されるのはこの再吸収された残りで，糸球体濾過率の変化よりも尿細管再吸収量の変化が尿量の変化に結びつくことが理解される．また，尿細管は糸球体濾液中の各種溶質を再吸収する．

尿細管の各部位に水，溶質の再吸収および排泄の機能が局在する．この尿細管機能の不均一は，尿細管各部の膜に存在する輸送体（トランスポータ），担体（キャリア），チャネル，ホルモン受容体，および各受容体に連結する細胞内情報伝達機構により支えられている．これらの分子が欠損あるいは変化すると尿細管疾患が起こる．なお，尿細管基底膜にはナトリウム・カリウムATPアーゼ（Na^+, K^+-ATPase）があり，一次的能動輸送を行う．この輸送によって生じた管腔側膜のNa濃度勾配差により，以下で述べる共輸送，逆輸送（二

★7
糸球体濾過率（glomerular filtration rate；GFR）は限外濾過係数（Kf）と糸球体にかかる有効濾過圧の積である．さらに，有効濾過圧は糸球体毛細血管内圧（P_{GC}）とボウマン腔内圧（P_B）および糸球体毛細血管内膠質浸透圧（P_{OC}）との差であるから，
　GFR＝Kf×（P_{GC}－P_B－P_{OC}）
で表される．
　限外濾過係数は糸球体の数，糸球体個々の濾過面積および糸球体基底膜の水透過性の3者の積で規定される比例定数である（図10）．

★8
臨床的腎血流量（腎血漿流量）はパラアミノ馬尿酸ナトリウム（p-amino hippuric acid；PAH）のクリアランスにより測定される．臨床的糸球体濾過率は正式にはイヌリン（in），チオ硫酸ナトリウム（thio）のクリアランスで測定されるが，一般的には内因性物質であるクレアチニンのクリアランス測定が行われる．
　クリアランスとは，一定時間内に尿中へ排泄されたある量の物質が，血漿中にあったときには何mLの血漿に含まれていたかを表す値である．言い換えると，ある物質に関して血漿が清浄化される速度ということになる．一般に，物質Xの尿中排泄量［物質Xの尿中濃度（U_X）×尿量（V）］をその物質の血漿中濃度（P_X）で割った値を物質Xのクリアランス（C_X）といい，
　$C_X = U_X \times V / P_X$
で表される．
　クレアチニンクリアランス（C_{cr}）は体内クレアチニンプールが小となれば（体内筋肉量減少，低蛋白食で），イヌリンクリアランス（C_{in}），チオ硫酸ナトリウムクリアランス（C_{thio}）より低くなり，また血中クレアチニン値が高値となると，近位尿細管からクレアチニンが排泄されるため，C_{in}，C_{thio}より高くなるなど，真の糸球体濾過率を示さないことがあるので，その値の解釈には注意が必要である．

次的能動輸送）が行われる．

近位尿細管

近位尿細管では糸球体濾液の約60％と，その中に含まれるNa^+，Cl^-，K^+，Ca^{2+}などの電解質や，ブドウ糖，アミノ酸，リン酸，重炭酸などが再吸収される．これらの物質の再吸収は，Naの能動輸送を原動力として行われる．近位尿細管は水の透過性が高いので，溶質の再吸収に伴って水の再吸収も起こり，尿細管腔内の浸透圧は常に血液と同じ浸透圧（等張）を示す．

近位尿細管直部では，尿酸やペニシリン，造影剤，パラアミノ馬尿酸などの有機酸が分泌される．

ヘンレ係蹄

ヘンレ係蹄では，糸球体で濾過された水の約15％とNaClの約25％が再吸収される．ヘンレ上行脚は，水に対する透過性が低いため，水はほとんど再吸収されず，Na^+-K^+-$2Cl^-$共輸送体[9]によりNaClのみが再吸収される．したがって，ヘンレ係蹄に入るとき等張であった尿は，ヘンレ係蹄を出て遠位尿細管に達するときには低張となっている．また，ヘンレ上行脚では，糸球体で濾過されたCa^{2+}の20〜25％，Mg^{2+}の50〜60％が再吸収される．

遠位尿細管

遠位尿細管の主な機能はNa^+，Cl^-の再吸収とK^+の分泌であり，管腔側のNa^+チャネル，K^+チャネル，Na^+-Cl^-共輸送体の存在がこれに関与する．水の透過性は抗利尿ホルモンにより調節されているので，管腔内液のNaCl濃度はきわめて低くなることができる．また，上皮小体ホルモン，活性型ビタミンD_3の調節を受けてCa^{2+}が再吸収される．

集合管

皮質集合管は主細胞と間在細胞から成る．主細胞の役割はNa^+の再吸収とK^+の分泌で，アルドステロンはここでのNa^+再吸収とK^+分泌を促進する．一方，間在細胞にはH^+分泌を行うA細胞（α細胞）とHCO_3^-分泌を行うB細胞（β細胞）があり，酸塩基平衡の調節にあたる．

髄質集合管も皮質集合管と類似した特性をもつ．皮質集合管，髄質集合管ともに，抗利尿ホルモン存在下で水の透過性が亢進し尿浸透圧が上昇する．

代謝・内分泌機能

ビタミンD_3の活性化

ビタミンD_3は皮膚で産生され，肝臓で25-ヒドロキシビタミンD_3（25-OH-D_3）に水酸化され，次いで腎臓に運ばれて，近位尿細管のミ

---

[9] フロセミドに代表されるループ利尿薬はこのNa^+-K^+-$2Cl^-$共輸送体を阻害することで強力な利尿作用を発揮する．

トコンドリアに存在する1-水酸化酵素により1,25-ジヒドロキシビタミンD_3［$1,25(OH)_2D_3$］に活性化される．

活性型ビタミンD_3は，腸管のCa^{2+}吸収，骨のCa^{2+}遊離に作用するほか，腎臓では上皮小体ホルモンとともに遠位尿細管でのCa^{2+}再吸収を増加させる．

レニン-アンジオテンシン-アルドステロン系

レニンは，腎臓の傍糸球体装置から分泌される蛋白分解酵素で，アンジオテンシノゲンを加水分解して，アンジオテンシンIを生成する．レニンは，さまざまな刺激により分泌されるが，なかでも，傍糸球体装置の緻密斑におけるヘンレ係蹄上行脚終末部-遠位尿細管直部からのClの刺激が最も重要である．そのほか，輸入細動脈の圧受容器からの刺激，血流量，血圧変化，腎臓に対するβ-交感神経刺激，薬物などがレニン分泌に関与する．レニン分泌はアンジオテンシン-アルドステロン系を介して腎臓の体液量調節に大きな役割を果たす．アンジオテンシンIは，主として肺循環において，アンジオテンシン変換酵素の作用によりアンジオテンシンIIとなる．アンジオテンシンIIは，血管平滑筋収縮作用を有し，血圧を上昇させるとともに，副腎でのアルドステロンの生成・分泌を促し，細胞外液量を増やす．

プロスタグランジン

腎臓では，血管拡張性に作用するプロスタグランジンE_2，プロスタグランジンI_2，血管収縮性に作用するプロスタグランジン$F_{2\alpha}$，トロンボキサンA_2などが産生される．これらのプロスタグランジンは腎皮質では糸球体が，腎髄質では髄質間質細胞と集合管が主な産生部位である．

エリスロポエチン

エリスロポエチンは，分子量30,400の糖蛋白で，赤血球幹細胞に作用して赤血球の増殖と成熟を刺激するホルモンである．エリスロポエチンの腎臓における産生部位は皮質内層と髄質外層の尿細管周囲の間質細胞で，低酸素状態に反応して産生が増加する．

カリクレイン-キニン

カリクレインは腎皮質で産生され，キニノゲンに作用して血管拡張性のキニンを生成する．カリクレインは遠位尿細管で産生され，キニンも局所で生成される．キニンは水・Na排泄や血行動態の調節に関与すると考えられている．

（山本智恵，木村秀樹，吉田治義）

● 参考文献
1) 北本　清ら編：腎機能検査の正しい評価—その評価と測定値の解釈．東京：診断と治療社；1998．

泌尿器系
尿路／発生

　一般に尿路（urinary tract）は，腎臓および尿管の上部尿路と，また膀胱および尿道の下部尿路に区分される．発生学的にも，腎臓と尿管が主に中胚葉から発生するのに対し，膀胱と尿道は主に尿生殖洞の内胚葉から発生する．また，男性下部尿路は，前立腺部尿道に開口する射精管を通じて前立腺，精嚢，精巣上体，精巣などの生殖器と交通しており，尿路系と生殖器系の発生は特にその初期において密接に関連している．このように尿路の発生は，腎組織および生殖器の発生を併せて理解する必要がある．

　詳しくは，腎臓の発生は"泌尿器系/腎臓"（p.190）に，また生殖器の発生は"生殖器系/生殖器の発生と分化"（p.212）に譲り，ここでは腎臓および生殖器の発生にも若干ふれながら，主に移行上皮で覆われた尿路，すなわち腎盂，尿管，膀胱，尿道の発生を解説する．

腎臓と尿管

　"腎臓"（p.190）に述べたように，中腎管は胎生第5週ごろ尿生殖洞（排泄腔）へ開口するが（図11a），その中腎管の後内側から尿管芽[★1]が現れ，第7週ごろには中腎管から独立して（原始）尿生殖洞に開口する（図11b）．尿管芽は，腎盂，尿管などの上部尿路の基礎となる器官で，その盲端は後に後腎となる造後腎芽体に達する．尿管芽は12代以上放射状に分岐を繰り返しながら造後腎芽体の内部へ伸びていき，最終的に尿管および腎盂のみならず腎杯，乳頭管，集合管にまで発展する（"泌尿器系/腎臓"図4〈p.193〉参照）．腎臓は発生初期には仙骨部に位置しているが，後に頭側方向に移動する（腎臓の上昇，図11c）[★2]．

膀胱と尿道

　胎生第3週に，肛門や会陰部のもととなる排泄腔膜で外胚葉と内胚葉が接する．その体内側の内胚葉由来の管腔は排泄腔と呼ばれ，後に尿直腸中隔によって直腸や肛門を形成する肛門直腸管と膀胱や尿道を形成する尿生殖洞に分割される．排泄腔からは，頭側に向かって尿膜が突出し，付着茎（後の臍帯）に向かって伸びていく．第7週には排泄腔は完全に分離され，いわゆる尿路と消化管が区別されるようになるが，同時に排泄腔膜もそれぞれ尿生殖洞を閉ざす尿生殖膜と直腸を閉ざす肛門膜とに二分される（図11b，c）．尿生殖膜は

[★1] **重複尿管と異所開口**
尿管芽が早期に二分すると重複尿管が生じる．また，尿管芽が2個発生した場合，尿管芽が中腎管とともに下方に移動することにより，尿道，腟，精管などの異常な位置に開口する（異所開口）．

[★2] **腎臓の上昇**
腎臓は発生初期には骨盤内に位置しているが，上昇に失敗すると骨盤腎となる．また，上昇の際に下端が融合すると馬蹄鉄腎となるが，この場合，下腸間膜動脈の起始部により上昇が妨げられ，最終的には下位腰椎の高さにとどまることになる（図12）．

図11 尿生殖洞（排泄腔）の発生

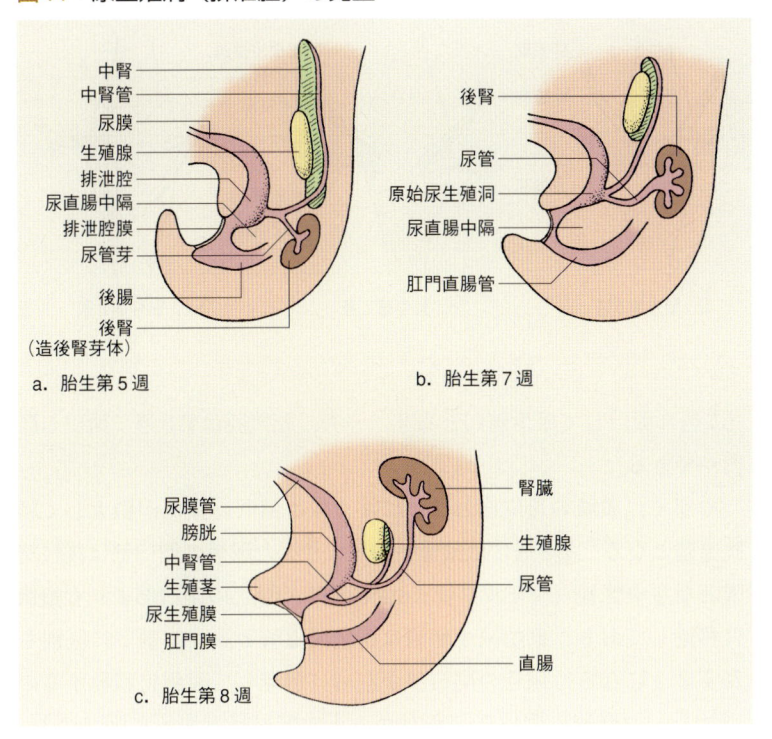

a. 胎生第5週
- 中腎
- 中腎管
- 尿膜
- 生殖腺
- 排泄腔
- 尿直腸中隔
- 排泄腔膜
- 尿管芽
- 後腸
- 後腎（造後腎芽体）

b. 胎生第7週
- 後腎
- 尿管
- 原始尿生殖洞
- 尿直腸中隔
- 肛門直腸管

c. 胎生第8週
- 尿膜管
- 膀胱
- 中腎管
- 生殖茎
- 尿生殖膜
- 肛門膜
- 腎臓
- 生殖腺
- 尿管
- 直腸

図12 馬蹄鉄腎のDIP（排泄性尿路造影）

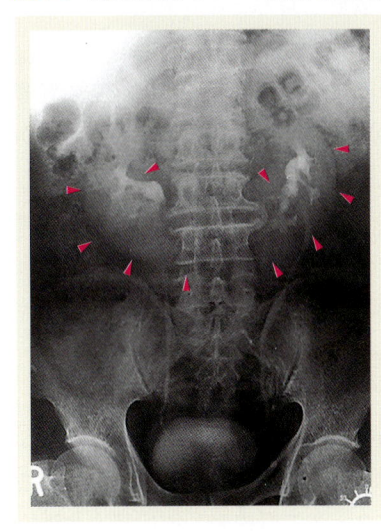

馬蹄鉄腎では尿管が腎融合部（狭部）の前面をのり越えて走行するため、尿流停滞が起こりやすく、水腎症、尿路感染症、尿路結石症などの原因となることがある。

図13 尿管，中腎管開口部の移動

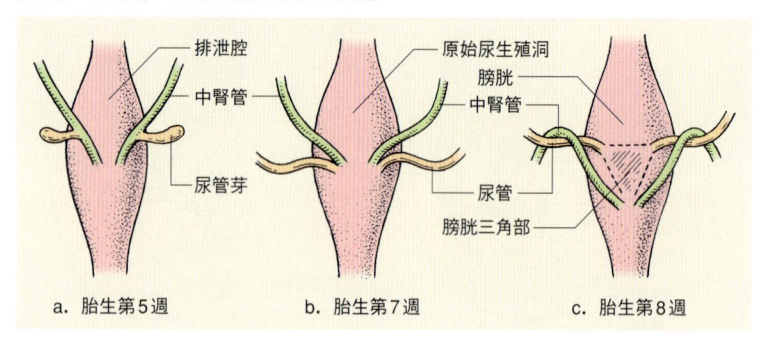

a. 胎生第5週　　b. 胎生第7週　　c. 胎生第8週

第7週に開口して尿生殖口となり，一方，肛門膜は第8週に開口し肛門ができる．

やがて，尿膜の近位部とこれに続く尿生殖洞の頭側が膨大して膀胱原基となる．第8週には尿管芽から成長した尿管の開口部は後に精管となる中腎管（ウォルフ管〈duct of Wolff〉）の開口部よりも頭側に移動しており，原始尿生殖洞は膀胱尿道管と尿生殖洞とに区別されるようになる．尿管の開口部が左右に解離して頭側に移動するのに対し，中腎管の開口部が左右から正中部に接近することにより，尿管の開口部と中腎管の開口部のあいだの部分が三角形を呈する（膀胱三角部，図13）．この時期，膀胱三角部となる部位は中胚葉性であるが，間もなく内胚葉上皮によって置換される．このようにして，尿管は尿生殖洞の頭側の広い部分（膀胱原基）に開き，中腎管は狭い管状となった尿生殖洞（前立腺部尿道）に開口する．胎生3か月に入ると，膀胱の周囲の間葉組織から平滑筋や結合組織が分化し始め，4か月に入ると成体の膀胱壁の各層が明瞭となる．膀胱尿道管の頭側に伸びていた尿膜管の腔はやがて狭くなり，ついには閉鎖して正中臍索（尿膜管索）と呼ばれる線維索となる[★3]．

男性尿道と女性尿道との差異

胎生第8週に原始尿生殖洞が膀胱尿道管と尿生殖洞に分かれるが，尿生殖洞はさらに骨盤部と生殖茎部とに区分される（図15a）．男性における前立腺部尿道の射精管（ウォルフ管由来）開口部より近位は膀胱尿道管内胚葉に，射精管開口部より遠位は尿生殖洞の骨盤部内胚葉に由来する．

陰茎の主体を形成するのは生殖結節と生殖（尿道）ヒダである（図16）．これらは排泄腔膜の頭側および左右で生じる外胚葉の隆起で，排泄腔が尿直腸中隔によって原始尿生殖洞と肛門直腸管の2つに隔てられるころに著明となる．生殖結節が発育・伸長し，生殖ヒダが胎生3か月の終わりに癒着を始め，近位から遠位に向かって尿道溝

[★3] 尿膜管奇形である尿膜管瘻（図14a）や尿膜管嚢胞（図14b）は，尿膜管の閉鎖不全（遺残）によって発生する．

図14　尿膜管奇形

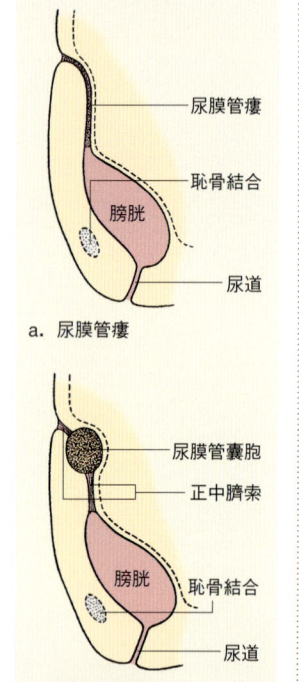

a. 尿膜管瘻

b. 尿膜管嚢胞

図15 尿生殖洞からの膀胱，尿生殖洞骨盤部と生殖茎部の発生（男性）

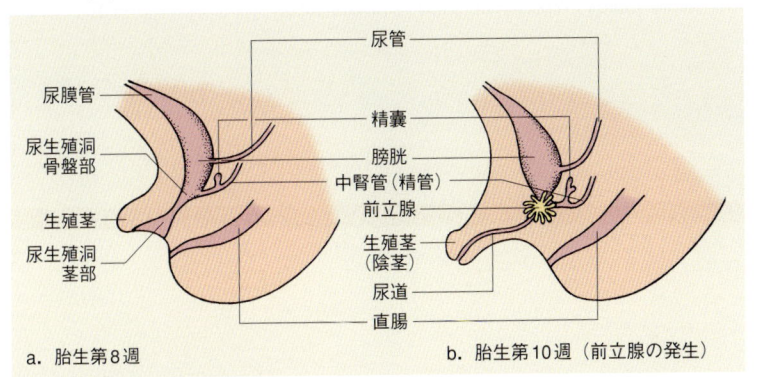

a. 胎生第8週   b. 胎生第10週（前立腺の発生）

図16 男性外生殖器の発生

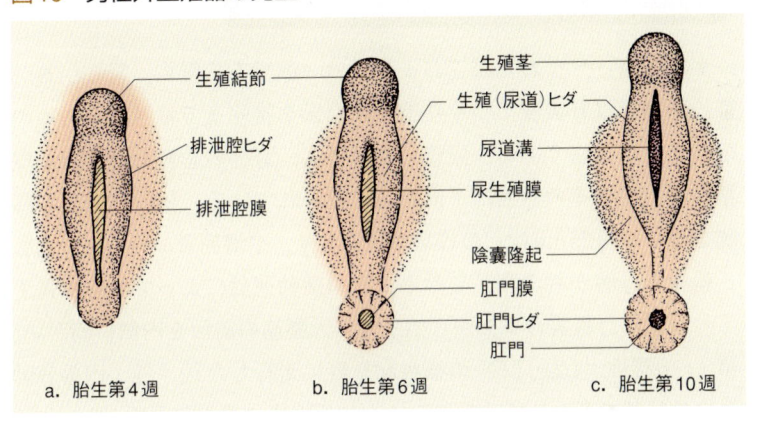

a. 胎生第4週   b. 胎生第6週   c. 胎生第10週

（生殖ヒダのあいだの溝）が閉鎖されることにより，陰茎と男性尿道海綿体部が形成される．尿道海綿体は生殖ヒダの組織から，陰茎海綿体は生殖結節体の間葉組織から形成される．尿道溝の閉鎖線は陰茎縫線となる[★4]．

胎生第10週ごろに，射精管の開口部付近の内胚葉上皮が増殖し，多数の芽を生じて前立腺となる（図15b）．間質の結合組織や平滑筋は周囲の間葉組織から分化する．

女性の尿道は膀胱尿道管と尿生殖洞の骨盤部の内胚葉から発生するが，骨盤部由来の部分は吸収されて消失する．女性では前立腺と相同のものとして，尿道腺や尿道傍腺が生じる．

（山本新吾，筧　善行，小川　修）

★4
生殖ヒダの癒合が不完全であると，尿道の異常開口部が陰茎の下面に沿って残り，尿道下裂となる．また，膀胱前面の腹壁は原始線条の中胚葉が排泄腔膜の周りに遊走して形成されるが，この遊走が正常に起きない場合には，排泄腔膜の破裂（開口）が正常よりはるか頭側に広がることにより，膀胱外反症が生じる．

●参考文献
1) 谷村　孝：泌尿器科発生学．吉田　修編．ベッドサイド泌尿器科学─診断・治療編．改訂第3版．東京：南江堂；2000．p.35-54．
2) Sadler TW：尿生殖器系．保田峯生ら訳．ラングマン人体発生学．第7版．東京：メディカル・サイエンス・インターナショナル；1999．p.245-279．

3) Maizels M：Normal and anomalous development of the urinary tract, Pediatric Urology. In：Walsh PC, et al, editors. Campbell's Urology. 7th ed. Philadelphia：WB Saunders；2000. p.1545-1600.

泌尿器系／尿路

構造と機能

上部尿路（腎盂と尿管）の構造と機能

　上部尿路，すなわち尿管および腎の一部である腎盂，腎杯，集合管，尿細管は腎実質でつくり出された尿を膀胱まで輸送するための組織または器官である．尿管および腎盂，腎杯の管腔面は移行上皮粘膜で，またその外側は平滑筋層で覆われている．尿管は腎盂と膀胱をつなぐ約25cmほどの管状構造であり，平滑筋層は縦方向の内層と輪状の外層から成り，この平滑筋の蠕動運動によって尿を輸送する．尿管は，腎盂の下部から始まり，大腰筋の前面を内側に向かい，第2〜5腰椎（L2〜L5）の横突起を縦に走行した後，外・内腸骨動脈の分岐部のあたりで骨盤腔内に入り，膀胱に達する（図17）．

　尿管の区分法には2つあり，術式を決定する場合には，腹部尿管と骨盤部尿管の2つの部分に分け，またX線写真読影の場合には，上部尿管，中部尿管，下部尿管の3つに区分されることが多い（図18）．後者の場合，区分の境界線は，仙骨の上縁および下縁である．尿管の内径は一様ではなく，腎盂から尿管が始まる部位（腎盂尿管移行部），尿管が外腸骨動脈の前を横切る部位，尿管が膀胱壁を貫通する部位（尿管膀胱移行部）の3か所で狭くなっている★1．

上部尿路の脈管支配，神経支配

　副腎（adrenal）と腎臓は両側のほぼ同じ高さに位置する．精巣（卵巣）も発生学的には後腹膜腔の上部に生じて二次的に下降したものであるため，これらの臓器と尿管の血液は腹部大動脈および下大静脈の枝により供給されている．腎動静脈は，上腸間膜動静脈の下方でおよそ第1/2腰椎椎間板の高さに位置している．左右の腎動脈の長さはほぼ同じであるが，下大静脈が正中より右方に位置しているため，左の腎静脈は右の約3倍の長さをもつ★2．また，左腎静脈は大動脈の前方をまたぐが，同時に上腸間膜動脈の後方を走る（図19）★3．

★1
これらの尿管の生理的狭窄部位は，尿管カテーテル操作の際に注意を要する．また，尿管結石の停滞もこれらの部位で起こりやすい．

★2
このため，生体腎移植においては，後の血管吻合の容易さからドナーの左腎が好まれて摘出される．

★3
腎静脈は上腸間膜動脈と大動脈に挟まれることにより，静脈血のうっ滞をきたすことがある．この現象はナッツクラッカー（nuts cracker）現象と呼ばれ，静脈内圧の上昇を伴い，しばしば血尿の原因になる．また，うっ滞した静脈血が左腎静脈に流入する左精巣（卵巣）静脈に逆流することにより，精索静脈瘤や尿管静脈瘤を引き起こす原因にもなる．

図17 腎，副腎および腹部大動脈，下大静脈との関係を示す模式図

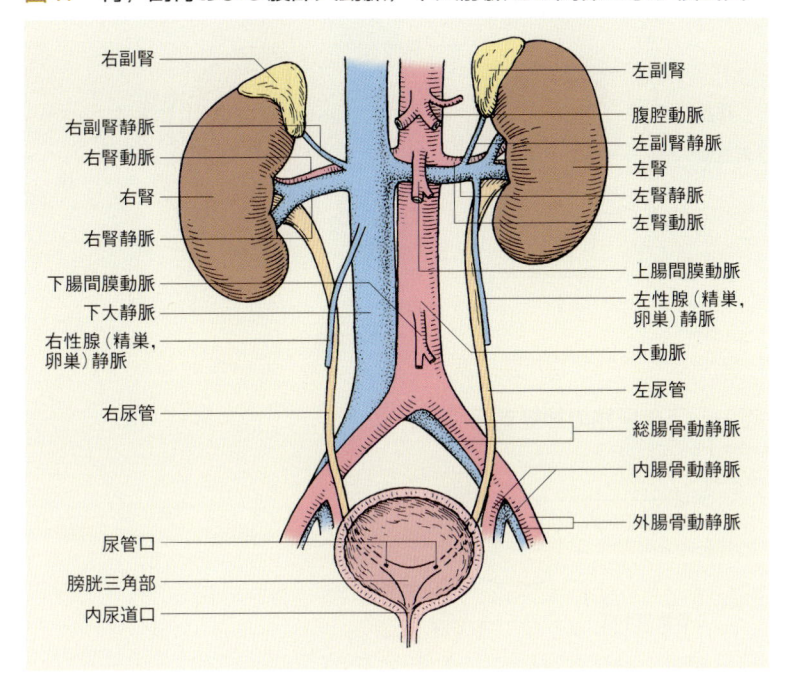

図18 健常者のDIP（排泄性尿路造影）

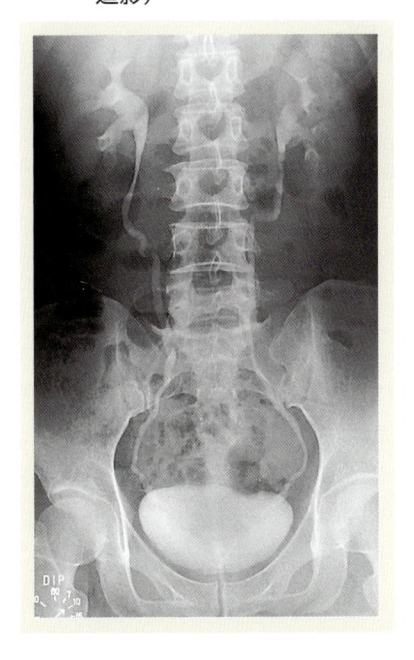

図19 腎門部付近の腹部CT

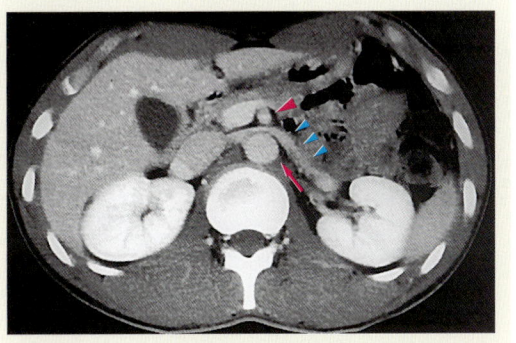

左腎静脈（▶）が上腸間膜動脈（▶）と大動脈（→）のあいだを走行している．

図20　下部尿路の性差

精嚢
前立腺
膀胱
子宮
腟
尿道括約筋
尿道
直腸

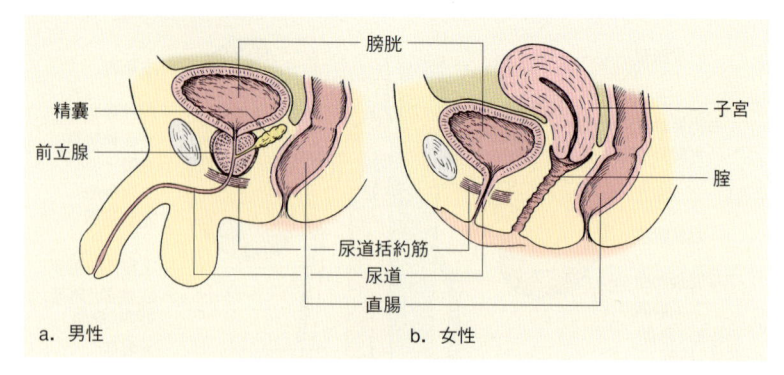

a. 男性　　　b. 女性

図21　下部尿路の神経支配

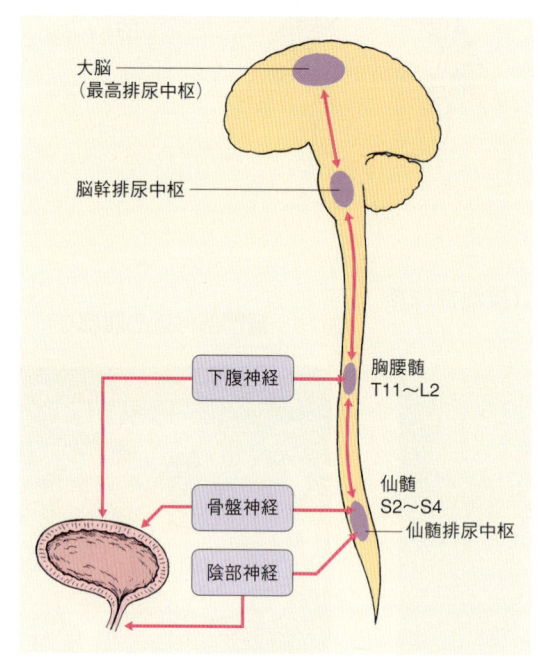

大脳（最高排尿中枢）
脳幹排尿中枢
下腹神経
骨盤神経
陰部神経
胸腰髄 T11〜L2
仙髄 S2〜S4
仙髄排尿中枢

　尿管は，頭側から順に腎動脈，精巣（卵巣）動脈，大動脈，総腸骨動脈，内腸骨動脈などの枝から血流の供給を受けている．

　腎神経叢は，主に腹腔神経叢からの枝を受けている．一方，尿管には上部は腎神経叢から，中部は精巣（卵巣）動脈神経叢から，下部は骨盤神経叢からの枝が分布する．また，尿管は陰部大腿神経からの枝も受けている[4]．

下部尿路（膀胱と尿道）

　膀胱（bladder）は尿を貯え，排出する器官である（図20）．正常な膀胱の機能を営むためには，①ある一定の量の尿を低圧状態で蓄尿でき，②尿意を感じた際に尿を随意にすみやかに排出できる必要がある．排尿の生理を理解するためには，膀胱の機能は「不随意調

[4] このため，尿管結石などに伴う尿管閉塞によって急激な腎盂内圧や尿管内圧の上昇が起こると，腎疝痛として知られる腰背部痛のみならず，しばしば嘔気などの腹部消化器症状や大腿部痛などの放散痛となっても現れる．

節系（自動膀胱）を随意調節系が抑制している」ことを認識しなくてはならない．すなわち，膀胱が尿で伸展すると，その知覚情報は骨盤神経を経由して仙髄（S2～S4）へまたは下腹神経を経由して胸腰髄（T11～L2）へ運ばれる．尿道（urethra）の知覚は陰部神経を経由して仙髄（S2～S4）へ運ばれる．この信号により脊髄排尿中枢を介して脊髄反射が起こり，膀胱が反射性に収縮して尿道括約筋を開放する．一方，膀胱の知覚情報は，脊髄を経て脳幹排尿中枢および大脳へ運ばれ，尿意を形成する．これらの排尿中枢は大脳の統合下にあり，大脳からの排尿抑制または促進の意志伝達により，随意排尿が可能となる（図21）．

　これらの解剖学的理由から，大脳または脊髄が損傷されると，さまざまな排尿障害が起きる．たとえば，頸胸髄損傷などにより仙髄より上位で知覚神経路と運動神経路が遮断されると，尿意が消失するとともに随意排尿抑制が不可能となるため，膀胱や尿道括約筋は，脊髄排尿中枢を最高中枢として独立した反射を行うようになる（反射性尿失禁）．また，仙髄より下位の神経が障害されたり，骨盤内手術などで骨盤内神経叢が損傷されると，尿意が低下または消失し，脊髄反射も低下または消失するため，排尿困難または尿閉（溢流性尿失禁）状態をきたす．

　　　　　　　　　　　　（山本新吾，筧　善行，小川　修）

● 参考文献
1）星野一正ら：泌尿器科解剖学．吉田　修編．ベッドサイド泌尿器科学―診断・治療編．改訂第3版．東京：南江堂；2000. p.1-34.
2）西沢　理ら：神経因性膀胱―病態と生理．前掲書．p.295-301.

第8章
生殖器系

生殖器系

　ヒトは，外生殖器やその他の身体の特徴（男性のひげや女性の乳房などの性徴）によって，男女を見分けることができる．生殖器は本来，繁殖（reproduction）のための器官であり，全身で最も男女差が大きい．男女とも，生殖器は内生殖器と外生殖器に分けられ，内生殖器は生殖細胞（生殖子）の産生や輸送，受精と胚子・胎児の発育のための器官であり，外生殖器は性交時の交接器官として働く．また，性腺からは性ホルモンが分泌され，それらが生殖細胞の分化や成熟を促し生殖機能を発現させると共に身体の性分化を促進する．

（塩田　浩平）

生殖器系
生殖器の発生と分化

性腺の発生と分化

　男女の性腺は，共通の原基である生殖隆起（生殖堤〈gonadal ridge〉）として胎生第4週に発生する（図1）．これは背側腸間膜の左右にできる縦長の隆起で，増殖して厚くなった体腔上皮（中皮）とその深部の間葉組織から成る．生殖細胞（精子と卵子）のもとになる原始生殖細胞（primordial germ cell，始原生殖細胞）は，これとは別に，卵黄嚢後上壁の上皮内に生じる★1．原始生殖細胞は背側腸間膜に沿って遊走して第6週に生殖隆起に達し，体腔上皮によってつくられる一次性索に取り込まれる．

　第6週までの性腺は，組織学的には男女差がまったくみられないが，第7週以降，性による違いが明らかになってくる．性染色体がXYである男性胚子では，中皮由来の細胞とその中に入り込んだ原始生殖細胞とから成る一次性索が発達し，性腺原基内ではっきりとした索状構造をとる．これが精巣索（testicular cord）である（図2）．この時期の女性胚子の性腺にはこうした索状構造がみられないので，組織学的に鑑別が可能である．

★1
原始生殖細胞は卵黄嚢壁の内胚葉の中に出現するが，これらの細胞が胚外中胚葉に由来することを示すデータが得られている．

図1 性腺原基の発生と原始生殖細胞の遊走

心臓
羊膜
胚子
原始生殖細胞
尿膜
臍帯
卵黄嚢

a. 胎生第4週

後腸
神経管
大動脈
中腎傍管
中腎管
生殖隆起
臍帯

b. 胎生第5週

図中の → は原始生殖細胞の遊走経路を示す．

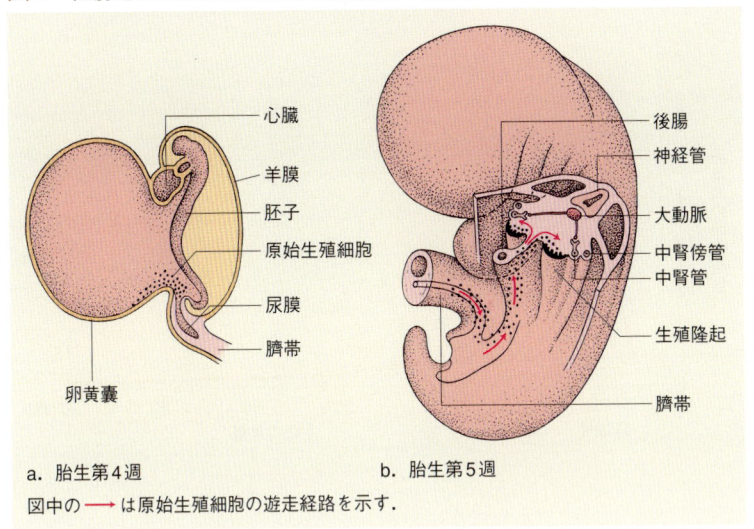

図2 ヒト胚子の性腺

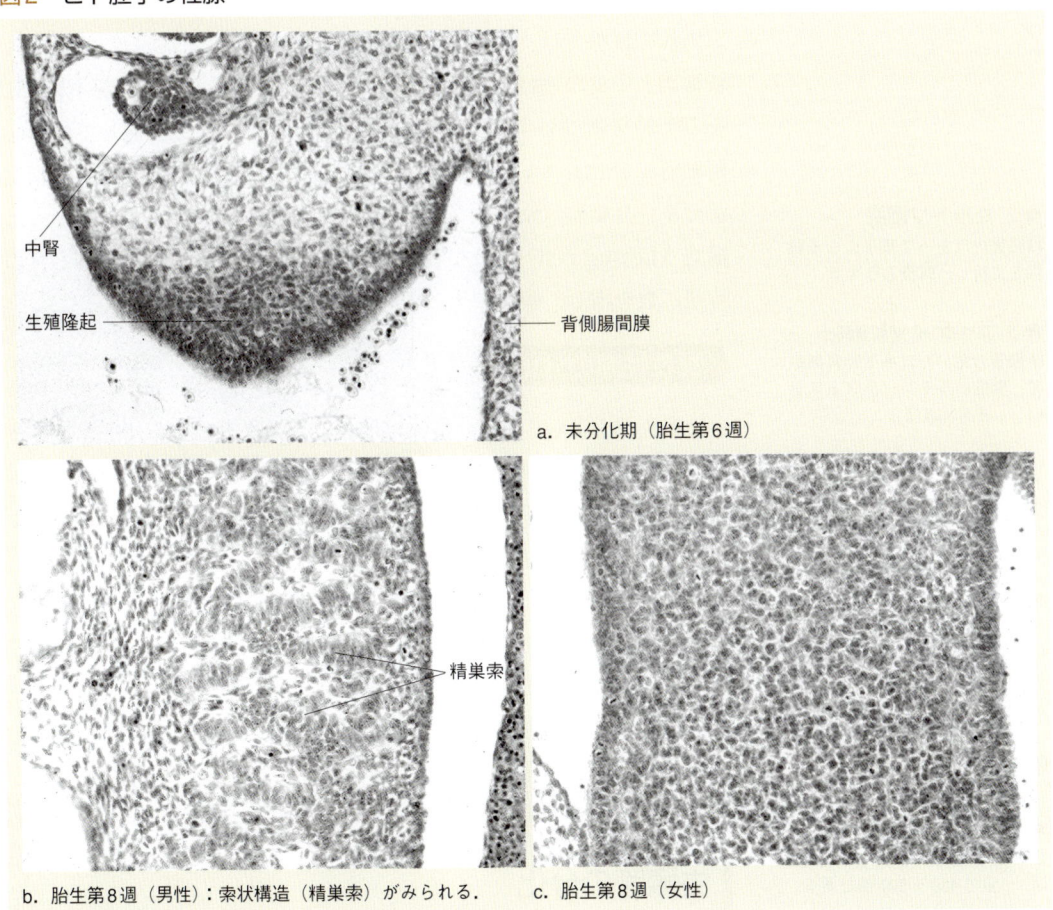

中腎
生殖隆起
背側腸間膜

a. 未分化期（胎生第6週）

精巣索

b. 胎生第8週（男性）：索状構造（精巣索）がみられる．

c. 胎生第8週（女性）

図3　卵巣内の生殖細胞数の変化

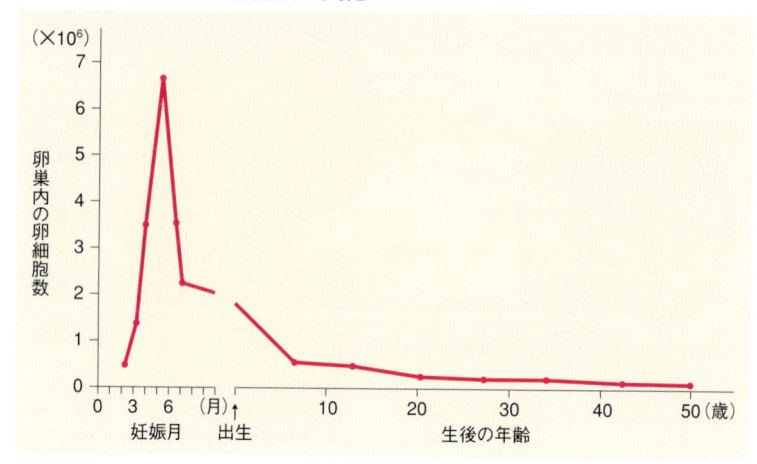

男性性腺の分化

　男性の性腺では，やがて体腔上皮の直下に間葉組織が入り込んで，精巣索と中皮の連絡を断つ．これが白膜の原基である．妊娠4か月になると精巣索はU字型のループをなし，さらに長さを増して蛇行し精細管に分化していく．精細管の壁を構成する体腔上皮由来の細胞がセルトリ細胞（Sertoli cell）[★2]に，間葉細胞の一部がライディッヒ細胞（Leydig cell）[★3]になる．ライディッヒ細胞は胎生4～6か月の時期に数を増し，盛んにテストステロンを分泌し始める．

女性性腺の分化

　性染色体がXXであると性腺は卵巣になる．妊娠4か月になると体腔上皮が表層近くで増殖し，二次性索（secondary sex cord）となって原始生殖細胞を取り囲む．これらの細胞が後に卵胞細胞に分化する．一方，原始生殖細胞は卵祖細胞に分化し，一定数まで増殖した後，7か月ごろまでにはすべてが一次卵母細胞に分化してしまう[★4]．引き続き減数分裂を開始するが，すべての卵母細胞が第一減数分裂の途中（網糸期）で停止し，そのまま思春期まで長い休止期に入る．出生時には，両側の卵巣に合わせて200万個もの原始卵胞があるが，卵細胞は徐々にアポトーシス（細胞死）に陥り，思春期に達するころには数万個になる[1]（図3）[★5]．

生殖管の分化

　生殖細胞を運ぶ生殖管の原基も，胚子期には男女共通で，中腎管（mesonephric duct，ウォルフ管〈Wolffian duct〉）と中腎傍管（paramesonephric duct，ミュラー管〈Müllerian duct〉）の2種類の管から

★2　セルトリ細胞
精細管内にあって精子になる細胞を支持し，栄養を与える．

★3　ライディッヒ細胞
精細管のあいだにある間質細胞で，男性ホルモン（テストステロン）を分泌する．

★4
出生までにすべての卵祖細胞が一次卵母細胞に分化してしまうので，女性では生後に卵細胞が増えることはなく，出生時にもっていた卵細胞を思春期以降に順次排卵していくのである．

★5
このうち実際に排卵されるのは，一生で400～500個である．

図4　男女における生殖管の分化

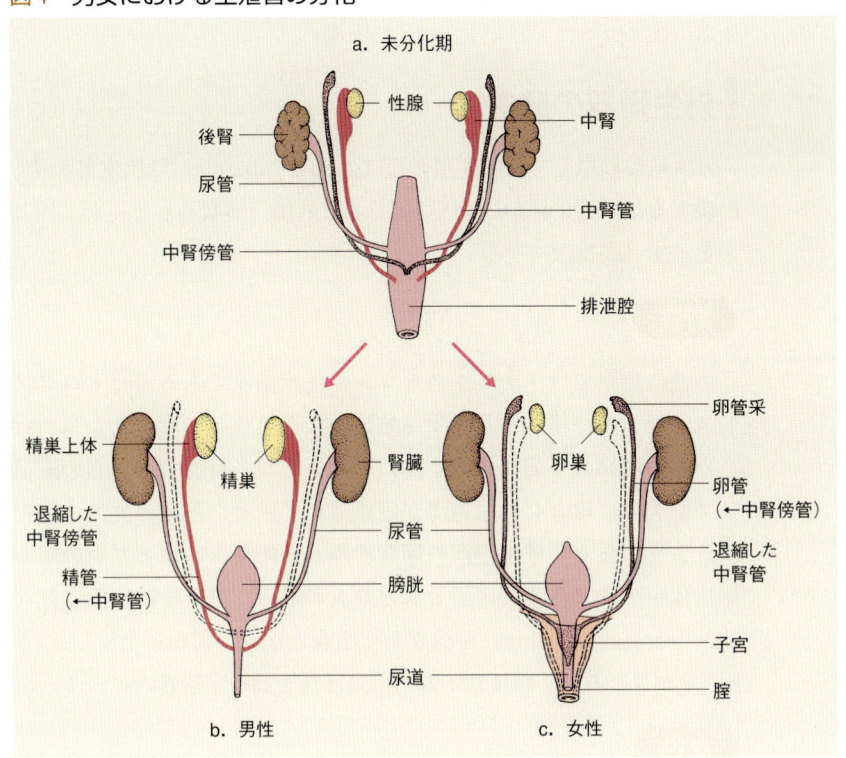

a. 未分化期
- 性腺
- 後腎
- 尿管
- 中腎傍管
- 中腎
- 中腎管
- 排泄腔

b. 男性
- 精巣上体
- 退縮した中腎傍管
- 精管（←中腎管）
- 精巣
- 腎臓
- 尿管
- 膀胱
- 尿道

c. 女性
- 卵管采
- 卵管（←中腎傍管）
- 卵巣
- 退縮した中腎管
- 子宮
- 腟

成る．中腎管は中腎★6の排泄管として左右1対発生し，それらにほぼ並行して体腔上皮がヒダ状に落ち込んで中腎傍管ができる（図1）．

男性

男性の胎児では，精巣のライディッヒ細胞から分泌されるテストステロンの作用を受けて中腎管が長く伸び，精巣上体，精管および射精管を形成する．中腎と中腎管を連絡していた中腎細管からは精巣輸出管が形成される（図4b）．射精管の開口部に隣接した部位の尿生殖洞上皮が周囲の間葉組織の中に落ち込んで分枝し，前立腺の上皮になる．すなわち，前立腺上皮は内胚葉性である．男性では精巣のセルトリ細胞が分泌するミュラー管抑制物質（因子）(Müllerian inhibiting substance；MIS)★7の働きによって中腎傍管のほとんどの部分が消失する★8．

女性

女性の胎児においては，テストステロンが分泌されないので中腎管や中腎細管がほとんど退化，消失し★9，またMISがないので中腎傍管が発達して分化する．左右の中腎傍管は下端で癒合し，卵管と子宮を形成する．上端は腹腔に開き，ここが卵管采となる．腟の上

★6
詳しくは"泌尿器系/腎臓"（p.190）を参照されたい．

★7 ミュラー管抑制物質
抗ミュラー管ホルモン（anti-Müllerian duct hormone；AMH）ともいう．

★8
男性の精巣垂は，中腎傍管の頭方端が遺残したものである．

★9
女性では，中腎管の遺残物が卵巣間膜内の卵巣上体（epoophoron）および卵巣傍体（paroophoron）としてみられることがある．またガルトナー管（Gartner duct）として遺残し，後年これが嚢腫を形成することがある．

皮は，尿生殖洞の内胚葉から，結合組織や筋は周囲の間葉から発生する（図4c）．

外生殖器の発生

外生殖器の原基である生殖結節（genital tubercle）は胎生第3週に出現するが，第9週までは性差は認められず，男女ともまったく同じ形を示す（図5a）．

男性

男性の胎児では，テストステロンの代謝産物であるジヒドロテストステロンの作用により，生殖結節が大きくなって陰茎となる．はじめ生殖結節の下面に尿道が開口しているが，男性では左右の尿道ヒダが次第に癒合し，尿道溝が閉鎖されて尿道が陰茎の先端に開口するようになる．尿道周囲の間葉組織から尿道海綿体と左右の陰茎海綿体が形成される．尿道ヒダの左右の膨らみである陰唇陰嚢隆起（labioscrotal swelling）が発達して陰嚢となる（図5b, c）．ふつう胎生8か月ごろに，精巣が下降し，鼠径部を通って陰嚢内に入る．

女性

女性では，テストステロンの働きがないため生殖結節はあまり発達せず，尿道ヒダの癒合も起こらない．陰唇陰嚢隆起が発達して大陰唇となり，生殖結節から形成された陰核と尿道ヒダから形成された小陰唇を覆い隠す（図5d, e）．

性分化のメカニズム

遺伝学的な性（染色体の性）は受精時に決定される．X染色体をもつ精子が受精すれば，性染色体がXXとなるのでその個体は女性になり，Y精子が受精すればXYとなるので男性になる．Y染色体が存在すると，未分化な性腺が精巣に分化する．Y染色体が存在しなければ，卵巣が形成される[2,3]．

未分化な生殖管が男女いずれの生殖器に分化するかは，性腺によって決まる．精巣のセルトリ細胞がMISを産生し，ライディッヒ細胞がテストステロンを産生する．MISが中腎傍管（ミュラー管）を退縮させ，テストステロンが中腎管（ウォルフ管）を精管に分化させ，男性生殖器へと誘導する．標的細胞の細胞質内にある5α還元酵素（5α reductase）がテストステロンをジヒドロテストステロンに還元し，これが細胞質のアンドロゲン受容体と結合する．これに対し，特別のホルモンの働きがない場合には女性生殖器が発生する．すなわち，女性では，テストステロンの働きがないので中腎管が消

図5 男女における外生殖器の分化

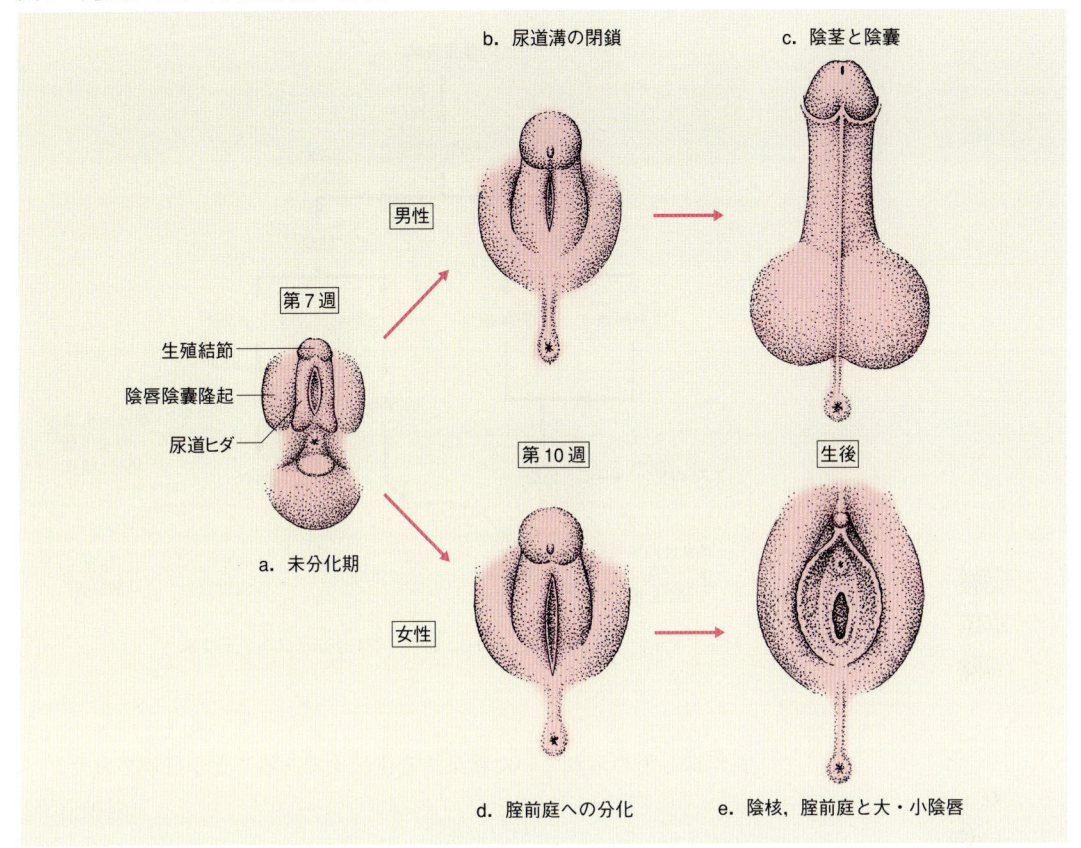

a. 未分化期（第7週）
  生殖結節
  陰唇陰嚢隆起
  尿道ヒダ

男性
 b. 尿道溝の閉鎖
 c. 陰茎と陰嚢

女性（第10週）
 d. 腟前庭への分化
 e. 陰核，腟前庭と大・小陰唇（生後）

退し，MISの働きがないので中腎傍管が残って卵管，子宮，腟ができる（図6）．

MISは精巣から隣接する中腎組織へ拡散し，中腎傍管を変性させる．MISはTGF-β（β型トランスフォーミング増殖因子；transforming growth factor-beta）ファミリーに属する糖蛋白で，間葉の中で活性を示し，中腎傍管周囲の細胞を収縮させる．女性の発生過程では，テストステロンがないので中腎管が変性，消退する．中腎傍管が退縮するときには周囲の間葉が関与するが，中腎管の場合には中腎管そのものの上皮に細胞死が起こる★10．

男性を決定する染色体がY染色体であることが1959年に，ヒトの症例にみられる染色体の転座や欠失の解析から精巣決定因子（testis-determining factor；TDF）の遺伝子がY染色体の短腕上にあることが1966年に明らかにされた．1980年代後半以降，分子生物学的手法を用いた研究によりその遺伝子座位が追求され，1990年になって精巣決定因子をコードする SRY（sex determining region of Y）遺伝子が同定された．1991年には，Koopmanらが SRY を導入した雌のトランスジェニックマウスの生殖器が雄型になることを証明し，SRY が

★10
このように哺乳類では，男性化作用をもつホルモンの働きがない場合には体の性は雌型になり，雄性化ホルモンが働いた場合にのみ雄型の分化を示す．この性分化のメカニズムは，雌性ホルモン優勢の胎内環境で育つ胎児にとって都合がよいのであろう．

図6 性分化のメカニズムと関与する遺伝子

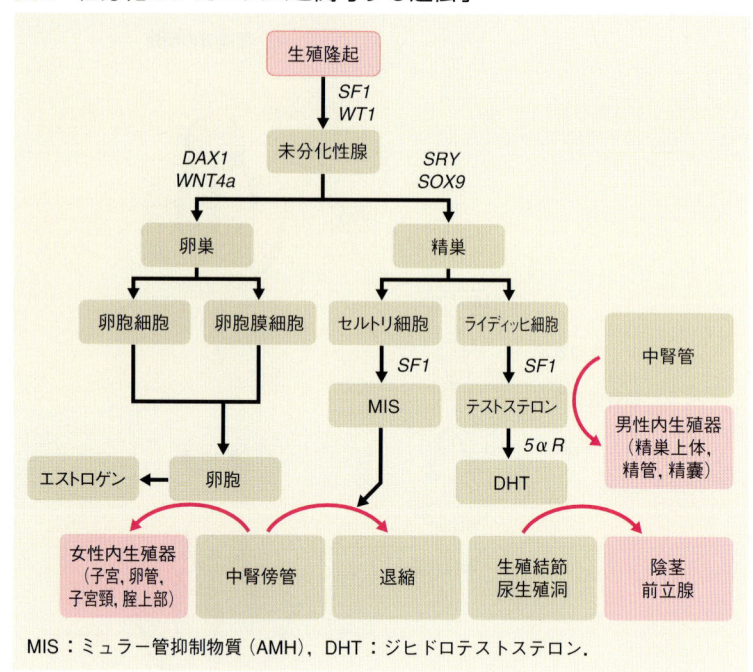

```
                        生殖隆起
                          │ SF1
                          │ WT1
                          ▼
              DAX1    未分化性腺    SRY
              WNT4a               SOX9
              ┌───────┘   └───────┐
              ▼                    ▼
             卵巣                  精巣
         ┌────┴────┐          ┌────┴────┐
       卵胞細胞  卵胞膜細胞  セルトリ細胞  ライディッヒ細胞    中腎管
                                │SF1        │SF1
                                ▼           ▼
                               MIS       テストステロン
                                            │5αR
                                            ▼              男性内生殖器
         エストロゲン  卵胞                                 (精巣上体，
                                                          精管，精嚢)
                                            DHT
  女性内生殖器      中腎傍管     退縮      生殖結節         陰茎
  (子宮，卵管，                           尿生殖洞         前立腺
  子宮頸，腟上部)
```

MIS：ミュラー管抑制物質（AMH），DHT：ジヒドロテストステロン．

長年探し求められていた精巣決定遺伝子であることが証明された[4]．

(塩田浩平)

● 文献
1) Baker TG：Primordial germ cells. In：Austin CR, et al, editors. Reproduction in mammals, vol. 1, Germ cells and fertilization. Cambridge：Cambridge University Press；1970. p.1-13.
2) Koopman P：Sry and Sox9：mammalian testis-determining genes. Cell Mol Life Sci 1999；55：839-856.
3) Nef S, et al：Hormones in male sexual development. Genes Dev 2000；14：3075-3086.
4) Koopman P, et al：Male development of chromosomally female mice transgenic for Sry. Nature 1991；351：117-121.

生殖器系

男性生殖器／構造と機能

　男性生殖器は，配偶子（精子）を形成する性腺（精巣）と，精子の輸送・成熟・受精能の獲得，精液の生成などに関与する器官（精巣上体，精管，精嚢，前立腺），および生殖行為に関係する陰茎から成る．男性生殖器の機能は，精子の形成，男性ホルモンの分泌，精液の生成，勃起，射精などである．

図7　精巣と精巣上体

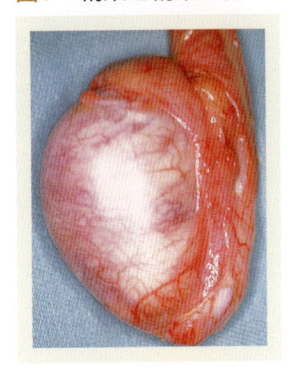

図8　精巣と精巣上体の内部構造

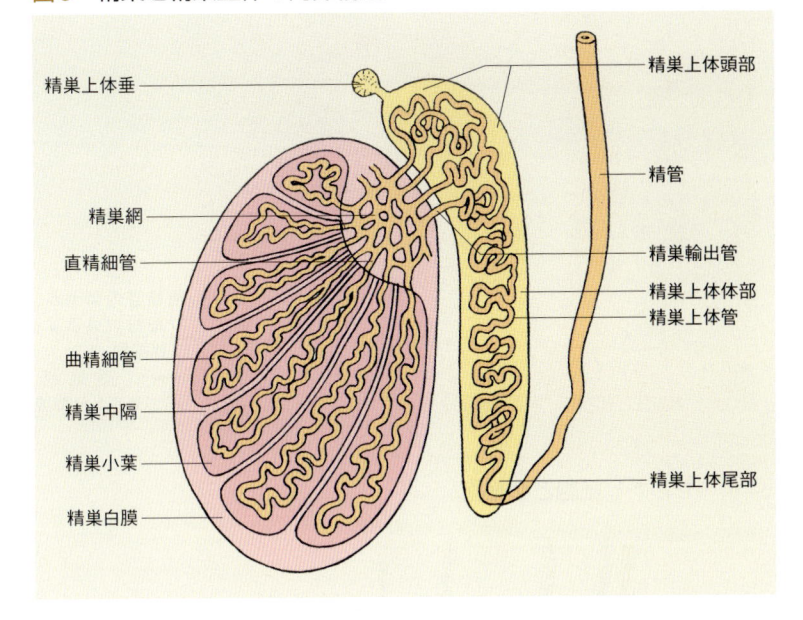

（図中ラベル：精巣上体垂、精巣網、直精細管、曲精細管、精巣中隔、精巣小葉、精巣白膜、精巣上体頭部、精管、精巣輸出管、精巣上体体部、精巣上体管、精巣上体尾部）

男性生殖器の構造

精巣

精巣（testis）は，陰囊内に左右1対で存在する卵形の性腺（図7）で，大きさはおおよそ20 cm³である★1．

精巣は，表面を厚い膠原線維の膜である精巣白膜に包まれている．白膜の表面は，腹膜の延長である精巣鞘膜に包まれ，鞘膜は折り返って袋状となり，精巣固有鞘膜腔を形成する★2．精巣白膜は精巣内部に多数の突起を出し，精巣内を300以上の小葉（精巣小葉）に分けている（図8）．精巣の上極の白膜上にはミュラー管（Müllerian duct）の遺残である精巣垂が付着している．

精巣の内部は，精細管とそのあいだの間質から成る．精細管は精子を形成する場で，1精巣に400〜600本存在する★3．精細管はループを形成したり小葉内の隣どうしで吻合したりする．その断端は，精巣内部の後ろ上方に位置する網目状の精巣網につながる．

精細管の内部には，大型の支持細胞であるセルトリ細胞と精子に分化する精細胞が存在する（図9）．精細管の中央には内腔があり，この内腔を形成された精子が流れて精巣網に達する．セルトリ細胞は，精細管の基部（基底膜）から中央の内腔まで，細長く複雑な形態の突起（細胞質）を伸ばし，隣のセルトリ細胞とのあいだに格子のような構造を形成している．精細胞は，セルトリ細胞の突起に抱えられて支持されている（図10）．セルトリ細胞の核は，基底膜の近

★1
日本人男性では14 cm³が正常下限と考えられている．

★2
精巣固有鞘膜腔に水が貯留するのが精巣水瘤（陰囊水腫）である．

★3　精細管
直径0.12〜0.3 mm，長さは70〜80 cmである．

図9 精細管の断面

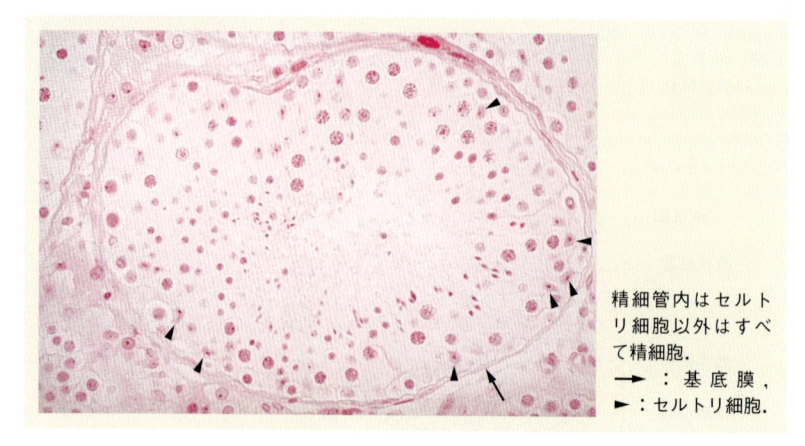

精細管内はセルトリ細胞以外はすべて精細胞．
→：基底膜，
▶：セルトリ細胞．

図10 セルトリ細胞と精細胞

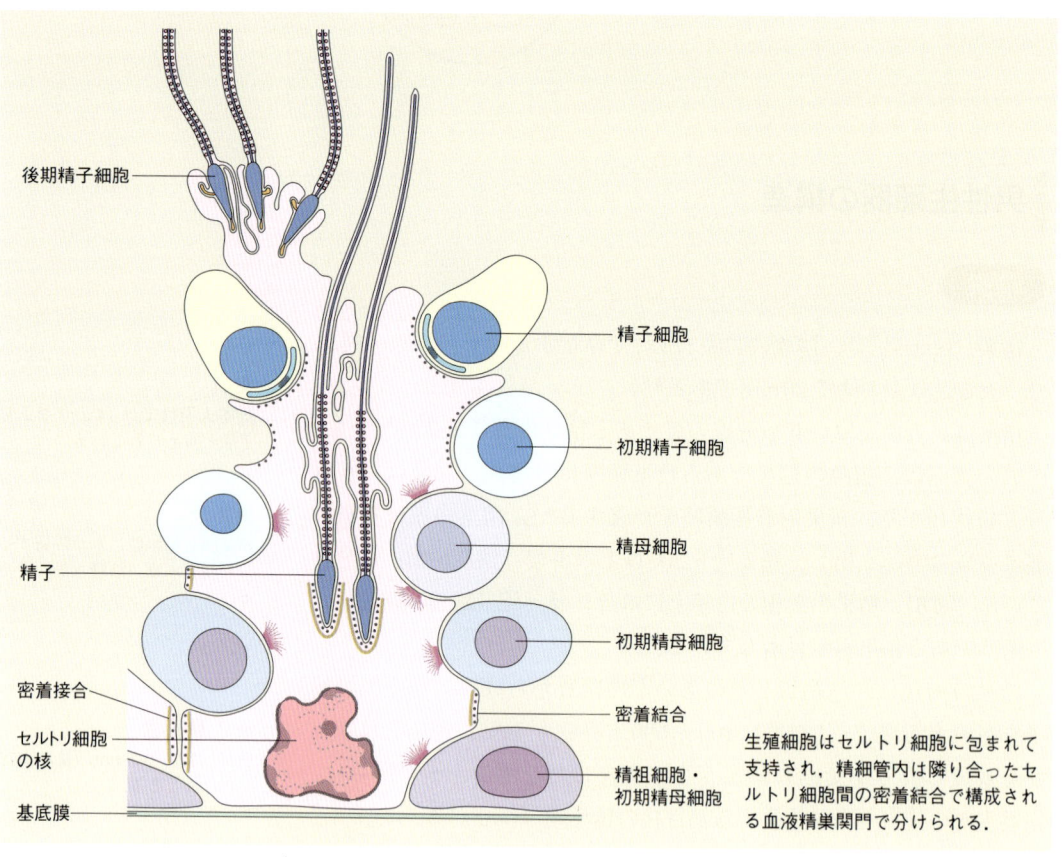

- 後期精子細胞
- 精子細胞
- 初期精子細胞
- 精母細胞
- 初期精母細胞
- 精子
- 密着接合
- 密着結合
- セルトリ細胞の核
- 精祖細胞・初期精母細胞
- 基底膜

生殖細胞はセルトリ細胞に包まれて支持され，精細管内は隣り合ったセルトリ細胞間の密着結合で構成される血液精巣関門で分けられる．

(Russell LD：Sertoli-germ cell interrelations：a review. Gamete Res 1980；3：179-202 より改変)

図11 精巣に分布する血管

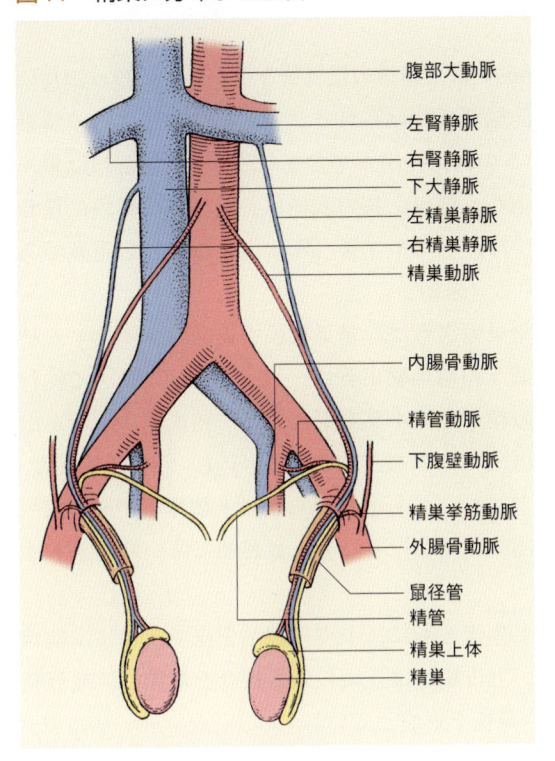

(図: 腹部大動脈、左腎静脈、右腎静脈、下大静脈、左精巣静脈、右精巣静脈、精巣動脈、内腸骨動脈、精管動脈、下腹壁動脈、精巣挙筋動脈、外腸骨動脈、鼠径管、精管、精巣上体、精巣)

くに存在し，核小体が明瞭である．

　セルトリ細胞の壁の一部は，隣のセルトリ細胞と密着結合（密着帯）で結合している．セルトリ細胞と密着結合の連続は，精細管内腔を一周して血液精巣関門を形成し，精細管内腔を細胞外液や体の免疫系から遮断する★4．

　精細胞は，最も基底膜側の精祖細胞から，何度も分裂しながら次第に管腔側に移動し，精母細胞，精子細胞を経て，精子となって管腔に遊離する．

　間質には，男性ホルモンを形成するライディッヒ細胞（Leydig cell）のほか，血管，リンパ管，神経などが分布する．

　精巣に分布する主要な動脈は精巣動脈（腹部大動脈の直接分枝★5）であるが，精管動脈（内腸骨動脈から分枝し精管に沿って走行）と，精巣挙筋動脈（外腸骨動脈の枝である下腹壁動脈からの分枝）も精索内で精巣動脈と交通し，精巣に分布している（図11）．精巣静脈は，精巣動脈に沿って後腹膜腔を上行し，左は左腎静脈に，右は下大静脈に流入している．この左右差のため，左側には精索静脈瘤★6が発生しやすいと考えられている．精巣のリンパ系は，精巣動脈に沿って傍大動脈リンパ節に入る★7．

★4
この密着結合は物質を通過させないので，これより管腔側にはリンパ球，抗体などが到達しない．血液精巣関門より管腔側は，身体の外と考えてもよい．関門より外側で完成する精子は，その男性自身にとっても身体の外に存在する異物であり，精路閉塞症などの病的状況で精子が本人のリンパ球と接触すると抗精子抗体が形成される．

★5
精巣は胎生期初期には後腹膜腔に発生するので，動脈は腹部大動脈から分枝している．

★6 精索静脈瘤
内精索静脈への血液の逆流によって生じる静脈瘤で，精子形成を阻害することがあるとされている．

★7
このため，精巣癌に対するリンパ節郭清術は傍大動脈リンパ節に対して行う．

> 精巣上体

　精巣上体（epididymis）は，精巣の後外側を上から下に覆う細長い器官で，頭部，体部，尾部に分けられる．頭部には，精巣内の精巣網から発した12〜20本の精巣輸出管が含まれ，体部，尾部には単一の精巣上体管を包み込む．精巣上体の表面は，精巣固有鞘膜に覆われる．精巣上体頭部には，ウォルフ管（Wolffian duct）の遺残である精巣上体垂が付着する（図8）．

　精巣網から起こる精巣輸出管は，精巣白膜を貫通し，隣接する精巣上体頭部に入る．個々の精巣輸出管は，15〜20cmの長さで蛇行し，それぞれ円錐形の精巣上体小葉を形成する．精巣上体小葉を出た精巣輸出管は，次々に1本の精巣上体管に注ぎ込む．精巣上体管は，長さ5〜6mの1本の管で[★8]，蛇行しながら精巣上体体部から尾部へ走行する．尾部末端部では壁が厚くなり，最終的に厚い筋層を有する精管に移行する．

　精巣輸出管，精巣上体管ともに，上皮は線毛上皮で，壁には輪状の平滑筋が存在する．上皮細胞は互いに密着結合を形成し，血液精巣上体関門と呼ぶべき障壁を形成している．

> 精管，射精管

　精管（ductus deferens）は，精巣上体尾部から起こり精索内を上行し，鼠径管を通過した後に骨盤内に入って膀胱の後面を走行し，前立腺に入る直前で精嚢の排泄管と合流して射精管（ejaculatory duct）となる（図12）．精巣上体尾部から移行した直後は著しく蛇行しているが，すぐに直線状に走行し，膀胱底部では急に太くなり，精管膨大部と呼ばれる．精管の全長は30〜35cm，外径2〜3mm，内腔の直径は約0.5mmである．内面は円柱上皮から成る粘膜で覆われ，内側から縦走，輪状，縦走の3層の厚い平滑筋があり，最外層に血管や神経を含む結合組織がある．

　精管と精嚢が合流した射精管は前立腺内を貫通し，前立腺部尿道の精阜（精丘）の両側に左右それぞれ開口する．長さは約2cmである．

> 精嚢

　精嚢（seminal vesicle）は，膀胱底部の精管膨大部の両側に左右1対ある，幅約2cm，長さ約4cmの袋状の器官である（図12）．内腔は1本の蛇行した直径3〜4mmの管であり，多数の憩室が付着している．外表面は，憩室によって不規則な膨らみがある．内面は円柱上皮に覆われた粘膜で，その外側に薄い平滑筋層がある．

★8 精巣上体を損傷すると1本の精巣上体管が閉塞し，精子が通過しなくなる．

図12　膀胱・前立腺の背面図

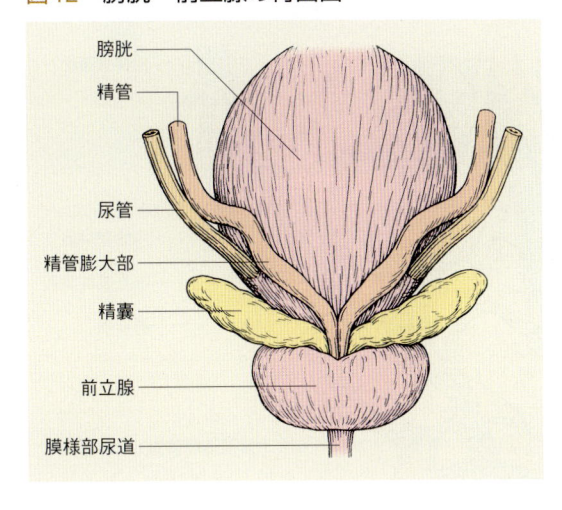

図13　前立腺の領域

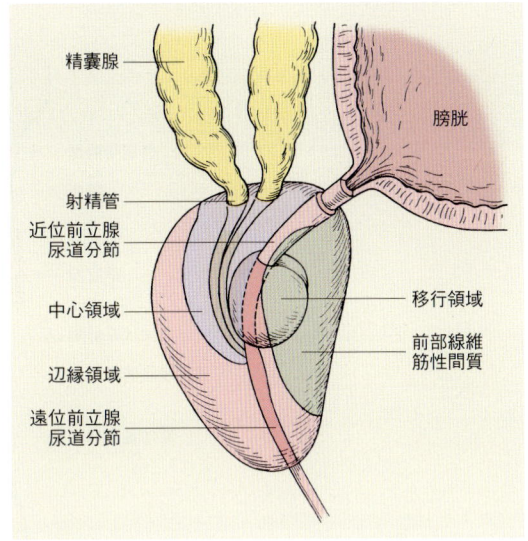

(河邊香月ら監：目で見る前立腺．大阪：メディカルレビュー社；1993より改変)

前立腺

　前立腺（prostate）は，尿道の起始部（後部尿道）を取り囲むクルミ状の実質器官で，重さ約15gである★9．上方には膀胱頸部，下方には外括約筋に包まれた膜様部尿道がつながる．膀胱に向かう面を前立腺底部，尿道に向かう先端を尖部と呼ぶ．前立腺の前面には恥骨結合があり，後面には筋膜（デノンビエ筋膜〈Denonnvillier fascia〉）を介して直腸に接する（"泌尿器系/尿路" p.202参照）．

　前立腺の表面は，骨盤筋膜につながる線維性被膜に覆われ，内部は腺構造と平滑筋，間質細胞から成る．前立腺をいくつかの領域（ゾーン）に分けて考える解剖が広く受け入れられている（図13）．尿道を取り囲む移行領域は，尿道周囲腺とも呼ばれ，高齢者の前立腺肥大症の発生母地である．その外側から後ろ側を包む移行領域は，少数の排泄管で尿道につながる外分泌腺で，前立腺癌の多くはこの領域に発生する．尿道の前面（線維筋性間質）は腺構造が乏しく，平滑筋組織が多い．

　前立腺に分布する動脈は，内腸骨動脈の分枝の前立腺動脈で，前立腺底部の後ろ外側から前立腺に流入する．静脈は，深陰茎背静脈が膜様部尿道の前面から前立腺尖部の前面に至り，前立腺前面に広がりながら骨盤静脈叢に還流する．リンパ系は閉鎖リンパ節を含む内腸骨リンパ節および外腸骨リンパ節に注ぐ．

　前立腺の後側方には，勃起をつかさどる神経が走行する★10．この神経は，直腸前側面の骨盤神経叢から発し，膜様部尿道の後側方を

★9
高齢になって前立腺肥大症になると，100g以上になることもある．

★10
前立腺全摘除術，膀胱全摘除術，直腸切断術などで，この海綿体神経を損傷すると術後に勃起障害が生じる．

図14 陰茎の構造と静脈

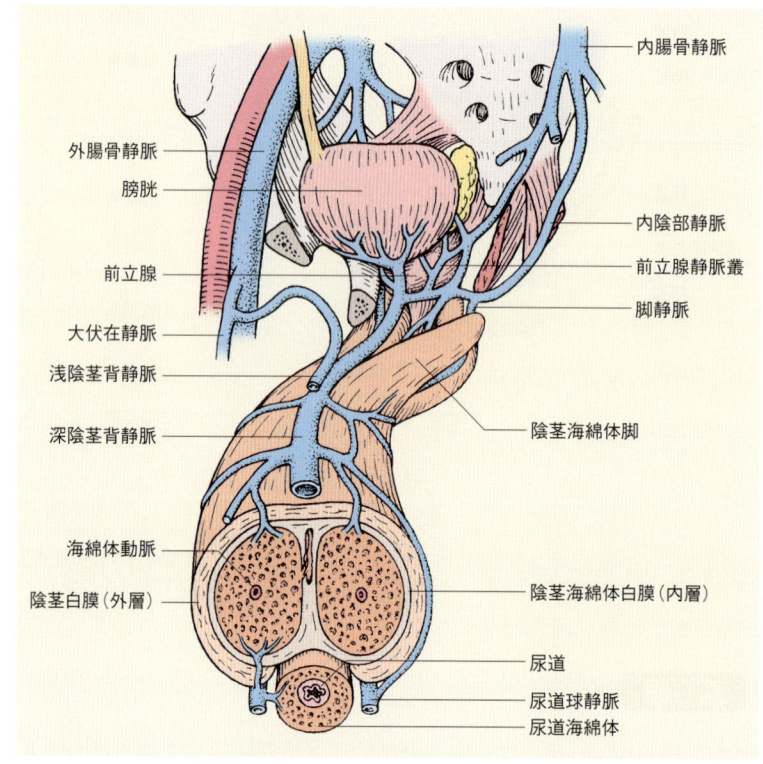

(Lue TF：Physiology of penile erection and pathophysiology of erectile dysfunction and priapism. In：Walsh PC, et al, editors. Campbell's Urology. 7th ed. Philadelphia：WB Saunders；1998. p.1157-1179 より改変)

通過して陰茎に分布する．

陰茎

　陰茎（penis）は，2本の陰茎海綿体と腹側の尿道海綿体から成る．左右の陰茎海綿体は共通の被膜に包まれているが，基部は海綿体脚となって左右に分かれ，恥骨脚下面に付着する．尿道海綿体の先端は亀頭を形成し，先端に外尿道口が開口する．

　陰茎海綿体は弾性線維の厚い被膜（白膜）に包まれている[★11]（図14）．白膜は，線維が輪状に走行する内層と縦走する外層から成る．海綿体の中は静脈洞で満たされ，勃起時には血液が充満する．尿道海綿体と亀頭は，陰茎海綿体と同じ構造であるが，尿道海綿体の白膜は輪状の内層のみで薄く，亀頭には白膜がない．3本の海綿体は全体として深陰茎筋膜（バック筋膜〈Buck fascia〉）に包まれている．

　陰茎の動脈は，内腸骨動脈の分枝の内陰部動脈で，陰茎背動脈，海綿体動脈，尿道球動脈に分枝する[★12]．陰茎の静脈は，皮膚や皮下組織からの浅陰茎背静脈（大伏在静脈に還流），亀頭，尿道海綿体，遠位陰茎海綿体からの深陰茎背静脈（前立腺静脈叢に還流），近位陰

★11
白膜からは海綿体内腔に柱状の線維が伸び，動脈や神経とともに線維による枠組みを海綿体内につくり上げる．

★12
陰茎背動脈は亀頭に，海綿体動脈は陰茎海綿体へ，尿道球動脈は尿道海綿体に分布し，これらの3動脈は亀頭の近くで互いに交通している．

茎海綿体からの脚静脈（内陰部静脈に還流）の3系統から成る．リンパ系は，陰茎皮膚，亀頭，海綿体とも浅鼠径リンパ節へ入り，その後，深鼠径リンパ節を経て外腸骨リンパ節に至る．

陰茎には，骨盤神経叢からの自律神経と陰部神経からの体性神経が分布する．自律神経は海綿体神経を構成し，尿道および陰茎海綿体に分布する．体性神経は，陰茎皮膚，亀頭，尿道，海綿体からの知覚神経および球海綿体筋と坐骨海綿体筋の収縮をつかさどる運動神経から成り，陰茎背部を走行する陰茎背神経が陰部神経となって仙髄につながる．

精巣の機能

精巣の役割は，①精子形成，②男性ホルモン分泌，③性分化の制御である．

精子形成

基底膜側に接している精祖細胞のうち，最も幼若な細胞（Ad〈A dark〉精祖細胞）は，分裂して自らを再生する．いわゆる幹細胞再生であり，このため生涯にわたって精子をつくり続けることができる．この幹細胞である精祖細胞は，分裂を繰り返すうちにより分化した精祖細胞（Ap〈A pale〉精祖細胞）に変化し，減数分裂に移行していく．

Ap精祖細胞の分裂によって生じたB精祖細胞は，2回の減数分裂によって精子細胞を形成する．第1減数分裂途中の細胞を第一精母細胞，第2減数分裂途中の細胞を第二精母細胞と呼ぶ．

精祖細胞は，通常の細胞と同様に，22対の常染色体と1対の性染色体をもつ（46, XY）（二倍体）[★13]．第1減数分裂の結果，DNA量は2倍，染色体数は半分（一倍体）の第二精母細胞が形成される．この第二精母細胞は，第2減数分裂により，体細胞に比べてDNA量半分で染色体数半分（一倍体）の精子細胞となる．

このように，減数分裂では，DNA量，染色体数ともに体細胞の半分の配偶子を形成するが，その際に，23対の父親由来の染色体と母親由来の染色体がペアリングを形成し，遺伝子の交換を行う点が重要である（"細胞の構造と機能，組織"〈p.12〉参照）．また，精細胞の分裂に際して核は完全に分裂するが，細胞質の分裂は不完全で細胞どうしが細胞質橋で連絡を保っている．細胞質橋によって細胞が同調性（同時的）に分裂するほか，この構造が細胞間の物質の移送に役立っていると考えられている．

減数分裂を終えた円形の精子細胞は，精子形成（spermiogenesis）と呼ぶ劇的な形態変化を経て精子になる．この過程で核は濃縮し，

★13
対になっている染色体を相同染色体と呼ぶ．1つは父親由来，もう片側は母親由来である．

図15 精子の顕微鏡像

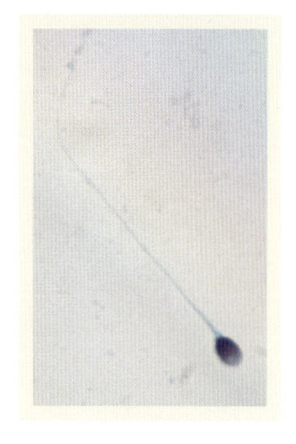

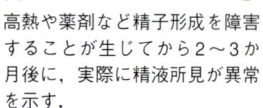

細胞質は失われ，また運動能を有する尾部が形成される．完成された精子は，核の濃縮した頭部，エネルギーを供給する中間部，および運動能を有する尾部で構成される（図15）．頭部の表面には，受精に際して重要な役割を果たすアクロソーム膜が存在する．中間部にはミトコンドリアが鞘状に巻きつき，運動のためのエネルギーを供給する．尾部は多数の微細な小管から成り，それらが互いにずれることにより全体の鞭毛様運動をもたらす．

ヒトでは，Ap精祖細胞は16日ごとに分裂し，精子が形成されるまでの期間は74日とされている★14．

精巣での精子形成にはさまざまな遺伝子が関与している．Y染色体が存在しなければ，精子は形成されない．Y染色体長腕上に，精子形成に重要な役割を果たす遺伝子が複数存在することが明らかにされている★15．

精子形成には，通常の体温（37℃）より3～4℃低い温度が必要である★16．精巣が陰囊内に存在すること，精索において動脈と静脈が密接して存在するため動脈血の温度が静脈血によって低下させられることなどによって精巣の温度が低く保たれる．低温環境でのみ精子形成が生じるメカニズムは明らかにされていない．

男性ホルモン分泌

間質に存在するライディッヒ細胞は，テストステロンを中心とする男性ホルモン（アンドロゲン）を分泌する．テストステロンの一部は，アロマターゼによってエストロゲンに変換されて分泌される．

テストステロンの血中濃度は，胎生期，生後6か月間に高値を示し，その後，思春期までは女児と同じ低値を示す．思春期に再び高値となって二次性徴を生じさせ，成人後は加齢とともに徐々に低下する（図16）．また，季節内変動，日内変動がある★17．性腺刺激ホルモン放出ホルモン（gonadotropin-releasing hormone；GnRH）は約2時間ごとにパルス状に分泌されるため，黄体形成ホルモン（luteinizing hormone；LH），テストステロンもパルス状の血中濃度を示す．

精巣内のテストステロン濃度は，血中濃度に比べて数百倍高く，精子形成の維持に重要と考えられている．

精巣機能の制御（視床下部-下垂体-精巣系）

精巣の機能は，視床下部，下垂体から分泌されるホルモンによって制御されており，また逆に，精巣の分泌するホルモンは上位中枢である視床下部や下垂体の機能を制御している．いわゆる視床下部-下垂体-精巣系である（図17）．

ライディッヒ細胞におけるテストステロン生成は，下垂体から分

★14
高熱や薬剤など精子形成を障害することが生じてから2～3か月後に，実際に精液所見が異常を示す．

★15
azoospermic factor（AZF）と呼ぶ．DAZやRBMなどが候補遺伝子とされている．

★16
精巣が陰囊内に下降していない停留精巣では精巣の温度が高いため，テストステロン分泌には異常がないが，精子形成は生じない．精索静脈瘤も，精巣温度を上げるために精子形成を障害すると考えられている．

★17
テストステロンは，夕方より朝高く，また春より秋に高い．

図16　テストステロン濃度の年齢による推移

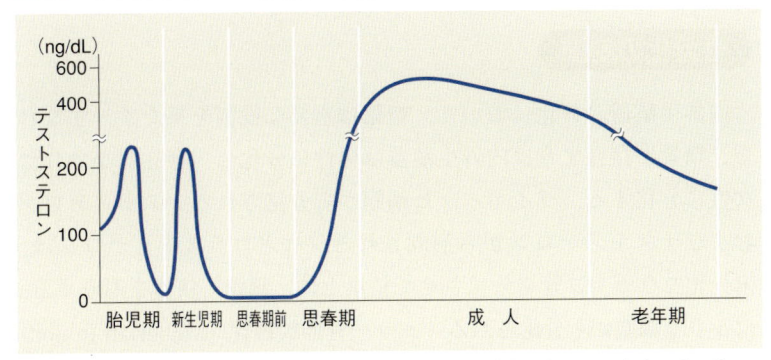

(Ewing LL, et al：Regulation of testicular function. A spatial and temporal view. In：Greep RO, editor. International Review of Physiology. vol. 22. Baltimore：University Park Press；1980. p.41-115 より改変)

図17　視床下部-下垂体-精巣系

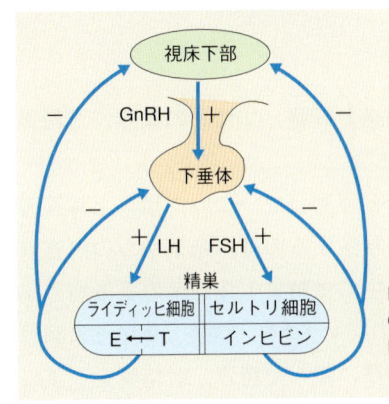

E：エストロゲン，T：テストステロン，GnRH：性腺刺激ホルモン放出ホルモン，LH：黄体形成ホルモン，FSH：卵胞刺激ホルモン．

泌されるLHの刺激によって生じる．LHの分泌は，視床下部から下垂体門脈系に分泌されるGnRHによって制御される．セルトリ細胞には，もう1つの性腺刺激ホルモンである卵胞刺激ホルモン（follicle-stimulating hormone；FSH）の受容体があり，セルトリ細胞の機能はFSHによって制御されている★18．

　一方，ライディッヒ細胞で分泌されるテストステロンやエストロゲンは，視床下部や下垂体でのホルモン産生を抑制し，LHを低下させる．セルトリ細胞も，下垂体からのFSH分泌を抑制する物質であるインヒビンを分泌する．このように，下位の内分泌臓器（精巣）から分泌されるホルモンが，より上位中枢（視床下部や下垂体）のホルモン分泌を抑制する機構を，ネガティブ・フィードバックと呼ぶ★19, 20．

　精子形成は，主にセルトリ細胞によって制御されているが，ライディッヒ細胞から分泌されるテストステロンも不可欠である．精巣内では，ライディッヒ細胞，セルトリ細胞，精細管壁の筋様細胞，さらに生殖細胞から，さまざまなサイトカインや成長因子，ホルモ

★18
LH，FSHは，いずれもαおよびβサブユニットで構成される糖蛋白で，αサブユニットは共通，βサブユニットのみ異なる．

★19　ネガティブ・フィードバック
視床下部-下垂体-甲状腺系，視床下部-下垂体-副腎系など他の内分泌系でもみられ，内分泌臓器に共通の制御機構である．

★20
精巣の機能が悪い場合は，ネガティブ・フィードバックがかからず，LH，FSHの血中濃度は高値となる．すなわち，血中LH，FSHが異常高値であれば，精巣機能に障害があると判断できる．

★21
このように細胞が分泌する物質が近接する細胞の機能を制御することを，パラクリン制御機構と呼ぶ．これとは別に，自らが分泌する物質がその細胞自身の機能を制御する場合を，オートクリン制御機構と呼ぶ．

ンが分泌され，互いに影響を与えている★21．

性分化の制御

　内外生殖器の分化において，精巣は重要な役割を果たす．すなわち，精巣が存在すれば内外生殖器は男性に分化し，存在しなければ女性に分化する．ライディッヒ細胞から分泌されるテストステロンおよびテストステロンから形成されるジヒドロテストステロンは，未分化なウォルフ管を分化させて精巣上体，精管，精嚢を形成する．セルトリ細胞から分泌されるミュラー管抑制物質（Müllerian inhibiting substance；MIS）は，未分化なミュラー管に作用し，退縮させる．テストステロンとMISが存在しないと，自然にウォルフ管は退縮し，ミュラー管は分化して女性内性器を形成する（"生殖器の発生と分化"〈p.212〉参照）．

精巣上体，精管の機能

　精巣上体の機能は，①精子の輸送と貯蔵，②精子の成熟，③精巣上体管内液の吸収と分泌などである．

　精巣上体管内の精子は，ほとんど運動していない．精巣上体管の中を頭部から尾部に向けて精子を移送するのは，精巣からの内容液の流れ，上皮線毛運動とともに，主には精巣上体管壁の平滑筋の律動的収縮が関与していると考えられている★22．精巣上体尾部に到達した精子は，ここで保存され，射精に際して精管，射精管を一気に通過して尿道に出る★23．

　精子は精巣上体を通過する過程で，精子尾部の高頻度の鞭毛運動によって直進的に運動できるようになる．精巣上体頭部から採取し培養液に入れた精子はごくわずかな運動性しか示さないが，尾部から採取した精子は射出精子と同様の運動性を示す．また，精子は精巣上体で受精能も獲得する．頭部から採取した精子は，尾部の精子より受精能の低いことが示されている．こうした変化は，時間経過による精子の成熟とともに，精巣上体管液の組成の変化や精巣上体上皮から分泌される種々の物質の作用によるものと考えられている★24．

　このような精巣上体の機能は，男性ホルモンが存在して初めて発揮される．また，精巣における精子形成と同様に，体温より低い温度環境も必要である．

　精管は，射精に際して平滑筋が収縮し，精子を輸送する役割を果たす．このほかに，液の吸収，物質の分泌，膨大部では上皮細胞による精子の貪食も行われると考えられている．

★22
精子が精巣上体を通過するのに要する期間は，1〜12日とされている．射精の頻度によって精巣上体にとどまる期間が異なる．

★23
精子は，精細管で形成されてから，精巣網，精巣輸出管，精巣上体管，精管，射精管を経て尿道に射精される．

★24
精巣上体管液は，細胞外液とは明らかに異なった電解質濃度をもち，さらに，頭部から尾部に行くにつれて組成が大きく異なる．

図18 射精の三要素

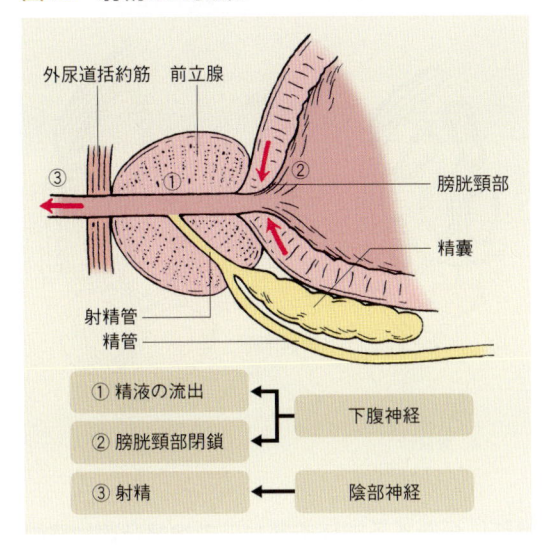

外尿道括約筋　前立腺
③
①
② → 膀胱頸部
射精管　精嚢
精管

① 精液の流出　← 下腹神経
② 膀胱頸部閉鎖
③ 射精　← 陰部神経

精液の生成と射精

精液の組成

　精液の成分は，主に精嚢と前立腺で生成される．射出精液の6～7割が精嚢液，3割が前立腺液で，精巣や精巣上体から分泌された液はごくわずかである．精液中にはさまざまな物質が存在し，精子の妊孕（にんよう）性（生殖能）に関与していると考えられている★25．射出された精液は，前半は前立腺液，後半は精嚢液が大部分を占める．含まれる精子も，前半のほうが後半より数，運動性とも良好である．

射精のメカニズム

　射精は，①後部尿道への精液の流出（emission），②膀胱頸部の閉鎖，③精液の前方への射出（狭義の射精）の3つの要素から成る（図18）．このうち，精液の流出と膀胱頸部の閉鎖は，交感神経の刺激によって生じる．第10～12胸髄から発した腰内臓神経は，腹部大動脈の前面で神経叢を形成し，腹部大動脈分岐の前面で数本の下腹神経となって骨盤内に至り，骨盤神経叢に合流，膀胱頸部，前立腺，精嚢，精管などに分布する．精液の前方への射出には，球海綿体筋や坐骨海綿体筋の収縮が関与しており，体性神経である陰部神経が主に支配している．

　下腹神経の障害や膀胱頸部の損傷によって，正常の射精は起こらなくなる★26．膀胱頸部の閉鎖が不十分な場合には，精液が膀胱に入る逆行性射精となる．

★25
精嚢からは，プロスタグランジン，セミノゲリンと呼ばれる精漿の凝固に関与する蛋白質，果糖などが分泌され，前立腺からは，クエン酸，亜鉛，前立腺特異抗原，ポリアミンなどが分泌される．

★26
精巣腫瘍に対する後腹膜リンパ節郭清術，経尿道的前立腺切除術，糖尿病などによる末梢神経障害などが射精障害の原因になる．

表1 勃起の発生機序

動脈壁平滑筋の弛緩→海綿体への流入血液量の増加
海綿体洞の平滑筋の弛緩→海綿体内に血液の貯留
海綿体内の細静脈の圧迫→海綿体洞からの静脈還流の低下
白膜の伸展→白膜を貫通する流出静脈の圧排
坐骨海綿体筋の収縮→海綿体内圧のさらなる上昇

図19 弛緩時と勃起時の陰茎海綿体

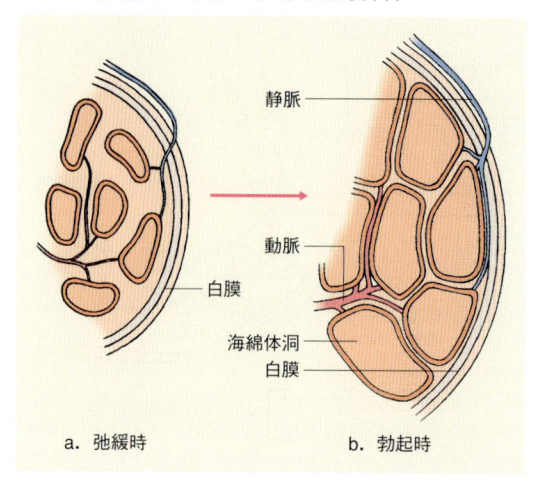

a. 弛緩時　b. 勃起時

図20 陰茎海綿体平滑筋に分布する神経末端からの神経伝達物質の働き

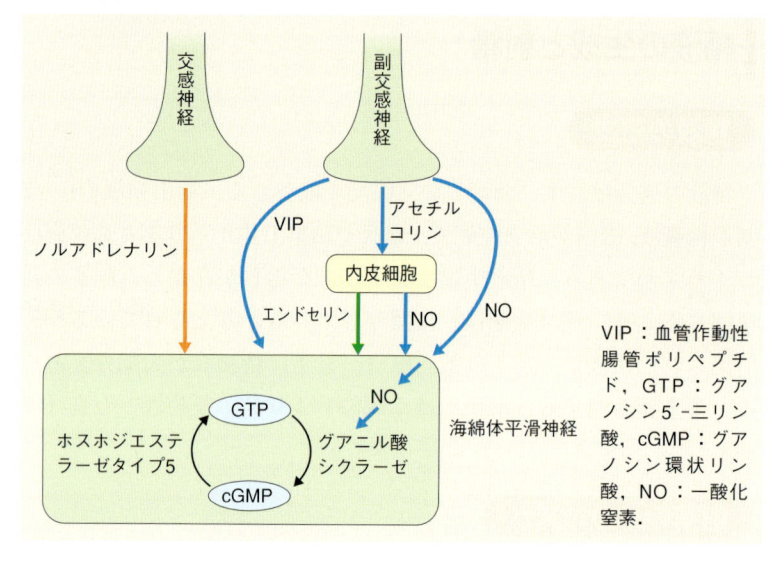

VIP：血管作動性腸管ポリペプチド，GTP：グアノシン5′-三リン酸，cGMP：グアノシン環状リン酸，NO：一酸化窒素．

勃起のメカニズム

　弛緩した陰茎では，海綿体や動脈の平滑筋が収縮した状態にあり，わずかな血流しか流れていない．性的刺激や反射によって，表1に示すようなメカニズムによって海綿体内に多量の血液が貯留し，勃起が生じる（図19）．弛緩状態では海綿体洞の血液は静脈血であるが，勃起時には動脈血と同じ酸素分圧となる．

　勃起には，精神的な性的刺激によるもの，外陰部の知覚刺激によって反射性に生じるもの，および夜間睡眠時に生じるもの★27がある．精神的な刺激による勃起の中枢は，視床下部の視束前野内側部と室傍核と考えられている★28．

★27
REM（レム）睡眠時*に勃起が生じる．
*睡眠の一型で，2時間おきに起こり，20〜30分続く．筋緊張が消失し，夢をみることが多い．

★28
視床下部では，ドパミンとノルアドレナリンが勃起の発現に，セロトニンが勃起の消退に関与していると考えられている．

陰茎の勃起と弛緩は，交感神経と副交感神経から成る海綿体神経によって支配されている．交感神経の刺激は，主に平滑筋を収縮させ，海綿体の弛緩をきたす．副交感神経の刺激は，平滑筋を弛緩させて勃起を引き起こす★29．

　陰茎海綿体の平滑筋に分布する神経末端からは，種々の神経伝達物質が分泌され，勃起と弛緩を生じさせる（図20）．海綿体の平滑筋にはα交感神経受容体が多数存在しており，交感神経末端から分泌されるノルアドレナリンは平滑筋の収縮から海綿体の弛緩を起こす．一方，交感神経末端からは一酸化窒素（NO）が分泌される．NOは平滑筋内のグアノシン環状リン酸（guanosin 3′,5′-cyclic monophosphate；cGMP）を増加させ，平滑筋の弛緩をきたして勃起を発現させる★30, 31．

（松田公志）

★29
交感神経は，第10～12胸髄から発し下腹神経を経て骨盤神経叢に至る．一方，副交感神経は，第2～4仙髄から発して骨盤神経叢に至る．

★30
これらのほかに，血管作動性腸管ポリペプチド（vasoactive intestinal polypeptide；VIP）やエンドセリンも勃起の発現や弛緩に関与していると考えられている．

★31
クエン酸シルデナフィル（バイアグラ®）は，cGMPを分解する酵素の阻害薬で，NOの効果を持続，増強して勃起を起こす．

● 参考文献
1）星野一正：泌尿器科解剖学．吉田　修編．ベッドサイド泌尿器科学―診断・治療編．第3版．東京：南江堂；2000．p.1-34．
2）吉田　修監，岡田裕作ら編：泌尿器科手術のための解剖学．東京：メジカルビュー社；1998．
3）松田公志：精子形成と分化．武谷雄二編．新女性医学大系14，受精と着床．東京：中山書店；2000．p.31-49．
4）Lue TF：Physiology of penile erection and pathophysiology of erectile dysfunction and priapism. In：Walsh PC, et al, editors. Campbell's Urology. 7th ed. Philadelphia：WB Saunders；1998. p.1157-1179.

生殖器系

女性生殖器／構造と機能

　女性生殖器の大部分はミュラー管から発生し，このため解剖学的にも組織学的にも互いに類似点が多く，深い関係にある．女性生殖器のもう一つの特徴は，そのダイナミックな変化である．女性の一生を通してみても，月経周期ごとの変化をとってみても，また，女性生殖器の最大のイベントである妊娠においても，これほど大きく形態を変化させる器官はほかにない．そしてその変化こそが，機能と密接に結びついているわけである．したがって，女性生殖器の構造を理解するためには，その独特の変化を理解することが必要であり，その変化がどのような機能発現のために合目的的になされているかを理解することが必要である．

図21　女性外陰部の解剖

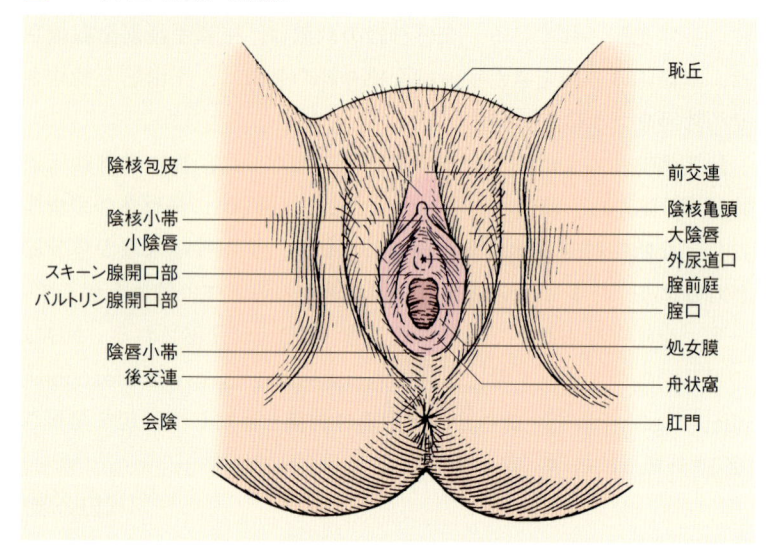

(図の標示：恥丘／陰核包皮／陰核小帯／小陰唇／スキーン腺開口部／バルトリン腺開口部／陰唇小帯／後交連／会陰／前交連／陰核亀頭／大陰唇／外尿道口／腟前庭／腟口／処女膜／舟状窩／肛門)

構造

女性生殖器は大きく，外性器と内性器に分類される．外性器は体表に表れている部分で，外陰，腟から構成され（腟は内性器に入れることもある），内性器は子宮，卵管，卵巣から成る．

外陰

外陰（vulva）とは，会陰部で外から見える場所の総称で以下の部分を含む（図21）．

恥丘

恥丘（mons pubis）は恥骨結合の前面および上面にあたる丘状に盛り上がった部分で，思春期になると陰毛が発達し，この発育の度合いは内分泌学的異常★1を知る手がかりとなる．

大陰唇

大陰唇（labium majus pudendi）★2は恥丘から会陰に至る2列の皮膚の膨隆であり，前方では恥骨丘下で結合し（前交連），後方では会陰前部で結合する（後交連）．脂肪と線維組織に富む組織であり，また静脈叢が発達している．外側は色素沈着を示し，陰毛の発育がみられるが，内側には毛嚢（毛包）はなく，皮脂腺・汗腺に富んでいる．大陰唇は閉経後には次第に萎縮する．

小陰唇

小陰唇（labium minus pudendi）★3は大陰唇の内側に位置するやや赤色の薄い皮膚隆起である．前方では陰核包皮として陰核を覆い，腟前庭の外縁となって陰唇小帯として再び癒合する．脂肪は少なく，

★1 **内分泌学的異常**
ターナー症候群（Turner syndrome）や46,XXあるいは46,XY性腺形成不全症などでは恥丘および陰毛の発育が不良となる．多嚢胞卵巣症候群や男性ホルモン産生卵巣腫瘍などでは陰毛が密生し，逆三角形の女性型ではなく，菱形の男性型の発毛パターンを示すことがある．

★2 **大陰唇**
発生学的には大陰唇は男性の陰嚢に相当する．

★3 **小陰唇**
発生学的に男性の尿道海綿体に相当する．

結合組織や弾性線維に富み，陰毛はない．大きさには個人差がみられる．

陰核
陰核（clitoris）は恥骨下肢から陰核脚として起こり，小陰唇前端で左右が合わさって，陰核亀頭として終わる．男性の陰茎海綿体に相当し，きわめて知覚神経が豊富である．

腟前庭
腟前庭（vestibulum vaginae）は左右を小陰唇に囲まれ，腟口の外縁にあたる部分で，前方ではここに外尿道口が開口する．

腟口
腟口（ostium vaginae）は腟の入口部であり，処女では処女膜と呼ばれる薄い膜状の組織で半ば閉ざされているが，初回性交時に容易に破れ，瘢痕状の処女膜痕となる．

会陰
会陰（perineum）は後交連と肛門のあいだにあたる部分である．分娩にあたって裂傷をきたしやすい場所であり，このため，特に初産婦ではこの部位に胎児娩出直前に切開を加えることも多い（会陰切開）．

スキーン腺
スキーン腺（Skene gland）は尿道傍管とも呼ばれ，男性の前立腺に相当するが，ほとんど腺としての性質はもっていない．尿道の両側に位置し，尿道や腟前庭に開口する．

バルトリン腺
バルトリン腺（Bartholin gland）は腟口より見て，4時と8時の方向に開口する腺であり，男性のカウパー腺（Cowper gland）に相当する．しばしば，閉塞・感染を起こして腫脹する（バルトリン腺嚢胞）．

腟

腟（vagina）は，①月経血を排出する，②性交によって精子を受容する，③分娩時に産道になるという3つの役割を担う器官である．薄い筋層に囲まれた6～10 cmの長さの筒状の器官であり，通常では前後壁が接触し，横断面はH型になっている．上部は子宮頸部の腟部を囲み，下部は腟口となって腟前庭に開口する．粘膜は，組織学的には重層扁平上皮から成る．前後に扁平で前・後壁が接触しており，容易に伸展する．腟円蓋は腟の上端で子宮腟部を輪状に取り巻く部分であり，前腟円蓋は浅く，後腟円蓋は深い．後腟円蓋は直腸子宮窩（ダグラス窩〈Douglas pouch〉）★4に接する．腟内には乳酸菌（デーデルライン桿菌〈Döderlein bacillus〉）が存在し，剝離した上

★4 直腸子宮窩（ダグラス窩）
この部分を切開することにより比較的容易に腹腔内に達することができる．また，直腸子宮窩は，立位のときに腹腔としては最も低い位置にあたるため，悪性腫瘍の転移や子宮内膜症病変が発生しやすい．診察の際に内診指や直腸診によって後腟円蓋部を触診することで多くの情報が得られる（図22）．

図22　婦人科における内診（双合診）

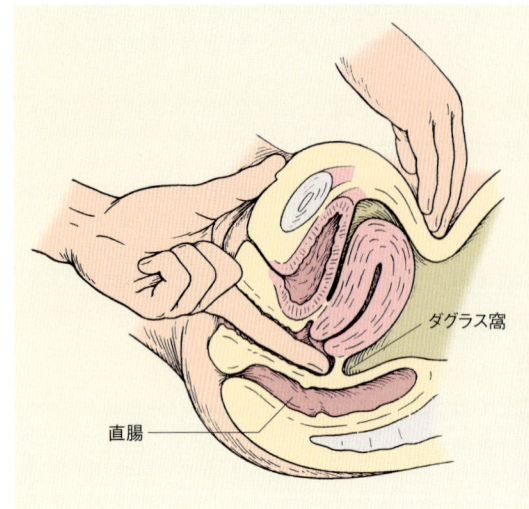

腟内の内診指と腹壁上の外診手とで内性器を挟むようにして，その位置，大きさ，形，硬さ，表面の状態，圧痛，可動性などを触診する．経産婦・妊婦などで可能であれば内診指は示指および中指の2本で行ったほうが情報が得やすい．また，示指を腟内に，中指を直腸内に同時に挿入して，直腸診も同時に施行すると子宮後面～ダグラス窩の情報がよく得られる．

皮に含まれるグリコーゲンを分解して乳酸をつくるため，腟分泌物は通常酸性（pH4～5）となり，他の雑菌が増えにくい環境を維持している．

子宮

子宮（uterus）は膀胱と直腸のあいだにある組織で，成熟子宮は長さ7～8.5cm，重さ40～60gである．外形は西洋ナシが倒立した形をしており，膨れた部分を子宮体（部），細い部分を子宮頸（部）（図23，24）という．体部と頸部の比率は成熟子宮では約2：1である．子宮は大部分が平滑筋でできた円筒状の器官であり，細い内腔（子宮腔）が体部，頸部（頸管）を通って腟腔に通じている．子宮頸部にはさまざまな支持組織が付着しており可動性は低いが，子宮体部は比較的可動性があり，妊娠や子宮筋腫などで容積が増大すると骨盤腔から腹腔内に突出する．子宮体部は前方に屈していることが多い（前屈）が，子宮内膜症の癒着などがあるとしばしば後屈[★5]する．

子宮頸部

子宮頸部（cervix uteri）はさらに腟内に突出した子宮腟部とその上方で体部につながる腟上部に分けられる．子宮腟部は外側（腟に近い側）を重層扁平上皮に，内側から頸管にかけては単層円柱上皮に覆われている（図25）[★6]．子宮頸管には頸管腺が数多く開口しており，頸管粘液が分泌される．頸管粘液は月経周期に伴ってその性状が変化する．排卵期には頸管粘液量が増え，かつ弱アルカリ性を呈し精子の貫通を助けるといわれている．

子宮体部

子宮体部（corpus uteri）は前後にやや扁平で，左右に卵管が開口

[★5] 後屈
以前は後屈自体が病的な状態と考えられ，その位置を矯正する手術が盛んに行われたが，現在では明らかな病変を伴わない後屈は生理的なものと考えられている．

[★6] この境界部は扁平上皮-円柱上皮境界（squamo-columnar junction；SCJ）と呼ばれるが，この付近は子宮頸癌が発生しやすい場所とされている．

図23 子宮付属器と腟上部の横断面

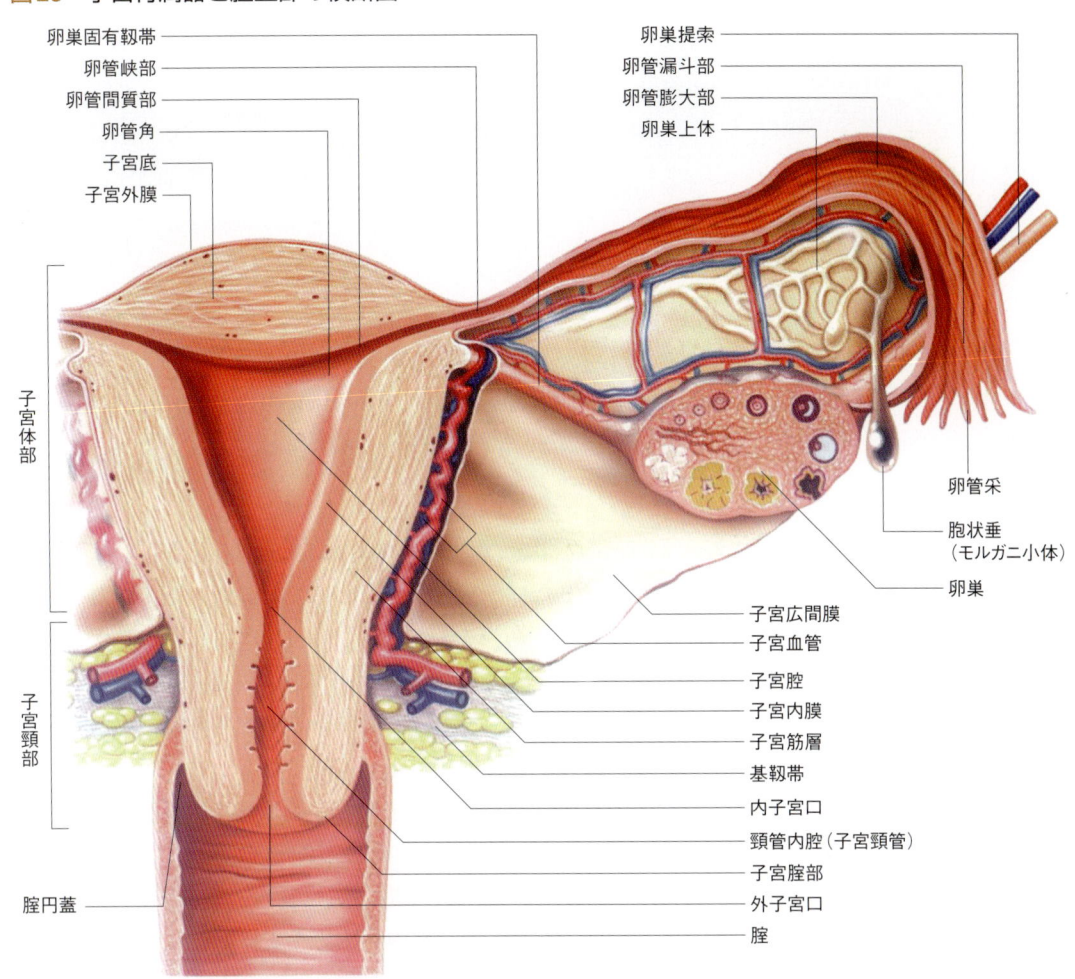

(丸尾 猛ら:女性性器の構造.神崎秀陽編.看護のための最新医学講座 16, 婦人科疾患.東京:中山書店;2001. p.7より改変)

図24 子宮の肉眼像

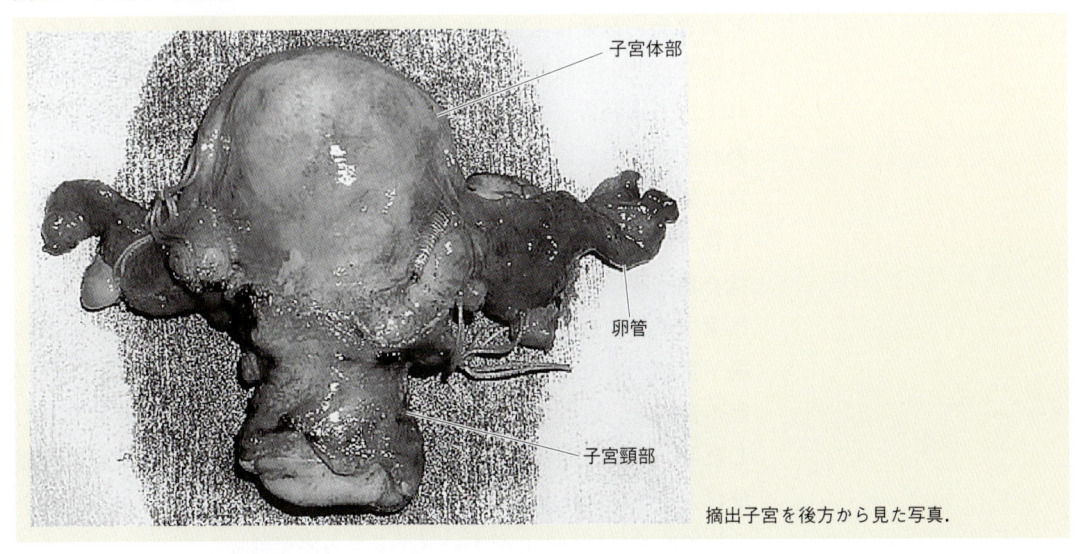

摘出子宮を後方から見た写真.

図25 子宮頸部の組織像

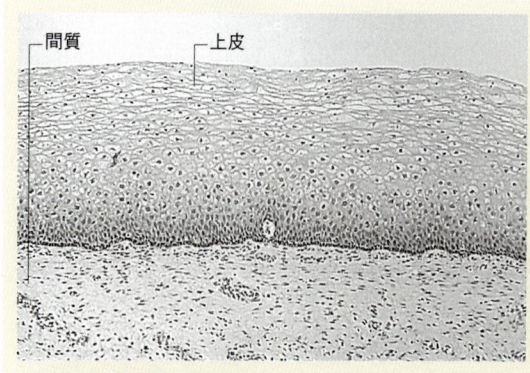

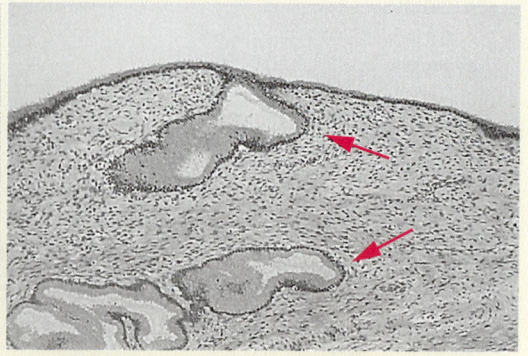

a. 子宮腟部の外側は重層扁平上皮に覆われている．

b. 内側〜頸管にかけては単層円柱上皮に覆われている．
　→：頸管腺．

する．厚い平滑筋組織で構成されており，大きく3層構造（子宮内膜，子宮筋層，漿膜または子宮外膜）をとっている．内腔である子宮腔も前後に扁平な逆三角形をしており，底部の左右の角部（卵管角）から卵管に通じている．子宮腔は単層の円柱上皮に覆われており，子宮腺が開口している．子宮腺と間質から構成された粘膜固有層は子宮内膜と呼ばれ，月経周期に応じてダイナミックに変化し，月経によって剥脱する機能層と，変化に乏しく月経で剥脱しない基底層に分かれる（詳しくは後述の"機能"〈p.239〉参照）．

子宮の支持装置および腹膜との関係

　子宮は骨盤内で，上方からの強い圧力を受けているが，これを支持しているのは主に子宮頸部に付着する強力な支持装置である（図26）．これは子宮傍組織・子宮支帯などと称される膠原線維性の弾性結合組織であり，前方に向かう膀胱子宮靱帯，側方の基靱帯，後部の仙骨子宮靱帯に大別される．このほかにも，子宮の位置を保つのに役立っている組織として，子宮円靱帯および子宮広間膜が挙げられる．子宮円索（子宮円靱帯）は子宮から鼠径管を通り，大陰唇に終わる索状の組織であり，子宮を前屈させるのに寄与している．子宮広間膜（広靱帯）は子宮体の左右を覆う腹膜であり，子宮の前面を覆う前葉と後面を覆う後葉から成る．前葉は子宮の前面では，膀胱を覆う腹膜へと移行し，移行部は膀胱子宮窩と呼ばれる．また，後葉は子宮後面で，直腸の前面を覆う腹膜となり，その移行部は直腸子宮窩，またはダグラス窩と呼ばれる．ダグラス窩は立位では腹腔の最も低い場所であり，しばしば消化器癌や卵巣癌の転移をきたしたり，子宮内膜症が発生する．また，腹水，血液の貯留もこの部位によく観察される（図27）．後腟円蓋の裏側にあたるため，体外から比較的アプローチしやすい（ダグラス窩穿刺）．

図26 子宮の支持装置（子宮頸部の高さでの水平断面）

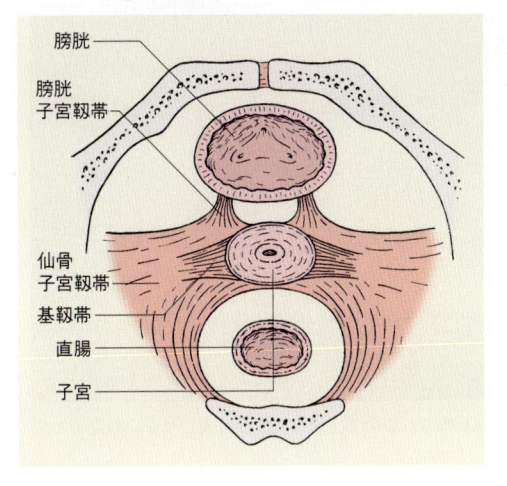

図27 経腟超音波断層検査でみられた少量のダグラス窩腹水

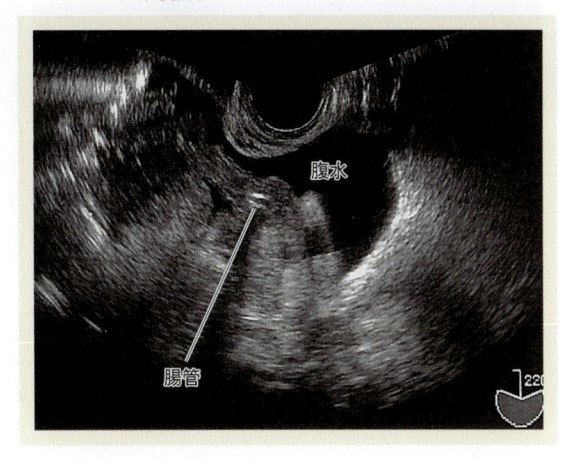

卵管

卵管（fallopian tube）は子宮体部の底部から左右に伸びる7～8cmの管状の器官で（図23），内腔は子宮腔の卵管角（子宮角）と交通し，他方は腹腔内に開口する．子宮側（内側）より，間質部，峡部，膨大部，漏斗部と称され，漏斗部は卵巣表面を覆うような形で腹腔に通じている（卵管采ともいう）．卵管腔は卵管上皮といわれる1層の円柱上皮に覆われている．この上皮は線毛をもち，これによって卵子（卵）を卵巣から子宮へと輸送する．また，3層の筋層も収縮によって蠕動運動を行い，卵子の輸送を助ける．性交後，精子は子宮腔を通って卵管に至り，排卵直後の卵子と膨大部付近で出合い，受精する．このため，卵管は卵子の単なる輸送路ではなく，受精および初期発生の場として，自然な妊娠にとってきわめて重要な器官である．一方，卵管は子宮腔を通じて外界と交通しているため，性感染症などによって容易に炎症を引き起こし（卵管炎），機能障害を起こしやすい★7．

★7
このため，卵管因子は不妊症の原因のうちで最も多いものの一つとされている．

卵巣

卵巣（ovary）は子宮の左右に位置する白色，母指頭大の器官であり（図23, 28），内方は卵巣固有靱帯によって子宮に，外方は卵巣提索によって骨盤壁に支持されている．卵の成熟，排卵の場であるとともに生殖系の内分泌機能をつかさどる器官でもある．卵巣の外側（卵巣皮質）には，多数の卵胞が存在し，月経周期に応じて，発育，退縮を繰り返している．この部位にはホルモン産生を行う黄体や，その退縮組織である白体が認められる（詳しくは後述の"機能"

図28　正常子宮（左）および正常卵巣（右）の超音波像

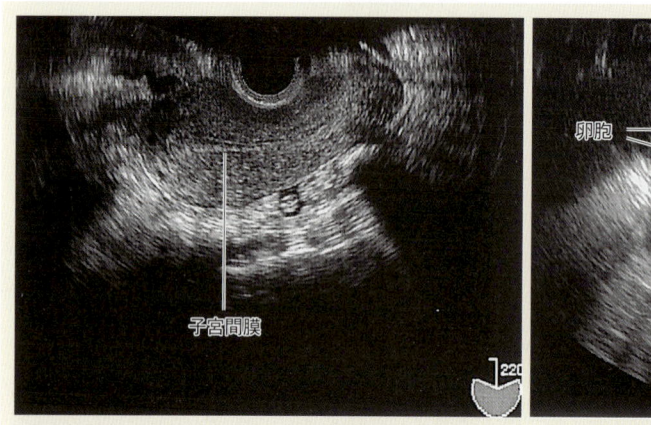

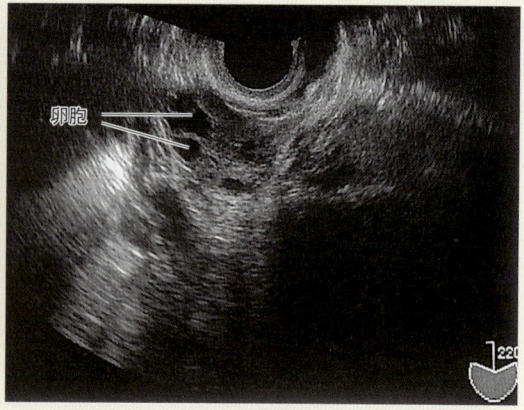

経腟超音波断層検査は比較的低コストで低侵襲でありながら多くの情報が得られるので，婦人科診断に欠かせない検査法となっている．

★8
この細胞は実はもともと上皮ではなく腹膜中皮の由来と考えられているが，しばしば上皮様の形態変化を起こすことから，卵巣癌の大部分はこの細胞から発生するのではないかと考えられている．

〈p.239〉参照）．卵巣の内側（卵巣髄質）には，血管や神経が入ってきている．卵巣の表面は卵巣表層上皮と呼ばれる1層の細胞[★8]で覆われている．

骨盤底

骨盤の底部は横紋筋と筋膜によって閉ざされている．これらは通常，骨盤隔膜，尿生殖隔膜，括約筋群の3群に大別され，部分的に重なり合いながら骨盤底（pelvic floor）を形成している．四足獣と異なり，ヒトが直立歩行する際には，内臓の重量，腹圧などが骨盤底に多大な負担をかける．このため，特に子宮の支持組織が脆弱化した高齢者では，骨盤底の閉鎖不全が生じることがある．女性生殖器ではこれは，子宮脱および膀胱脱，直腸脱という形で現れる．

女性生殖器の血流支配

女性の内生殖器への血流供給は主に卵巣動静脈と子宮動静脈の左右2対ずつの血管系によってなされる．卵巣動脈は左右ともに下行大動脈から直接分岐し，後腹膜腔を下降して，卵巣提索を通って卵巣・卵管に入った後，卵巣固有靱帯より子宮に達し，子宮動脈の上行枝と吻合する．右卵巣静脈は下大静脈に注ぐが，左卵巣静脈は左腎静脈に注ぐ．子宮動脈は内腸骨動脈の最も大きな内臓枝であり，子宮広間膜の基底部から子宮頸部の高さで子宮に至る．ここで，上行枝と下行枝に分かれ，上行枝は子宮体部，下行枝は腟に向かう（図29）．

図29 子宮・卵巣の血流支配

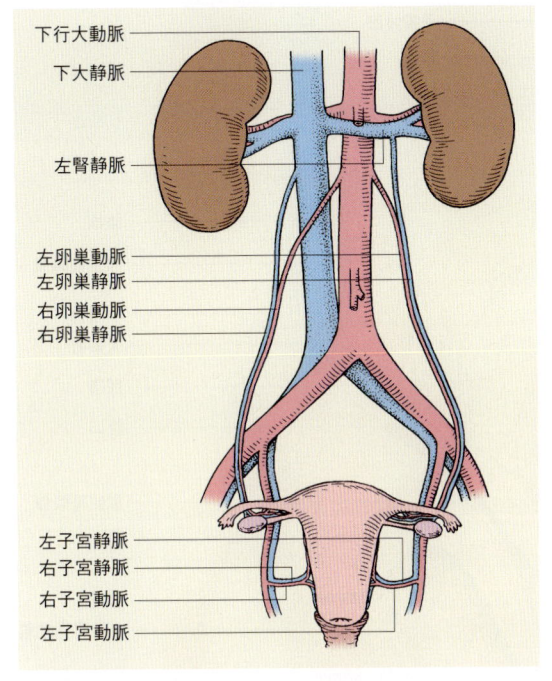

下行大動脈
下大静脈
左腎静脈
左卵巣動脈
左卵巣静脈
右卵巣動脈
右卵巣静脈
左子宮静脈
右子宮静脈
右子宮動脈
左子宮動脈

女性生殖器と他臓器との関係

　子宮はその前面で膀胱に接し，後方には直腸が位置している．また，腟は腟壁を介して前後に尿道，および直腸と隣り合う関係にある（図30，31）．したがって，女性生殖器の疾患がこれらの臓器に影響を及ぼすことがしばしばある．たとえば，巨大な子宮筋腫や卵巣腫瘍によって膀胱や大腸が圧迫されて頻尿や便秘が起こり，また子宮脱においては，膀胱や直腸の壁の一部が子宮とともに腟内に脱出（膀胱脱，直腸脱）し，排尿困難や頻尿，便秘といった症状を呈することも多い．さらに，女性生殖器の悪性腫瘍はしばしば膀胱や直腸に浸潤するため，腫瘍の進行に伴って尿路の変更や人工肛門の造設を余儀なくされる場合も多い．また，尿管は後腹膜から子宮頸部の近傍を通って膀胱に達するため，子宮摘出などの手術時に損傷する可能性があるので，注意が必要である．

機能

月経

　月経（menstruation）とは一定の周期をもって反復する子宮内膜からの出血をいい，これは視床下部（間脳）-下垂体-卵巣系のホルモンによって内分泌的支配を受けている．月経は女性生殖器の機能発現のために欠かせない現象である．

図30　仰臥位における女性骨盤矢状断面

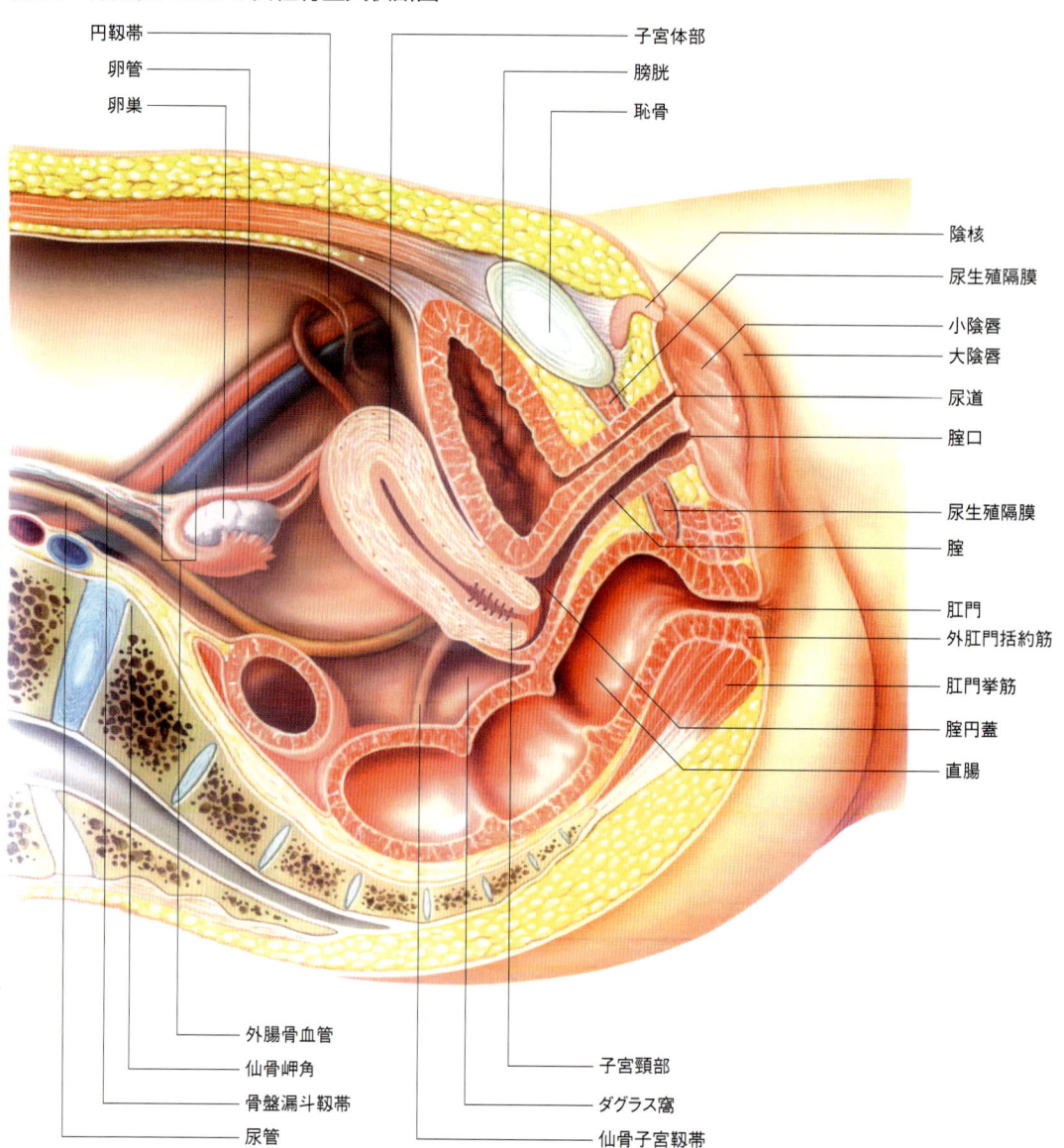

円靱帯
卵管
卵巣
子宮体部
膀胱
恥骨
陰核
尿生殖隔膜
小陰唇
大陰唇
尿道
腟口
尿生殖隔膜
腟
肛門
外肛門括約筋
肛門挙筋
腟円蓋
直腸

外腸骨血管
仙骨岬角
骨盤漏斗靱帯
尿管
子宮頸部
ダグラス窩
仙骨子宮靱帯

（丸尾　猛ら：女性性器の構造．神崎秀陽編．看護のための最新医学講座 16，婦人科疾患．東京：中山書店；2001, p.5 より改変）

月経周期

　月経の第1日から次の月経の前日までの周期を月経周期という．正常な月経周期は25〜38日である．これ以上月経周期が延長したものを稀発月経，これ以下の周期で頻繁に月経が訪れるものを頻発月経，月経血量が異常に少ないものを過少月経，多いものを過多月経，月経痛の異常に強いものを月経困難症，成熟女性で3か月以上月経のみられない状態を無月経という．月経の持続日数は3〜7日であり，これを超えると過長月経という．これらの月経の特徴を詳しく問診することは，生殖環境の良否を推定する重要な資料になるのみならず，

図31　MRI（T₂強調画像）による女性生殖器の描出

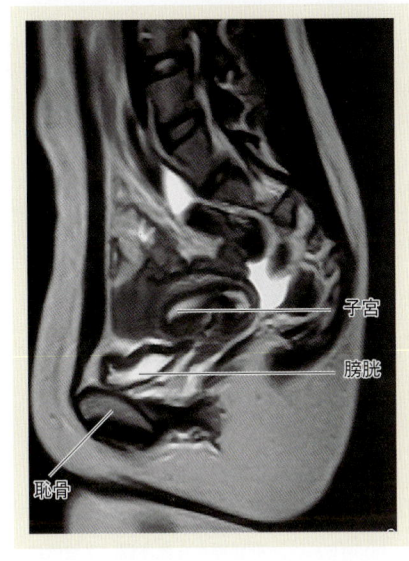

子宮
膀胱
恥骨

MRIは骨盤内臓器においては，解像度，コントラストともに優れ，婦人科疾患の質的診断には欠かせない．

良性・悪性腫瘍，子宮内膜症などの婦人科疾患の有無，出血性素因★9など全身疾患の有無を診断するうえでも重要である．また，月経血量が全体として多くなると，しばしば鉄欠乏性貧血を引き起こす．

視床下部-下垂体-卵巣系におけるホルモン調節と月経周期

　月経周期はさまざまなホルモンやサイトカイン，その他の因子の影響を受けるが，なかでもその調節に重要な役割を果たしているのは，視床下部で合成されるゴナドトロピン放出ホルモン（gonadotropin releasing hormone；GnRH，性腺刺激ホルモン放出ホルモン），下垂体前葉から分泌されるゴナドトロピン，および卵巣から分泌される卵巣ステロイドホルモンである．ゴナドトロピンには卵胞刺激ホルモン（follicle stimulating hormone；FSH），および黄体化ホルモン（luteinizing hormone；LH，黄体形成ホルモン）という2種類のホルモンがあり，卵巣ステロイドホルモンには卵胞ホルモン（エストロゲン〈estrogen〉），黄体ホルモン（プロゲステロン〈progesterone〉），および男性ホルモン（アンドロゲン〈androgen〉）★10がある．これらは，互いに刺激し合ったり，拮抗したりしつつ生殖内分泌環境を維持している．すなわち，視床下部で合成されたGnRHは，下垂体門脈系★11を経由して前葉のゴナドトロピン産生細胞に作用し，FSHおよびLHの分泌を促す．ここから分泌されたFSHは，卵巣において卵胞の成熟を促進する．LHの血中レベルは排卵直前に急激に上昇し（LHサージ），これによって排卵が誘発されると同時に，排卵後の卵胞はLHの作用を受けて黄体へと変化し，プロゲステロンの分泌を促進する．エストロゲンは通常，下垂体からのゴナドトロピン分泌を抑制している（ネガティブ・フィードバック）が，

★9　出血性素因
過多月経を認める症例に，血小板減少性紫斑病などの血小板異常，フォンウィルブランド病（von Willebrand disease）などの凝固因子異常といった出血性素因が発見されることがある．過多月経は出血性素因の主要な症状の一つである．

★10　男性ホルモン（アンドロゲン）
卵巣でもアンドロゲンが産生される．排卵前の卵胞においては，卵胞の外側に存在する莢膜細胞でまず，アンドロゲンが産生される．このアンドロゲンはさらに，卵子を囲む顆粒膜細胞に運ばれて，FSHの作用で，この顆粒膜細胞においてアンドロゲンが卵胞ホルモン（エストロゲン）に変換される．すなわち，アンドロゲンはエストロゲン産生の材料となっており，女性の場合においても，血中レベルは男性に比べると低いが，卵巣においてアンドロゲンは重要な役割を果たしているといえる．

★11　下垂体門脈系
視床下部で産生された放出ホルモンと抑制ホルモンを下垂体前葉へ運ぶ血管系．

図32 月経周期における卵巣・子宮内膜の変化とホルモンの変動との関係

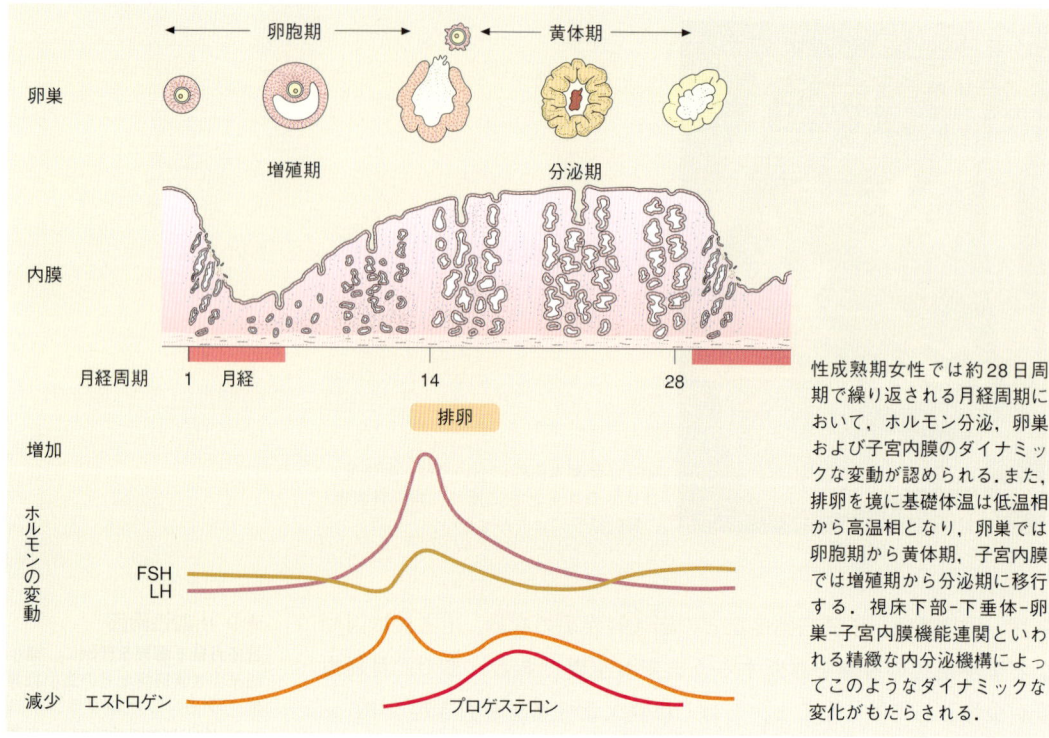

性成熟期女性では約28日周期で繰り返される月経周期において、ホルモン分泌、卵巣および子宮内膜のダイナミックな変動が認められる．また，排卵を境に基礎体温は低温相から高温相となり，卵巣では卵胞期から黄体期，子宮内膜では増殖期から分泌期に移行する．視床下部−下垂体−卵巣−子宮内膜機能連関といわれる精緻な内分泌機構によってこのようなダイナミックな変化がもたらされる．

排卵期になるとFSHによって発育した卵胞から分泌される多量のエストロゲンが逆に下垂体からのLH放出を促し（ポジティブ・フィードバック），排卵の引き金となる（図32）．このように視床下部，下垂体，卵巣の3内分泌器官による生殖ホルモンの周期的な分泌調節機構（図33）はきわめて複雑で繊細であり，このいずれかが障害されると月経異常につながる．

卵巣における卵胞の発育と月経周期

　原始生殖細胞から生じた卵細胞は，出生時，1層の卵胞上皮に囲まれ，原始卵胞という状態にあり，その数は左右の卵巣で50万〜100万個といわれる．この数は成長に従って減少し，成熟女性では1万個程度になっている．女性の生涯を通じての排卵数は500個未満で，これ以外の卵胞は成熟過程で退縮する（閉鎖卵胞）．思春期以降になると，いくつかの原始卵胞が成熟を始め，月経周期ごとに数個の卵胞が下垂体から分泌されるFSHに反応してさらに成熟する（図34）．このなかで，通常，各月経周期に1個の卵胞（主席卵胞）のみが完全に成熟し，排卵に至る（卵胞期）．他の成熟過程の卵胞は死滅・変性し，閉鎖卵胞となる．成熟過程の卵胞を構成する顆粒膜細胞からはエストロゲンが盛んに分泌される．エストロゲンの増加により，LHサージが引き起こされ，その16〜24時間後に排卵が起こるが，排卵の詳しいメカニズムは，まだ解明されていない．

図33 視床下部-下垂体-卵巣系における内分泌調節機構

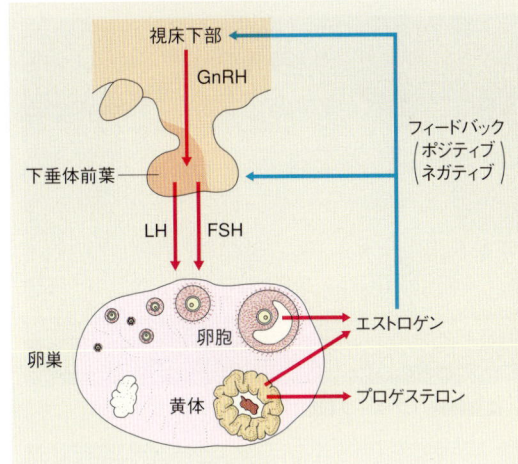

視床下部から分泌されるゴナドトロピン放出ホルモン（GnRH）により，下垂体から卵胞刺激ホルモン（FSH）と黄体化ホルモン（LH）の2種のゴナドトロピンの分泌が促される．さらに，このゴナドトロピンは卵巣に働いて，卵胞の発育，排卵，黄体形成を制御する．視床下部と下垂体においては通常，卵巣から分泌されるエストロゲンやプロゲステロンによってネガティブ・フィードバック機構が作用しており，性成熟期女性ではGnRHやゴナドトロピンは低値を保つ．高齢女性や卵巣性無月経の症例ではこのネガティブ・フィードバックがかからないため，ゴナドトロピンが高値となる．これを高ゴナドトロピン性卵巣機能低下症という．排卵直前では反対に，エストロゲンによって視床下部と下垂体にポジティブ・フィードバックが作用し，LHの急峻な上昇（LHサージ）を認め，これが排卵を引き起こす．

排卵後，残留した顆粒膜細胞はLHの作用を受けて急速に肥大，増殖・分化して顆粒膜黄体細胞となり，周囲の間質から分化した莢膜細胞とともに月経黄体を形成する．月経黄体はエストロゲンとプロゲステロンを分泌し，内膜における着床環境を整える（黄体期）．妊娠が成立しなければ，月経黄体はやがて退縮してその機能を失い，白体となる．これに伴ってエストロゲンとプロゲステロンの分泌量も減少し，子宮内膜が剥脱して月経を引き起こす（図32，34）．

妊娠が成立した場合は，黄体が持続しさらに肥大する（妊娠黄体）．妊娠黄体は妊娠の維持に必要であり，妊娠13週くらいまで機能を果たした後，その役割を胎盤にゆずる．

基礎体温

主にプロゲステロンの影響により，正常な排卵周期を有する女性の体温は周期に伴い変化する．これを毎朝，覚醒時に計測・記録したものが基礎体温表である（図35）．基礎体温は排卵の有無や黄体機能の推定など，子宮・卵巣機能を評価するうえでの種々の情報を与えてくれるため，広く臨床的に使われている．正常な月経周期では卵胞期は体温が低く（低温相），排卵すると卵巣の黄体からプロゲステロンが分泌され，この影響で体温が上昇する（高温相）．このように月経周期で体温が二相性を呈するのは排卵が行われている根拠となる．一方，排卵が障害されている場合は基礎体温は一相性を示す．

子宮内膜における月経周期

子宮内膜は，卵巣における周期的なホルモン分泌の変化を受けて，ダイナミックにその形態が変化する（図32，36）．卵巣における卵胞期は，子宮内膜では増殖期と呼ばれ，一方，排卵後の卵巣における黄体期は子宮では分泌期に相当する．月経周期1～4日目には，子宮内膜の機能層は月経によって剥脱し，薄い基底層から新しい機能層の

図34 卵巣における卵胞の発育

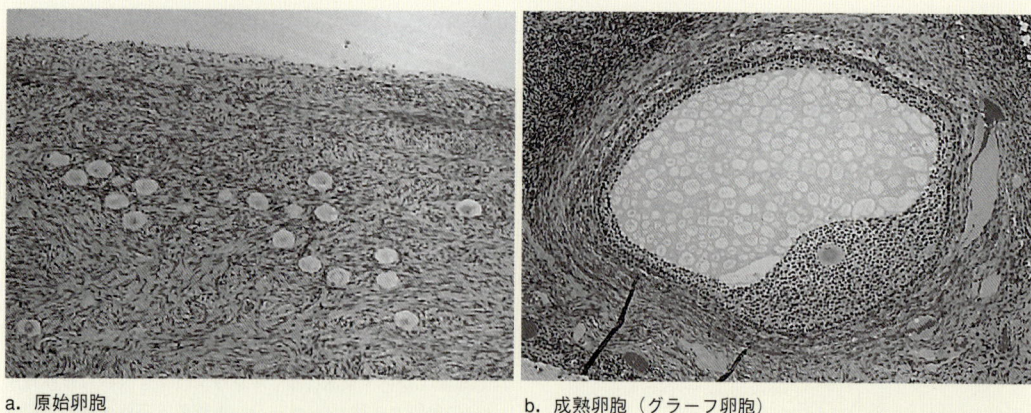

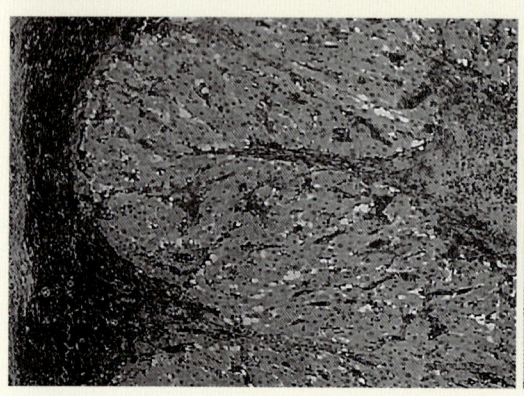

a. 原始卵胞

b. 成熟卵胞（グラーフ卵胞）

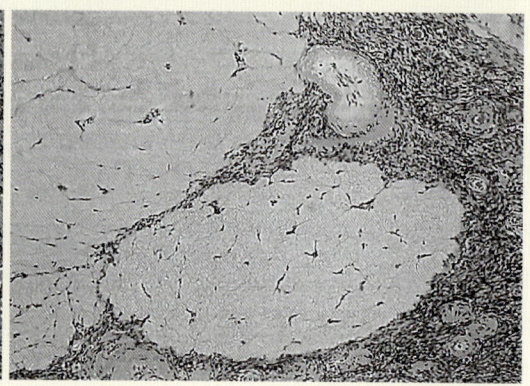

c. 黄体

d. 白体

図35 基礎体温表の例

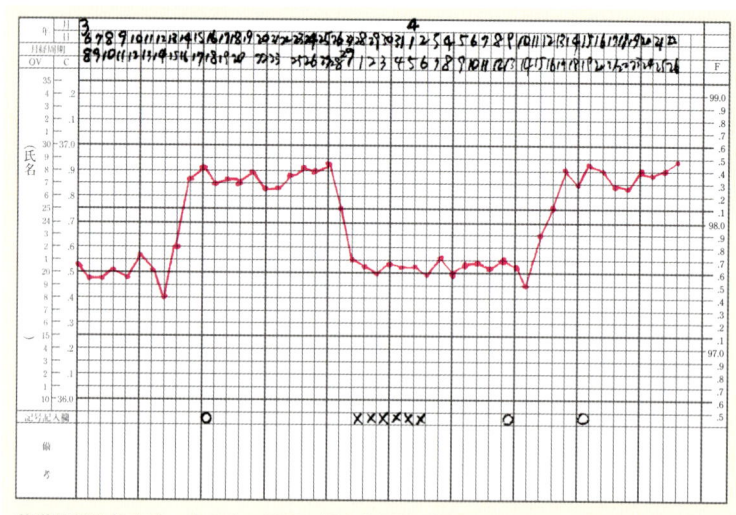

基礎体温は起床時，床の中で舌下に婦人体温計を挿入して測定し，記録する．また，月経・性交などのイベントも同時に記入する．正しい測定法・記入法を指導することが必要である．

図36 月経周期における子宮内膜の変化

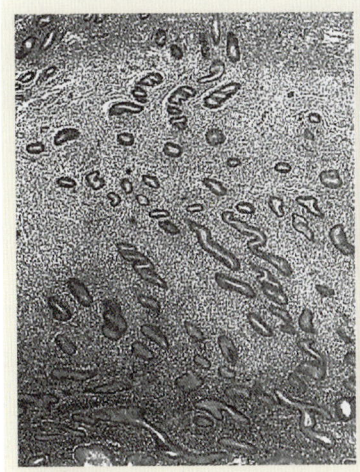

a. 増殖期
内膜腺は迂曲が少なく、高円柱状で盛んに分裂し、増殖している。

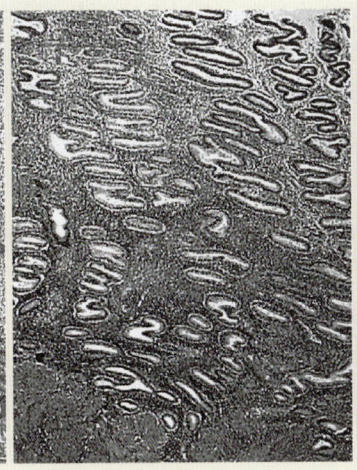

b. 排卵期（分泌初期）
内膜腺は迂曲し、分泌空胞を細胞内に蓄えている。

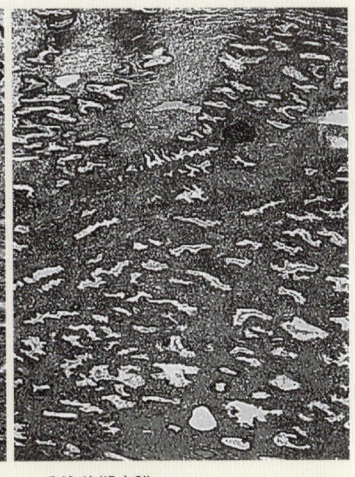

c. 分泌後期内膜
内膜腺は不規則な拡張を示し、盛んに分泌するが増殖はしない。間質には独特の変化（前脱落膜反応）がみられるようになる。

再生が始まる。増殖期においては、主に卵巣から分泌されるエストロゲンの作用を受けて、子宮内膜は増殖し、全体として厚みを増す。

排卵後は、黄体からのエストロゲンとプロゲステロンの影響下に、子宮内膜腺は粘液を分泌するようになる（分泌期）。増殖期に増殖した腺細胞は、排卵直後、細胞内にグリコーゲンなどの物質を貯留し、やがてこれを盛んに分泌する。間質も肥大・増殖し、前脱落膜反応（predecidual reaction）★12 と称される特有の変化を起こす。子宮内膜はさらに肥厚し、血管も増生して全体として軟らかく海綿状となり、胚が着床しやすい環境を整える。

妊娠が起こらなかった場合には、卵巣で黄体が退縮し、エストロゲンとプロゲステロンの分泌が減少するために、子宮内膜では出血、機能層の剥離が引き起こされる。これが月経である。このように卵巣からのホルモンが減少したために引き起こされる子宮出血をホルモン消退出血という。これに対して、一定量のホルモンが持続的に作用していても、いずれは内膜の増殖に栄養血管の供給が追いつかなくなり子宮出血が起こる。これは破綻出血と呼ばれる。

子宮内膜において周期的に変化する組織像は、卵巣の内分泌学的状態をよく反映しているため、不妊症の診断・治療などにおいて子宮内膜生検が有用となる。

子宮頸管・腟の月経周期による変化

子宮頸管内膜は体部内膜ほど著明に変化しないが、排卵期には透明な粘液（頸管粘液）が増加し、これをスライドガラス上で乾燥さ

★12 前脱落膜反応
子宮内膜の分泌期後期にみられる子宮内膜間質細胞が肥大・増殖する変化をいう。主に、排卵後の黄体から産生されるプロゲステロンの作用によって引き起こされる。妊娠が成立しなければ剥離するが、妊娠が成立すると脱落膜細胞となって、絨毛膜とともに胎盤を形成する。

せると特有のシダ様の構造がみられる．頸管粘液は精子の通過に適するようになっている．一方，腟は排卵期にはエストロゲンの作用を受けて上皮が盛んに剥脱し，この中のグリコーゲンをデーデルライン桿菌が分解して乳酸をつくり出すために，酸度がきつく細菌が繁殖しにくい環境に保たれているが，月経が近づくと，腟内のpHはややアルカリ性に近づく★13．

妊娠による女性生殖器の変化

受精，着床

　排卵後，卵は12～24時間以内に受精しなければ，死滅する．排卵後，卵管采（漏斗部）に捕捉された卵は卵管内に運ばれ，膨大部付近で受精する．受精卵は分裂・発育しつつ，4～5日かかって卵管内を運ばれ，子宮内膜に着床する．受精卵のうち，栄養膜（後の絨毛膜）と呼ばれる部分は着床後，子宮内膜に浸潤・増殖し，子宮内膜（脱落膜と称する）と合わさって胎盤を形成する．妊娠が成立すると，胎盤の絨毛から絨毛性ゴナドトロピン（human chorionic gonadotropin；hCG，絨毛性性腺刺激ホルモン）が分泌される．このホルモンはLHと共通の作用をもち，卵巣の黄体（妊娠黄体）を維持することによって月経の発来を防ぎ，妊娠を継続させる．胎盤の内分泌機能は妊娠中期にかけて次第に亢進し，妊娠黄体の機能を代行するようになる．

子宮

　妊娠すると子宮は増大するが，これは子宮筋が増殖・肥大することによる★14．これに伴い，子宮は小骨盤腔からはみ出して，腸管を圧排しつつ腹腔内で増大する．子宮体部は妊娠初期から中期にかけ軟化するが，子宮頸部は堅く閉じて妊娠を維持する．妊娠末期にかけては，子宮頸部も軟化を示し，また，子宮体部筋層は収縮刺激に対する感受性が亢進し，分娩発来を迎える．

卵巣

　妊娠成立によって卵巣に妊娠黄体が形成され，プロゲステロン分泌が盛んとなる．プロゲステロンは子宮内膜に働き，妊卵の着床に適する環境を整えるほか，子宮筋を肥大・増殖させ，また，下垂体からのゴナドトロピン分泌を抑制するなどして妊娠の維持に寄与する．妊娠黄体は妊娠5か月以降には次第に退行萎縮し，その役割は胎盤に移行される．

その他の女性生殖器

　腟は潤軟化し，伸展性を増す．また，子宮腟部とともに，うっ血によりリビド着色★15をきたす．大・小陰唇も腫大・軟化し，黒褐色に着色する．皮脂腺・汗腺からの分泌が増加し，帯下（腟分泌物）

★13　腟内のpH
性成熟期女性では腟内のpHは4～5と酸性に保たれており，侵入する細菌の繁殖を防いでいる．これを腟の自浄作用と呼ぶ．月経前だけでなく，女性ホルモン分泌の少ない幼児や高齢者ではこの自浄作用が低下し，腟内容がアルカリ性に傾き，腟炎を起こしやすい．

★14
非妊娠子宮は50g程度であるが，妊娠子宮は末期には1,000gにも達する．

★15　リビド着色
妊娠により，子宮腟部は柔らかくなり，充血のため妊娠初期から着色し始め（赤紫色），末期には藍紫（ぶどう）色となる．

は増量する．

全身の変化

妊娠は全身の重要な臓器にさまざまな変化をもたらす．まず，胎盤循環を保つため，血液および組織中の水分量が増加し，循環血漿量の増加，ヘマトクリット値の低下傾向がみられる．蛋白質，糖質，脂質ともに代謝が亢進し，胎児への栄養供給に応える．このような変化は，多少とも母体に負担を与えるため，妊娠中には心血管系，内分泌系などの基礎疾患が顕在化しやすい．

年齢に伴う女性生殖器の変化

少女期

生殖器は未発育で性徴もみられない．子宮は小さく，子宮体部と頸部の比はほぼ1：1である．卵巣は小さく，卵胞の発達がみられないため表面は平滑である．

思春期

少女期から性成熟期への移行期で，いわゆる二次性徴をきたす時期である．内分泌学的にまず，ゴナドトロピンの上昇が出現し，身体的には，乳房の発達，陰毛の発育が認められる．卵胞の発育により，月経が開始する（初経）．初期の月経は排卵を伴わないこともあるが，やがて規則的な排卵周期が確立する．月経の開始に伴って子宮も発育し，子宮体部と頸部の比はほぼ2：1となる．心身ともに不安定になりやすい時期である．

性成熟期

女性として成熟した時期で，身体および生殖器は完全に女性としての機能を発揮する．内分泌学的には視床下部-下垂体-卵巣系が安定して周期的変化を繰り返し，規則正しい周期で月経が起こる．種の保存のための生殖能を発揮する時期である．

更年期

性成熟期から老年期への移行期で，卵巣機能の低下に伴って月経が不整になりやがて停止する（閉経）．急激な内分泌的変化は，この時期の女性に更年期障害[★16]と呼ばれる一連の身体・精神症状を引き起こす．この時期は，女性の人生においても比較的さまざまな困難に直面しやすい時期であり，精神的な面も相まって，思春期と同様に心身ともに不安定な時期である．更年期障害に対して，欠乏したホルモン，特にエストロゲンを中心に投与すると著効を示すことがある．これがホルモン補充療法（hormone replacement therapy；HRT）[★17]である．

老年期

卵巣の機能低下によって生殖機能を失った時期である．女性生殖

★16 更年期障害
更年期に現れる多種多様な自覚症状を呈する症候群であり，自律神経失調症を中心とした不定愁訴を主訴とする．のぼせ，発汗，冷え性，心悸亢進などの血管運動神経障害，精神神経症状が主な症状である．

★17 ホルモン補充療法
目的は中高年女性のQOLを高めることにある．ホルモン補充療法により，骨粗鬆症，動脈硬化性疾患，コラーゲン減少の防止，および更年期障害の治療が図られる．卵胞ホルモン製剤と黄体ホルモン製剤を併用する．最近は経口薬だけでなく，皮膚に貼付するパッチ製剤も商品化されている．

器は次第に萎縮し，二次性徴も一部失われる．腟は萎縮性変化を起こし，炎症などに曝されやすくなる．また，子宮頸部ではSCJ（扁平上皮-円柱上皮境界）が子宮頸管内に移動するために子宮頸管内に子宮頸癌が発生する場合が多くなり，診断が遅れる原因となりやすい．子宮内膜は萎縮し，周期性の変化が失われる．このようなエストロゲンの欠乏による影響は，女性生殖器への局所的なものだけでなく，全身に及ぶ．すなわち，エストロゲンの低下は，高脂血症による虚血性心疾患・脳血管障害の危険を増大させ，また，骨吸収の亢進に伴って，骨粗鬆症が引き起こされる．現在，女性の平均寿命は80歳を超え，閉経後の人生がますます重要な意味をもつようになっており，この時期における適切な健康管理法[18]の確立が社会的にも重要になってきている．

生殖器は，他の器官系と異なり，種の保存のために特殊な機能を担わされた器官であるといえる．特に女性の生殖器は，受精後の胎児の保育という役目も果たすために，ダイナミックな変化が認められ，また，そのような変化に対応できるような構造になっている．さらに，内分泌支配を中心とした独特の制御機構を有しており，ある意味では，個体から半ば独立した別個のシステムであるとさえいわれている．生物には，個体の保存と種の保存という，時には利害が相反する2方向の目的を達する必要があり，比較的原始的な動物では，個体の保存と種の保存の方向性は一致しているが，ヒトにおいては必ずしもそうではない．特に，近年の寿命の延長と社会の高度化・複雑化から，人生における生殖活動の比重は（子育てを除けば）限られたものになり，むしろ，生殖という点からすると，その役割を終えた閉経以降の人生が，より重要な意味を帯びるようになってきている．したがって，女性の医学はこれまでの生殖中心の考え方から，女性のライフサイクルを全体として取り扱う方向へと転換しつつあり，"老年期"の項で述べたように，高齢者の生殖器の生理に関する研究は今後，大切な分野になってくると考えられる．

（万代昌紀，藤井信吾）

★18
HRTはその一つであり，もともと更年期障害に対して用いられてきたが，閉経後も引き続き治療を継続することで骨折などのリスクを減少させる可能性が示唆されている．費用対効果の面でも積極的に導入されつつある．

● 参考文献
1) 杉山陽一：小婦人科書．改訂6版．京都：金芳堂；1969.
2) 杉山陽一：小産科書．改訂4版．京都：金芳堂；1964.
3) Kahle W, et al：解剖学アトラス．越智淳三訳．東京：文光堂；1990.
4) 藤井信吾ら編：臨床病理学．図説産婦人科VIEW 25，腫瘍．東京：メジカルビュー社；1996.
5) 藤井信吾ら編：単純子宮全摘術．図説産婦人科VIEW 1，手術．東京：メジカルビュー社；1993.
6) Kurman RJ, editor：Blaustein's pathology of the female genital tract. 4th ed. New York：Springer-Verlag；1994.

第9章
内分泌系

内分泌系

内分泌系に属する内分泌腺には，下垂体，松果体，甲状腺，上皮小体（副甲状腺），ランゲルハンス島（膵島），消化管の内分泌細胞，副腎，パラガングリオン（傍神経節），性腺（精巣と卵巣）などがある（図1）．

内分泌腺はホルモン（hormone）と呼ばれる情報伝達物質を分泌する★1．分泌されたホルモンは，血液あるいは組織液を介して標的細胞（target cell）に達し作用を発揮する（図2）．標的細胞とは，ホルモンに対するレセプター（receptor，受容体）をもった細胞である★2．ホルモンはレセプターをもたない細胞には作用しない．内分泌系は，ホルモンによって離れたところにある細胞に情報を伝え，生体の活動状態や発育を調節している．内分泌系による調節は，作用が現れるまでに長時間を要するが，持続時間が長いという特徴がある．これに対して，もう一つの生体調節システムである神経系では，作用が現れるまでの時間も持続時間も短い．内分泌系と神経系は協同して生体の状態を調節するが，相互に調節をかけ合う関係にもある．内分泌系の異常，すなわちホルモンの過剰や欠乏はいろいろな疾病の原因となり，重篤な場合には死に至ることもある．以下，各内分泌腺について説明するが，性腺については"生殖器系"（p.212）を参照されたい．

下垂体

位置と形態

下垂体（pituitary gland, hypophysis）は蝶形骨の下垂体窩の中にあり，上方を鞍隔膜（あんかくまく）で覆われている．日本人成人では前後径7〜12.5mm，横径10〜15mm，垂直径4〜8.5mmで，平均重量は男性0.75g，女性0.82gと女性でやや重い．

内部構造

下垂体は，大きく前方の腺性下垂体（adenohypophysis）と後方の神経性下垂体（neurohypophysis）の2つの部分から成る．腺性下垂体はさらにその主体をなす前葉（主部）と，後葉に接する中間部，上方に伸び出した隆起部とに分けられる．神経性下垂体は間脳の視床下部が漏斗状に伸び出した先端部にあたり，漏斗と後葉に分けられる（図3）．

★1
ホルモンは化学構造のうえから，以下の3つのグループに分けられる．
①アミノ酸誘導体（チロキシン，アドレナリンなど）
②ペプチドホルモン（インスリン，成長ホルモンなど）
③ステロイドホルモン（コルチゾール，テストステロンなど）

★2
レセプターは，細胞膜または細胞内にある．細胞内レセプターの多くは核内にある．

図1 内分泌系の全体像

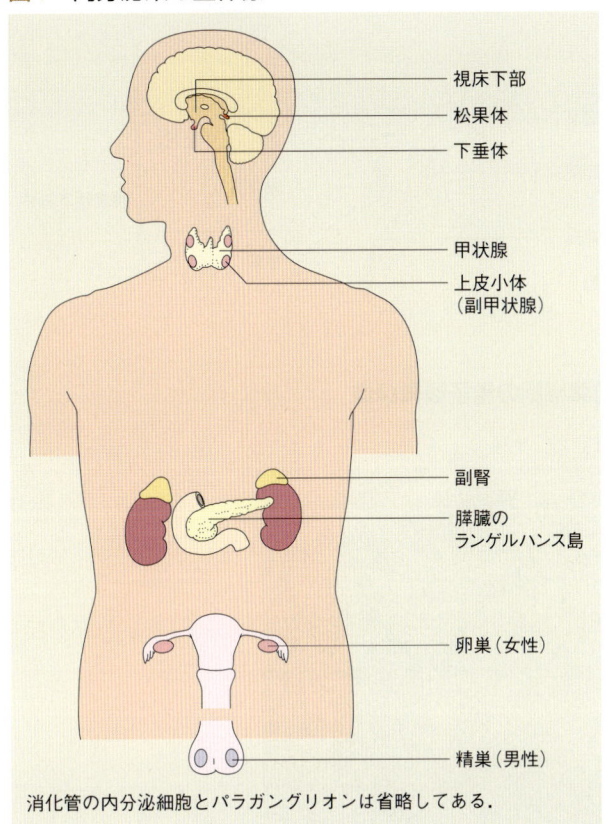

- 視床下部
- 松果体
- 下垂体
- 甲状腺
- 上皮小体（副甲状腺）
- 副腎
- 膵臓のランゲルハンス島
- 卵巣（女性）
- 精巣（男性）

消化管の内分泌細胞とパラガングリオンは省略してある．

図2 ホルモンと受容体の関係

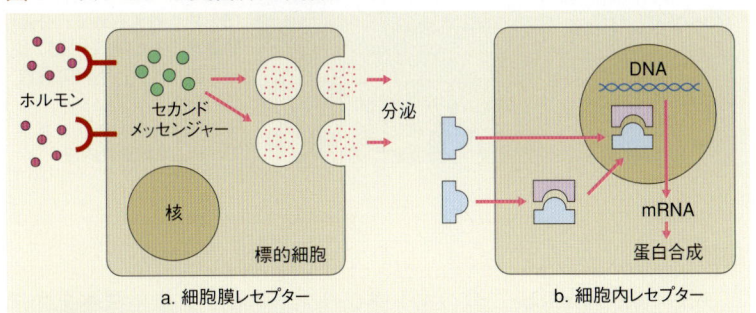

ホルモン　セカンドメッセンジャー　分泌　核　標的細胞　DNA　mRNA　蛋白合成

a. 細胞膜レセプター　　b. 細胞内レセプター

a：細胞膜にレセプターがあるものではセカンドメッセンジャーがつくられる．
b：細胞内のレセプターは細胞質にある場合と核にある場合がある．細胞質にあるレセプターもホルモンと結合すると核内に移行する．ホルモンを結合したレセプターはDNAに働き，転写を促して蛋白合成を促進する．

図3　下垂体の正中断面図

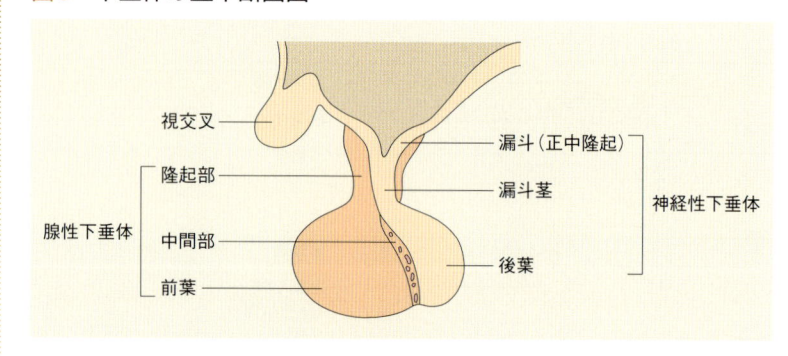

視交叉、漏斗（正中隆起）、隆起部、漏斗茎、腺性下垂体、中間部、前葉、後葉、神経性下垂体

図4　下垂体前葉細胞の電子顕微鏡像

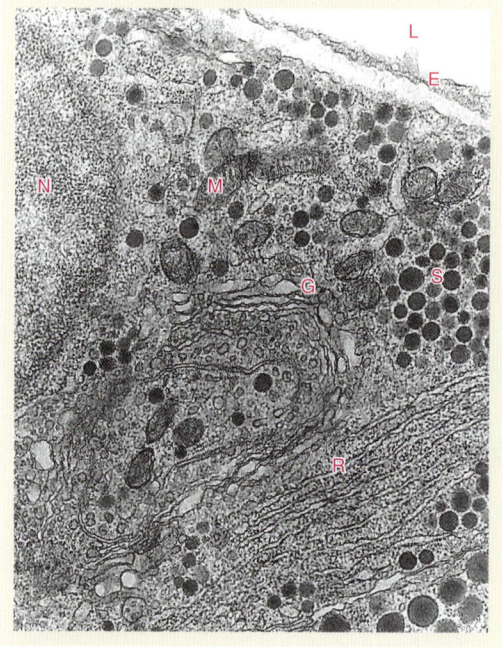

前葉のホルモンは粗面小胞体（R）-ゴルジ装置（G）系でつくられ，分泌顆粒（S）内に貯えられる．分泌刺激がくると開口分泌によって放出され，毛細血管腔（L）へと入っていく．N：核，M：ミトコンドリア，E：毛細血管内皮．

前葉

　前葉（anterior lobe）のヘマトキシリン・エオジン染色標本を光学顕微鏡で見ると，エオジンで赤く染まった酸好性細胞（A細胞），ヘマトキシリンでアズキ色に染まった塩基好性細胞（B細胞），どちらの色素にも染まらない色素嫌性細胞（C細胞またはγ細胞）の3種類が区別される★3．現在はホルモンに対する特異抗体を用いた免疫組織化学によって細胞を同定しており，細胞の名称も分泌するホルモンに基づいている．

　電子顕微鏡で見ると，前葉のホルモン分泌細胞はいずれもよく発達した粗面小胞体，ゴルジ装置（Golgi apparatus），分泌顆粒★4をもっている（図4）．ホルモンは粗面小胞体-ゴルジ装置系でつくられて分泌顆粒の中に貯えられており，分泌刺激がくると開口分泌によっ

★3
さらに特殊な染色との組み合わせで，A細胞はα細胞とε細胞に，B細胞はβ細胞とδ細胞とに分けられ，それぞれ分泌するホルモンとの対応がなされているが，種による違いもあるため，あまり用いられない．

★4　分泌顆粒
分泌細胞において分泌物を入れた小胞．光学顕微鏡で顆粒状に見えるのでこのように呼ぶ．分泌小胞ともいう．

図5 　下垂体後葉と視床下部との関係および下垂体門脈系

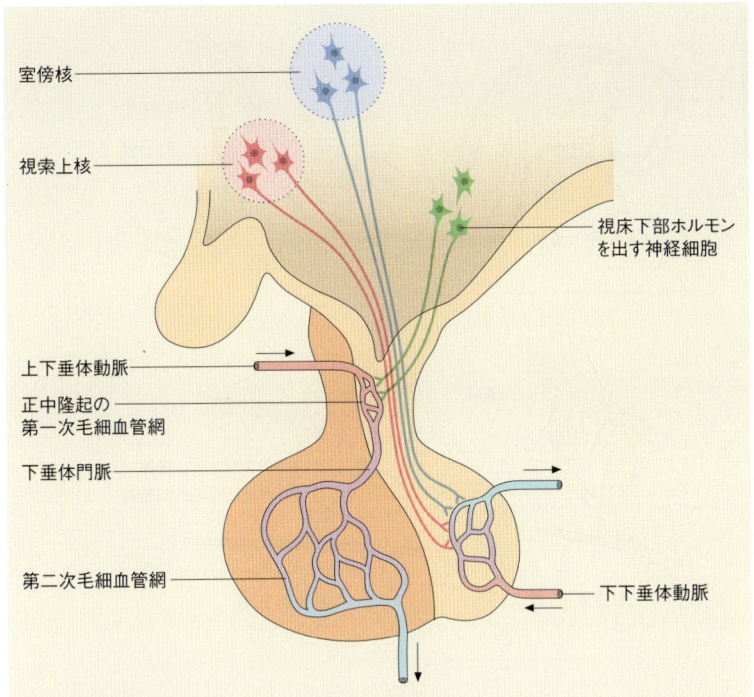

後葉の無髄神経線維は視索上核や室傍核の神経細胞体から伸びている．視床下部の他の神経細胞は，突起を正中隆起の第一次毛細血管網へ伸ばしており，ここで視床下部ホルモンを放出する．このホルモンは，下垂体門脈系によって前葉に至り，腺細胞の分泌を調節する．

て細胞外に放出される[★5]．光学顕微鏡で色素嫌性細胞に分類されるもののなかには，分泌顆粒を少数しかもたず染色性が低い塩基好性細胞，分泌顆粒をもたない未分化な腺細胞，濾胞星状細胞などが含まれると考えられている．これらのうち未分化な細胞は，細胞質が狭く，小器官の発達も未熟な細胞で，これから前葉の細胞が分化してくると考えられている．濾胞星状細胞は腺細胞のあいだで細長い突起を伸ばしたり，狭い腔を囲んで並んでいたりする細胞で分泌顆粒をもたない．腔を囲んでいる場合は細胞間に接着装置をもち，腔内に向かって多数の微絨毛を出している．この細胞の働きはよくわかっていないが，腺細胞の幹細胞との見方もある．

中間部と隆起部

　ヒトの中間部（intermediate part）は他の哺乳類に比べて発達が悪い．色素嫌性細胞と塩基好性細胞とから成るが，分泌物も働きもよくわかっていない．隆起部（tuberal part）は大部分が小型の色素嫌性細胞から成り，明瞭な境界なく前葉に移行する．隆起部の働きもよくわかっていない．

後葉（図5）

　神経性下垂体は，本質的に中枢神経と同じ構造をとっている．す

★5
細胞によって分泌顆粒の形態や分布に特徴があり，これによっておおまかに細胞の種類を判定することが可能であるが，正確にはホルモンに対する免疫組織化学を行う必要がある．

図6 下垂体の発生

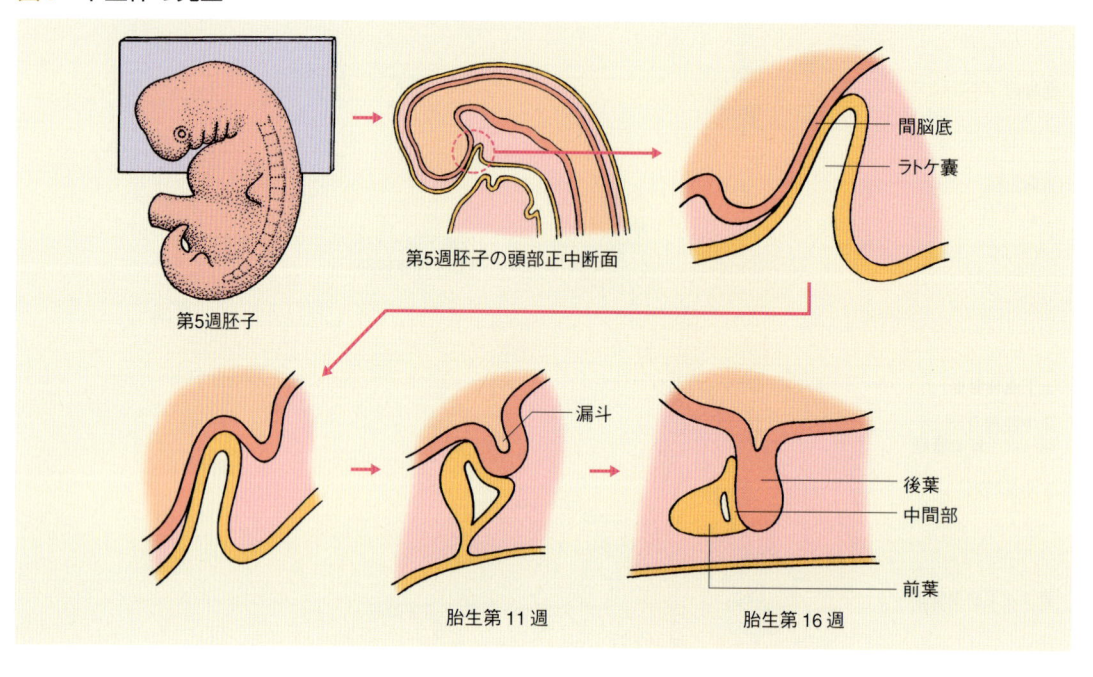

間脳底
ラトケ嚢

第5週胚子の頭部正中断面

第5週胚子

漏斗

後葉
中間部
前葉

胎生第11週　　胎生第16週

★6
後葉の分泌物はヘマトキシリン・エオジン染色では染まらないが，アルデヒドフクシン染色で紫に染まる．

なわち，後葉（posterior lobe）は無髄神経線維と，一種のグリア細胞である後葉細胞とから成る．後葉の無髄神経線維は，視床下部の室傍核と視索上核の神経細胞体から伸び出してきたものである．後葉のホルモン，すなわちバソプレシンとオキシトシンは室傍核と視索上核の神経細胞体でつくられ，突起の中を通って後葉まで運ばれてきて，ここで放出される．このような神経細胞の分泌を神経分泌という★6．電子顕微鏡で見ると後葉の分泌顆粒は直径100〜200nmで限界膜に包まれ，暗調の内容を入れている．ここにはホルモンのほかニューロフィジンと呼ばれる大きな担体蛋白（キャリア蛋白）が存在する．分泌顆粒は室傍核や視索上核の神経細胞体の粗面小胞体-ゴルジ装置系でつくられ，軸索の中を微小管に沿って後葉まで運ばれてくる．軸索の途中で分泌顆粒が集積して丸く膨らんだところがあり，これが光学顕微鏡で見られるヘリング小体（Herring body）である．

発生（図6）

腺性下垂体は外胚葉から，神経性下垂体は神経外胚葉から発生し，両者はその由来を異にする．すなわち，腺性下垂体は胎生期の口窩（原始口腔）上壁のヒダ状の陥入であるラトケ嚢（Rathke pouch）から発生し，神経性下垂体は間脳底の突出がつくる漏斗から生じる．ラトケ嚢は第3週ごろの胚子において認められるようになる．もともとこの部分の口窩上壁は間脳と接しており，この接触を保つように

表1 下垂体のホルモン

	ホルモン	分泌細胞	作用
前葉	成長ホルモン（growth hormone；GH, somatotropic hormone；STH）	成長ホルモン分泌細胞	肝細胞に働いてソマトメジンを分泌させ、これが成長を促進させる。
	プロラクチン（乳腺刺激ホルモン）（prolactin；PRL）	プロラクチン分泌細胞	乳腺に働いて乳腺の成長・発育、乳汁の産生を促す。
	甲状腺刺激ホルモン（thyroid stimulating hormone；TSH）	甲状腺刺激ホルモン分泌細胞	甲状腺の濾胞上皮細胞に働いて甲状腺ホルモンの分泌を促進する。
	副腎皮質刺激ホルモン（adrenocorticotropic hormone；ACTH）	副腎皮質刺激ホルモン分泌細胞	副腎皮質束状帯〜網状帯の細胞に働いてグルココルチコイドの分泌を促進する。
	卵胞刺激ホルモン（follicle stimulating hormone；FSH）	性腺刺激ホルモン分泌細胞	卵巣の卵胞の発育を促す。男性では精巣の精細管の発育を促す。
	黄体化ホルモン（luteinizing hormone；LH）	性腺刺激ホルモン分泌細胞	卵巣の成熟卵胞に働いて排卵を促し、黄体を刺激して黄体ホルモンの分泌を促進する。男性では、精巣のライディッヒ細胞（Leydig cell）を刺激して男性ホルモンの分泌を促す。
後葉	バソプレシン（抗利尿ホルモン）（vasopressin〈antidiuretic hormone；ADH〉）		腎臓の集合管に働いて水分の再吸収を促す。
	オキシトシン（射乳ホルモン）（oxytocin）		乳腺の筋上皮細胞を収縮させ、分泌されて腺腔にたまっている乳汁を射出させるほか、妊娠子宮の平滑筋を収縮させて胎児の娩出を促す（陣痛）。

ヒダ状の陥入が形成される。ラトケ嚢は、胎生2か月の終わりまでに口腔との連絡を失うが、漏斗とは密接する。ラトケ嚢の後壁、すなわち間脳と接触している部分はあまり発育せず中間部となるのに対して、前壁は著しく細胞数を増し、ここから前葉と隆起部が形成される。前葉の腺細胞は、胎生第21週までにホルモンを産生するようになる。一方、漏斗からは後葉が形成される。初め、後葉は後葉細胞と呼ばれる一種の神経膠細胞で構成されているが、やがて視床下部の室傍核、視索上核の神経細胞の軸索が伸び出してくる。胎生第20週ごろには後葉ホルモンの分泌が始まる。

下垂体ホルモン

下垂体のホルモンには**表1**のようなものがある。

視床下部-下垂体系と下垂体門脈系

下垂体前葉のホルモン分泌は視床下部（hypothalamus）の制御を受けており、これには下垂体の血管系が重要な役割を果たしている。下垂体へは内頸動脈の枝である上下垂体動脈と下下垂体動脈が入る。このうち下下垂体動脈は後葉に分布する。上下垂体動脈は正中隆起で毛細血管網（第一次毛細血管網）を形成した後、下垂体門脈★7系と呼ばれる静脈系を介して前葉に至り、ここで再び毛細血管（第二次毛細血管網）となる。

★7 門脈
1つの循環路のなかで、2度、毛細血管を通るものを門脈という。体内で最大のものは腹部にあり、消化管からの血液を肝臓へ運ぶ（狭義の門脈）。

★8
視床下部ホルモンと総称する.

　一方，視床下部中間野（隆起野）にある神経細胞は，軸索を正中隆起の第一次毛細血管網にまで伸ばしている（図5）．これらの神経細胞は，前葉細胞のホルモン分泌を調節するホルモン（放出ホルモンと抑制ホルモン）★8をここで分泌する．分泌された視床下部ホルモンは，正中隆起から下垂体門脈系を経て前葉に至り，前葉の分泌を調節する．このように，下垂体の分泌は視床下部による調節を受けているので，視床下部-下垂体系と呼ばれる．

視床下部ホルモン

視床下部ホルモンの代表的なものには次のようなものがある．
①成長ホルモン放出ホルモン（growth hormone releasing hormone；GRH）
②成長ホルモン放出抑制ホルモン（growth hormone release-inhibiting hormone；GIH，ソマトスタチン）
③プロラクチン放出ホルモン（prolactin releasing hormone；PRH）
④プロラクチン放出抑制ホルモン（prolactine release-inhibiting hormone；PIH）
⑤甲状腺刺激ホルモン放出ホルモン（thyrotropin-releasing hormone；TRH）
⑥副腎皮質刺激ホルモン放出ホルモン（corticotropin releasing hormone；CRH）
⑦性腺刺激ホルモン放出ホルモン（gonadotropin releasing hormone；GnRH, luteinizing hormone-releasing hormone；LHRH）

松果体

位置と形態

　松果体（pineal body, epiphysis cerebri）は間脳の視床上部にある．第三脳室の後壁の一部が後方へ小さい松かさの形に突出したもので（図7），手綱（たづな）によって脳と連絡し，すぐ下には中脳の上丘がある．長さ6〜8mm，重量0.2〜0.3gである．

内部構造

　松果体は脳の一部であるので，その表面を脳軟膜で覆われている．この軟膜の結合組織の続きが松果体の中に入り込み，実質を小葉に分ける．小葉の中は，松果体細胞（pinealocyte），神経膠細胞，無髄神経線維★9から成る．松果体細胞は，神経細胞に由来する多角形の短い突起をもった細胞で，メラトニン（melatonin）を分泌する．松果体の神経膠細胞は星状膠細胞の一種である．無髄神経線維は，上

★9　無髄神経線維
髄鞘（ミエリン鞘）に包まれていない神経線維．髄鞘をもつ有髄神経線維に比べて興奮の伝導速度が遅い．自律神経系の節後線維は無髄神経線維である．

図7 松果体の位置

松果体は第三脳室の後端に位置し，小さい松かさ状を呈する．

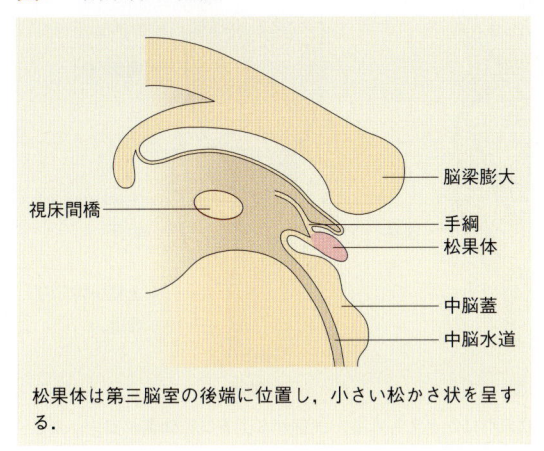

図8 松果体の光学顕微鏡像（ヘマトキシリン・エオジン染色）

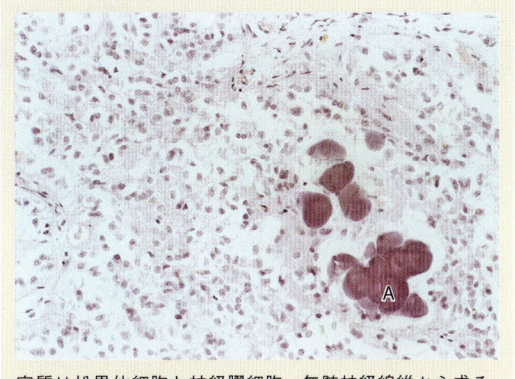

実質は松果体細胞と神経膠細胞，無髄神経線維から成る．松果体細胞と神経膠細胞の区別は難しい．老人ではしばしば脳砂（A）が存在する．

頸神経節由来の交感神経系の線維で，松果体細胞や毛細血管の周囲に終わる★10．

発生

松果体は胎生第7週までに，間脳の後壁の正中線上に生じる上皮性の肥厚部から形成される．松果体細胞は妊娠第5か月の後半ころにはメラトニン産生能を有するようである．

松果体のホルモン

松果体のホルモンはメラトニンで，松果体細胞が分泌する．メラトニンは，視床下部の性腺刺激ホルモン放出ホルモンの分泌を抑制して性腺の発育を抑制する．また，睡眠のリズムにも関係するといわれる．メラトニン分泌は交感神経からの調節を受けており，網膜に入る光刺激は視神経，上頸神経節を介して松果体に達し，分泌を抑制する．

甲状腺

位置と形態

甲状腺（thyroid gland）は喉頭下部から気管上部の前側にある．左右の2葉とそのあいだをつなぐ峡部とから成り，全体としてUの字，あるいは蝶の形にたとえられる（図9）．時に，峡部から上方に向かって錐体葉と呼ばれる突起を出していることがある★11．重量は15〜20gで，血管に富むため濃赤褐色を呈する．

★10
老人の松果体では脳砂と呼ばれる桑実状の沈着物が細胞間にみられることがある（図8）．脳砂はカルシウムやマグネシウム，リンを主体とするが，その意義は不明である．脳砂が頭部の単純X線写真に写ることがあり，頭部正中の位置の目印として用いられたこともあった．

★11 錐体葉
発生の過程で甲状舌管の中に甲状腺組織の一部が遺残したものである．

図9 甲状腺および上皮小体の位置

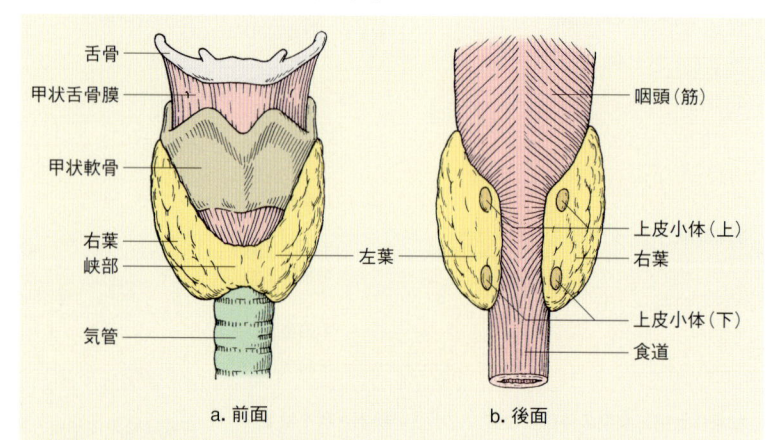

a. 前面
舌骨／甲状舌骨膜／甲状軟骨／右葉／峡部／気管／左葉

b. 後面
咽頭（筋）／上皮小体（上）／右葉／上皮小体（下）／食道

甲状腺（黄色い部分）は蝶の形にたとえられる．峡部から上方に錐体葉が出ていることがある．上皮小体は甲状腺の裏側に存在する．

図10 甲状腺の光学顕微鏡像（ヘマトキシリン・エオジン染色）

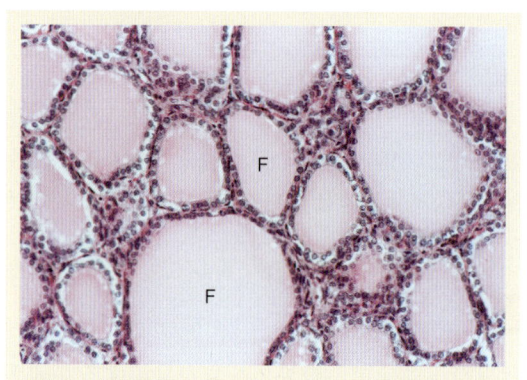

甲状腺は多数の濾胞の集まりから成る．単層の濾胞上皮細胞が濾胞の壁を構成し，濾胞腔（F）を囲む．濾胞腔内にはコロイドが存在する．

内部構造

周囲を結合組織性の被膜に覆われる．被膜の続きは小葉間結合組織となって，実質を多数の小葉に分ける．小葉の中には，直径50〜100 μm の濾胞（follicle）が多数存在する．濾胞は，単層の濾胞上皮が濾胞腔を囲んだ球状物で，中にコロイド（colloid）と呼ばれる液を入れている（図10）．濾胞間結合組織内には，濾胞傍細胞（parafollicular cell）の集団が存在する．

電子顕微鏡で見ると，濾胞上皮細胞には細胞質全体によく発達した粗面小胞体があるほか，核上部に小胞，所々に大きなコロイド滴が存在する．濾胞腔側の細胞膜には微絨毛がある．核上部の小胞には，粗面小胞体-ゴルジ装置系でつくられたチログロブリン[★12]を含

★12
サイログロブリンともいう．

むものと，濾胞腔から再吸収されたコロイド滴を含むものがある★13．甲状腺ホルモンはチログロブリンに組み込まれた形で再吸収コロイド滴の中に存在し，これにリソソームが結合してチログロブリンを分解することによって遊離される．甲状腺ホルモンは脂溶性で，膜を透過して細胞外に出ていく（透出分泌）．甲状腺ホルモンをもった分泌顆粒というものは存在しない．一般の内分泌細胞と異なり，濾胞上皮細胞には極性がある．すなわち，基底部と頂部という細胞の"向き"がある．濾胞上皮細胞の形態はその活動状態によって大きく変化する．

濾胞傍細胞は，中等度に発達した粗面小胞体，ゴルジ装置をもつ．ホルモンはカルシトニン（チロカルシトニン）で，粗面小胞体-ゴルジ装置系でつくられ，直径約200 nmの分泌顆粒の中に貯えられる．

発生

甲状腺は咽頭の内胚葉から発生する．すなわち，甲状腺の原基は第1咽頭嚢★14と第2咽頭嚢のあいだの高さで，無対舌結節の直後の正中部に生じる上皮性増殖として出現する★15．この細胞塊は，咽頭上皮と細い管（甲状舌管）で連絡を保ったまま咽頭腸の腹側の間葉組織内を下降し，左右に二分する．この二分した末端が発育して左右両葉となり，中央の部分が峡部となる．甲状舌管は充実性となり，やがて退化・消失する．胎生第7週ごろには，甲状腺は気管の前方の最終的な位置に落ちつく．甲状腺が機能をもち始めるのは胎生第3か月の末である．

濾胞傍細胞は，第5咽頭嚢（実際は第4咽頭嚢の一部とみなす考えが優勢である）に由来する鰓後体から発生すると考えられている．

甲状腺のホルモン

甲状腺ホルモン

甲状腺ホルモンは，チロキシン（thyroxine，テトラヨードチロニン〈tetraiodothyronine；T_4〉）★16とトリヨードチロニン（triiodothyronine；T_3）であり，濾胞上皮細胞から分泌される．甲状腺ホルモンは細胞の代謝を促進する働きがある★17．

カルシトニン

カルシトニンは濾胞傍細胞から分泌される．血中のカルシウム濃度を下げる作用があるが，ヒトでの重要性は明らかでない．

★13
大きなコロイド滴には小さい再吸収コロイド滴が融合して大きくなったものと，食べ込みによって大きい形で取り込まれたものがある．

★14 咽頭嚢
鰓嚢，内鰓嚢ともいう．

★15
咽頭から甲状腺原基が発生した部位が生後にみられる舌根部の舌盲孔である．

★16 チロキシン
サイロキシンともいう．

★17
甲状腺機能亢進症（バセドウ病〈Basedow disease〉）では代謝が亢進し，心悸亢進，発汗，体重減少などの症状を呈する．甲状腺機能低下症では逆に基礎代謝が低下し，極端な場合は粘液水腫という症状を示す．

上皮小体

位置と形態

上皮小体（parathyroid gland，副甲状腺）は，甲状腺の裏側に存在する2～4個の米粒大の内分泌腺である（図9）．通常，甲状腺の被膜の外側にあるが，甲状腺の実質内にあることもある．総重量は0.05～0.3g程度と小さいが，働きは重要である．

内部構造

上皮小体は結合組織性の被膜によって包まれ，その続きが小葉間結合組織となって実質を小葉に分けている．小葉内の実質細胞は，主細胞と酸好性細胞である．主細胞は小型（直径7～10μm）で光学顕微鏡で明るく見える細胞質をもっているので，明細胞とも呼ばれる．電子顕微鏡で見ると，細胞質には膜で包まれた分泌顆粒のほか，グリコーゲンが存在する．分泌顆粒の中に，上皮小体ホルモンであるパラトルモンが含まれている．酸好性細胞は少数で，主細胞のあいだに単独あるいは小さい群をなして散在する．この細胞は主細胞より大型で，細胞質はエオジンに好染する（酸好性）．電子顕微鏡で見ると，酸好性細胞の細胞質には多数のミトコンドリアが存在している．分泌顆粒はもたない★18．

発生

上皮小体は，胎生第5週に第3および第4咽頭嚢の内胚葉から発生する．すなわち，第3・4咽頭嚢の背側壁の上皮が分化して，それぞれ下上皮小体，上上皮小体を形成する．上皮小体の細胞塊は咽頭嚢の壁から離れて甲状腺の裏側に移動するが，このとき，第3咽頭嚢由来の細胞塊は甲状腺の下端側に，第4咽頭嚢由来のものは甲状腺の上端側にと上下が入れ替わる形で落ちつく．妊娠第3か月後半には，主細胞が上皮小体のホルモンであるパラトルモンの産生を始める．

上皮小体のホルモン

上皮小体のホルモンは，主細胞が分泌するパラトルモン（parathormone；PTH）である．パラトルモンは次の3つの機構によって血中カルシウム濃度を上昇させる．
①骨の破骨細胞に働いて骨質の溶解を促進し，カルシウムを血中に遊離させる．
②腎臓に働いてカルシウムの再吸収を促し，リン酸の再吸収を抑制する．

★18
小葉内の実質細胞には，時に主細胞と酸好性細胞との中間の形を示すものがあるので，酸好性細胞は主細胞の別の機能状態を反映したものというとらえ方もある．酸好性細胞は7～8歳で初めて出現し，思春期以後増加する．ヒトのほかサル，ウシ，ゾウにのみ認められ，他の動物ではみられない．

図11 ランゲルハンス島の光学顕微鏡像（アルデヒドフクシン染色〈ゴモリ染色〉）

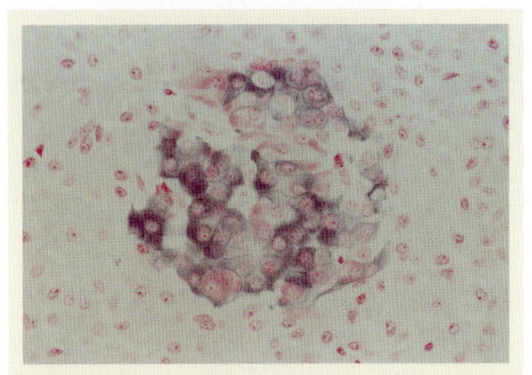

A細胞は桃赤色に，B細胞は紫色に染まっている．ランゲルハンス島周囲の赤く染まった核は外分泌部の細胞のものである．

③腎臓での活性型ビタミンDの生成を促進し，このビタミンDによって腸管におけるカルシウムの吸収を促す[19].

ランゲルハンス島

位置と形態

ランゲルハンス島（islets of Langerhans，膵島〈pancreatic islets〉）は膵臓内に存在するが，肉眼ではわからない．直径50〜500μmの多角形の細胞集団で50万〜150万個が膵臓全体にわたって散在するが，特に膵尾部に多い．

内部構造

膵臓のヘマトキシリン・エオジン染色標本を光学顕微鏡で観察すると，ランゲルハンス島は周囲の外分泌部より淡染するため，明るい部分として認められる．後述する特別な染色によってランゲルハンス島細胞（島細胞）を染め出すことができる（図11）．ランゲルハンス島の周囲には結合組織性の被膜があって周囲の外分泌部と境をなしているが，このような結合組織を欠き，ランゲルハンス島と外分泌部が直接接していることもある[20]．ランゲルハンス島内には少なくともA（α）細胞，B（β）細胞，D細胞，PP細胞の4種類の腺細胞が存在し，これらのうちB細胞が主体を占め，次いで多いのがA細胞である．腺細胞索は網工（網目）をなしており，そのあいだに毛細血管が存在する．

A細胞

A細胞は島細胞の15〜20％を占め，B細胞のあいだに不規則に散

★19 上皮小体機能が低下すると，血中カルシウム濃度が低下し，骨格筋の痙攣を主徴とする症状が起こる（テタニー）．

★20 膵臓の外分泌部
膵臓は外分泌部と内分泌部（ランゲルハンス島）から成る．外分泌部からは消化酵素などが分泌される．

在する．赤い酸性色素（アザン染色のアゾカルミン，酸性フクシン，フロキシンなど）で赤く染まる顆粒をもつ．多数の分泌顆粒をもち，この顆粒内にグルカゴンが含まれる．グルカゴンは粗面小胞体-ゴルジ装置系でつくられて分泌顆粒内に貯蔵され，開口分泌で細胞外に放出される．

B細胞

B細胞は島細胞の60～70％を占める．細胞内にゴモリ（Gomori）染色法のクロムヘマトキシリンやアルデヒドフクシンなどによって青紫色に染まる顆粒をもつ．インスリンは前駆体の形で粗面小胞体-ゴルジ装置系でつくられ，B細胞の分泌顆粒内に入る．この分泌顆粒内で，前駆体であるプロインスリンからC-ペプチドが切断されてインスリンになる．インスリンは開口分泌で細胞外に放出される．

D細胞

D細胞は島細胞の10～20％を占める．アザン染色で青色に染まり，鍍銀染色で銀好性を示す．分泌顆粒内にはソマトスタチンが含まれる．

PP細胞

PP細胞は少ない．膵ポリペプチドを分泌するが，その働きはよくわかっていない．

発生

ランゲルハンス島は外分泌部と同じ内胚葉由来で，十二指腸上皮の膨出によってできた膵原基の中に胎生3か月ごろ出現する．胎生4か月ごろにはA・B細胞が出現し，グルカゴンやインスリンが細胞内に認められる．

島細胞のホルモン

インスリン

インスリン（insulin）はB細胞から分泌される．血糖値を下げる働きがある．体内で血糖値を下げる作用をもつ唯一のホルモンである[★21]．糖尿病はインスリン作用の不足によって起こる病態であり，種々の合併症を伴う．

グルカゴン

グルカゴン（glucagon）はA細胞から分泌される．血糖値を上げる作用がある．

ソマトスタチン

ソマトスタチン（somatostatin）はD細胞から分泌される．B細胞やA細胞の分泌を抑制する働きがある．

★21 詳しくは，本講座第5巻『肝・胆・膵疾患』を参照されたい．

消化管の内分泌細胞

位置と形態

　消化管の内分泌細胞は塊をつくらず，胃から大腸にかけての粘膜上皮内に散在性に分布する．肉眼ではわからない．通常の光学顕微鏡標本では，周囲の上皮細胞より細胞質が明るく，細胞の基底側に顆粒をもっている★22．

内部構造

　内分泌細胞の基底部は上皮の基底膜に乗っているが，その頂部は消化管の内腔まで達している場合（開放型）と，達していない場合（閉鎖型）がある．開放型の代表は胃幽門部〜十二指腸初部に存在するG細胞★23である．全体として円錐形をなし，頂部に微絨毛を備えている．この微絨毛で消化管内腔の情報をとらえ，ホルモン分泌を調節している．細胞内では核下部に分泌顆粒が集積している．

発生

　消化管の内分泌細胞は，吸収上皮細胞などと同じく，内胚葉由来である．神経堤，すなわち神経外胚葉由来とする説が出されたことがあるが，現在では否定されている．腸クロム親和細胞（EC細胞）★24は妊娠第10週ごろ，ガストリン細胞は妊娠3か月，そのほかの内分泌細胞も4か月には出現する．

消化管ホルモンと分泌細胞

　これまでに10種類を超える細胞が見つかっているが，そのすべての働きがわかっているわけではない．ここでは主なものだけを挙げておく．
　これらのホルモンは，血行を介して標的器官（胃，胆嚢，膵臓など）に作用し，消化液の分泌を調節する．

ガストリン

　ガストリン（gastrin）は胃の幽門部〜十二指腸上部にかけて分布するG細胞から分泌される．胃の壁細胞（傍細胞）に働いて酸分泌を促す．

セクレチン

　セクレチン（secretin）は空腸〜回腸にかけて分布するS細胞★25から分泌される．膵臓からの膵液（重炭酸と水分）の分泌を促す．

コレシストキニン-パンクレオザイミン

　コレシストキニン-パンクレオザイミン（cholecystokinin-pancreo-

★22
これらの細胞から分泌されるホルモンを消化管ホルモンと総称する．

★23 G細胞
ガストリンを分泌するのでG細胞と呼ぶ．

★24 EC細胞
消化管の内分泌細胞の一つ．セロトニンを分泌する．腸クロム親和細胞（enterochromaffin）の名前を略したもの．

★25 S細胞
消化管の内分泌細胞の一つ．セクレチンを分泌する．分泌顆粒が小さい（small）のでその頭文字のSをとったもの．

★26 I細胞
消化管の内分泌細胞の一つ．分泌顆粒の大きさが中くらい（intermediate）なので頭文字をとってI細胞という．

zymin；CCK-PZ）は空腸から回腸にかけて分布するI細胞★26から分泌される．胆囊を収縮，オッディの括約筋（Oddi sphincter）を弛緩させて胆汁の十二指腸への流入を促すとともに，消化酵素に富む膵液の分泌を促す．

セロトニン

セロトニン（serotonin）はEC細胞から分泌される．この細胞はランゲルハンス島，胃体部，幽門部，空腸〜大腸に広く分布する．セロトニンは消化管の粘液分泌を促し，平滑筋を収縮させる．

副腎

位置と形態

副腎（adrenal gland）★27は腎臓の上内側に接して存在する1対の器官である．腎臓とともに後腹膜の脂肪組織（脂肪被膜）に包まれている．右の副腎は角の丸い扁平な三角形，左の副腎は扁平な半月形をしており，大きさは約5×3×0.5cmで，重さはそれぞれ7〜8gである．

★27
副腎は腎臓の上端にベレー帽のように乗っているので，腎上体（suprarenal grand）とも呼ばれる．

内部構造

結合組織性の被膜が周囲を包む．実質は表層の皮質と深部の髄質とから成る（図12）．肉眼的に皮質は黄色調であるが，髄質に近い部分では褐色調を帯びる．髄質は灰白色を呈するが血液が多いと暗赤色となる．皮質と髄質とでは発生学的な由来も分泌するホルモンの性状もまったく異なる．

皮質

皮質（cortex）は細胞の配列状態によって，被膜側から髄質に向かって球状帯（zona glomerulosa；ZG），束状帯（zona fasciculata；ZF），網状帯（zona reticularis；ZR）の3層に分けられる．球状帯は薄い層で円柱形の細胞が球状の塊をつくっている．束状帯は皮質のうちで最も厚い層で，多角形の比較的大きな細胞が柱状に並び，この細胞柱が髄質に対して放射状に配列している．網状帯の細胞は，束状帯のものに比べるとやや小型で，黄褐色の顆粒を含み，不規則な列をなして並んでいる．皮質の細胞はいずれも多数の脂肪滴を含むが，特に束状帯細胞で顕著である．電子顕微鏡で見ると，皮質細胞の細胞質には多くの脂肪滴のほか，よく発達した滑面小胞体，小管小胞状のクリスタをもった丸いミトコンドリアが存在する．これらは副腎皮質細胞だけでなく，精巣や卵巣のステロイドホルモンを分泌する細胞にも共通の構造である．すなわち，皮質のホルモンはすべてステロイドで，その素材となるコレステロールが脂肪滴の中

図12　副腎の光学顕微鏡像

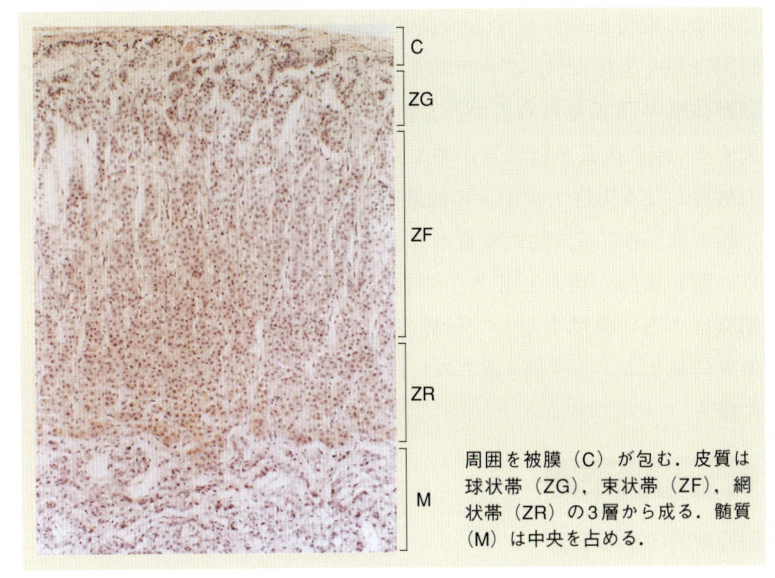

C
ZG
ZF
ZR
M

周囲を被膜（C）が包む．皮質は球状帯（ZG），束状帯（ZF），網状帯（ZR）の3層から成る．髄質（M）は中央を占める．

にあり，滑面小胞体の膜とミトコンドリアの内膜にホルモン合成のための酵素が存在している．

　皮質ホルモンは分泌顆粒の形をとらず，細胞内で合成されると，貯蔵されることなく細胞膜を透過して細胞外に出る．球状帯細胞がミネラルコルチコイドを，束状帯～網状帯細胞がグルココルチコイドを分泌する．

髄質

　髄質（medulla）の細胞は，多面体状で光学顕微鏡で見ると比較的明るい細胞質をもつ．髄質細胞には，アドレナリン細胞（adrenaline cell）とノルアドレナリン細胞（noradrenaline cell）の2種類がある★28．電子顕微鏡で見ると，髄質細胞の細胞質には多数の分泌顆粒が存在する．分泌顆粒の中には，アドレナリン，ノルアドレナリンなどのカテコールアミンのほか，クロモグラニンという大きな蛋白質，カルシウム，アデノシン三リン酸（adenosine triphosphate；ATP）などが含まれる．また，いろいろなペプチドも含まれているという．髄質には，交感神経系の節前線維である無髄神経線維が多数分布している．これらの神経線維は髄質細胞とシナプスを形成している．

発生

　副腎皮質は中胚葉，髄質は外胚葉の由来である．胎生第5週中に，尿生殖堤と腸間膜根部のあいだの体腔上皮（中皮）が増殖を開始し，上皮下の間葉組織中に進入する．この細胞塊は胎児皮質（原始皮質）を形成する．次いで，中皮からの第2番目の細胞移動が起こり，胎児皮質の回りを包んで薄い層をなす．これが後に永久皮質（固有皮質）

★28
髄質細胞を重クロム酸カリウムを含む固定液で処理すると，分泌顆粒が黄褐色に染まる．このような反応をクロム親性（親和）反応と呼び，ノルアドレナリン細胞で強い．

を形成する．完成した皮質でみられる球状帯や束状帯は，胎生8か月ごろ永久皮質から分化する．網状帯も永久皮質からできるが，その時期は遅く生後6か月ごろである．胎児皮質は，胎生5か月ごろには副腎体積の75％を占めるが，この後，退縮し，生後6か月で完全に消失する．永久皮質とは性質がやや異なり，主としてエストリオール★29の材料となる男性ホルモンの硫酸抱合体を産生する．

　胎生第6週ごろ，胎児皮質の形成中に，神経堤細胞から分化したクロム親和細胞が遊走してきて髄質の原基を形成する．はじめ，髄質細胞は小さい集団をなして胎児皮質の中に散在しているが，やがて中央に集まる．胎生第8週ごろにはカテコールアミンを産生するようになる．

副腎ホルモン

副腎皮質のホルモン

　副腎皮質ホルモンはすべてステロイドであり，次の3グループに分類される．

ミネラルコルチコイド（mineralocorticoids，電解質コルチコイド，鉱質コルチコイド）：アルドステロン（aldosterone）が代表である．腎臓の集合管に働いてナトリウムの再吸収とカリウムの排泄を促す．このホルモンは，球状帯細胞から分泌され，その分泌はレニン-アンジオテンシン系によって調節されている．すなわち，腎臓の糸球体傍細胞から分泌されたレニンによって，血中のアンジオテンシノゲンがアンジオテンシンIに変換される．このアンジオテンシンIは，さらに血管の内皮細胞の転換酵素によってアンジオテンシンIIとなり，これが球状帯細胞に働いてミネラルコルチコイドの分泌が促進される．

グルココルチコイド（glucocorticoids，糖質コルチコイド）：コルチゾール（cortisol）が代表である．糖新生（アミノ酸のグルコースへの転化）や抗炎症作用などいろいろな作用をもつ．このホルモンは束状帯から分泌され，その分泌は下垂体前葉からのACTHによって促進される．

アンドロゲン（androgens，男性ホルモン）：デヒドロエピアンドロステロン（dehydroepiandrosterone）が代表である．男性ホルモンとしての作用は弱く，分泌量も少ないので，その影響はほとんどない★30．

副腎髄質のホルモン

　副腎髄質ホルモンには，カテコールアミンであるアドレナリン（エピネフリン）とノルアドレナリン（ノルエピネフリン）がある．アドレナリンはアドレナリン細胞から，ノルアドレナリンはノルア

★29 **エストリオール**
女性ホルモンのエストロゲンの一つ．エストロゲンにはエストロン，エストラジオール，エストリオールなどがあり，エストラジオールが最も強力である．

★30
しかし，先天性の酵素欠損などがあって分泌量が増加したときには，女児の外性器の男性化などが起こりうる．

ドレナリン細胞から分泌される．副腎髄質ホルモンの作用は交感神経の作用と同じで，瞳孔散大，心拍数増加，心拍出量増加，血管収縮（ただし，アドレナリンは骨格筋・肝臓の血管を拡張），血圧上昇，血糖上昇，気管支収縮抑制，消化管運動抑制などである．

パラガングリオン（傍神経節）

パラガングリオン（paraganglion）とは神経外胚葉由来のクロム親和細胞もしくは非クロム親和細胞の集団で，豊富な自律神経の分布をもつ組織の総称である．これには，副腎髄質のほか，ツッケルカンドル器官，頸動脈小体などが含まれる．

ツッケルカンドル器官

ツッケルカンドル器官（organ of Zuckerkandl）とはヒトの胎児や新生児の腹大動脈の左右両側，下腸間膜動脈起始部にみられるクロム親和細胞の集団である．1歳半ごろから退縮し始め，思春期以後ではほとんど認められない．クロム親和細胞はノルアドレナリンをもっている．

頸動脈小体

頸動脈小体（carotid body）とは内・外頸動脈の分岐部に存在する米粒大の小体である．主体をなす主細胞は非クロム親和性でモノアミンを含有する．血液の酸素分圧と炭酸ガス分圧を感受する化学感受装置である．

（石村和敬）

第10章
中枢神経系

中枢神経系

　中枢神経系は個体の生存や種族の維持のために内外の環境の変化に適応できるよう発達してきた情報処理器官であり，脊髄（spinal cord）と脳（brain）から成る．一見，複雑な形をしている中枢神経系は，神経管（neural tube）という1本の外胚葉性の管から発生してきたものであり，その固有の細胞要素はニューロン（neuron〈神経細胞〉）とグリア（neuroglia〈神経膠細胞，膠細胞〉）である．ニューロンは興奮を伝える機能をもち，その連鎖によって情報処理にあたる．グリアはニューロンを支持する役割をもつ．

（安井幸彦）

中枢神経系
●発生

初期発生

　神経系は外胚葉から分化する（図1）．胎生第3週に，胚子の背側正中部の外胚葉が肥厚して神経板となり，これがやがて落ち込んで神経溝ができる．さらに，胎生第4週に左右の神経ヒダが癒合して神経管が形成されるが，このとき神経板の外側縁にあった細胞群は外側方の皮下へ移動し，神経堤（neural crest）という独自の細胞集団を形成する．中枢神経系はすべて神経管から分化し，神経管の尾側部は管状の構造を保ったまま脊髄となり，吻側部は複雑に変化して脳となる．なお，神経堤は末梢神経系に分化する．

　発生初期の神経管の管壁は内側より，胚芽層，外套層，辺縁層が区別されるようになる．胚芽層はマトリックス細胞[★1]（神経上皮細胞）の層であり，細胞増殖の場となる．この中で，細胞はエレベーター運動と呼ばれる内外方向の核の移動を繰り返しながら分裂増殖する．増殖した細胞はニューロブラスト（neuroblast〈神経芽細胞〉）およびグリオブラスト（glioblast〈神経膠芽細胞〉）に分化し，外套層へ移動する．外套層ではニューロブラストは増殖せず，成熟しながら最終位置に移動してニューロン（神経細胞）になる．一方，グ

[★1] **マトリックス細胞**
分化してニューロンやグリアになるもとの細胞をいい，神経管は初め均一なマトリックス細胞で構成されている．この細胞が活発に増殖，分化して各層が区別されるようになるが，胚芽層はマトリックス細胞から成り，マトリックス細胞層とも呼ばれる．

図1 神経系の初期発生

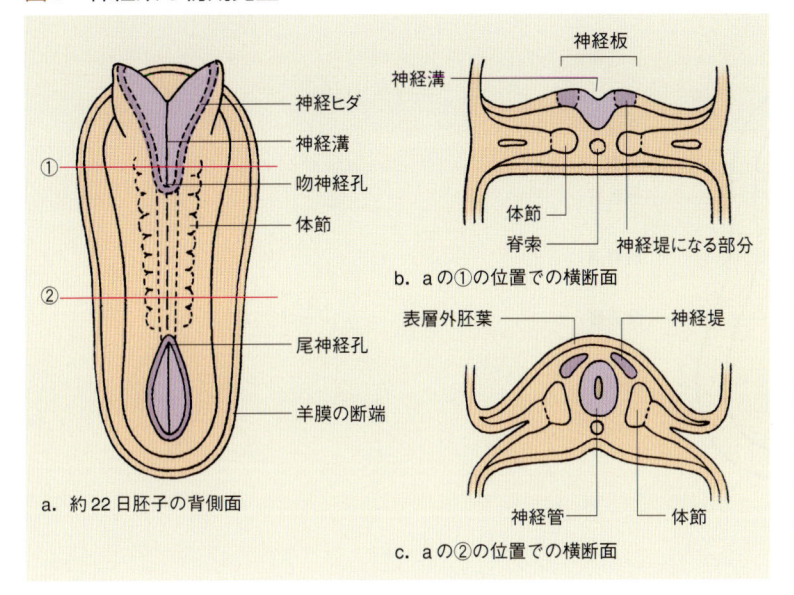

神経ヒダ
神経溝
吻神経孔
体節
尾神経孔
羊膜の断端

a. 約22日胚子の背側面

神経板
神経溝
体節
脊索
神経堤になる部分

b. aの①の位置での横断面

表層外胚葉
神経堤
神経管
体節

c. aの②の位置での横断面

リオブラストは外套層でも分裂を続けた後，グリア（神経膠細胞）となる．辺縁層にはニューロンの軸索が集合する．なお，発生が進んで，分裂能を失ったマトリックス細胞は上衣細胞となり，脳室に面して残存する．また，いったんニューロンに分化した細胞も分裂能はなくなり，もはや増殖することはない★2．

脊髄・脳の発生と脳室系

脊髄では，後に外套層は灰（かい）白質に，辺縁層は白質になるが，細胞の増殖により肥厚した外套層は神経管壁の内面に現れる浅い境界溝を境に，背側の翼板と腹側の基板とに区別される（図2）．翼板からは感覚に関係するニューロンが分化し，これは感覚性の後角になる．基板からは運動に関係したニューロンができ，これは運動性の前角や自律神経性の側角になる．

神経管の吻側部には，まず一次脳胞と呼ばれる前脳胞，中脳胞および菱（りょう）脳胞の3つの膨らみができ，さらに胎生第6週には二次脳胞と呼ばれる終脳，間脳，中脳，後脳および髄脳の5つの脳胞がみられるようになる（図3）．終脳は前脳胞の吻側部が左右に大きく膨らんだもので，間脳は前脳胞の尾側部から成る．終脳は発達して大きくなると，間脳を包み込み，一部が間脳と癒合して一体となる．また，終脳は大脳半球（cerebral hemisphere）とも呼ばれ，間脳は後に視床脳と視床下部（hypothalamus）とに分かれる．中脳胞は神経管の形を比較的よく保ったまま中脳（midbrain）となり，後脳と髄脳はそれぞれ菱脳胞の吻側部と尾側部から分化する．後脳は

★2
かつては中枢神経系の組織は再生しないと考えられていたが，近年の研究によって，成人の脳にも増殖能をもった未分化な神経幹細胞があることが明らかにされている．

図2 神経管壁の構成

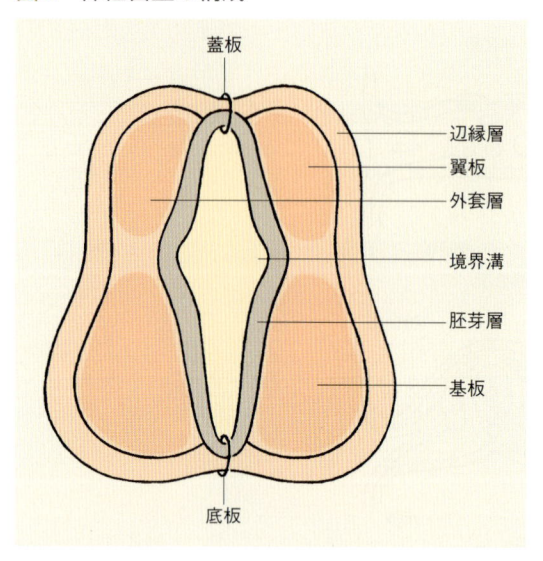

（図：蓋板、辺縁層、翼板、外套層、境界溝、胚芽層、基板、底板）

図3 一次脳胞と二次脳胞

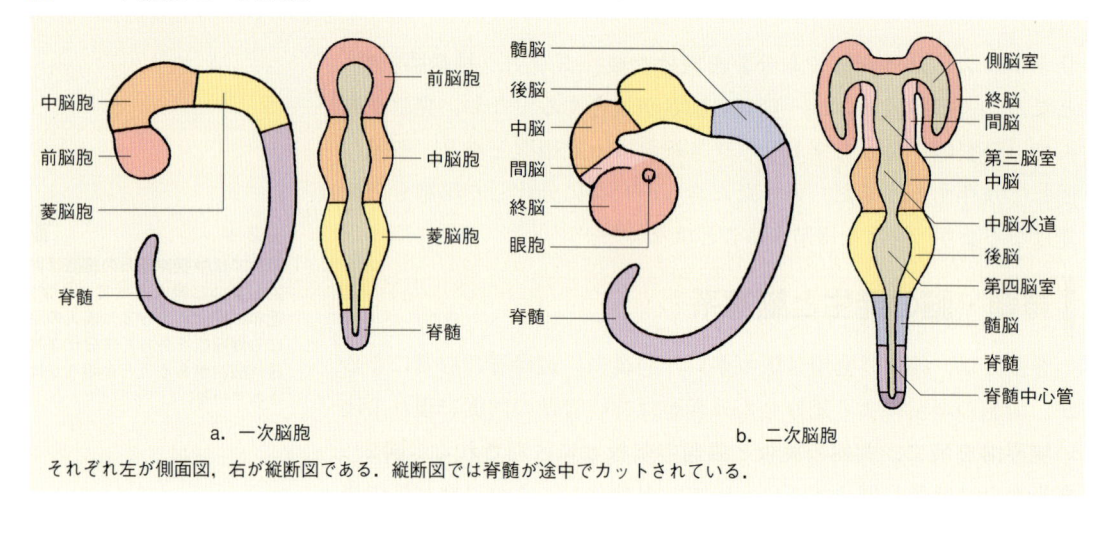

（図a. 一次脳胞：中脳胞、前脳胞、菱脳胞、脊髄／前脳胞、中脳胞、菱脳胞、脊髄）
（図b. 二次脳胞：髄脳、後脳、中脳、間脳、終脳、眼胞、脊髄／側脳室、終脳、間脳、第三脳室、中脳、中脳水道、後脳、第四脳室、髄脳、脊髄、脊髄中心管）

a. 一次脳胞　　　b. 二次脳胞

それぞれ左が側面図，右が縦断図である．縦断図では脊髄が途中でカットされている．

後に橋（pons）と，その背側部の小脳（cerebellum）とに分かれる．髄脳は延髄（medulla oblongata）となる．なお，大脳半球では胎生第28週ごろまでに中心溝（central sulcus）や外側溝（lateral sulcus）が表面に現れ，出生前後には多数の大脳溝と大脳回[★3]がみられるようになる．また，大脳半球の基部にはニューロンが集合して大脳核（大脳基底核）が，表層には大脳皮質が形成される．

脳の発育とともに，神経管の内腔も変化を遂げ，左右の終脳，間脳，菱脳の内腔は拡大して，それぞれ側脳室，第三脳室，第四脳室となる．中脳や脊髄の内腔は細いままで，それぞれ中脳水道および脊髄中心管という．すなわち，脳室系は上方から，側脳室（左右1対）-第三脳室-中脳水道-第四脳室-脊髄中心管と続く．側脳室と第三

★3 大脳溝と大脳回
大脳半球の表面の多数の溝を大脳溝，溝と溝のあいだの隆起した部分を大脳回という．

脳室は室間孔（モンロー孔〈Monro foramen〉）でつながり，脊髄中心管は脊髄円錐のところで拡大し，終室となって終わる．

（安井幸彦）

中枢神経系
●構造

脊髄・脳の概要

髄膜と脈絡組織

髄膜

　脊髄と脳の外表面は，軟膜（pia mater），クモ膜（arachnoid），硬膜（dura mater）という3枚の膜に覆われている．これらの膜を総称して髄膜という．脊髄と脳の表面を密着して覆っているのが軟膜で，さらにその外側を覆う膜がクモ膜であり，ともに薄い結合組織から成る．クモ膜と軟膜のあいだをクモ膜下腔といい，ここに脳脊髄液★1が満ちている．最も外表面にある硬膜は緻密な結合組織で，他の髄膜に比べて厚い．硬膜とクモ膜のあいだはきわめて狭く，硬膜下腔と呼ばれる．硬膜は脳硬膜と脊髄硬膜とに区別される．

脳硬膜：頭蓋骨内面を覆う部分と脳を覆う部分とから成るが，これらは癒合して1枚の膜になっている．硬膜の一部は左右の大脳半球のあいだに入り込んで大脳鎌となり，左右の小脳半球のあいだに入って小脳鎌となる．大脳の後頭葉と小脳のあいだに水平に入り込んだ硬膜の部分は小脳テントという．硬膜の特定の部分には硬膜静脈洞という細長い腔が存在し，この中を脳から集められた静脈血が流れる．

脊髄硬膜：常に内外の2葉に分かれ，外葉は骨膜となり，内葉が本来の硬膜として脊髄を包む．外葉と内葉のあいだに硬膜上腔という間隙があり，中は脂肪組織で満たされ，静脈叢を入れている．

脈絡組織

　脳の内面，すなわち脳室系に面する部分は必ず1層の上衣細胞により覆われるので，脳実質は外表面を軟膜に，内表面を上衣細胞層によって覆われることになる．しかし，脳室周囲の特定の領域では脳実質を欠き，軟膜と上衣細胞層とが合わさって脈絡組織をつくる．この組織が毛細血管を伴って脳室内に膨隆したものを脈絡叢

★1 脳脊髄液
脳室や脊髄中心管，さらにクモ膜下腔を満たす無色透明なリンパ様の液で，成人で100〜150 mLある．衝撃などの外力に対して脳・脊髄を保護し，頭蓋内圧の調節にあずかる．

図4 脳室系と脳脊髄液の流れ

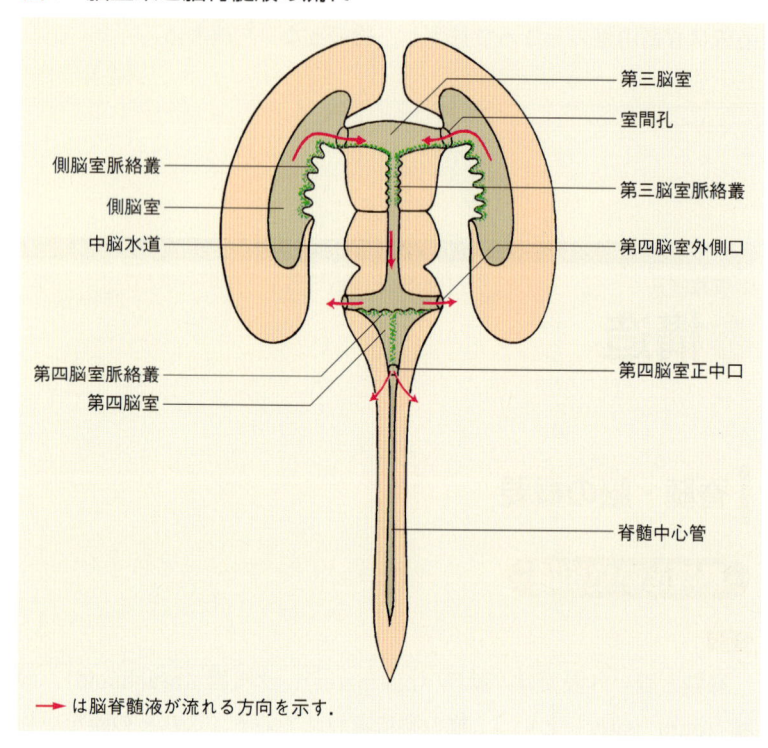

（図中ラベル）
- 側脳室脈絡叢
- 側脳室
- 中脳水道
- 第四脳室脈絡叢
- 第四脳室
- 第三脳室
- 室間孔
- 第三脳室脈絡叢
- 第四脳室外側口
- 第四脳室正中口
- 脊髄中心管

→ は脳脊髄液が流れる方向を示す．

（choroid plexus）という．脈絡組織と脈絡叢は側脳室の内側面や第三および第四脳室の背側面にみられる．脈絡叢の上衣細胞（脈絡上皮）は脳脊髄液を産生し，脳室内に分泌する．脳室内を満たした脳脊髄液は第四脳室にある3つの孔，すなわち左右の第四脳室外側口（ルシュカ孔〈Luschka foramen〉）と第四脳室正中口（マジャンディ孔〈Magendie foramen〉）からクモ膜下腔へ流れ出る（図4）．クモ膜下腔を循環した脳脊髄液のほとんどはクモ膜顆粒により硬膜静脈洞（特に上矢状静脈洞）に排出される．

脊髄・脳の実質

中枢神経系の実質はニューロンとグリア★2に満たされ，これに血管とそれに伴う結合組織が加わる．機能単位であるニューロンは細胞体とその突起から成り，突起には数本以上に及ぶ樹状突起★3と，1本しかない軸索（神経突起，神経線維）とがある．軸索の末端は神経終末といわれ，これが他のニューロンの細胞体や樹状突起とシナプス★4を形成して情報の伝達を行う．脊髄や脳の内部は，これらニューロンの構成要素の違いによって，以下のように分けられる．

灰白質

ニューロンの細胞体（および樹状突起）の集合から成る．特定の機能と形態をもったニューロンが集団をなす（神経）核と，脳表面

★2 中枢神経系のグリア
①アストロサイト（星状膠細胞）：多数の突起をもち，ニューロンの栄養や代謝産物の輸送にあずかる．
②オリゴデンドロサイト（稀突起膠細胞）：突起が少なく，髄鞘形成にあずかる．
③ミクログリア（小膠細胞）：小さな遊走性のグリアで，食作用をもつ．

★3 樹状突起
ニューロンのなかには樹状突起をもたないものもある．

★4 シナプス
あるニューロンが別のニューロンに連絡する接合部をいう．軸索を伝わってきたインパルスが神経終末に達すると，ここから化学伝達物質が放出され，これが次のニューロンの細胞膜にある受容体に結合することによって，情報の伝達が行われる．

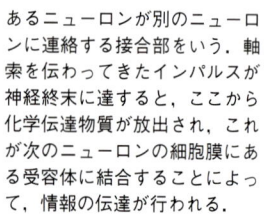

図5 脳の正中矢状断面

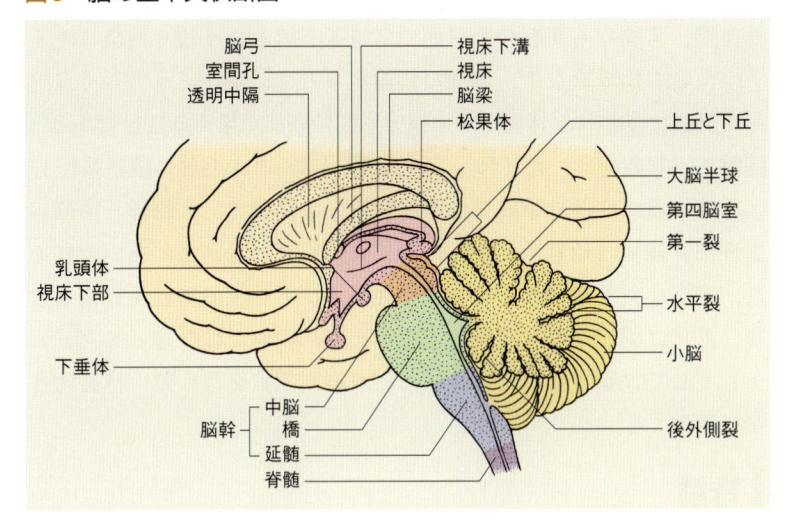

近くにニューロンが層状に集まってつくる広範な皮質とがある．

白質

神経線維（軸索）の集合から成る．ここではある領域（神経核や皮質）から他の領域に向かう神経線維が束をつくって走行している場合が多く，各種の伝導路の形成にあずかる．なお，皮質の下にみられる白質の部分を髄質という．

網様体

明瞭な神経核や神経線維束以外の部分，すなわち網状に交錯する神経線維とそのあいだに点在する大小さまざまなニューロンの集合から成る領域である．特に脳幹（中脳，橋，および延髄）にみられ，脳幹全体を通して呼ぶときは脳幹網様体（brainstem reticular formation）という．

中枢神経系の区分と概要

完成した中枢神経系は脳と脊髄から成り，さらに脳は大脳半球（終脳），間脳，小脳，中脳，橋，延髄に区分される（図5）．大脳半球と間脳は合わせて前脳と呼ばれ，中脳，橋および延髄は合わせて脳幹と呼ばれる．小脳は延髄と橋の背側に膨隆する．

大脳半球：ヒト脳のなかでも特に発達している部分で，大脳縦裂という正中の裂隙によって左右に分けられるが，その深部では脳梁などの左右半球を連絡する神経線維の束によって結合し，また間脳と癒合している．大脳半球の表層には大脳皮質が存在し，その下に大脳皮質を出入りする神経線維が集合して大脳髄質を形成する．また，髄質の深部には大脳核（大脳基底核）と呼ばれる灰白質塊が存在する．

間脳：第三脳室周囲にあって中脳と大脳半球のあいだに介在する部

分であり，背側の視床脳と腹側の視床下部に大別される．第三脳室外側壁，すなわち間脳の脳室面では視床下溝という浅く前後に走る溝が両者の境界をなす．間脳の背側から外側にかけては大きく発達した終脳に覆われ，外表からは視床下部の底部が見えるだけである．

脳幹：腹背方向に，底（部），被蓋，蓋（部）と中心部の脳室★5に区分される．底部は系統発生学的に新しい部分で，大脳脚（中脳），橋底部，錐体（延髄）から成る．被蓋は底部と脳室系のあいだにあり，網様体や多数の神経核，上行性および下行性の神経線維束を含む．蓋部は脳室系より背側の部分であり，中脳では発達して上丘と下丘として，橋や延髄ではほとんどが第四脳室を覆う薄い構造物として存在する．

脊髄

脊髄の全体と外形

脊髄（spinal cord）は脊柱管の内部に収まっていて，上方は大後頭孔の高さで延髄につながり，下方はほぼ第1腰椎の高さで脊髄円錐として終わる．脊髄の太さはだいたい小指ほどであるが，頸部と腰部ではやや太く，頸膨大と腰膨大をなす★6．

脊髄は上方から，頸髄，胸髄，腰髄，仙髄，尾髄の5部に区分される．各部はさらに，いくつかの脊髄節から成り，1つの脊髄節から1対，計31対の脊髄神経が出る（"末梢神経系/構造と機能"〈p.309〉参照）．

外表面では，前面正中に前正中裂という切れ込みが，後面正中には後正中溝という溝がみられる．前面外側部からは前根が，後面外側部からは後根が出て，これらは椎間孔のところで合して脊髄神経となる．

脊髄の内部構造

脊髄の横断面では，その中央に細い中心管がみられ，その周囲にH字形をした灰白質がある．灰白質の周辺は白質で覆われている（図6）．この基本構造は脊髄の全体を通じてみられるが，断面の輪郭や灰白質の形・大きさは脊髄の高さによって異なる．

灰白質

脊髄の灰白質は後角（後柱）と前角（前柱），および前角と後角とのあいだにある中間帯に大別される．

後角：感覚性のニューロン★7が密集している．これらは後根線維を受け，体性感覚や内臓痛覚などを脳に伝える★8．また，反射弓の形成にもあずかる．

前角：運動ニューロン★9がいくつかの集合をなし，その周囲に介在

★5 **脳室系**
中脳では中脳水道，橋や延髄では第四脳室をいう．

★6
これらの膨大部はそれぞれ，上肢と下肢に分布する脊髄神経が出る部位に相当し，それらの感覚と運動のために必要な多くのニューロンを含むために太くなっているのである．

★7 **感覚性のニューロン**
各種の感覚情報を受容，伝達するニューロンをいうが，ここでは脊髄神経節ニューロンによって伝えられる体性感覚や内臓感覚の情報を受け取り，それらを脊髄内のニューロンや上位中枢（脳幹や視床）のニューロンに伝達するものを指す．

★8
後角から脊髄視床路が出て，体性感覚を視床の後外側腹側核に伝えたり，脊髄小脳路が出て，固有感覚（深部感覚）を小脳に伝えたりする．

★9 **運動ニューロン**
骨格筋に，直接，軸索を伸ばし，その運動を支配するニューロンをいう．脳幹では脳神経の運動核を形成する．錐体路線維を出す大脳皮質のニューロンを上位運動ニューロンと呼ぶのに対して，その支配を受ける脊髄前角や運動核のニューロンを下位運動ニューロンと呼ぶ場合がある．

図6　脊髄の横断面（胸髄）

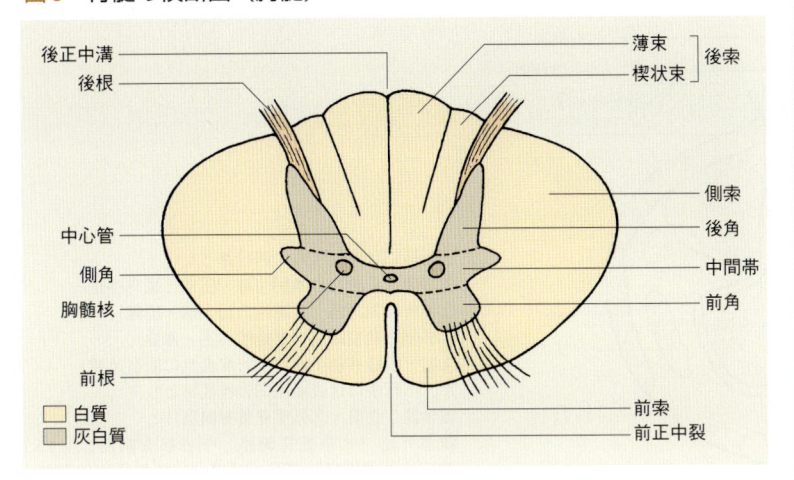

後正中溝／後根／薄束／楔状束／後索／側索／後角／中心管／側角／胸髄核／中間帯／前角／前根／白質／灰白質／前索／前正中裂

ニューロン★10が存在する．運動ニューロンは局在性をもち，前角の外側部に位置する運動ニューロンは主に四肢の筋を支配し，内側部に位置する運動ニューロンは体幹の筋を支配する．

中間帯：さまざまなニューロンが存在し，介在ニューロンも多数含まれる．胸髄と上部腰髄の中間帯外側部はさらに外側方に突出して側角（側柱）を形成し，胸髄領域では中心管の背外方に胸髄核がみられる★11．

白質

脊髄の白質は前索，側索，および後索の3部に分けられる．白質を構成する神経線維は，脊髄神経の後根線維，脊髄内の連絡をする線維，および脊髄と脳とを連絡する線維に大別できる．

後索は主として後根線維から成る．胸髄上部から上位では，後索はさらに内側の薄束と外側の楔（けつ）状束に区分される．薄束は主に下半身からの，楔状束は主に上半身からの後根線維が集まったもので，それぞれ延髄の薄束核と楔状束核まで続く．固有束は脊髄内の上下を連絡する神経線維の束で，灰白質の周りを取り巻くように存在する．

側索や前索では脊髄と脳とを連絡する神経線維が，特定の機能に関与するものが特定の部位に集束して，上行性および下行性の神経路を形成する（図7）．

脳幹

延髄

延髄（medulla oblongata）は脊髄の上方への延長という意味で名付けられた（図8）．腹側面の前正中裂の両側に錐体という膨らみが

★10
脊髄では，脊髄内で短い連絡をするニューロンのことをいう．たとえば，錐体路（皮質脊髄路）線維や後根線維を受けて，運動ニューロンに投射するニューロンなどである．脳では，神経核内で短い連絡をするニューロンなどがある．

★11
側角は交感神経節前ニューロンの集合から成り，中間外側核とも呼ばれる．仙髄では，側角はみられないものの，中間帯外側部に副交感神経節前ニューロンが存在する．胸髄核はクラーク（Clarke）の背核とも呼ばれ，下半身からの後根線維を受け，小脳へ投射する．主に固有感覚を中継する．

図7 脊髄の白質と神経路

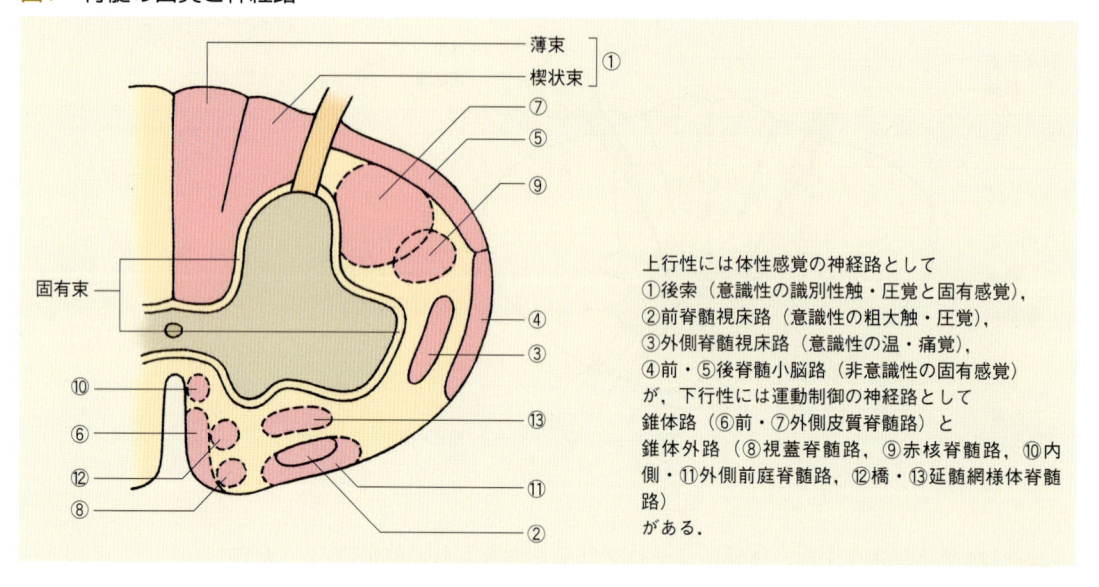

上行性には体性感覚の神経路として
①後索（意識性の識別性触・圧覚と固有感覚），
②前脊髄視床路（意識性の粗大触・圧覚），
③外側脊髄視床路（意識性の温・痛覚），
④前・⑤後脊髄小脳路（非意識性の固有感覚）
が，下行性には運動制御の神経路として
錐体路（⑥前・⑦外側皮質脊髄路）と
錐体外路（⑧視蓋脊髄路，⑨赤核脊髄路，⑩内側・⑪外側前庭脊髄路，⑫橋・⑬延髄網様体脊髄路）
がある．

図8 延髄の横断面

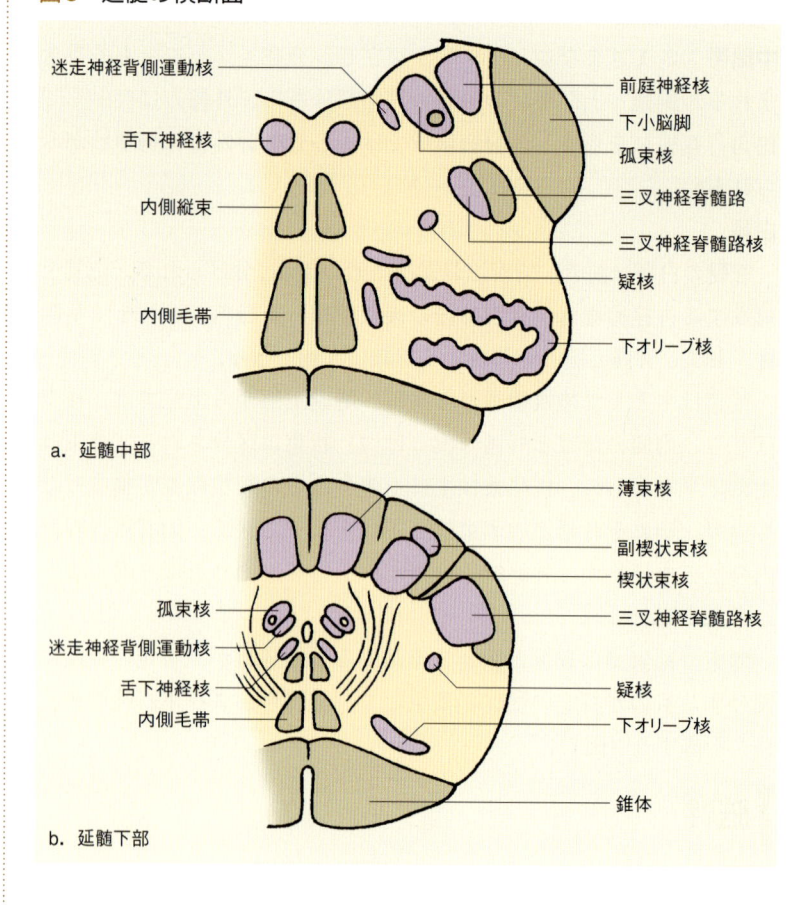

a. 延髄中部

b. 延髄下部

図9 橋の横断面

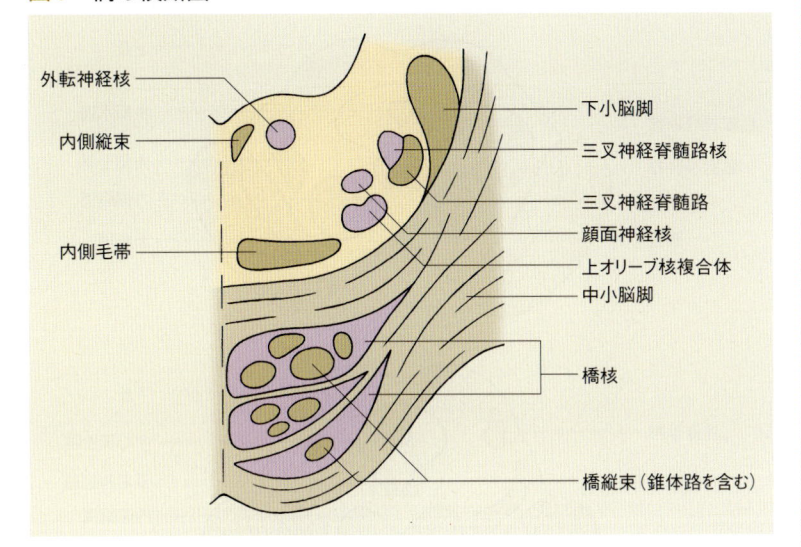

（図中ラベル）
外転神経核
内側縦束
内側毛帯
下小脳脚
三叉神経脊髄路核
三叉神経脊髄路
顔面神経核
上オリーブ核複合体
中小脳脚
橋核
橋縦束（錐体路を含む）

あり，その内部を錐体路（pyramidal tract）★12が走る．腹側面の最下端には錐体交叉がみられる．錐体のさらに外側★13にはオリーブという膨らみがあり，中に下オリーブ核を入れる．

背側面上部は第四脳室の底すなわち菱形窩の一部をなす．背側面下部では後正中溝の両側に薄束結節が，さらにその外側に楔状束結節という高まりがある．これらの内部にはそれぞれ薄束核と楔状束核が存在する．この2つの神経核を合わせて後索核（dorsal funicular nuclei）という．楔状束核のさらに外側には副楔状束核★14がある．

延髄の内部には上記の神経核のほかに多数の脳神経の終止核（三叉神経脊髄路核，前庭神経核，蝸牛神経核，孤束核）や起始核（舌下神経核，迷走神経背側運動核，疑核）がある．また，孤束核や疑核周辺の網様体には呼吸や循環などの調節に関与するニューロン群が存在する．白質を形成する神経線維束には，正中両側の腹側部に内側毛帯★15が，その背側には内側縦束★16がある．また，延髄の背外側部には三叉神経脊髄路や下小脳脚がある．

橋（図9）

橋（pons）は延髄の上方に続く膨らんだ部分で，その背側部は橋被蓋（部）と呼ばれ，腹側部は橋底部と呼ばれる．

橋被蓋部：表面は菱形窩の一部となっている．被蓋部には脳神経核（三叉神経脊髄路核，主感覚核および運動核，外転神経核，顔面神経核）や聴覚の中継核である上オリーブ核複合体などが存在する．また，背側正中の両側に内側縦束が，外側部から背外側部にかけて小脳脚がみられ，最腹側部に内側毛帯が横たわる．

橋底部：特に膨隆し，この中に下行する神経線維束や横走する神経

★12 錐体路
大脳皮質から起こり脊髄に終わる皮質脊髄路と，この走行中に分かれて脳幹の脳神経核に向かう皮質核路から成る（皮質脊髄路のみを錐体路という場合もある）．特に，運動野から脳幹の運動核や脊髄前角の運動ニューロンまで下行する線維は運動の遂行にとって重要で，そのほとんどは錐体の下端で交差して反対側に移る．この交差部位を錐体交叉といい，交差した線維は外側皮質脊髄路を形成して脊髄の側索を下行する．一方，非交差性の線維は前皮質脊髄路となり，前索を下行する．これらの線維は介在ニューロンを介して，あるいは直接に前角の運動ニューロンに連絡する．

★13 錐体外路
錐体路を除く運動路の総称．ここに示したような錐体を通らずに脳幹から脊髄に達する錐体外路と，小脳と大脳基底核がそれぞれ中心となって構成される錐体外路などがある．

★14 副楔状束核
外側楔状束核とも呼ばれる．固有感覚の中継核で，胸髄核に相同のものである．上半身からの後根線維を受け，小脳へ投射する．

★15 内側毛帯
後索核からの出力線維が反対側に集まってできた線維束で，視床の後外側腹側核に至る．識別性の触・圧覚や固有感覚を伝える．

★16 内側縦束
中脳から脊髄にかけて存在し，前庭神経核から出て外眼筋支配の脳神経運動核や脊髄の運動ニューロンに連絡する線維などを含む．これらの前庭神経核線維は頭の動きに合わせた眼球運動や姿勢の制御などに関与する．

図10　中脳の横断面

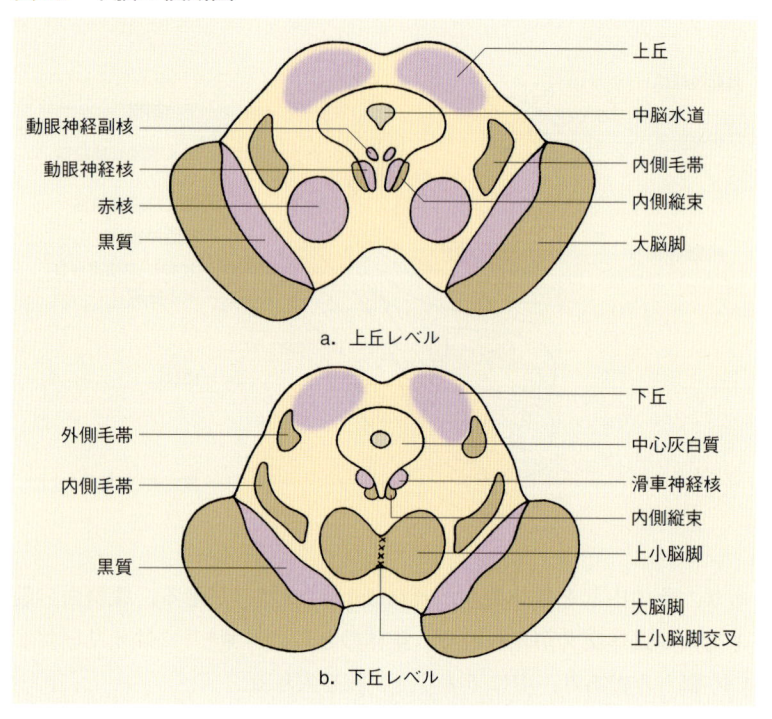

a．上丘レベル

b．下丘レベル

線維束を含む．また，これらの線維束のあいだには数多くのニューロンが存在し，その集合を橋核（pontine nucleus）という．下行する線維束は大脳皮質からのもので，錐体路の線維のほかに，橋核に終わるもの（皮質橋路の線維）を含む．橋核ニューロンの軸索は反対側へ横走し，橋の外側部で集束して中小脳脚となり小脳に至る（橋小脳路）．

中脳（図10）

中脳（midbrain）は橋の上方に続く部分で，背側部を中脳蓋（視蓋），中央部を被蓋といい，腹側部は大脳脚から成る．また，正中深部には中脳水道があり，この周囲には多数のニューロンが集まって中心灰白質を形成する．

中脳蓋：上丘と下丘という半球状の膨らみが上下に1対ずつあり，これらを合わせて四丘体という．上丘は視神経線維の一部を受けて視覚反射路の形成に関与する．一方，下丘は蝸牛神経核や上オリーブ核複合体などから神経線維（外側毛帯を形成する）を受け，聴覚反射路の形成に関与するほか，さらに聴覚中継核として働き，視床の内側膝状体に線維を送る．なお，上丘のすぐ吻側には視蓋前域★17 と呼ばれる部分がある．

中脳被蓋：橋被蓋の延長であり，両側の中央に赤核があり，被蓋の腹側部で大脳脚のすぐ背側には黒質★18 がある．赤核と黒質はともに

★17　**視蓋前域**
ここに視神経線維の一部が入力し，対光反射路が形成される．すなわち，"網膜 → 視神経 → 視蓋前域 → 動眼神経副核 → 動眼神経 → 毛様体神経節 → 短毛様体神経 → 瞳孔括約筋"という経路でもって，眼球に入る光の量が反射的に調節される．

★18　**黒質**
主に背側の緻密部と腹側の網様部から成る．緻密部のニューロンはドパミンを伝達物質として線条体に投射する．このニューロンが変性・消失すると，パーキンソン病（Parkinson disease）になる．また，緻密部のニューロンはメラニンを含むため，黒質は肉眼的に黒く見える．

図11 小脳の外表面

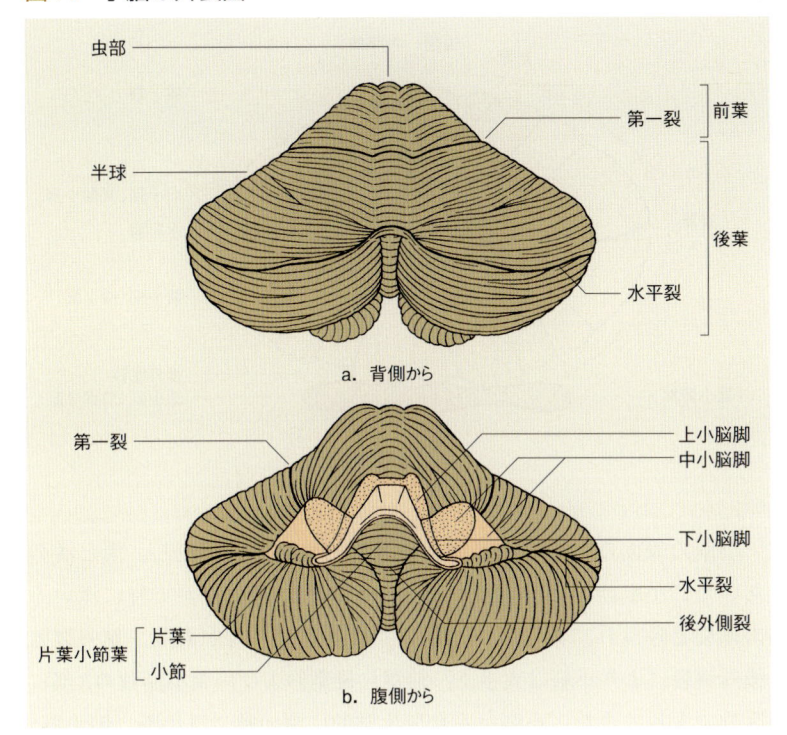

```
虫部
半球
第一裂 ─┐
        ├ 前葉
        │
水平裂 ─┤ 後葉
        ┘
a. 背側から
```

```
第一裂
上小脳脚
中小脳脚
下小脳脚
水平裂
後外側裂
片葉小節葉 ┤片葉
           └小節
b. 腹側から
```

錐体外路系に属する神経核で，それぞれ運動の調節にとって重要な役割を担っている．そのほか，被蓋にはいくつかの脳神経核（三叉神経中脳路核，動眼神経核と動眼神経副核，滑車神経核）があり，内側毛帯，外側毛帯，内側縦束，上小脳脚などの神経線維束がみられる．

大脳脚：左右1対の半柱状の突出で，大脳皮質から発した下行性線維から成る．その中央部は錐体路によって占められ，両側を皮質橋路の線維が走る．大脳脚の線維は上方では内包の，下方では橋底部の中を縦走する線維束に続く．左右の大脳脚に挟まれた陥凹部は脚間窩と呼ばれる．

小脳

小脳の外形と区分

小脳（cerebellum）は橋と延髄の背側にあって，第四脳室の天井をつくりながら大きく左右に膨隆している．脳幹とは3対の小脳脚により結合する．

小脳は正中部の細長い虫部（vermis）と左右に大きく膨隆した半球（hemisphere）から成る（図11）．小脳半球の内側部で虫部に隣接する領域は中間帯と呼ばれる．ヒトでは半球部の発達が特に著し

図12 小脳の区分（外表面の展開図）

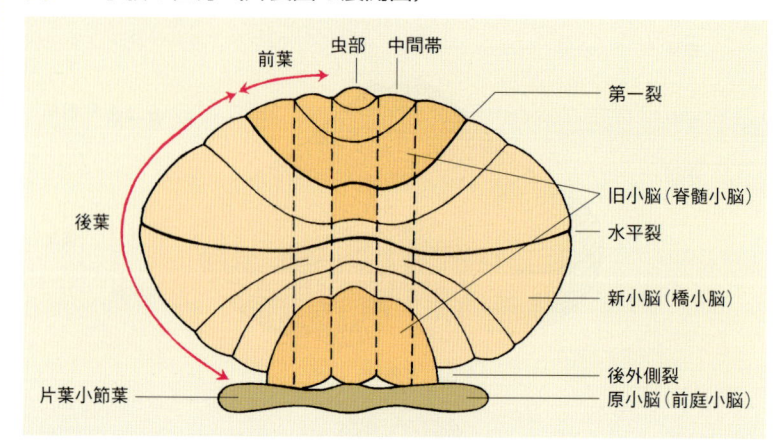

い．

　小脳の表面には小脳溝という多数の細かい溝が横走し，溝と溝のあいだに小脳回という細長い高まりがある．溝のなかで特に深いものは裂と呼ばれ，第一裂，水平裂，後外側裂などがある．第一裂と後外側裂により小脳は大きく，前葉，後葉および片葉小節葉の3部に区分できる．また，小脳は系統発生学的に古い順に原小脳，旧小脳，新小脳の3つに区分される[19]（図12）．

小脳脚

　小脳脚は小脳の腹側にみられ，上・中・下の3つの部分から成る．
上小脳脚：主に小脳核（cerebellar nuclei）から起こる神経線維から成り，小脳から出ると第四脳室の外側部を中脳に向かって上行する．中脳の下丘レベルで交差した後，中脳の赤核や間脳の視床に向かう（それぞれ小脳赤核路，小脳視床路という）．一部は前脊髄小脳路のような小脳に入る線維も含まれる．
中小脳脚：最も大きな小脳脚で，反対側の橋核から起こって小脳に至る神経線維束（橋小脳路）から成る．
下小脳脚：主に脊髄や延髄から起こって小脳に至る神経線維から成り，延髄上半部の背外側部を上行する．中に後脊髄小脳路，オリーブ小脳路，前庭小脳線維などを含む．また，小脳から前庭神経核などに至る線維も含まれる．

小脳の内部構造

　小脳の表層は小脳皮質という灰白質で覆われ，内部は白質である．白質深部には有対性の小脳核がある．
小脳皮質：表層から深層に向かって，分子層，神経細胞層（プルキンエ細胞〈Purkinje cell〉[20]層），顆粒層が区分される．分子層には

[★19]
原小脳：片葉と虫部の小節（合わせて片葉小節葉という）から成り，前庭神経や前庭神経核からの入力を受けるので，前庭小脳ともいう．
旧小脳：虫部・中間帯の吻側部と尾側部，およびその近傍の半球領域から成り，主に脊髄から入力を受けるので，脊髄小脳ともいう．
新小脳：原小脳と旧小脳を除いた残りの領域，すなわち小脳半球のほとんどが新小脳である．橋核から入力を受けるので，橋小脳ともいう．

[★20] **プルキンエ細胞**
大型のニューロンで，フラスコ型をした細胞体は神経細胞層に1列に並び，樹状突起は細胞体からよく茂った樹木のように分子層に広がる．軸索は小脳皮質外への唯一の経路となり，顆粒層からさらに白質を通って小脳核や前庭神経核に至る．

星状細胞や籠細胞が散在し，神経細胞層は大きなプルキンエ細胞のみから成る．顆粒層にはリンパ球に似た小型の顆粒細胞が密集し，その中に大型のゴルジ細胞（Golgi cell）が散在する★21．小脳皮質への入力線維は下オリーブ核から発する登上線維と，それ以外の神経核や脊髄から発する苔状線維に大別され，それぞれ分子層と顆粒層に達する．小脳皮質からの出力線維はプルキンエ細胞の軸索で，ほとんどが小脳核に終止するが，一部は前庭神経核まで達する．

小脳核：小脳の出力核であり，室頂核，球状核，栓状核および歯状核から成る．これら小脳核の細胞は小脳への入力線維の側枝やプルキンエ細胞の軸索とシナプス結合し，小脳核からの出力線維のほとんどは上小脳脚を通って中脳の赤核や間脳の視床に至るが，室頂核からの出力線維には下小脳脚を通って前庭神経核や網様体に至るものが多い．

以上のニューロンや神経線維によって，小脳の神経回路が形成され，錐体外路性の運動制御に働く．

間脳

視床脳（広義の視床）

視床脳は視床上部★22，背側視床および腹側視床★23に区分される．視床脳のほとんど（約4/5）を占めるのが，背側視床（狭義の視床）であり，一般に視床（thalamus）といえば背側視床のことを指す．

背側視床は全体が鶏卵のような形をした多数の神経核の複合体である（図13）．背側面から見ると，Y字形をした白質である内髄板によって前核群，内側核群，外側核群の3つに大別される．外側核群はさらに背側部（狭義の外側核群）と腹側部（腹側核群）に区分され，外側核群の後方には視床後部が張り出す．さらに，外側核群の外側方から前方を覆うように視床網様核が存在する．これらの神経核はどのような皮質領域と相互に連絡するかによって，以下のように分類される．

特殊核：感覚と運動に関する特定の大脳皮質領域と相互に連絡する．体性感覚野に投射する後内側腹側核（頭顔部の体性感覚情報を中継する）および後外側腹側核（体幹，四肢の体性感覚情報を中継する）と，小脳核や大脳基底核からの入力を受け，運動性皮質に投射する前腹側核および外側腹側核が腹側核群の中にある．さらに，聴覚情報と視覚情報をそれぞれ一次聴覚野と一次視覚野に送る内側膝状体と外側膝状体が視床後部に存在する．

非特殊核：広範な皮質領域と相互に連絡する．いくつかの神経核が

★21
顆粒細胞を小顆粒細胞と呼ぶのに対して，ゴルジ細胞を大顆粒細胞ともいう．

★22 **視床上部**
第三脳室の後上壁にあたる部分で，主要な神経核として手綱核があり，内分泌腺とみなされる松果体も存在する．松果体は睡眠を誘発するホルモンであるメラトニンを産生する．

★23 **腹側視床**
背側視床の腹側で，視床下部の外側方にある比較的狭い領域である．中に不確帯と視床下核（ルイ核〈nuclei of Luys〉）がある．視床下核は大脳皮質と密に連絡して運動の制御にかかわっている．

図13　背側視床の構成

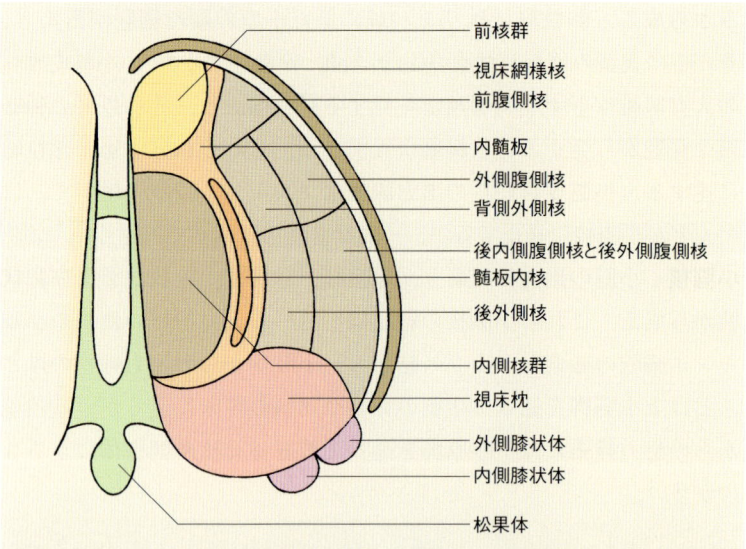

　前核群
　視床網様核
　前腹側核
　内髄板
　外側腹側核
　背側外側核
　後内側腹側核と後外側腹側核
　髄板内核
　後外側核
　内側核群
　視床枕
　外側膝状体
　内側膝状体
　松果体

背側から見た図で，実際は外側核群（狭義）の腹側にある腹側核群を便宜上外側に描いて示す．

内髄板の中に存在し，これらの神経核はまとめて髄板内核（群）と呼ばれる．髄板内核は大脳基底核，特に線条体へも投射する．なお，視床網様核も非特殊核に分類されるが，この核は大脳皮質ではなく，他の背側視床の核に投射する．

連合核：皮質連合野と相互に連絡する．前頭連合野との関係が深い内側核群（背側内側核）や，頭頂連合野や側頭連合野との関係が深い狭義の外側核群（背側外側核，後外側核，視床枕）がある．また，帯状回に投射線維を送る前核群も連合核とみなされる．

視床下部

　視床下部（hypothalamus）は視床の前下方にあって，第三脳室の側壁下部と底部をなす部分である．視床下部の底部から下方に向かって漏斗が突出し，その先端に下垂体（hypophysis）がついている．漏斗の前方には視神経交叉がみられ，漏斗の後方には灰白隆起という軽度の膨らみがあり，その後方に乳頭体という1対の半球状の隆起がある．

　視床下部には多数の神経核が存在し，大脳皮質（特に辺縁葉），扁桃体，脳幹および脊髄とのあいだに豊富な線維連絡をもち，自律神経系や内分泌系の働きを調整して個体の生命維持や種族保存のために働いている．呼吸，循環などの自律神経機能の調節は視床下部から脳幹や脊髄にある自律神経起始核への連絡により行われる．

　一方，内分泌機能の調節は下垂体への連絡によって行われる（"内

分泌系"図5〈p.253〉参照).下垂体に連絡するニューロンには小型の細胞と大型の細胞とが区別される.小型のニューロンは主に弓状核に存在し,その軸索は漏斗の毛細血管網に達し,そこで下垂体前葉ホルモンの分泌を調節する放出ホルモンや抑制ホルモンを出す.これらのホルモンは下垂体門脈によって下垂体前葉に運ばれる.

これに対して,大型のニューロンは主に室傍核と視索上核に存在し,その軸索は,直接,下垂体後葉に達して末端からバソプレシン(抗利尿ホルモン)とオキシトシンを放出する.これらのホルモンは下垂体後葉内の毛細血管から血中に取り込まれる.

終脳(大脳半球)

大脳半球の表面と区分 (図14)

大脳半球(cerebral hemisphere)の表面には大脳溝という多数の溝があり,溝と溝のあいだはわずかに隆起しており,大脳回と呼ばれる.大脳溝のうちで著明なのは,外側面にみられる中心溝(ローランド溝)と外側溝(シルビウス溝)であり,中心溝は一部内側面に及ぶ.内側面の後方には頭頂後頭溝があり,これは一部外側面に及ぶ.これらの溝および後頭前切痕という凹みを基準として,大脳半球の表面は前頭葉(frontal lobe),頭頂葉(parietal lobe),後頭葉(occipital lobe),および側頭葉(temporal lobe)の4つの大脳葉に区分される.また,外側溝の奥深くには島(insula)★24と呼ばれる部分が隠されている.さらに,半球の辺縁で,脳梁や脳幹の周囲を取り囲んでいる領域を一括して辺縁葉★25という.

前頭葉:中心溝より前方で,外側溝の前上方の部分で,特にヒトではよく発達している.中心溝の前方に中心前溝が平行して走り,この両溝のあいだが中心前回である.中心前溝より前方は前後に走る上・下の前頭溝によって上・中・下の前頭回が区分される.下面は眼窩面と呼ばれ,正中近くの両側には嗅球と嗅索が密着する.

頭頂葉:中心溝より後ろ,頭頂後頭溝より前で,外側溝より背側の部分である.中心溝の後方に中心後溝が上下に走り,この両溝のあいだを中心後回という.中心後溝のほぼ中央から後方に向かって頭頂間溝が走る.なお,前頭葉から頭頂葉にかけての内側面では,脳梁と平行に走る帯状溝があり,脳梁と帯状溝に囲まれて帯状回がある.また,内側面まで一部が及んでいる中心溝周囲の領域を中心傍小葉という.

側頭葉:外側溝より腹側で,後頭前切痕より前方の部分である.上面には横側頭回が横たわる.外側面は前後に走る上・下の側頭溝により,上・中・下の側頭回に分けられる.下面では,内側方に側副

★24 **島**
前頭葉,頭頂葉および側頭葉の一部によって覆われた皮質領域で,完成した脳では外表からは見えない.島を覆っている各葉の部分を弁蓋という.

★25 **辺縁葉**
新皮質の発達によって大脳半球の端に追いやられたような場所にあり,ほぼ半球内側面に位置する.辺縁葉は旧皮質,原皮質,および中間皮質から成る.辺縁葉は系統発生学的には古い皮質の部分であるが,新皮質との連絡も豊富であり,皮質下では扁桃体,視床下部,視床などと密な連絡がある.辺縁葉とそれに関連する皮質下領域は辺縁系と呼ばれ,記憶,学習,情動などの機能に深くかかわる.

図14 大脳半球の外表面

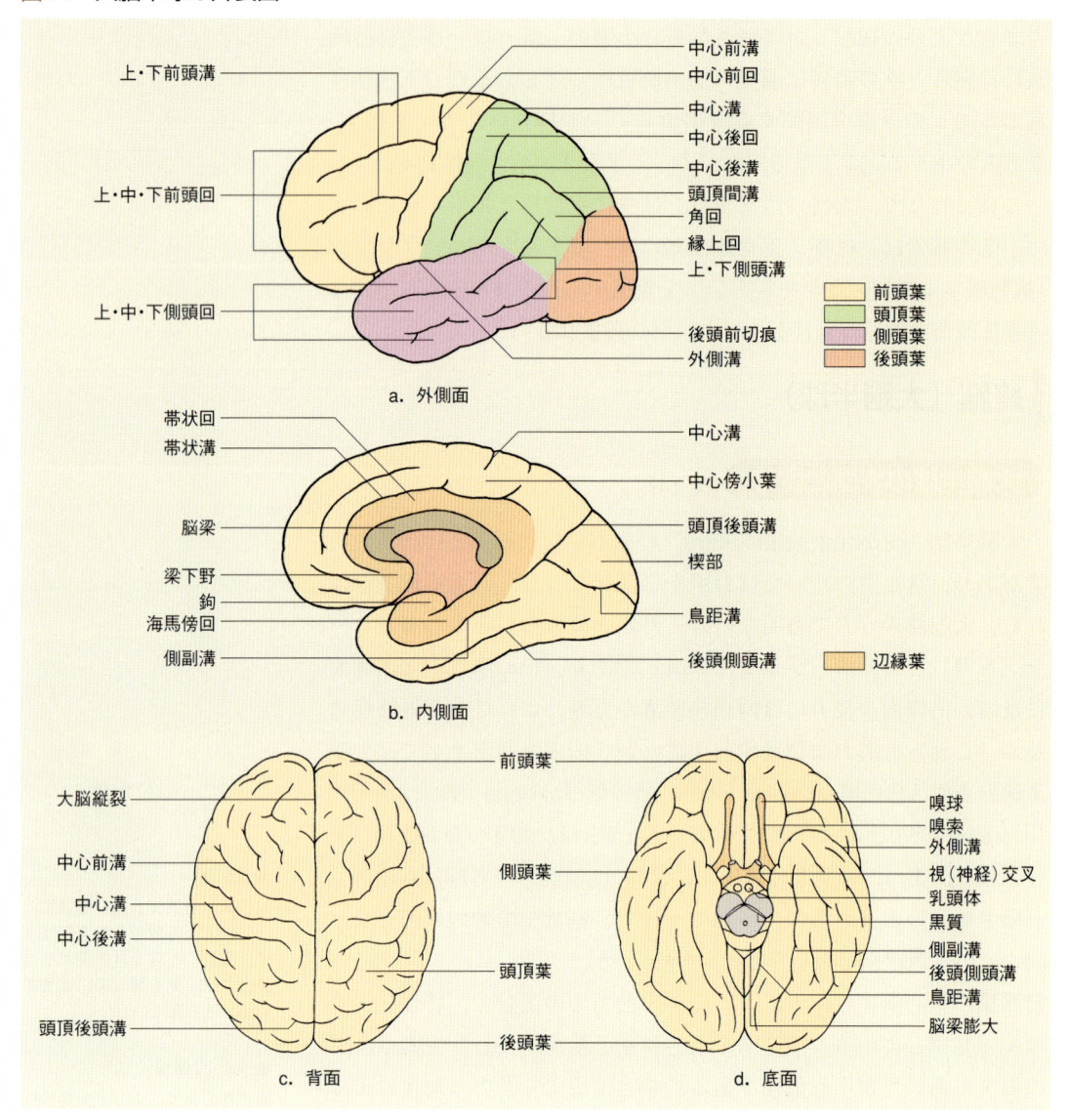

溝が，外側方に後頭側頭溝が前後に走る．側副溝より内側の大脳回を海馬傍回といい，その前端で内側に折れ曲がった部分を鉤という．海馬傍回の奥深くには歯状回や海馬が隠れているが，海馬は脳の外表からは見えず，側脳室内に隆起している．

後頭葉：外側面では頭頂後頭溝と後頭前切痕とを結ぶ線より後方，内側面では頭頂後頭溝より後方の部分である．内側面では鳥距溝が前後に走り，後方で一部が外側面に及ぶ．

大脳皮質の分類と構造

大脳皮質（cerebral cortex）は系統発生学的ないし比較解剖学的に**表1**のように分類される．

表1　大脳皮質の分類

新皮質	系統発生学的に最も新しい皮質領域で，ヒトでは全皮質の約9割を占める．
旧皮質	嗅覚に最も関係する皮質で，嗅球や鉤の前部領域がこれに属する．
原皮質	系統発生学的に最も古い皮質領域であり，海馬体に相当する★26．
中間皮質	新皮質と旧・原皮質とのあいだにあり，梁下野，帯状回，海馬傍回から成る．

　大脳皮質では形や大きさの異なるニューロンがそれぞれ集合して層構造を形成している．新皮質は基本的に6層構造であって，Ⅰ層は細胞が粗で，Ⅱ・Ⅳ層は顆粒細胞が，Ⅲ・Ⅴ層は錐体細胞が，Ⅵ層は紡錘細胞がそれぞれ主体となって構成される（図15）．しかし，各層の発達程度は領域によって異なり，旧・原皮質の層の数は新皮質よりも少ない．層構造の細胞構築学的な違いから多数の大脳皮質領野が記載されてきたが，ブロードマン（Brodmann）による分類が最もよく利用される（図16a）．

大脳皮質の機能局在

　大脳皮質には運動や感覚をつかさどる領野が特定の場所に局在しており，その周囲にこれらの機能を統合する連合野（association area）が存在する（図16b）．

　一次感覚野には体性感覚野，視覚野，聴覚野，味覚野などがある．
①体性感覚野：中心後回から中心傍小葉後部にかけてあり，3野，1野，2野に相当する．
②視覚野：17野で，鳥距溝の両側にある．
③聴覚野：横側頭回にあり，41野と42野に相当する．
④味覚野：島から頭頂弁蓋にかけての43野である．

　一次感覚野から情報を受ける皮質領野を二次感覚野といい，一次感覚野のすぐ近傍にある．一次運動野は中心前回から中心傍小葉前部にかけてあり，4野に相当する．さらに，一次運動野の前方には運動前野（6野の外側部）と補足運動野（6野の内側部）が存在する．

　連合野は一次感覚野と一次運動野を除いた皮質領野であり，前頭連合野，頭頂連合野および側頭連合野に区分される．ヒトの連合野は大脳皮質の広範な領域を占めており，いろいろな情報を統合して，言語★27，認識，思考，判断などの高次脳機能に関与する．

大脳髄質

　大脳髄質（cerebral medulla）は大脳皮質の深部にある白質で，大脳皮質間を連絡する神経線維や大脳皮質と皮質下の構造物を連絡する神経線維から成り，以下のように区分される．

★26
歯状回や海馬が含まれ，海馬傍回を介して新皮質と相互に連絡するとともに，海馬体から皮質下に向かう出力線維は脳弓を形成して視床下部，特に乳頭体に至る．乳頭体からは視床前核群，さらに帯状回を経て海馬に至る経路がある．この海馬から発して海馬に戻る回路をパペッツ（Papez）の回路といい，記憶に関係する．

★27
言語中枢はたいていの場合（約9割のヒトで）左半球にあり，言語中枢のある側の半球を優位半球という．前頭連合野には言葉として意味をなす音声の組み立てにかかわる運動性言語中枢（ブローカ中枢〈Broca center〉，44野）が，側頭連合野には聞いた言葉を理解する中枢である感覚性言語中枢（ウェルニッケ中枢〈Wernicke center〉，22野）が存在する．

図15 大脳新皮質の細胞構築（6層構造）

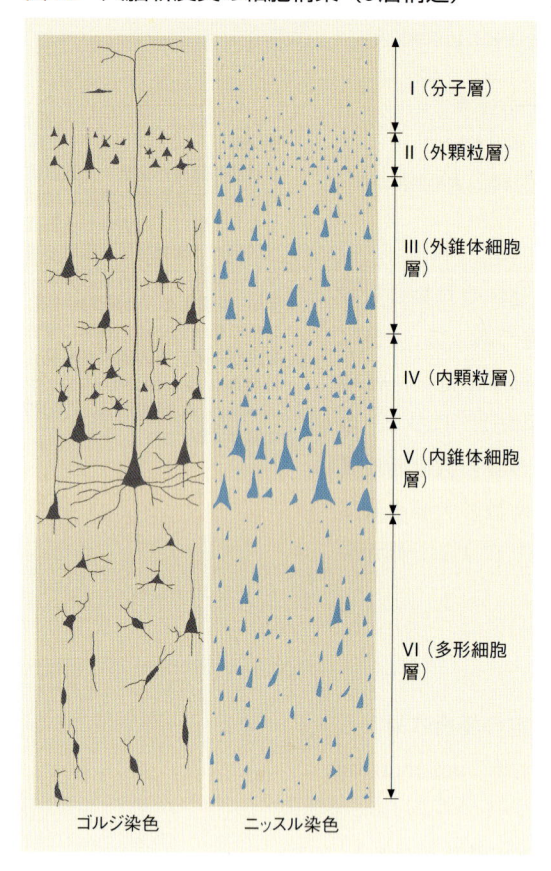

- Ⅰ（分子層）
- Ⅱ（外顆粒層）
- Ⅲ（外錐体細胞層）
- Ⅳ（内顆粒層）
- Ⅴ（内錐体細胞層）
- Ⅵ（多形細胞層）

ゴルジ染色　　ニッスル染色

図16 大脳皮質の分類と機能局在

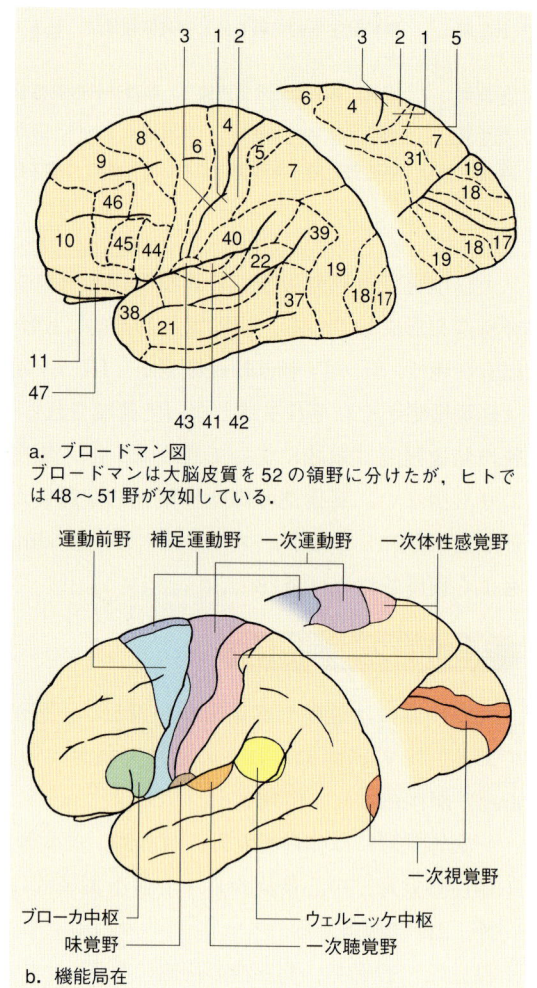

a．ブロードマン図
ブロードマンは大脳皮質を52の領野に分けたが，ヒトでは48〜51野が欠如している．

b．機能局在

運動前野　補足運動野　一次運動野　一次体性感覚野
ブローカ中枢　味覚野　ウェルニッケ中枢　一次聴覚野　一次視覚野

★28 内包
外側をレンズ核，内側を尾状核と視床に囲まれた大きな線維束で，水平断では"く"の字形をしており，屈曲部を（内包）膝といい，その前後に伸び出した部分をそれぞれ前脚，後脚という（図18参照）．内包を通る線維束はそれぞれ一定の場所を占める．たとえば，錐体路のうち皮質核路は膝を，皮質脊髄路は後脚を通過する．内包には出血が起こりやすく，錐体路の線維や視床から大脳皮質体性感覚野に至る線維が障害されると，出血の反対側に運動麻痺や感覚障害が起こる．

連合線維：同側の大脳皮質の異なる領域を連絡する線維で，短いものから長いものまでいろいろある．

交連線維：左右の大脳皮質の相対する部分を連絡する線維で，なかでも脳梁（corpus callosum）は新皮質のほぼ全域を結ぶ発達のよい線維群である．

投射線維：大脳皮質と皮質下を連絡する神経線維で，皮質に上行してくる求心性線維（主に視床から発する）と皮質から下行する遠心性線維（主に視床，脳幹，脊髄へ達する）とから成る．投射線維のほとんどは内包（internal capsule）★28 を通る．

大脳核

大脳核（basal ganglia）は大脳髄質の深部にある灰白質塊で，尾状核，被殻，淡蒼球，扁桃体および前障から成る（図17，18）．また，

図17　前脳の前頭断図

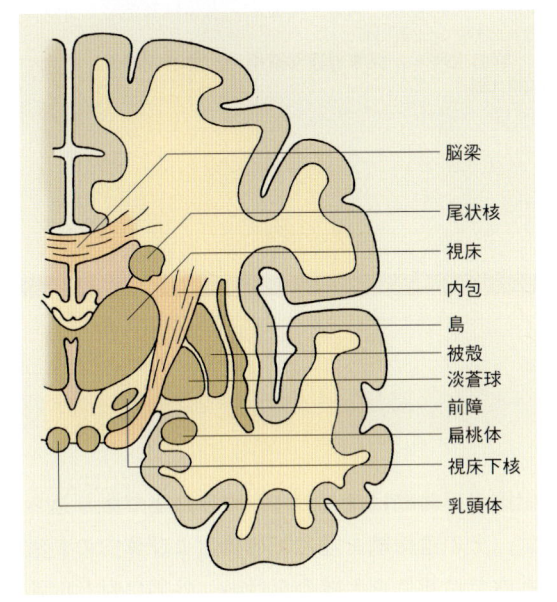

（ラベル：脳梁、尾状核、視床、内包、島、被殻、淡蒼球、前障、扁桃体、視床下核、乳頭体）

図18　前脳の水平断図

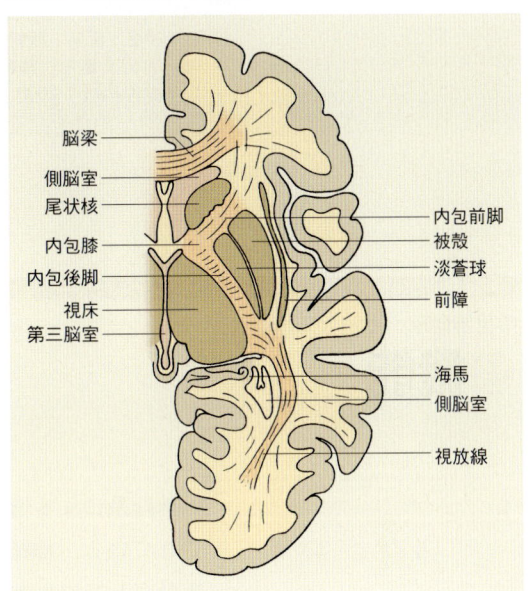

（ラベル：脳梁、側脳室、尾状核、内包膝、内包後脚、視床、第三脳室、内包前脚、被殻、淡蒼球、前障、海馬、側脳室、視放線）

大脳核との密な線維連絡や機能面からみて，中脳の黒質や腹側視床の視床下核をも含めて大脳基底核という場合がある．尾状核と被殻を合わせて（新）線条体といい，被殻とその内側にある淡蒼球を合わせてレンズ核という．淡蒼球は旧線条体とも呼ばれ，さらに内節と外節とに区分される．

　大脳基底核は，主として大脳皮質の全域と視床の一部から入力線維を受け，それらを線条体に送る．大脳基底核内では，黒質緻密部から線条体に至る経路，線条体から淡蒼球内節/黒質網様部に至る経路，線条体から淡蒼球外節，さらに視床下核を経て淡蒼球内節/黒質網様部に至る経路などが形成される．出力線維は淡蒼球内節と黒質網様部から出て，主として視床の運動核に至る．視床の運動核は運動性皮質へ投射するので，結局，大脳基底核は大脳皮質全域から入力を受け，視床を介して運動性皮質へ出力することになる．また，黒質網様部からの出力線維は脳幹の上丘や網様体へも送られる．以上のような回路により，大脳基底核は錐体外路性の運動調節を行い，細かい随意運動（計画，準備などを含む）を可能にする．

　扁桃体（amygdaloid body）は側頭葉の内側前方で，鉤の内部にある．脳幹，視床および大脳皮質からさまざまな感覚入力を受け，出力線維を視床下部や脳幹の自律神経関連領域に送る．情動や本能行動に関係する．

（安井幸彦）

●参考文献
1）岩堀修明：神経解剖学．京都：金芳堂；1998．
2）萬年　甫ら：脳解剖学．東京：南江堂；1994．

3) 水野　昇ら訳：神経解剖学．東京：南江堂；1982．
4) Frick H, et al, editors：中枢神経系．大谷　修監訳．人体解剖学ハンドブック2．新潟：西村書店；2000．p.227-347．
5) 吉川文雄ら：神経系，解剖生理学．標準看護学講座 2，解剖生理学．東京：金原出版；2000．p.435-462．

中枢神経系
機能

神経系による情報伝達の連絡網は身体のすみずみにまで張り巡らされている．神経系は，その連絡網を通じて外界および体内の刺激を受容して中枢神経系内で情報処理と統合を行い，外界に対し応答を示し，また身体の各種の器官の機能調節をつかさどる．神経系の関与しない疾患はないので，神経系の仕組みと働きを理解することは，あらゆる疾患の診断，治療，看護にとって必要である．

神経系はしばしばコンピュータにたとえられるが，両者を対比すれば，中枢神経系は中央情報処理装置であり，末梢神経系はその入出力を担うケーブルと考えることができる．中枢神経系は脳と脊髄から成り，末梢神経系は脳に出入する12対の脳神経と脊髄に出入する31対の脊髄神経から成る．中枢神経系に入る神経，すなわち受容器から入力信号を伝える神経を求心性神経と呼び，中枢神経系から出る神経，すなわち出力信号を効果器に伝える神経を遠心性神経と呼ぶ．それらは脊髄の後根（求心性神経）と前根（遠心性神経）のように分かれている部分もあるが，経路の大部分では一緒になって走行する．中枢神経系は受容器から求心性神経を通じて入ってくる入力信号を受け，情報処理を行った後，出力信号に変換して遠心性神経に送り出す．中枢神経系のなかで入力信号を伝える経路を求心路，出力信号を伝える経路を遠心路と呼ぶ．情報処理は反射のように単純なものもあれば，知覚・認知のように記憶として蓄えられている内部情報との照合など多段階の複雑な過程を踏むものもあり，結果の一部は記憶として内部情報に付け加えられる．

このような神経機能を理解するためには，それをいろいろな切り口から眺めることが必要である．ここでは，最初に中枢神経回路の要素的な仕組みを，次いで横断的に脊髄，小脳，大脳皮質といった部位別の機能を知り，その後，縦断的に運動系，感覚系というシステムレベルでとらえ，最後に中枢神経系の仕組みと働きの特徴を考

★1 ニューロンの外部環境
中枢神経系は骨で閉じられ脳脊髄液で満たされた空間の中に浮かんでいる．脳は外に取り出せば1,400 gもあり自重を支えることができないほど柔らかな組織であるが，脳脊髄液中では浮力のために50 g以下になり，外部からの衝撃を受けにくくなっている．脳脊髄液の組成は血漿の組成が大きく変動しても血液脳関門によってそれほど変動しないようになっており，神経細胞の外部環境の恒常性を維持することに役立っている．

図19 ニューロンと神経結合

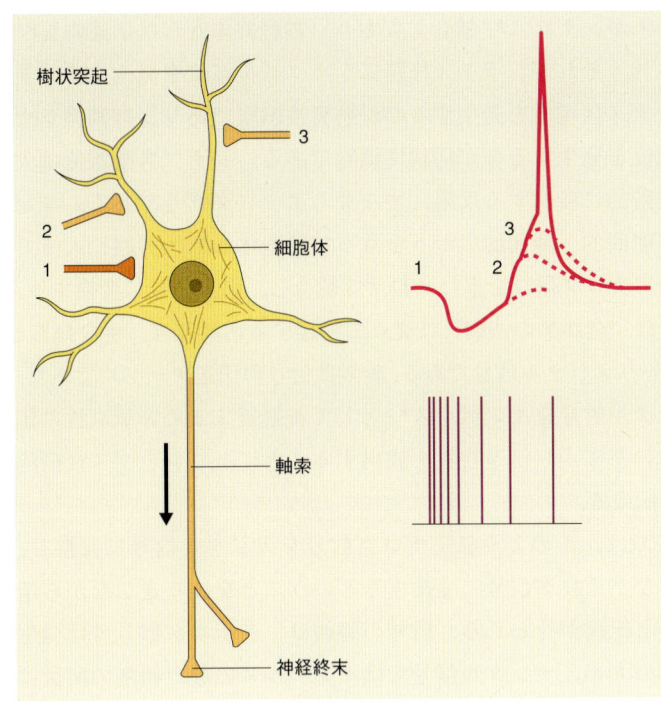

個々のニューロンはそれぞれが入出力装置のついた情報処理装置である．樹状突起はもっぱら入力を受信する．細胞体は入力も受信するが，それらを統合して出力に変換する．抑制性細胞の神経終末1からの入力は抑制性シナプス後電位（1の実線と点線）を発生し，興奮性細胞の神経終末2と3は興奮性シナプス後電位を発生する（2および3の実線と点線）．

これらの電位は入力信号の強弱によって段階的に変化するアナログ信号であり，加重される．加重された結果，シナプス後電位がある一定の電圧（閾値）を超えれば活動電位を発生し，これが出力となる．出力はインパルスとして軸索を伝わる．インパルスは全か無，すなわち，0か1かのデジタル信号であり，伝えられる情報はインパルスの生起する時間的パターンである．シナプスはデジタル信号を加重可能なアナログ信号に変換する場である．

（平井俊策ら編：神経疾患のリハビリテーション．第2版．東京：南山堂；2000．p.42より改変）

中枢神経系の細胞の構成要素

中枢神経系を構成する主な細胞はニューロン（神経細胞）★1とその周囲を取り巻くグリア★2である．

ニューロン

ニューロン（neuron）は神経細胞ともいうが，その数は大脳皮質だけでも100億を超え，小脳ではそれよりも1桁多いといわれている．

ニューロンは形態的・機能的に4つの部位，すなわち細胞体，樹状突起，軸索，神経終末に分けられる（図19）．この基本的構成は，例外はあるが，大部分のニューロンに認められる．しかし，細胞体や樹状突起の形状や大きさ，軸索の長さは細胞によってさまざまに異なっており，ニューロンは著しい多形性を示す．たとえば，細胞体の直径は小脳皮質顆粒細胞では4μm程度であるのに対し，脊髄運動ニューロンの大きなものでは100μmを超え，軸索の長さは前者では数mmであるのに対し，後者では1mにも及ぶ．

このような多形性にもかかわらず，ニューロンはその働きによって2種類，すなわち興奮性細胞か抑制性細胞かのどちらかに分けられ

★2 グリアの種類

中枢神経系にはアストロサイト（星状膠細胞），オリゴデンドロサイト（稀突起膠細胞），ミクログリア（小膠細胞）という3種類のグリアが存在する．
- アストロサイト：血液脳関門の重要な構成要素であり，神経細胞と血液との物質交換を仲介し，脳が損傷されれば，瘢痕を形成して修復する．
- オリゴデンドロサイト：軸索の周りに髄鞘を形成して伝導ケーブルを絶縁する．
- ミクログリア：損傷や炎症があると活性化し，細胞の破片を貪食し，免疫反応にあずかる．

★3 シナプス
ニューロンとニューロン（または効果器細胞）のあいだの接合部．シナプス間隙と呼ばれる狭い間隙（20～40 nm）を隔てて，シナプス前ニューロンの神経終末とシナプス後細胞が対面し，伝達物質によって前者から後者に情報が伝えられる．

★4 伝達物質
シナプス前ニューロンの神経終末から放出され，シナプス後細胞の受容体に作用する化学物質．膜のイオン透過性を選択的に増大させ，あるいは細胞内情報伝達系を介してシナプス後細胞に伝報を伝える．たとえば，アセチルコリン，グルタミン酸など．

★5 インパルス
ニューロンに生じる活動電位．特に軸索上を伝導していく活動電位を指す．軸索に発生する活動電位により局所電流が生じ，その電流により隣接する箇所に活動電位を発生させる．

★6
全身をすっぽり衣服で包み，手だけを露出した人どうしが握手をしているイメージを思い浮かべれば，握手の部分がシナプス結合，衣服がグリア，衣服に包まれている身体がニューロンということになる．

る．細胞体と樹状突起（分枝によって広い表面積をもつ）には多数の神経終末がシナプス★3結合しており，神経終末からは伝達物質★4が放出され，それがシナプス後膜にシナプス後電位を発生する．興奮性シナプス後電位を発生するのが興奮性細胞であり，抑制性シナプス後電位を発生するのが抑制性細胞である．シナプス後電位は大きさが段階的に変化する反応，すなわちアナログ信号である．ニューロンは空間的・時間的広がりをもって細胞体と樹状突起に入ってくるこのアナログ信号を重ね合わせて統合し，出力信号に変換する．出力信号は"全か無の法則"に従って生起する活動電位，すなわち1か0かというデジタル信号である．軸索は信号の伝送ケーブルであり，このデジタル信号をインパルス★5として神経終末まで非減衰性に伝送し，その終末から伝達物質を放出することによりシナプス後細胞に情報を伝える．

神経系では，このようにアナログ信号をデジタル信号に変換し，それを再びアナログ信号に変換するということを繰り返しながら情報の処理と伝達が行われる．信号の強弱は，アナログ信号では発生する電位の大小，デジタル信号ではインパルスの数と頻度の関数になる．

グリア

脳の中にはニューロンの約9倍の数のグリア（neuroglia；グリア細胞，神経膠細胞，膠細胞ともいう）が存在し，ニューロンの周りを取り囲んでいる．ニューロンどうしが直接接触するのはシナプス結合の部位に限られ，それ以外の部分では必ずグリアがあいだに入っている★6．

グリアの機能は，①神経回路網の構造的な支持（支持細胞），②ニューロン相互の隔離と軸索の絶縁（情報の混信を防ぎ伝導速度を上げる），③神経組織の修復と再生，④神経回路形成過程における細胞移動と軸索の誘導，⑤ニューロンへの栄養補給と老廃物の排泄，⑥伝達物質の取り込み，⑦神経栄養因子の分泌などである．これらを一言でまとめていえば，ニューロンという役者を働かせるための裏方の役割ということになろう．

要素的にみた神経回路

シナプス結合

ニューロンは興奮性（excitatory）か抑制性（inhibitory）かのどちらかであるから，2つのニューロンのあいだの結合，すなわち単シナプス結合（monosynaptic connection）は興奮性-興奮性，興奮性-抑制

性，抑制性-興奮性，抑制性-抑制性という4通りの組み合わせが考えられる．実際，そのすべての結合が存在する．さらに1つのニューロンを加えて3つのニューロンのあいだの結合，すなわち2シナプス結合を考えれば，8通りの組み合わせができる．そのいずれもが，中枢神経系のなかに存在する．

発散と収束

軸索は起始部，すなわち細胞体から出る部分では1本であるが，走行の途中で分枝（軸索側枝）を出す．たとえば，大脳皮質運動野から出て脊髄に運動指令を送る錐体路（皮質脊髄路）はその途中で多くの側枝を出し，さらに脊髄に入ってからもいくつかの髄節で側枝を出す．これらの側枝から，さらに第2次，第3次の側枝が出て，数多くのニューロンとシナプス結合する．このように1つのニューロンの軸索が多数のニューロンにシナプス結合することを発散（divergence）という．一方，1つのニューロンは数多くのシナプス前細胞からシナプス結合を受ける．このことを収束（convergence）という．たとえば，1つの運動ニューロンには平均6,000個のシナプス前細胞が収束し，1つのプルキンエ細胞には18万個もの顆粒細胞が収束するとされている．ニューロン間の結合は出力側からみれば発散であり，入力側からみれば収束である（図20a）．

ヒトの脳には上述のように数多くのニューロンが存在し，それぞれのニューロンが発散と収束を繰り返すことによって天文学的な数の神経回路網が形成されている（図20b）．その神経回路網によって高次な神経機能が営まれるのである．

加重

求心性神経に一定の時間間隔で反復刺激を与えるとき，先行刺激によるシナプス後電位が持続しているあいだに次の刺激によるシナプス後電位が発生するように時間間隔を設定すれば，シナプス後電位は加算されて大きくなる．このことを時間的加重という．1個のニューロンに収束する複数の求心性神経を刺激すれば，それぞれの求心性神経の刺激によって発生するシナプス後電位は加算される．このことを空間的加重という．単独の刺激で生じるシナプス後電位は小さくても，それらの時間的・空間的加重（spatiotemporal summation）によって大きな電位になり，活動電位を発生する．

反射と反射弓

受容器（レセプター；receptor）の刺激により発生したインパルスが求心性神経を伝わって入力信号として中枢神経系に入り，そこ

図20　多シナプス結合とシステムの概念的モデル

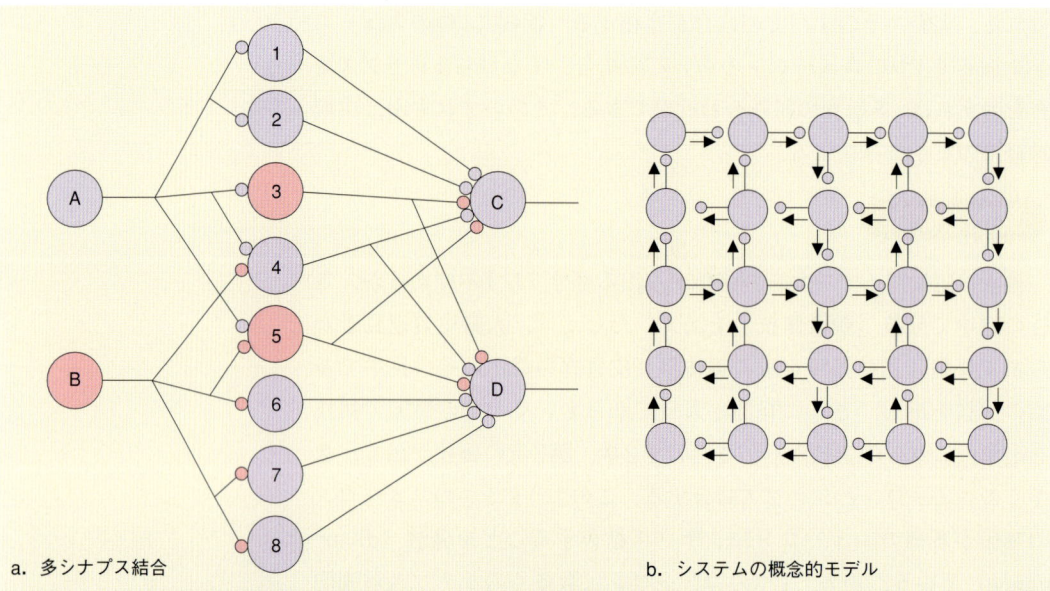

a. 多シナプス結合

b. システムの概念的モデル

a：ニューロンの樹状突起と細胞体をまとめて大きい丸、軸索を線、神経終末を小さい丸で示し、興奮性細胞を〇，抑制性細胞を●で示す。神経結合は個々のニューロンの出力側（A，B）からみれば発散であり、入力側（C，D）からみれば収束である。ここに示した結合では、細胞Aの情報は主として細胞Cに，しかし、一部は細胞Dにも伝えられるので、細胞Cが損傷されても細胞Aの情報は失われない。

b：ここでは便宜的に個々のニューロンのシナプス結合で表示してあるが、それぞれのニューロンのところに多シナプス結合を代入して考えるのが図の意図するところである。たとえば形態視、色彩視、運動視にかかわる多シナプス結合を代入すれば、視覚系のシステムモデルになるであろう。高次のシステムを代入すれば、脳全体の概念的なモデルになる。
　このモデルの要点は、神経回路網のなかでは直列的な情報処理と並列的な情報処理が並行して進行すること、情報処理の各段階で結果の一部は前の段階にフィードバックされること、それから回路が部分的に損傷を受けても信号の受け渡しの全面的な遮断は起こらず、システム全体の働きが停止することはないということである。このモデルで表現することはできないが、システムは直列的な情報処理と並列的な情報処理を行いながら、それらを統合する。

（本郷利憲ら監，豊田順一ら編：標準生理学．第5版．東京：医学書院；2000．p.168より改変）

★7
熱いものに触れて手を引っ込めるのも、せきやくしゃみ、嘔吐も反射であるが、それらはいくつものシナプスを介する多シナプス反射である。

★8 膝蓋腱反射以外の単シナプス反射
下顎反射、上腕二頭筋反射、上腕三頭筋反射、アキレス腱反射は、いずれも筋肉の伸展受容器の刺激により、運動ニューロンを介して、当該筋肉が収縮する単シナプス反射であり、これらは総称して伸展反射と呼ばれる。

で出力信号に変換され、遠心性神経を伝わって効果器（エフェクター；effector）に一定の反応を起こすとき、これを反射（reflex）といい、信号の変換にかかわる神経回路を反射中枢と呼ぶ。入力信号が1つのシナプスを介するだけで直ちに出力信号に変換されるような単シナプス反射もあれば、多くのシナプスを介したのち出力信号に変換される多シナプス反射★7もある。いずれにしても信号の変換は生得的に備わっている固定プログラムに従って無意識のうちになされ、一定の刺激に対しては一定の反応が引き起こされる。このような反射を基盤にして随意運動が可能になる。

　反射を起こす一連の神経回路、すなわち"受容器-求心性神経-反射中枢-遠心性神経-効果器"を反射弓（reflex arc）という。

膝蓋腱反射：単シナプス反射★8である膝蓋腱反射（patellar reflex）を例に取り上げて、反射弓の各段階でどのようなことが起こるかみてみよう。膝蓋の下を叩くと大腿四頭筋の腱が引っ張られる。筋肉の中には伸展を感知する受容器（筋紡錘）があり、引っ張られたこ

とにより受容器電位を発生する．それが一定の大きさ（閾値）を超えると活動電位を発生し，活動電位はインパルスとして大腿神経の中の求心性神経を伝播して脊髄の運動ニューロンに興奮性のシナプス後電位を発生する．それが閾値を超えれば運動ニューロンは活動電位を発生し，活動電位はインパルスとして大腿神経の中の遠心性神経を伝播して大腿四頭筋に到達し，そこで筋肉を収縮させる．

中枢神経系の区分と機能

中枢神経系は機能解剖学的には6つの部分，すなわち，脊髄，脳幹，小脳，間脳，大脳基底核，大脳に区分される．各部の機能の概要を以下に述べる．

脊髄

脊髄（spinal cord）は，皮膚，筋，関節，内臓諸器官にある各種の受容器から受けた感覚入力を上位脳に送るとともに，下位の運動中枢として，また自律神経系の反射中枢としてそれらの感覚入力と上位脳から受けた制御指令を統合し，効果器である筋群や内臓諸器官に出力を出す．

上行性神経路

感覚入力を上位脳に送る上行性神経路の主要なものは後索路，脊髄視床路，脊髄小脳路である．

①後索路：繊細な触覚を伝える．これが障害されると2点の識別が悪くなり，足指を触っても，どの指かわからなくなる．開眼していれば立つことができても，閉眼すれば倒れる．

②脊髄視床路：粗触覚，痛覚，温度覚を伝える．後索路が障害されても，この経路が障害されていなければ，触られているかどうかはわかる（部位はわからない）．この経路が障害されれば，そのような粗い触覚が失われ，痛みや熱いか冷たいかということもわからなくなる．

③脊髄小脳路：運動に際して時々刻々変化する四肢の位置，速度，加速度に関連した情報を小脳に伝える．この経路が障害されれば，運動麻痺は起こらないが，円滑な運動ができなくなる（運動失調〈ataxia〉）．

下行性神経路

上位脳から制御指令を脊髄に伝える下行性神経路のなかで最も重要なのは，皮質脊髄路（錐体路）★9である．これは随意運動の指令を伝えるもので，この経路が障害されると運動機能障害が生じる（例：筋萎縮性側索硬化症★10）．下行性神経路のなかには錐体路以外にいくつもの運動神経路があり，意識に上ることなく姿勢や運動の

★9 錐体路
大脳皮質（主として運動野，一部は体性感覚野）から出て，延髄で交差して脊髄を下行する神経路で，皮質脊髄路ともいう．随意運動指令を脊髄の運動ニューロンに伝える．損傷されれば，弛緩性麻痺が起こり，バビンスキー反射（Babinski reflex）が出現する．

★10 筋萎縮性側索硬化症
病気が進むに従って，手や足や身体を自分の意志で動かすことができなくなり，やがて話すことも食べることも，呼吸することさえも困難になってくる．

制御を行う．そのほか，排尿，血圧の調節，発汗など，自律神経機能の制御指令も下行性神経路によって伝えられる．

脊髄損傷によって脊髄が切断されれば，その部位より下位に運動指令を送ることができず，下位の感覚情報をその部位より上位に伝えることができない．損傷部位のレベルによって，両下肢の麻痺（対麻痺），あるいは両上・下肢の麻痺（四肢麻痺），さらには四肢麻痺に加えて呼吸麻痺が起こる．自律神経機能の障害も起こる．

脳幹

延髄（medulla oblongata），橋（pons），中脳（midbrain）をまとめて脳幹（brainstem）と呼ぶ．ここには上行性・下行性神経路，小脳求心・遠心路やそれらの起始核，終止核の一部があり，上位脳と脊髄と小脳を相互に結びつけている．

脳幹網様体から出る上行性・下行性神経路は脳や脊髄の全体的な活動レベルを制御し，睡眠と覚醒，筋緊張の調節にあずかる．これが障害されれば昏睡に陥る．

脳幹には脳神経核があって，頭頸部の皮膚・深部覚，聴覚，前庭覚，味覚などの感覚情報を受容し，眼球運動や吸啜（きゅうてつ），咀嚼（そしゃく），発声など口，顎，舌，咽喉を協調して使う運動の反射中枢として頭頸部の運動を制御する．そのほか，姿勢反射[★11]中枢や歩行運動誘発野などがあり，四肢と軀幹の協調を要する運動の制御にあずかる．

延髄から橋の一部にかけては生命の維持に不可欠な呼吸中枢，循環中枢，嘔吐中枢，嚥下中枢，排尿中枢があり，この部位に障害が及べば死に至る．

小脳

小脳（cerebellum）は延髄の背側に位置し，上・中・下3対の小脳脚，すなわち入出力線維束によって脳幹につながる．その表面は灰白質である皮質に覆われ，皮質の下には白質が広がり，白質の深部に小脳核がある．

小脳核は内側から内側核（室頂核），中位核，外側核から成るが，中位核は高等動物では前中位核と後中位核に分かれ，ヒトではそれぞれ栓状核と球状核と呼ばれている．小脳は系統発生的にみると，最も古い原小脳と，次いで古い旧小脳と最も新しい新小脳に分けることができる．原小脳は前庭系と密接な連絡をもつ前庭小脳，古小脳は脊髄と結びつきの強い脊髄小脳，新小脳は大脳小脳連関にかかわる大脳小脳（橋小脳）ともいう．霊長類で著明な発達をみるのは

★11 姿勢反射

頭の位置を変えると四肢の筋緊張が反射的に変化する．頭を左に回転すれば，左上肢は伸展し，右上肢は屈曲する（緊張性頸反射）．頭を前屈すれば，上肢は屈曲し，下肢は伸展する．頭を背屈すれば，逆になる（緊張性迷路反射）．静座しているときにも，ピアニストが鍵盤を叩くときにも，サッカー選手がボールを蹴るときにも，常時この反射が働き続けて四肢の筋緊張を調節している．姿勢が崩れれば，正しい姿勢に戻す反射機構が働いて立ち直ることができる（立ち直り反射）．

新小脳であり，ヒトでは全小脳の約90％が新小脳である．

前庭小脳

前庭小脳（vestibulocerebellum）は頭の位置と動きの情報を内耳の三半規管と耳石器から受け取り，視覚情報を外側膝状体，上丘，大脳皮質一次視覚野から橋核を介して受け取る．前庭小脳の出力は皮質からプルキンエ細胞の軸索が直接に，また，内側核を介して前庭神経核に投射する．前庭神経核は脊髄の運動ニューロンプール★12に投射し，軀幹筋や四肢近位筋をコントロールすることによって平衡を保持し，また，動眼神経系に投射して頭や眼球の運動調節★13に関与する．

前庭動眼反射：電車やバスの中で本が読めるのは，頭が揺れても前庭動眼反射（vestibuloocular reflex）により，頭の動きを打ち消すように眼球が動いて視線が固定されるためであるが，このとき，プリズムによって視界の動きを実際よりも大きくしたり小さくしたりすると，当初，視線は固定できない．しかし，反射の利得が適応的に変化して，しばらくすれば視線は再び固定されるようになる．前庭小脳を破壊すれば，このような反射の利得の適応的変化は起こらなくなる．

脊髄小脳

脊髄小脳（spinocerebellum）の受ける主な情報は肢の空間的位置や運動段階に関する知覚であり，これらを脊髄小脳路から体性感覚，すなわち筋，腱，関節からの深部知覚と皮膚感覚を通して，そのほかに別の経路から聴覚，視覚，平衡感覚を通して受け取る．脊髄小脳は脳幹網様体や前庭神経核を介して脊髄に投射する一方，視床を介して大脳皮質運動野にも投射する．

脊髄への下行路は内側運動系を構成するもので軀幹筋や四肢近位筋を支配して姿勢の維持，歩行運動の発動と制御にあずかる．脊髄小脳のうち半球中間部は中位核に投射し，中位核は対側の大細胞性赤核と視床外側腹側核に投射する．大細胞性赤核の出力は赤核脊髄路として脊髄を下行し，視床外側腹側核からは大脳皮質運動野四肢領域に投射し，そこから皮質脊髄路として下行する．これらの下行路はともに外側運動系を構成して四肢の遠位筋の運動制御にあずかる★14．

大脳小脳

大脳小脳（cerebrocerebellum〈橋小脳〉）はほとんどの入力を大脳皮質前頭連合野，運動野上肢領野，運動前野，頭頂連合野から橋核を介して受け取る．出力は外側核を経て視床前側腹側核-外側腹側核群に投射し，視床核から前頭連合野，運動野上肢領野，運動前野に投射する．このように大脳皮質と小脳のあいだには両方向性に密接

★12 **運動ニューロンプール**
脊髄前角で支配筋ごとに集団を形成する運動ニューロンの集まり．近位筋（軀幹筋）の運動ニューロンプールは遠位筋（四肢筋）のそれよりも内側を占め，伸筋の運動ニューロンプールは屈筋のそれよりも腹側を占める．

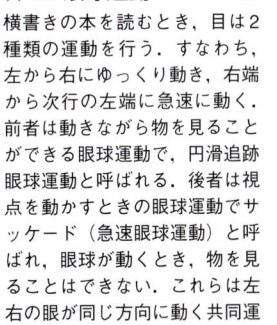

★13 **眼球運動**
横書きの本を読むとき，目は2種類の運動を行う．すなわち，左から右にゆっくり動き，右端から次行の左端に急速に動く．前者は動きながら物を見ることができる眼球運動で，円滑追跡眼球運動と呼ばれる．後者は視点を動かすときの眼球運動でサッケード（急速眼球運動）と呼ばれ，眼球が動くとき，物を見ることはできない．これらは左右の眼が同じ方向に動く共同運動である．近くを見たり，遠くを見たりするときには，左右の眼が反対方向に動いて視軸を1点に集める輻輳運動が起こる．

★14
脊髄小脳を破壊すればγ-運動ニューロンの活動性が低下し，筋緊張が低下することが知られている．

な結合が形成されている．外側核出力の一部は小細胞性赤核に投射し，そこから下オリーブ核を経て再び小脳に戻るフィードバック回路を形成している．

大脳小脳が障害されると手や指の多関節を使う巧緻な運動ができなくなり，運動の開始や停止が遅れ，運動の終点で振戦が著明に出現する．脊髄小脳が実行中の運動のフィードバック制御により強くかかわるのに対して，大脳小脳は運動のプログラミングやフィードフォワード制御により強くかかわる．

小脳の活動

従来，小脳は運動中枢の一つであり，嗅覚以外のすべての感覚入力を受けるが，全切除を行っても運動麻痺は起こらないし，感覚障害も起こらず，生命は維持され知能の障害も起こらず，起こるのは運動の協調性の障害，すなわち運動失調だけであるとされてきた．しかし，自律神経機能にも関与することは，小脳内側核の刺激により心臓血管系の反射が惹起され，瞳孔反射も変化することから知ることができる．

また，近年のPET（ポジトロンエミッショントモグラフィ）やfMRI（機能的磁気共鳴画像法）などの非侵襲的検査法によって，概念操作，作業記憶，イメージ喚起のような認知機能においても小脳が活動することが明らかにされてきている．

間脳

間脳（diencephalon）は視床（thalamus），視床下核（subthlamus），視床上部（epithalamus），視床下部（hypothalamus）から成る．

視床は下位脳と大脳皮質をつなぐ中継核であり，脊髄・脳幹経由で皮膚・深部覚，味覚，聴覚の情報を，視神経を通して視覚情報を，小脳からは運動制御に関する情報を受けて，それらをそれぞれ別個の視床大脳皮質投射によって大脳皮質に伝えるとともに，大脳皮質や大脳基底核から入力を受けて脳内各部の連合をつかさどる．視床下核は大脳基底核とのあいだに閉じたループを形成して運動制御にかかわる．視床上部は概日リズム[★15]と結びついた内分泌機能を有する．視床下部は自律神経系の上位中枢であり，体温調節，摂食，水分調節，代謝，性行動に関与し，下垂体とともに神経内分泌系を構成する．

大脳基底核

大脳基底核（basal ganglia）は，黒質，視床，視床下核，大脳皮質とのあいだに密接な神経結合をもち，随意運動や急速眼球運動の調節に重要な役割を演ずる．運動遂行中の時々刻々の情報を統合する

★15 概日リズム
サーカディアンリズムともいう．ヒトをはじめ多くの生物は，約25時間を周期とするリズムで生体機能などが変動していることから，概日リズムと呼ばれる．

というよりも，記憶に基づく予測や期待に結びつくような運動のプログラミングに関与する．

この部位に障害が起これば，パーキンソン病のように自発運動が乏しくなったり，不随意運動や筋緊張の異常が起こる．

大脳

大脳（cerebrum）または大脳半球（cerebral hemisphere）は灰白質である大脳皮質と線維の集まりである大脳白質より成る．

大脳皮質

大脳皮質には運動，感覚，知覚，認知，記憶★16，学習などの高次神経機能の中枢である新皮質と，情動や本能行動にかかわる辺縁皮質があり，それぞれ細胞構築の異なる多くの領野に分けられており，各領野は異なった機能を有する（機能局在）．障害部位によって，
①言葉は理解できるが話すことができない，話すことはできるが言葉を理解することができない（失語症）
②運動麻痺や運動失調がないにもかかわらず衣服を着ることができない（着衣失行）
③見えているにもかかわらず，それが何であるかわからない（視覚失認）
といったようなことが起こる．

大脳白質

白質は視床や脳幹その他の下位脳から皮質に入る入力線維，皮質から出て下位脳に投射する出力線維，片側半球の領野間を連絡する連合線維，左右の半球を連絡する交連線維から成る．脳梗塞や脳出血で大脳半球や白質が広範に障害されれば，半身不随（片麻痺）になる．

感覚系と運動系

感覚系

感覚神経系は，身体の内部や外界から得た情報を処理して，運動の発現や，体内の各種の器官の機能調節に寄与する．感覚の種類は嗅覚，味覚，視覚，聴覚，平衡感覚，触覚，圧覚，温覚，冷覚，痛覚，深部感覚，内臓感覚である．情報を最初に検知するのは，感覚受容器である．たとえば，皮膚には触刺激を検知するパチニ小体（層板小体）が，網膜には杆体と錐体という2種類の光受容細胞が，内耳には音を検知する有毛細胞が存在し，それぞれ適刺激★17を検知する．感覚受容器は，刺激の発生する場所が外界であるか体内であるかによって外受容器と内受容器に分けられる．

★16 記憶
記憶には覚える（記銘），保持する，想起する（再生）という3段階があり，いずれが障害されても記憶障害が起こる．時間的には，電話をかける前に番号を覚えるような短期記憶と長期記憶があり，後者には試験の答案に書くような知識の記憶（意味記憶），あの日，映画館でAさんと初めてのキスをしたというような記憶（エピソード記憶），ピアノ演奏や自転車運転のように，"手が覚えた"，"体が覚えた"というような記憶（手続き記憶）がある．

★17 適刺激
それぞれの感覚受容器に固有で，最も鋭敏に働く刺激．眼に対しては光，耳に対しては音，鼻に対しては匂い（化学物質）．眼球の打撲によって"目から火がでる"，ドアのノブに触れてビリッと感じるのは，不適刺激による感覚受容器の興奮である．

①外受容器：触覚，圧覚，温覚，冷覚，痛覚，味覚のように接触することが必要な接触性受容器と視覚，聴覚，嗅覚のように刺激の発生する場所が離れている遠隔受容器に分けられる．

②内受容器：固有受容器と内臓受容器に分けられる．固有受容器には筋の長さや張力の変化を検知する筋受容器と頭の回転加速度や線形加速度を検知する前庭受容器が含まれ，内臓受容器には内臓痛覚や臓器感覚の受容器が含まれる．

　それぞれの受容器に適刺激が与えられるとアナログ信号である受容器電位を発生し，それがインパルスというデジタル信号に変換される．眼に映る映像も，耳に聞こえる音も，痛みの感覚もすべて1か0かの信号として伝えられる．その信号が映像か音か痛みかを決めるのは神経結合である．このような信号はいくつかのニューロンを介して大脳皮質に伝えられて意識に上る．しかし，意識に上るのは感覚情報のごく一部であり，大部分の情報は意識に上ることなく運動の発現，制御，体内の各種の器官の機能調節に使われる．

運動系

　随意運動は，大脳皮質運動野から運動指令が脳幹や脊髄にある下位の運動中枢に下りて，そこから多関節を動かすそれぞれの筋肉へ指令が出されることによって発現する．下位の運動中枢を駆動するのは反射機構である．随意運動を制御するためには，運動の遂行過程における時々刻々の末梢からの感覚情報（筋，関節，皮膚など体性感覚，視覚，聴覚）によって正しい軌道からの誤差を知って，それを補正するようなフィードバック（閉ループ）制御と，最初から予測して正しい軌道を外さないようにするフィードフォワード（開ループ）制御が必要であり，後者は学習・訓練によって獲得される．

　随意運動は学習・訓練によって"体で覚える"とか"手が覚える"というように，意識されないで進行する自動運動に変わる．たとえば，ピアニストが最初に楽譜を見ながら鍵盤を叩くところが随意運動であり，習熟して楽譜も鍵盤も見ないで演奏できるようになれば自動運動である．それを可能にするのが小脳である．

　随意運動の随意性を発動するのは運動野ではなく前頭連合野や頭頂連合野[★18]や大脳基底核であり，それらを駆動する"動機"を問題にすれば大脳辺縁系などが関与する．随意性はさらに"自由意志"がどのようにかかわるかという問題にまで及ぶが，"動機"や"自由意志"を問題にしないところで，随意運動にかかわる神経信号の流れを模式的に示したのが図21である．大脳皮質から出る信号の一部は運動指令として下位の運動中枢に送られるが，信号の大部分は橋核から小脳に送られ，小脳から視床を介して大脳に送られる．この

★18 連合野
大脳皮質のうち，運動野でも感覚野でもない領域をいい，言語，記憶，判断などの高次脳機能にかかわる．前頭連合野，頭頂連合野，側頭連合野がある．

図21 随意運動の神経回路

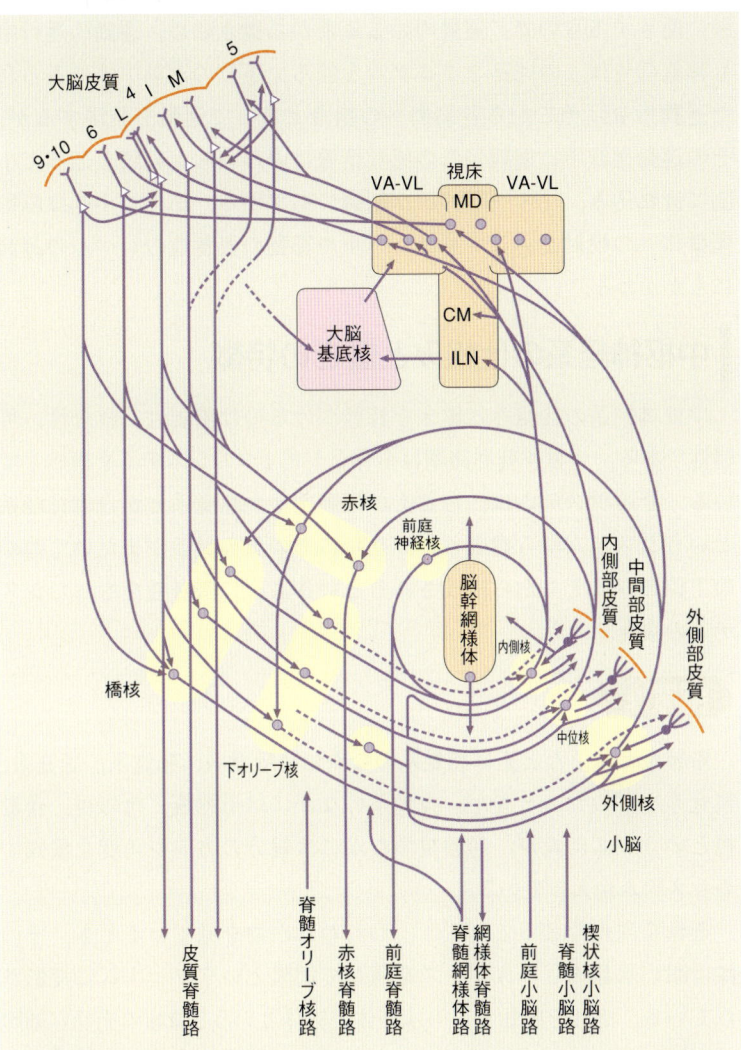

大脳皮質から出る信号の一部は運動指令として下位の運動中枢に送られるが，信号の大部分は橋核から小脳に送られ，小脳から視床を介して大脳に送られる．この大脳小脳連関回路は運動のプログラミングやフィードフォワード制御に関与するもので，運動の始まる前から働き始め，運動の遂行中も神経信号はこの回路をグルグルと回る．下位の運動中枢に送られた運動指令はそこから各筋肉への指令となって運動を発現するが，その運動遂行中に末梢からの感覚情報はいろいろな経路を通って小脳に流れ込み，フィードバック制御に関与する．

　大脳皮質の番号は領野を示し，L，I，Mは運動野の外側部（上肢支配野），中間部（体幹支配野），内側部（下肢支配野）を示す．VA-VL：前側腹側核-外側腹側核群，CM：正中心核，ILN：髄板内核，MD：背側内側核．

（佐々木和夫：小脳から大脳へのニューロン回路．神経研究の進歩 1973；17；822-837 より改変）

大脳小脳連関回路は運動のプログラミングやフィードフォワード制御に関与するもので，運動の始まる前から働き始め，運動の遂行中も神経信号はこの回路をグルグルと回る．下位の運動中枢に送られた運動指令はそこから各筋肉への指令となって運動を発現するが，その運動遂行中に末梢からの感覚情報はいろいろな経路を通って小脳に流れ込み，フィードバック制御にあずかる．また，小脳は脳幹網様体への投射を通じて意識レベルや脊髄の興奮性のレベルの調節にもかかわる．

中枢神経系の仕組みと働きの特徴

中枢神経系の仕組みと働きを特徴づけるのは階層性，統合性，可塑性である．中枢神経回路網は全体として1つのシステムを構成している．そのシステムは，たとえば運動系とか感覚系とか自律神経系というシステムから構成され，さらにそのおのおのがまたいくつかの下位のシステムから構成されるというように階層性をもったシステムの複合である．

階層性

階層性とは，たとえば感覚系のなかには嗅覚系，味覚系，聴覚系，視覚系などのシステムが，視覚系のなかには形態視，色彩視，運動視というシステムが，形態視のなかには線分の方向や角度を検知するシステムが入っている．

それを逆にたどってみると，われわれが物を見ているとき，その像は眼の水晶体というレンズを通して網膜というフィルムに投影されている．それを感知するのは杆体と錐体という2種類の光受容細胞である．それぞれの細胞は光が当たったか当たらないかを知るだけである．そのような情報を多くの光受容細胞から集めて処理すると，ある領域に光が当たったか（on），あるいは消えたか（off）の判定ができる．その情報を集めて処理することにより，線分の方向や角度がわかる．こうした情報処理を重ねていくことによって，われわれはAさんとBさんの顔を区別することができる．大脳皮質視覚野の一部が障害されると，AさんとBさんの顔を見たとき，それが人の顔であることはわかっても，両者を区別することができなくなる（相貌失認）．

統合性

統合性というのは，いろいろな階層のシステムが相互に情報をやり取りしながら，有機的に組み立てられていくことをいう．形態視のシステム，色彩視のシステム，運動視のシステムで行われた情報

が統合され，さらに，それが記憶として蓄えられている情報と統合されることによって，赤い服を着て，向こうから歩いてくる人が友人のAさんであることを知るのである．

感覚系と運動系がどのように統合されているかということは，手の働きを考えてみるとよくわかるであろう．われわれは暗い所でキーホルダーを触って，いくつかの鍵のなかから，たとえば玄関の鍵を取り出すことができる．服地を扱う熟練者は母指と示指のあいだに生地を挟んで指を動かすことにより，たとえば羊毛30％と化学繊維70％の混紡であると的確に判定する．視覚障害者は指を動かしてすみやかに点字を読む．これらは，指を動かさなければ不可能である．指を動かすことによって，つまり運動系が感覚系に統合されることによって，格段に高度な感覚情報を得る．逆に，感覚情報の統合なしには精緻な運動はできない．運動系と感覚系が統合されることによって，手は高度な感覚器になり，高度な運動器になるのである．

網膜の視覚情報は眼球運動と統合されることによってはじめて高度な視覚機能を発揮する．視覚や聴覚の感覚情報と運動系の統合によって微細な外科手術や精妙な楽器の演奏が可能になる．

可塑性

可塑性というのは，粘土のように力を加えれば変形し，力を取り去っても変形が残る性質をいい，岩のように力を加えても変形しない剛性や，ゴムまりのように力を加えているあいだだけ変形していて，力を取り去ると元に戻る弾性と対比される性質である．

われわれが日々新たなことを学習し，記憶し，あるいは脳損傷による機能障害から多かれ少なかれ回復できるのは中枢神経系に可塑性があるからである．それがリハビリテーションの成立基盤である．ヒトの中枢神経系は大きな可塑性をもっており，その可塑性によって，ヘレン・ケラーのように視覚と聴覚を失ってもなお触覚によって言語を獲得することが可能であり，その言語によって大いなる知識を獲得することができる．

神経系の可塑性という言葉は，狭義にはシナプス伝達の可塑性と同義に使われるが，広義には分子から個体に至るいろいろなレベルで起こる生理学的・形態学的変化で可塑的特性を示すものの総称として使われる．

学習によってあるシナプスでは伝達効率が上昇し，別のシナプスでは低下する．神経の伝達効率だけでなく神経結合も可塑的に変化する．障害された軸索の近くでは健常な軸索から発芽が起こり（側枝発芽），それが伸長して新たな神経結合を形成する．シナプスの新

★19
従来，中枢神経系では再生は起こらないとされてきたが，それは間違いである．軸索は切断されると，その断端や近傍から新たな突起を発芽させる．それは，条件がよければ伸長して，再び神経結合を形成する．

生や吸収も起こる★19．

　また，胎児の神経組織，ニューロン，神経幹細胞，あるいはES細胞（embryonic stem cell；胚性幹細胞）を中枢神経系に移植すれば生着し，神経突起を伸ばして神経結合をつくる．臓器移植では免疫拒絶反応の制御が鍵を握るが，中枢神経系は"免疫租界"といわれるように免疫拒絶反応がきわめて弱いので，その制御は容易である．ニューロンは分裂増殖する能力を失っているが，神経幹細胞は分裂による自己複製能とニューロンやグリアに分化する能力を有している．ES細胞は自己複製能とともにきわめて大きな多分化能を有するので，万能細胞ともいわれる．これらの細胞の移植や軸索再生の誘導によって，外傷や血管障害や変性疾患によって損なわれた神経回路を修復して機能回復を図ろうとする神経修復の試みが世界中で盛んに行われている．神経修復が可能になるのは中枢神経系が可塑性を有するからである．

（川口三郎）

●参考文献
1) 本郷利憲ら監，豊田順一ら編：標準生理学．第5版．東京：医学書院；2000．
2) 古河太郎ら編：現代の生理学．第3版．東京：金原出版；1994．
3) 中村重信編：別冊医学のあゆみ，神経疾患 state of arts．東京：医歯薬出版；1999．
4) Kandel ER, et al, editors：Essentials of neural science and behavior. Norwalk, Conneticut：Appleton & Lange；1995.

第11章
末梢神経系

末梢神経系

　生体は外部環境，内部環境からのさまざまな刺激を感じとって，それを脊髄や脳へ送り，それに対応した反応（運動，分泌など）が起こる．中枢神経と身体の末梢を連結する神経系が末梢神経系である．

（塩田浩平）

末梢神経系
発生

　神経系，特に末梢神経系の形態と機能の理解には，発生学的な考察が役に立つ．神経管から中枢神経系の分化が始まり，前脳から，嗅球，終脳，間脳が生じ，その尾側に中脳，また菱（りょう）脳の吻側から後脳が，尾側から髄脳がそれぞれ分化し，さらにその尾側に脊髄が生じる．これらの中枢神経系と身体の種々の器官とを結ぶのが末梢神経で，感覚情報を中枢神経系に伝える感覚神経（sensory nerve）と，中枢神経からの命令を伝達する運動神経（motor nerve）がある．初期発生の過程で，末梢神経は神経管の閉鎖の際に背側部から分かれた細胞塊である神経堤（neural crest）の細胞から分化・誘導される．

脳神経

　頭部の末梢神経は脳神経（cranial nerve）と呼ばれ，左右12対あり，発生の過程で感覚器の特殊な形成様式と一過性にみられる鰓★1の形成の影響を受ける．すなわち，嗅覚，視覚，および聴覚・平衡覚の感覚器の原基（プラコード★2）は，神経管の特定の部位に近接する外胚葉から誘導され感覚器に分化する．鼻板（鼻プラコード）は嗅上皮に分化し，においを感受する嗅細胞の突起である嗅糸すなわち嗅神経（olfactory nerve，第Ⅰ脳神経）を中枢の嗅球に送る．間脳は視脳とも呼ばれ，ここから眼胞が発生し，眼杯となり網膜が形成され，網膜の神経節細胞の突起である視神経（optic nerve，第Ⅱ脳神経）により視覚情報を中枢の外側膝状体および中脳に送る．菱

★1 鰓（さい）
系統発生で魚類などでは成体で機能している鰓の構造が，哺乳類のヒトの発生の過程でも一過性に形成される．第1鰓弓から第6鰓弓まであり，第Ⅴ（三叉神経），Ⅶ（顔面神経），Ⅸ（舌咽神経），Ⅹ（迷走神経）の各脳神経の感覚神経細胞は鰓弓の鰓プラコードに由来するとされる．

★2 プラコード
外胚葉の一部が肥厚して特定の器官や神経に分化する前駆細胞群をプラコードと呼ぶ．鼻プラコード（鼻板），眼プラコード（水晶体板），耳プラコード（耳板）から，それぞれ嗅神経，水晶体，蝸牛，前庭神経などの感覚器官ないし感覚神経が誘導される．

脳壁の外側の外胚葉に耳板（耳プラコード）が誘導され，耳窩，次いで耳胞となり，ここで分化した神経芽細胞により内耳神経節がつくられる．内耳神経節細胞の突起は前庭神経および蝸牛神経（内耳神経；vestibulo-cochlear nerve，第Ⅷ脳神経）となって聴覚と平衡覚情報を菱脳に送る．このように嗅覚器，視覚器，聴覚器は，プラコードから分化した感覚受容器官から直接中枢に神経突起（軸索）を送ることから中枢性感覚器あるいは特殊感覚器と呼ばれる．

中脳の腹側部には動眼神経核と滑車神経核が生じ，それぞれ動眼神経（oculomotor nerve，第Ⅲ脳神経）と滑車神経（trochlear nerve，第Ⅳ脳神経）を外眼筋に送り，眼球運動を支配する．後脳からは外転神経核が生じ，外転神経（abducens nerve，第Ⅵ脳神経）を送り外直筋を支配する．これらの眼球運動支配の脳神経は，舌下神経（hypoglossal nerve，第Ⅻ脳神経）とともに体性運動神経★3であり，脊髄神経前根に相当するものである．

菱脳の尾部の髄脳から鰓の構造が分化し，ここに鰓弓神経が生まれる．第1鰓弓には，三叉神経（trigeminal nerve，第Ⅴ脳神経）が発生し，咀嚼運動にかかわる筋を支配する運動神経および頭部と顔面部皮膚の感覚神経となる．第2鰓弓には，顔面神経（facial nerve，第Ⅶ脳神経）が発生し，顔面の表情筋支配の運動神経および涙腺や唾液腺支配の副交感神経（parasympathetic nerve），舌の味覚を伝える感覚神経となる．第3鰓弓には，舌咽神経（glossopharyngeal nerve，第Ⅸ脳神経）が発生し，味覚，咽頭と舌根部の感覚と運動にかかわる．第4鰓弓からは，迷走神経（vagal nerve，第Ⅹ脳神経）が発生し，心・肺・消化管の副交感神経となり，これには感覚性と運動性の神経が含まれている（図1）．

脊髄神経

脊髄神経（spinal nerves）は各体節に左右1対ずつ規則正しく形成され，体節に対応して頸髄（cervical），胸髄（thoracic），腰髄（lumbar），仙髄（sacral cord）レベルの神経堤から各1対の，感覚性の脊髄（後根）神経節と自律神経節が分化する．脊髄の前角には骨格筋支配の運動神経細胞がその全長に形成され，胸髄と腰髄のレベルの側角には交感神経の節前神経細胞が，仙髄の側角には副交感神経の節前神経細胞が形成される．

末梢神経は，発生の過程をみると中枢神経系と同じ神経管の一部に由来するが，胎生初期に神経管の背側から分かれた細胞の一群が増殖して神経堤という細胞集団をつくり，ここから身体の形成とともに細胞が移動を始める．感覚神経細胞は，脊髄の近傍で髄腔の中

★3 体性運動神経
自分の意志で自由に動かすことができる横紋筋を支配する神経で，この横紋筋を随意筋とも呼ぶ．神経細胞は脊髄の前角にあり，軸索は前根から出て手足や胴体の横紋筋を支配する．その終末は枝分かれして運動終板と呼ばれるシナプスにより筋細胞に結合する．

図1 胎生第5週ごろまでの頭部にみられる鰓と感覚器の原基（プラコード）および脳神経の関係

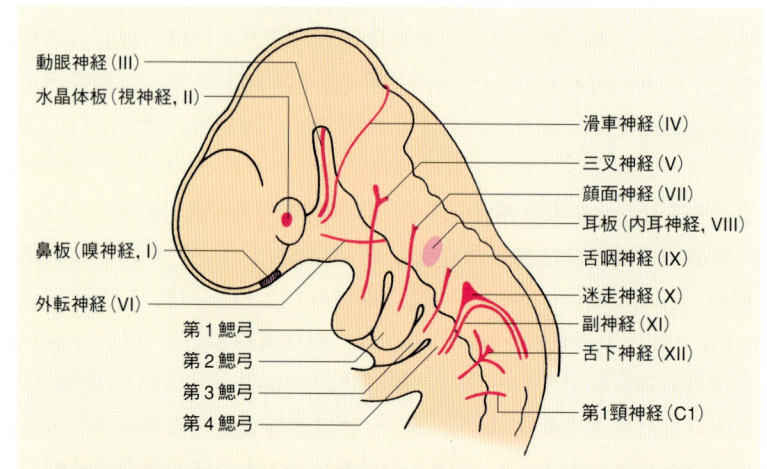

水晶体板は網膜に分化する眼胞に誘導されて上皮から生じる．鼻板は嗅上皮になり，そこに嗅神経が分化する．耳板から耳胞が分化しそこから蝸牛神経と前庭神経が生まれる．
（　）内の数字は脳神経の番号．

図2 神経堤からの分化

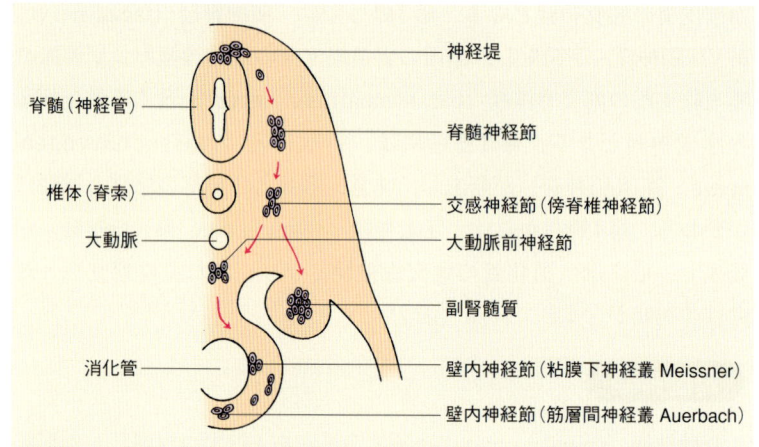

神経堤から分化，移動する脊髄神経節，交感神経節および消化管壁の副交感神経節（叢）と副腎髄質を示す．

に脊髄神経節を形成し，末梢性の突起を皮膚や内臓に送る一方，中枢性の突起を脊髄後根を経て脊髄後角に送る．自律神経細胞は末梢に移動して脊椎の近傍に交感神経節をつくり，さらに移動を続けて標的器官の近傍に副交感神経節をつくる．副腎髄質のアドレナリン，ノルアドレナリン細胞は，交感神経節の節後神経細胞に相同の細胞が内分泌細胞に分化したと考えられる（図2）．

（千葉胤道）

●参考文献
1）Drews U：発生学アトラス．塩田浩平訳．東京：文光堂；1997．

末梢神経系
構造と機能

　末梢神経系は，脳神経（12対），脊髄神経（31対），および自律神経（交感神経系と副交感神経系）から成る．機能的には感覚神経（sensory nerve）と運動神経（motor nerve）があり，神経情報が送られる方向により，中枢に向かう求心性神経と末梢に向かう遠心性神経に分けることができる（表1）．

　末梢神経として肉眼で見える神経束は，多数の神経線維（軸索突起とその周りを包むシュワン細胞〈Schwann cell〉）から成る束の周りを神経内膜（endoneurium）と呼ばれる緩い結合組織が取り囲み，さらにいくつかの神経束が神経周膜（perineurium）という結合組織の被膜に包まれている．軸索突起は髄鞘（ミエリン鞘〈myelin sheath〉）に取り巻かれている有髄神経と髄鞘をもたない無髄神経とがある．神経周膜に包まれた神経が集まってさらに太い神経束を形成している場合もある（図3，4）．神経細胞の核周部すなわち細胞体の集合を神経節（ganglion）と呼ぶ．末梢にみられる神経節には感覚神経細胞の脊髄（後根）神経節および節後自律神経細胞の集合である自律神経節などがある．

脳神経

脳神経の分類

　"発生"の項で述べたように，脳神経の一部は鰓弓およびプラコードと関係して発生することから，12対の脳神経（cranial nerve）を3群に分けることができる（表2）．
①特殊感覚器からの神経：嗅神経（I，脳神経の番号，以下同），視神経（II），および聴覚・内耳神経（VIII）．
②体性運動神経（脊髄の前根に相当）：外眼筋支配の動眼神経（III），滑車神経（IV），外転神経（VI），および舌下神経（XII）．
③鰓弓神経（脊髄の後根に相当）：第1鰓弓の三叉神経（V），第2鰓弓の顔面神経（VII），第3鰓弓の舌咽神経（IX），第4鰓弓の迷走神経（X），および副神経（XI）．

脳神経の構造と機能

　12対の脳神経はすべて頭蓋骨の穴を通過して末梢と連絡し，感覚神経，運動神経，および自律神経が含まれている．

表1　末梢神経系の分類

①構造的分類
　脳神経，脊髄神経，自律神経

②機能的分類
　運動神経，感覚神経

③中枢との関連による分類
　求心性神経，遠心性神経

図3 肉眼で見られる末梢神経の1本の構造

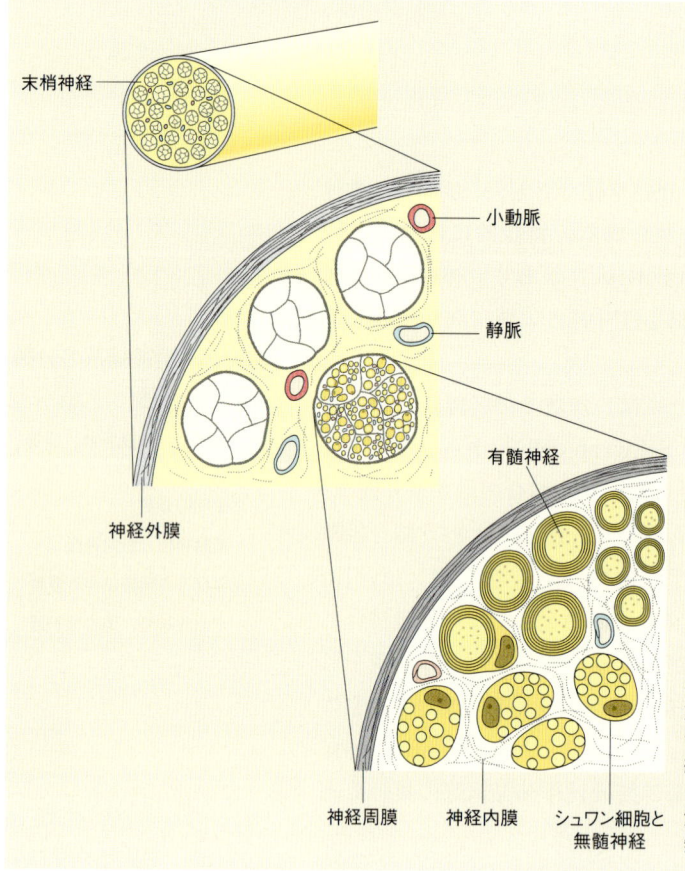

神経は多数の軸索が電話ケーブルのように束ねられている．軸索にはシュワン細胞に包まれているが髄鞘をつくっている有髄線維と，シュワン細胞に包まれているが髄鞘をもたない無髄線維とがある．有髄線維の太いものは運動神経，細いものは感覚神経，無髄線維は自律神経の節後線維などである．

図4 ヒトの細い末梢神経束の断面の電子顕微鏡像

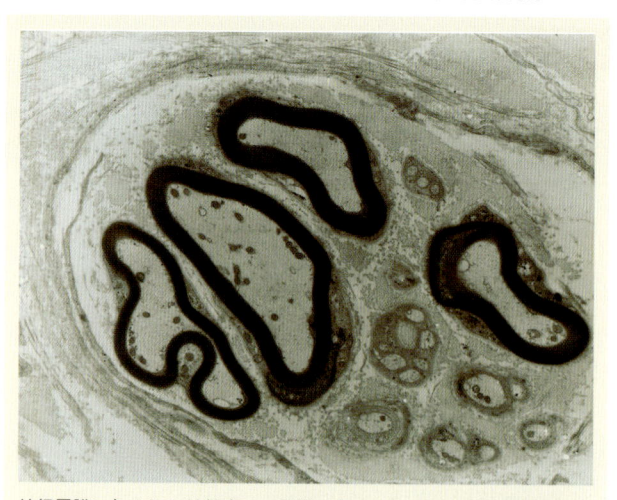

神経周膜に包まれた神経束には髄鞘に包まれた4本の太い有髄神経とシュワン細胞に包まれた十数本の無髄神経が見える．神経線維のあいだには神経内膜と呼ばれる膠原線維の束がみられる．

表2 脳神経の支配領域と機能

	脳神経	名称	感覚，運動，自律	支配領域，標的器官	機能
特殊感覚器からの神経	I	嗅神経	感覚	嗅球	嗅覚
	II	視神経	感覚	外側膝状体，上丘	視覚
	VIII	内耳神経	感覚	前庭，三半規管，蝸牛	平衡覚，聴覚
体性運動神経	III	動眼神経	運動：副交感	上眼瞼挙筋，上直筋，内側直筋，下直筋，下斜筋：毛様体神経節	眼球運動：縮瞳
	IV	滑車神経	運動	上斜筋	眼球運動
	VI	外転神経	運動	外側直筋	
	XII	舌下神経	運動	舌筋	
鰓弓神経	V	三叉神経	感覚：運動	眼神経（角膜，前頭額部，眼瞼の皮膚，副鼻腔・鼻腔の粘膜），上顎神経（上顎皮膚，上顎歯，鼻腔，上顎洞および口蓋の粘膜），下顎神経（頬，下顎，側頭部皮膚，顎関節，下顎歯，頬と口腔底の粘膜）：下顎神経運動根（咀嚼筋群，顎二腹筋前腹，口蓋帆張筋，鼓膜張筋）	顔面，鼻腔，口腔の体性感覚：咀嚼運動
	VII	顔面神経	運動：感覚：副交感	運動（顔面と頭部の表情筋，茎突舌骨筋，顎二腹筋後腹，アブミ骨筋）：感覚（舌前2/3，口腔底・軟口蓋の味覚）：副交感（顎下腺，舌下腺，涙腺，鼻腺，口蓋腺）	表情筋：味覚：涙腺，唾液腺
	IX	舌咽神経	運動：感覚：副交感	運動（茎突咽頭筋）：感覚（舌後1/3，咽頭の味覚，体性感覚）：副交感（耳下腺の分泌，頸動脈洞，小体の圧，動脈血 CO_2 分圧）	味覚：血圧，動脈血 CO_2 分圧，pH 感受
	X	迷走神経	副交感（運動，感覚）	心臓，大血管，喉頭，気管，気管支，肺，咽頭から食道，胃，小腸，横行結腸までの消化管の粘膜下，および筋間神経叢，肝臓の平滑筋・腺，膵臓	
	XI	副神経	運動	軟口蓋，咽頭，内喉頭筋，胸鎖乳突筋，僧帽筋	

第I脳神経（嗅神経）

嗅神経は感覚神経であり，鼻腔の天井の嗅部の嗅粘膜上皮に感覚細胞体があり，その軸索の束は篩骨の篩板を通過して中枢の嗅球に投射[★1]しシナプス結合する．

第II脳神経（視神経）

視神経は感覚神経であり，網膜の神経節細胞の軸索突起は視神経乳頭から視神経の束となって眼球を離れ，視神経管を通過し，視交叉で網膜の内側半からの神経は交差して外側膝状体にシナプスをつくり，二次ニューロンは視放線を経て大脳皮質一次視覚野に終わる．一部の神経線維は中脳の視蓋前域ないし上丘に投射して，対光反射[★2]に働く．

第III脳神経（動眼神経）

動眼神経の運動神経は中脳の動眼神経核から出て上・下枝に分かれ，上眼窩裂から眼窩に入り，上眼瞼挙筋，上直筋，内側直筋，下直筋，下斜筋に分布し眼球運動に働く．また，一部は副交感神経節前神経であり，毛様体神経節で節後神経にシナプス結合し，瞳孔を縮小させる．

★1 投射
神経の軸索が情報を伝える標的まで伸びている様子を表現する用語．軸索の終末は標的の神経ないし筋細胞にシナプスをつくり情報を伝達する．

★2 対光反射
目の網膜に光が当たると反射性に両眼の瞳孔の縮小が起こることをいう．その機序は，網膜の視細胞からの情報が視神経を経て中脳の視蓋前域に達し，その情報を次の神経が両側の副交感神経核（エディンガー・ウェストファール核〈Edinger-Westphal nucleus〉）に伝える．この副交感神経核からの命令が，瞳孔括約筋を収縮させ瞳孔を縮小する．対光反応ともいう．

図5 脳神経の三叉神経（V）と顔面神経（VII）の走行の一部

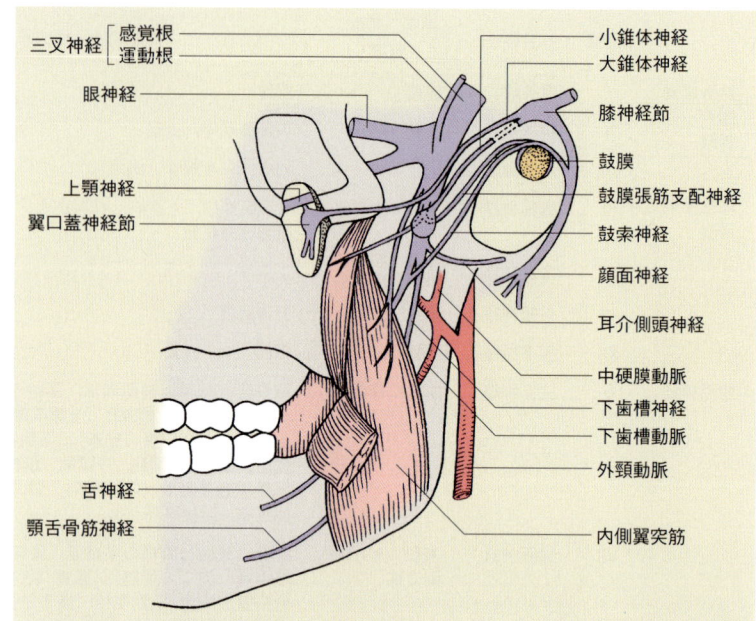

三叉神経は，眼神経，上顎神経，下顎神経の3枝に分かれ，大部分は感覚神経であるが，運動神経は内側翼突筋などの咀嚼筋，鼓膜張筋などを支配する．顔面神経は表情筋を支配する運動神経のほか，膝神経節に舌の味覚を伝える感覚神経細胞があり，鼓索神経を通じて軸索を送り，副交感神経の節前神経は大錐体神経と鼓索神経によりそれぞれ翼口蓋神経節と顎下神経節で節後神経に結合し，唾液腺と粘膜の分泌を促進する．

第Ⅳ脳神経（滑車神経）

滑車神経は運動神経であり，中脳後面から出て交差し，中脳の外側を回り上眼窩裂を通り，上斜筋を支配する．

第Ⅴ脳神経（三叉神経）

三叉神経は最大の脳神経で，腹側面より出て中頭蓋窩で感覚性の三叉神経節をつくる．三叉神経節から眼神経，上顎神経，下顎神経の3本の枝が分かれる．

①眼神経は感覚神経で涙腺神経，前頭神経，鼻毛様体神経に分かれ，上眼窩裂を通り，角膜，前頭部，眼瞼の皮膚，副鼻腔，鼻腔の粘膜に分布する．

②上顎神経は感覚神経で，正円孔を出て上顎の皮膚，上顎歯，鼻腔，上顎洞，および口蓋の粘膜に分布する．

③下顎神経は感覚神経と運動神経から成り，卵円孔を通り，感覚神経は頬，下顎，側頭部の皮膚，顎関節，下顎歯，頬，および口腔底の粘膜に分布する．運動神経は咀嚼筋群，顎二腹筋前腹，口蓋帆張筋，および鼓膜張筋を支配する（図5）．

第Ⅵ脳神経（外転神経）

外転神経は運動神経であり，橋と延髄の境界部腹側から出て前に

進み，上眼窩裂を出て外側直筋を支配する．

第VII脳神経（顔面神経）

顔面神経は運動神経と感覚神経および副交感神経から成る．橋と延髄の境界部腹側から出て外側へ向かい，内耳神経とともに側頭骨岩様部の内耳口から内耳道に入る．内耳の外側で茎乳突孔を通過し，側頭骨から出ると耳下腺内で多数の枝に分かれる．運動神経は顔面と頭部の表情筋，茎突舌骨筋，顎二腹筋後腹および中耳のアブミ骨筋を支配する．感覚神経は舌の前2/3，口腔底および軟口蓋の味覚を伝える．また，顎下腺，舌下腺，涙腺，鼻腺，および口蓋腺の分泌を促進する副交感節前神経を含む（図5）．

第VIII脳神経（内耳神経）

内耳神経は前庭神経および蝸牛神経の2種の感覚神経から成る．顔面神経とともに内耳道に入る．前庭神経は内耳の前庭および三半規管からの平衡覚を，また蝸牛神経は内耳の蝸牛からの聴覚を伝える．

第IX脳神経（舌咽神経）

舌咽神経の運動神経は茎突咽頭筋を支配し，感覚神経は舌の後1/3および咽頭の味覚と体性感覚を伝える．運動性副交感神経は耳下腺の分泌を促進し，感覚性副交感神経は頸動脈洞で血圧を，頸動脈小体で動脈血のCO_2分圧，pHを感受し，延髄の孤束核へ送り，血圧反射，呼吸反射を起こす．

第X脳神経（迷走神経）

迷走神経は延髄腹側より起こり，頸静脈孔から出て頸動脈，頸静脈に沿って頸部を下行する．さらに胸腔の縦隔内を食道の両側を下る経過で心臓，大血管，喉頭，気管，気管支，肺に枝を出し，腹腔に入って横行結腸までの消化管，肝臓，膵臓に分布する．消化機能を促進する運動性副交感神経と内臓からの感覚性副交感神経を含む．

第XI脳神経（副神経）

副神経は運動神経であり，延髄と脊髄から起こり，いったん大後頭孔から頭蓋内に入り頸静脈孔から出る．延髄由来の部分は迷走神経に伴走して軟口蓋，咽頭，内喉頭筋に分布する．脊髄の部分は胸鎖乳突筋と僧帽筋を支配する．

第XII脳神経（舌下神経）

舌下神経は運動神経で，延髄の錐体とオリーブのあいだから起こり，舌下神経管より頭蓋を出て，頸部を下行して舌筋を支配する．

脊髄神経

脊髄神経（spinal nerve）は，8対の頸神経（cervical nerve；C），12対の胸神経（thoracic nerve；T），5対の腰神経（lumber nerve；L），5対の仙骨神経（sacral nerve；S）および1対の尾骨神経（coc-

図6 デルマトーム（皮節，皮膚分節）

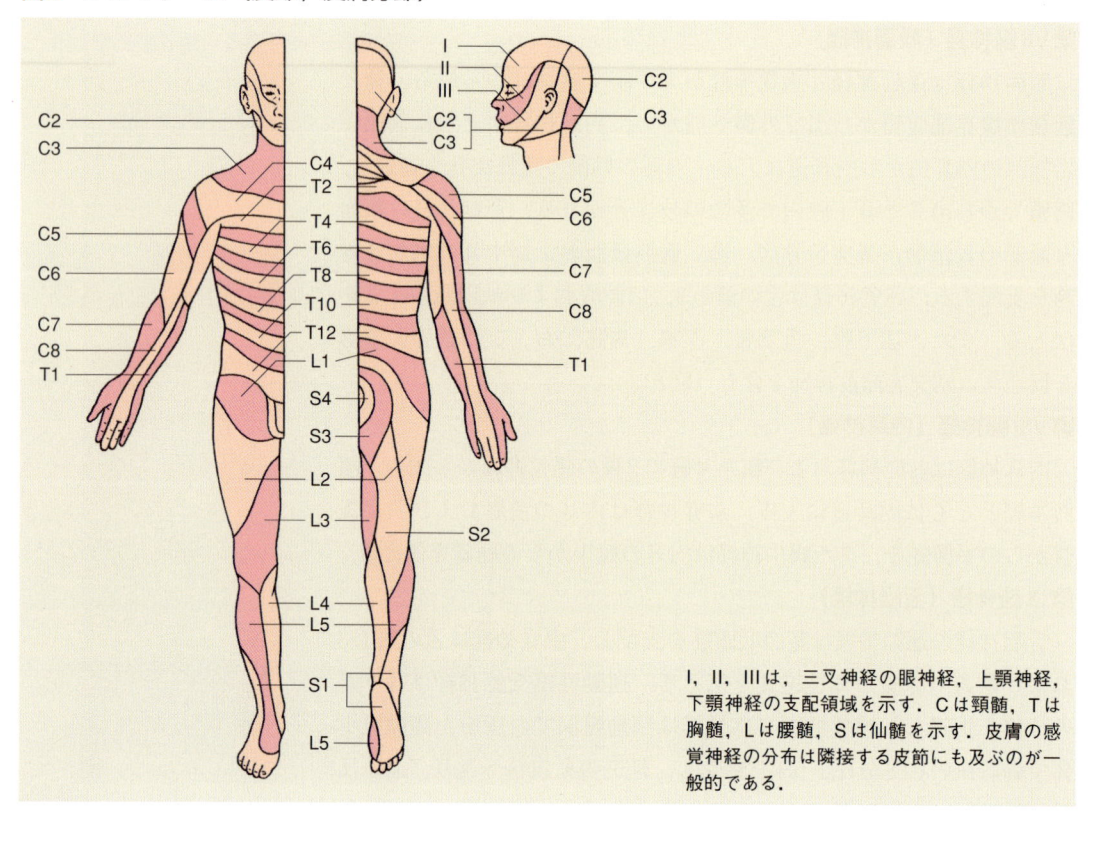

I，II，IIIは，三叉神経の眼神経，上顎神経，下顎神経の支配領域を示す．Cは頸髄，Tは胸髄，Lは腰髄，Sは仙髄を示す．皮膚の感覚神経の分布は隣接する皮節にも及ぶのが一般的である．

★3 皮枝
脊髄神経の最終の分枝で，皮膚の触覚，圧覚，振動覚，痛覚，温度覚などの感覚神経および汗腺，毛の立毛筋への運動神経や感覚神経などを含む．

★4 腰痛
腰痛は原因の明確なものとして，椎間板ヘルニアにより神経根を刺激する場合，椎間板，椎間関節などの炎症による刺激による場合のほか，原因のまだ解明されないものがある．腰痛の多発する部位は第4，5腰椎部であり，しばしば相当するデルマトームの鼠径部，大腿部に関連痛がみられる．

cygeal nerve；Co）から成る．

脊髄神経は，脊髄の左右両側から出る前根（運動性）と後根（感覚性）が合わさって1本の脊髄神経となり，椎間孔から脊柱管を出るとグリア（神経膠細胞）に代わってシュワン細胞の髄鞘に包まれ標的器官に向かう．末梢神経は動脈に伴行する場合が多く，骨格筋支配の運動神経の枝を出しながら感覚神経を含む皮枝★3はデルマトーム（皮膚分節，脊髄神経の各髄節の支配する皮膚領域）に相当する皮膚に分布する（図6）★4．

前根は脊髄前角の運動神経細胞の軸索のほかに，胸神経と腰神経のレベルでは側角の節前交感神経の軸索を，また仙骨神経レベルでは側角の節前副交感神経の軸索を含む．後根には感覚神経の軸索突起が含まれるが，感覚ニューロンの集合である脊髄（後根）神経節から中枢へ向かう突起は脊髄後角に入り，末梢の突起は前根と合流して椎間孔を出る．交感神経の節前神経線維は根神経から分かれ，白交通枝となって各髄節の傍脊椎交感神経節に入り，ここで節後神経にシナプス結合し，節後神経の軸索は灰白交通枝となって再び体性神経と合流し標的へ向かう．副交感神経の場合は節前神経線維がそのまま標的器官近傍の副交感神経節に到達して節後神経にシナプ

図7 脊髄から末梢神経の出る部分の関係

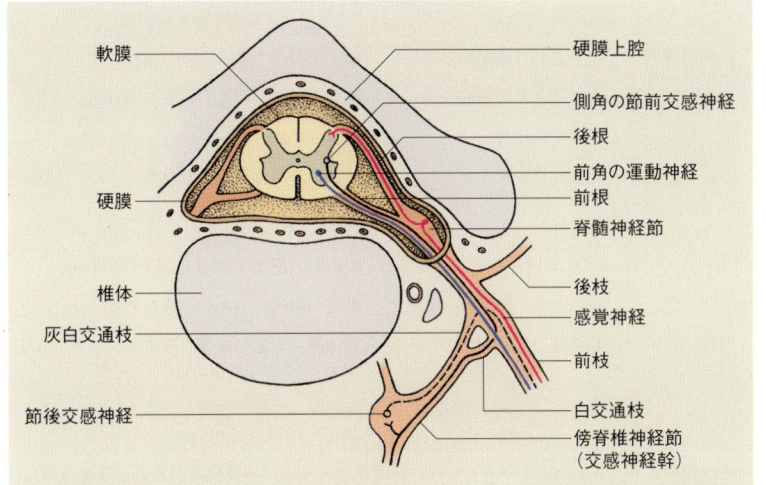

節前交感神経との関係をみるために胸髄節の例を示した．感覚神経（赤），運動神経（青），自律神経（黒）．硬膜は末梢神経の外膜に移行する．白交通枝は有髄の節前交感神経の線維が通るので白く見えるが，節後線維は無髄なので灰白交通枝として見える．後枝の神経については省略した．

ス結合する（図7）．

　末梢神経には随意運動に関与する体性運動神経と，内臓の機能を調節する自律神経が含まれる（自律神経については後に述べる）．

　体性運動神経は，骨格筋に運動終板と呼ばれるシナプス結合をつくり，アセチルコリンを分泌して横紋筋を収縮させ随意運動を起こす．

　感覚神経は体表の皮膚感覚，筋や関節の感覚（固有感覚）を感受してその情報を中枢神経に送る．皮膚の感覚神経は，真皮乳頭の中にあるマイスネル（Meissner）の触覚小体，圧力を感じるファーター-パチニ（Vater-Pacini）の層板小体，メルケル（Merkel）小体からの神経と，自由神経終末と呼ばれる終末が多数の枝分かれをして表皮の浅層に分布し温度と痛覚を感受する神経がある．一般に感覚性の神経伝達物質はグルタミン酸と考えられているが，温度と痛覚（侵害刺激ともいう）を伝える神経はP物質★5とカルシトニン遺伝子関連ペプチド（carcitonine-gene related polypeptide；CGRP）というペプチドも含んでいる（表3）★6．

頸神経叢

　頸神経叢は第1～4頸神経（C1～C4）によりつくられ，皮枝は小後頭神経，大耳介神経，頸横神経，鎖骨上神経により後頭部および胸骨までの前頸部の皮膚感覚を感受する．また，椎前筋群，胸鎖乳突筋，肩甲挙筋，僧帽筋，舌骨筋群，胸骨甲状筋を支配し，頸と肩の運動を行う．

★5 P物質
最も早く発見されたペプチド神経伝達物質の一つで，脊髄の後角に投射する感覚神経終末に多く含まれている．痛覚を伝える神経に含まれていることで注目され痛み（pain）の頭文字からP物質と命名されたが，後に痛みとは関係ない神経系にも含まれることが判明した．

★6 痛覚の抑制機序
関門説（gate theory）という．向こう脛を打ったときなど激痛をしのぐために打った部位を擦ったり，強く押さえると痛みが和らぐ．触圧覚からの太い線維の軸索側枝の入力を受けた抑制性介在ニューロンが，痛覚を伝える細いC線維の軸索終末にシナプス結合し，二次ニューロンへの伝達を抑えるからであると説明されている．これは一種の生体防御反応と理解される．極度の激痛などによる情動性失神と呼ばれる現象も，血管運動神経作用で末梢血管の拡張が起こり，脳血流の減少する結果と説明されるが，類似の生体防御反応と考えられる．

表3 皮膚感覚器および固有感覚器の種類と機能

感覚器		感受する感覚の性質
皮膚感覚器	毛受容器（柵状神経終末）	触覚：（Aβ）25〜70m/sec
	マイスネルの触覚小体	触覚（動的）：（Aβ）25〜70m/sec
	メルケル小体	触覚（静的）：（Aβ）25〜70m/sec
	自由神経終末	侵害刺激（痛覚），温度覚： （Aδ）10〜30m/sec （C）＜2.5m/sec
	パチニ小体	振動覚，圧覚：（Aβ）25〜70m/sec
	ルフィニ（Ruffini）小体	触覚（静的）：（Aβ）25〜70m/sec
深部（固有）感覚器	筋紡錘	筋伸展，関節の位置と動き： （Aα）70〜120m/sec
	ゴルジ（Golgi）腱器官	腱伸展，関節の位置と動き： （Aα）70〜120m/sec

神経線維の太さ（Aα，Aβ，Aδ，C）と伝導速度 m/sec，神経線維の太さと伝導速度は，ほぼ比例する．
注：二点識別閾*の皮膚領域による違いは，口の周り，手の指先で10mm以下，背中，大腿で70mm．
*二点識別閾：2つの点を同時に刺激したとき，2点が刺激されたと認識できる間隔の最小値．

横隔神経（C3〜C5）：横隔膜を支配して呼吸運動を行い，また横隔膜を覆う胸膜と腹膜および心膜の感覚も伝える．

腕神経叢

　第5〜8頸神経（C5〜C8）および第1胸神経（T1）から出た脊髄神経が鎖骨の下，腋窩動脈の近傍で腕神経叢をつくり，筋皮神経，正中神経，尺骨神経，および橈骨神経を上肢に出す．その途中で内側上腕皮神経，内側前腕皮神経および腋窩神経が分かれ，肩関節の運動を支配し肩の皮膚にも分布する（図8）．

筋皮神経：烏口腕筋，上腕二頭筋，上腕筋を支配し外側前腕皮神経となって終わる．

橈骨神経：上腕深動脈に沿って走り，上腕骨の内側から後面を回って外側に達し，外側上顆の前から肘窩の外側に至り浅枝と深枝に分かれる．そのあいだ上腕三頭筋，上腕筋，腕橈骨筋，長橈側手根伸筋を支配し，浅枝は後方へ回って母指と手背の橈側半，示指，中指の近位端および環指の橈側半の皮枝となる．深枝は橈骨の外側縁を後方に回り，前腕伸筋群を支配する（図8）．

正中神経：上腕動脈に沿って走り，肘窩下部で尺骨動脈の内側を通り，肘窩のすぐ下で尺骨動脈の前を交差し，前骨間動脈に沿って前腕前面の正中部を通り，橈側手根屈筋腱と長掌筋腱のあいだを抜けて手掌に入る．前腕の円回内筋，橈側手根屈筋，長掌筋，浅指屈筋，長母指屈筋，深指屈筋，方形回内筋に枝を送る．手根管を通り手掌

図8 腕神経叢と上肢の神経の走行の概略

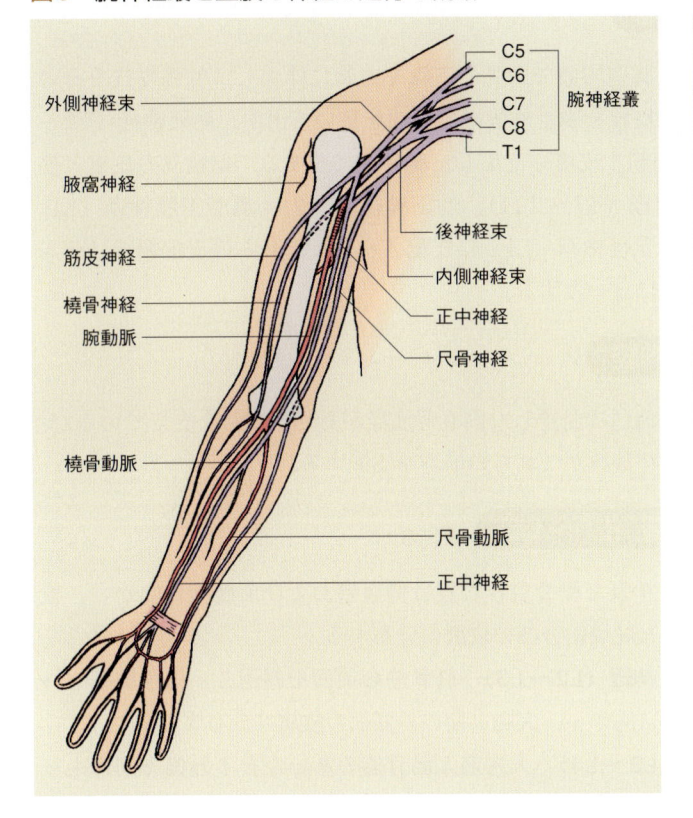

図9 手の神経麻痺による症候

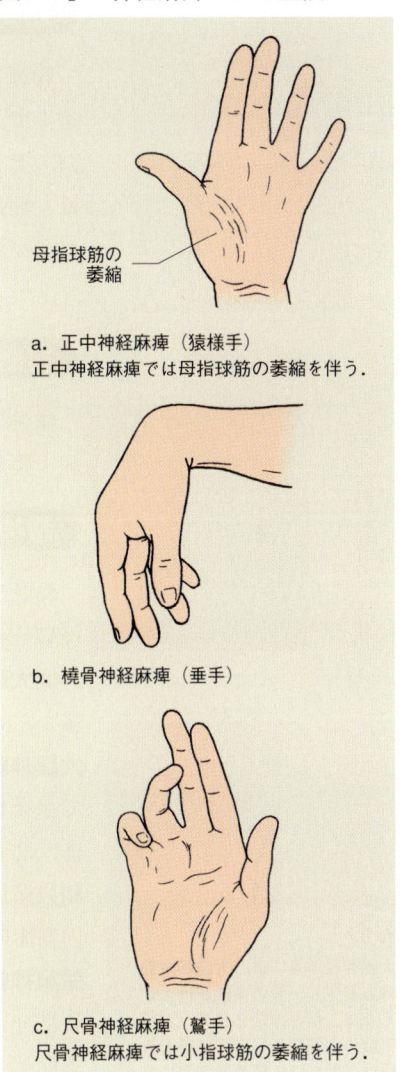

a. 正中神経麻痺（猿様手）
正中神経麻痺では母指球筋の萎縮を伴う．

b. 橈骨神経麻痺（垂手）

c. 尺骨神経麻痺（鷲手）
尺骨神経麻痺では小指球筋の萎縮を伴う．

に入ると，第1，2虫様筋と母指球筋に筋枝を出し，皮枝は手掌と母指，示指，中指および環指の橈側面および中節，末節の背側面に分布する（図8）．

尺骨神経：上腕動脈の内側から上尺側側副動脈に沿って走り，上腕骨内側上顆の後方を通り，尺骨動脈に沿って前腕の前内側を走り，尺側手根屈筋と尺側の深指屈筋を支配し，手の小指球筋，母指内転筋，虫様筋，短掌筋に枝を送り尺側手背の皮枝となる．手背の尺側半と手掌に皮枝を与えた後，手掌に達し浅枝と深枝に分かれる．浅枝は2本の掌側指神経となり小指の尺側，薬指（環指）と小指の対向面の掌側および中節，末節の背側に分布する．深枝は尺骨動脈深枝に沿って走り，深掌動脈弓に至りすべての骨間筋，第3，4虫様筋，手根部の関節と骨に枝を送り，母指内転筋に終わる（図8）★7．

★7 手の神経麻痺による症候

正中神経が肘ないし手首で障害されると，母指球筋の萎縮と手の扁平化が起こり猿様手となる．母指対立運動と外側指皮膚の感覚が消失する．橈骨神経障害は腋窩で起こることが多いが，手関節と指を伸展することができなくなり，垂手（下垂手）となる．尺骨神経は肘ないし手首で障害されると，薬指，小指の指節間関節の屈曲変形が起こり，鷲手（わし）を呈する．小指球の扁平化と手掌内側縁の直線化も起こる（図9）．

肋間神経

胸神経が胸壁内面で肋骨の下縁を血管に伴走し，外側皮枝をその途中で，前皮枝を胸骨外側縁で肋間を貫いて出す．肋間神経（T2〜T6）は肋間筋と皮膚を支配し，胸骨縁に達する．前腹部の皮膚と筋は，肋間神経（T7〜T11），肋下神経（T12），腸骨下腹神経（L1）および腸骨鼠径神経（L1）に支配される．それらの支配領域はデルマトームにほぼ一致する．

背側の神経

体幹の背側には発達した固有背筋群があり，姿勢を支えているが，胸・腰髄神経後枝がこれらの筋群を支配する．

腰神経叢（L1〜L4）（図10）

腸骨下腹神経と腸骨鼠径神経は側腹壁および前腹壁に向かい，鼠径靱帯の上と恥骨結合部の皮膚に分布する．

外側大腿皮神経（L2〜L3）：腸骨筋の前面を経過し，鼠径靱帯の外側から大腿に向かい，大腿と膝の外側面の皮膚に分布する．

大腿神経（L2〜L4）：大腰筋と腸骨筋のあいだを下外側方向に走って鼠径靱帯をくぐり，大腿動脈の外側を大腿に向かう．前枝は縫工筋，恥骨筋に枝を出し大腿内側と前面の皮膚に分布する．後枝は大腿四頭筋に筋枝を出し，伏在神経となって下腿の後内側面から足背内側面の皮膚に分布する★8．

閉鎖神経（L2〜L4）：骨盤内を総腸骨動脈に沿って走り，前枝と後枝に分かれて閉鎖孔を通過し，前枝は薄筋，短内転筋，長内転筋を支配し，大腿内側面に皮枝を出し，大腿動脈壁に分布して終わる．後枝は外閉鎖筋，大内転筋および膝窩動脈を支配し，膝関節に分布して終わる★9．

仙骨神経叢（L4〜S3）（図10）

仙骨神経叢は第4，5腰神経（L4，L5）および第1〜3仙骨神経（S1〜S3）の前枝から成り，仙骨神経叢から大坐骨孔を通り骨盤腔を出て下肢に分布する神経は，人体で最も太い坐骨神経（L4〜S3）で，その起始部から分かれる細い枝は，大・中・小殿筋，大腿筋膜張筋，大腿方形筋と内閉鎖筋，および大腿後面の皮膚に分布する★10．仙骨神経叢から骨盤の筋，内臓，会陰に分布する枝は，陰部神経および梨状筋への筋枝および副交感神経仙骨部（S2〜S4）からの骨盤内臓神経であり，このほか，貫通皮神経が殿部の内下方の皮膚に分布する．坐骨神経は，殿部を下外側方に上腸骨棘と坐骨結節の中間

★8
大腿神経損傷により大腿四頭筋麻痺が生じ，膝の伸展が行えなくなる．伏在神経分布域（下部下腿の内側面，足の内側縁から母趾下面）の皮膚感覚の消失が起こる．

★9
閉鎖神経の損傷により大内転筋の膝腱部を除くすべての内転筋の麻痺と大腿内側部の皮膚の感覚の消失をみる．

★10
坐骨神経を損傷するとハムストリング筋群麻痺により膝から下の筋が麻痺し，足をもち上げたときに足先が下垂する（垂足）．伏在神経分布域を除く膝から下の皮膚感覚の脱失が起こる．殿筋への筋肉注射の際は殿部の上外側部に注射して，坐骨神経損傷を避けるように注意すべきである．

図10 腰神経叢と仙骨神経叢およびそれらから出る主要な下肢，下腹部，陰部を支配する神経

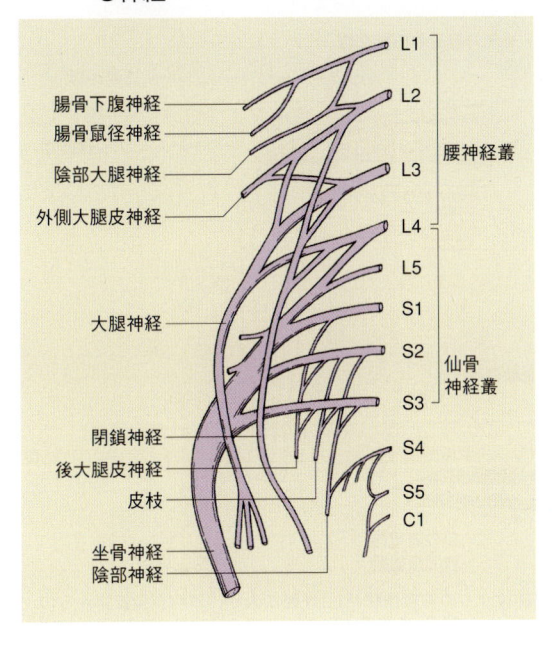

図11 下肢に分布する神経の走行の概略

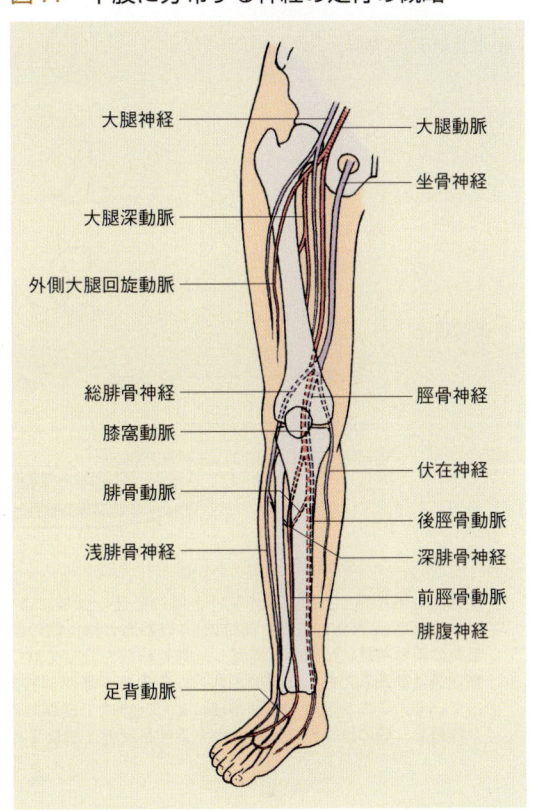

を走り，大腿骨の大転子と坐骨結節のあいだを通り，大腿後面を下行し，膝窩の上方で総腓骨神経と脛骨神経に分かれる．

①総腓骨神経：大腿二頭筋へ枝を出し，長腓骨筋，短腓骨筋から下腿と足背の皮膚へ，前脛骨筋，長母指伸筋，長指伸筋，短指伸筋および母趾，第二趾の皮膚へ，下腿外側の皮膚および足の外側と小趾の皮膚へ達する★11．

②脛骨神経：半腱様筋，大腿二頭筋，半膜様筋，大内転筋に枝を出し，下腿で腓腹筋，ヒラメ筋，後脛骨筋，長指屈筋，長母指屈筋に枝を出した後，足の屈筋群と皮膚に達する（図11）★12．

深部反射

骨格筋の腱を叩き急激な伸展刺激を与えると，その筋が反射性に収縮する現象を深部反射と呼び，診断によく利用される．上腕二頭筋反射（C5，C6）では，二頭筋の腱を叩くと前腕の屈曲を起こし，アキレス腱反射（L5～S2）では，アキレス腱を軽く叩くと足が底屈する．最もよく知られた深部反射の例として，膝蓋腱反射（膝反射）（L2～L4）の機序を図示し，説明する（図12）．

★11
総腓骨神経が皮下の浅い部分を通過する膝窩のすぐ下部で損傷を受けると，前頸骨筋，長・短指伸筋，第三腓骨筋，長母指伸筋，長・短腓骨筋が麻痺し，拮抗筋の作用で足は底屈と内反位に固定される（内反尖足）．下腿の前外側面から足の背面の感覚消失がみられる．

★12
脛骨神経が損傷されると足底の筋が麻痺し，足は背屈と外反位に固定される（外反踵足）．

図12 膝蓋腱反射

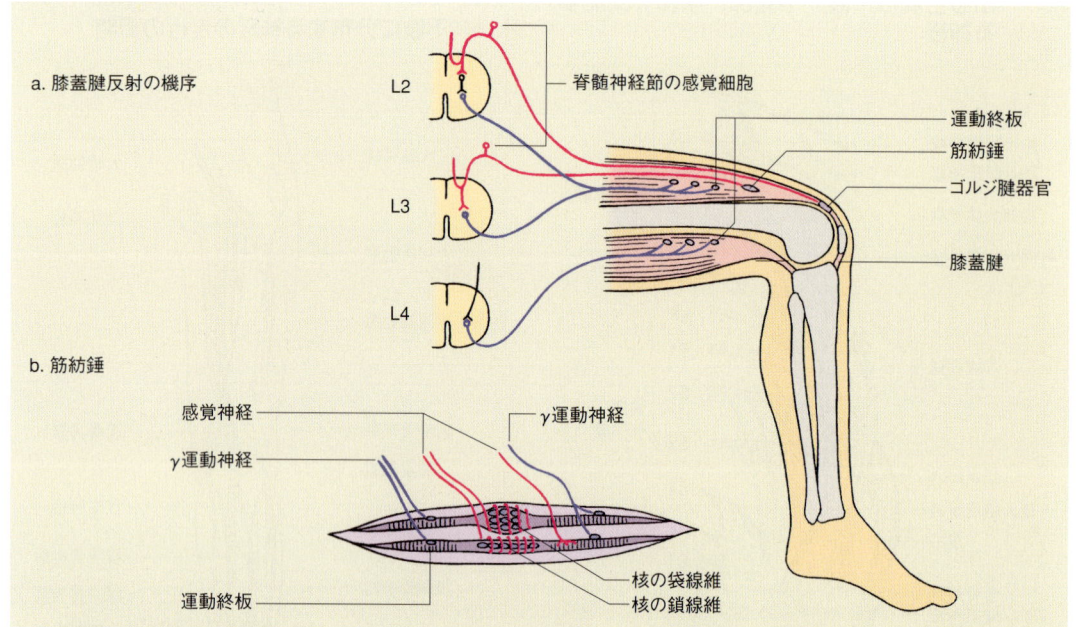

a. 膝蓋腱反射の機序

b. 筋紡錘

a：受容器は筋紡錘で，膝蓋腱を叩くと筋の急速な伸展により筋紡錘からの感覚情報がL3脊髄に入り，ゴルジ腱器官からの感覚情報はL2脊髄に入る．同時にL4脊髄節の拮抗筋の運動神経には抑制性の信号が送られ，筋を弛緩させる．L3脊髄節前角の運動神経は反射性に興奮し，運動終板を介して筋は収縮し，下腿が跳ね上がる．
b：筋紡錘は筋細胞と並列に配置されているので，筋が伸展すると紡錘内の筋線維も伸展して感覚線維が興奮する仕組みになっている．この感度はγ運動神経により紡錘内の筋線維の緊張度を変えることにより調節される．核の袋線維は筋の急激な伸長を，核の鎖線維は筋の持続する伸長状態を感受する．

★13 γ運動神経
骨格筋（横紋筋）支配の運動神経は脊髄の前角にあって，その径は50μm以上と大きく軸索の径も太いのに対して，筋紡錘の中の小さな横紋筋を支配するγ運動神経は細胞体も小さく軸索も細い．γ運動神経は筋紡錘の中の筋の張力を変えて筋紡錘の感度を調節している．筋紡錘からの情報によるフィードバック機構により，拮抗する伸筋と屈筋を合理的に働かせてスムースな運動を行う仕組みになっている．

骨格筋収縮の調節機序

　骨格筋を支配する神経は，運動神経と筋の伸展・張力などを感知する装置である筋紡錘からの感覚神経，筋紡錘の中の小さな錘内筋の張力を支配するγ運動神経★13などから成る．骨格筋への神経は，通常，筋単位という筋細胞のグループを1本の神経が枝分かれして支配している★14,15．神経の終末部は髄鞘がとれ，膨大して筋細胞に運動終板と呼ばれる特殊なシナプス結合をする．アセチルコリンが運動神経の終末から分泌されて，筋細胞の受容体に結合し，イオンチャネルを開いてカルシウムが細胞に流れ込み，筋細胞の収縮が起こる．筋の収縮の程度を感知するために，筋紡錘が骨格筋の随所に配置されている．筋紡錘は筋細胞と平行に配置されていて，筋が伸展すると紡錘内の筋細胞を取り巻いている感覚神経が興奮する．筋紡錘の感度は，γ運動神経が錘内筋細胞の緊張度を増すことにより上がるようになっている（図12）．筋の収縮はこのようにいくつかの仕組みが働いて，緩やかにあるいは急速に，強くあるいは弱く収縮できるようになっている★16,17．

図13 自律神経支配の全体像

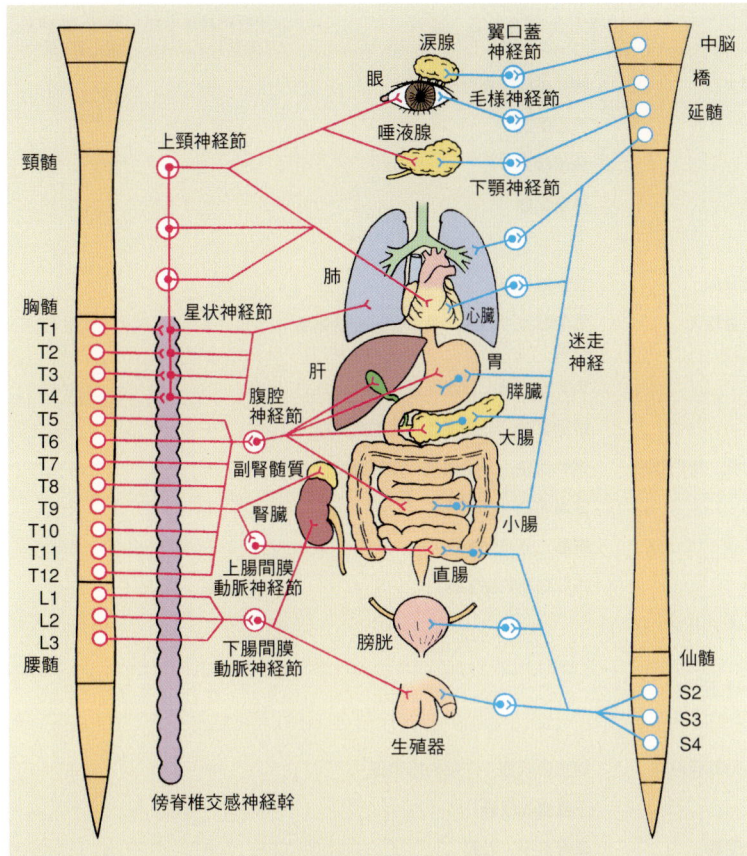

交感神経系は左側に赤で，副交感神経系は右側に青で示した．機能については表4を参照されたい．交感神経の血管支配については省略した．○ ○ ○は節前交感（副交感）神経を，● ● ●は節後交感（副交感）神経を表す．

★14 運動神経障害の症候

上位運動神経障害
1. 萎縮のない筋弛緩
2. 伸展反射の亢進
3. 異常な反射，痙攣性，屈曲または伸展位
4. クローヌス間代性攣縮

下位運動神経障害
1. 筋の弛緩性麻痺
2. 筋伸長（深部）反射消失
3. 筋萎縮
4. 筋の線維性収縮

★15 末梢神経の再生

末梢神経には一般に再生能がある．運動神経の軸索が障害されても脊髄前角の神経細胞体が障害されない限り，旺盛な軸索の再生を行う．しかし本来の標的に正しく神経の再支配が起こるには，神経鞘が正しく接合される必要がある．

★16 表在性反射の例

①足底反射：足の裏を針で踵から足先の方に擦ると母趾が足底へ屈曲する．
②挙睾反射：大腿部内側面の皮膚をピンで擦ると同側の精巣が挙上する反射がみられる．

★17 病的反射の例

バビンスキー反射（Babinski reflex）：足底外側縁を先の尖った器具で擦ると正常では母趾が底屈するが，一次運動ニューロンの損傷があると母趾が背屈する．新生児は生理的にバビンスキー反応陽性である．

自律神経系（図13，表4）

胸・腰髄交感神経系（T1～L3），迷走神経，仙髄副交感神経系（S2～S4）

　交感神経節前神経は胸・腰髄側角に細胞体があり，軸索は有髄線維で，前根から分かれて傍脊椎神経節に入り，ここで節後神経細胞に対してアセチルコリンを神経伝達物質としてシナプス結合する．節後交感神経の軸索は無髄線維で，神経節を出ると血管，腺，立毛筋などの平滑筋に対してノルアドレナリンを分泌し収縮させる（図14a，b，c）．汗腺支配の交感神経は，例外的に節後神経もアセチルコリンを分泌し，汗腺を刺激して熱の放散による体温調節をする．副交感神経系は延髄の迷走神経と仙髄の側角の節前神経から標的器官の近傍の神経節（叢）の節後神経にアセチルコリンを神経伝達物質としてシナプス結合する．自律神経系の感覚情報は迷走神経を介して延髄の孤束核へ，脊髄神経節細胞により交感神経および仙髄副

表4　各器官を支配する交感・副交感神経の機能と求心路

器官	交感神経	副交感神経	交感神経求心路（痛覚）	副交感神経求心路（反射）
眼	瞳孔散大，眼裂開大	瞳孔縮小，痛覚反射	＋	＋
涙腺		分泌促進		＋
鼻腺		分泌促進		
唾液腺		分泌促進		＋
エクリン汗腺	分泌促進			
上肢	発汗，立毛，血管収縮	血管拡張		
心臓	心拍数増大，拍出量増大	心拍数減少，拍出量減少，冠状動脈収縮	＋	＋
気管支	気管支拡張	気管支収縮，分泌促進		＋
食道		蠕動促進，分泌促進，括約筋弛緩	＋	＋
胃	蠕動抑制，分泌抑制，幽門収縮	蠕動促進，分泌促進，幽門弛緩	＋	＋
胆嚢，肝臓，膵臓		分泌促進	＋	＋
小腸，大腸	蠕動，分泌抑制	蠕動，分泌促進	＋	＋
肛門	内肛門括約筋収縮	内肛門括約筋弛緩	＋	＋
副腎髄質	アドレナリン，ノルアドレナリン分泌促進			
腎臓	血流減少，レニン分泌		＋	＋
尿管	蠕動消失		＋	＋
膀胱	膀胱壁弛緩，内括約筋収縮	膀胱壁収縮，内括約筋弛緩	＋	＋
子宮		子宮壁筋収縮	＋	
精巣，前立腺	射精，前立腺分泌促進	血管拡張，勃起	＋	
下肢	発汗，立毛，血管収縮	血管拡張		

注：全身の細動脈には交感神経が分布し，血管収縮作用がある．

交感神経を介して脊髄後角へグルタミン酸およびＰ物質，CGRPを伝達物質として伝える．

　自律神経は内臓や血管などの機能を調節するが，平滑筋を収縮させて腸の蠕動を起こしたり，細動脈壁を収縮させて血圧を上げたりする運動性のものと，頸動脈洞で血圧を感受したり，頸動脈小体で血液中のpHを感受する感覚性の神経がある[18]．内臓の感覚は，通常は反射性に自律神経遠心路に伝えられ意識されないが，病的な場合には関連痛[19]として感じられる場合がある．

★18　大動脈・頸動脈洞動脈圧受容器反射
大動脈弓および総頸動脈の内頸動脈と外頸動脈への分岐部の血管壁にある血圧感受性神経で血圧の上昇を感受すると，延髄の孤束核，次いで腹外側網様核の血圧中枢に情報が送られる．血圧中枢からは脊髄の交感神経節前神経を抑制する信号が送られ，細動脈壁の筋緊張が低下し血圧が下がる．また，副腎髄質支配の交感神経節前神経の活動も抑制され，アドレナリン，ノルアドレナリン分泌が減少し，これも血圧を下げるように作用する．

気管支

　気管支には，交感神経，副交感神経（迷走神経）が前・後肺神経叢を経て分布する．交感神経は肺動脈および気管支腺を支配する．副交感神経刺激により気管支平滑筋は収縮し，血管は拡張する．肺胞壁の伸展受容器からの感覚情報は迷走神経を介して延髄孤束核に入る．

図14 自律神経系の組織像

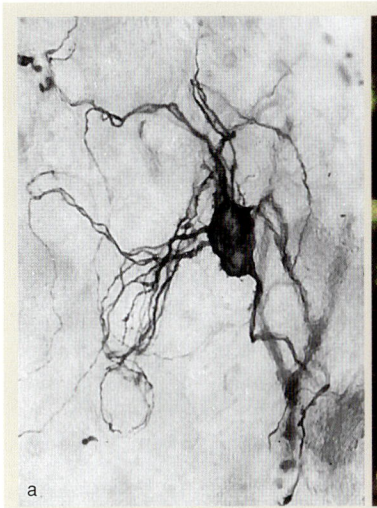

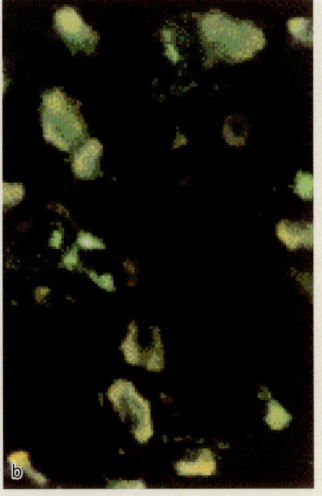

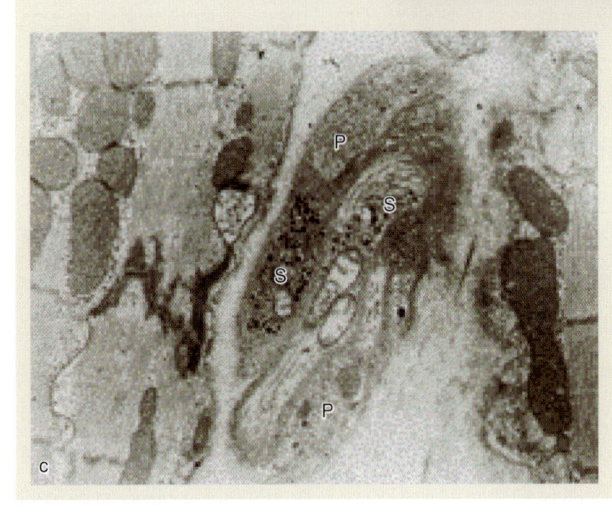

a：ラットの上頸交感神経節の節後交感神経細胞と樹状突起の広がりの全体像を1個の細胞内に標識を注入して示した．節前神経の軸索の終末はこの樹状突起に絡み付いてシナプス結合する．
b：ヒトの交感神経節の節後交感神経細胞．交感神経細胞質に含まれる神経伝達物質のノルアドレナリンがグリオキシル酸と反応して黄緑色の蛍光を発している．
c：モルモットの心臓の心筋細胞のあいだにみられる自律神経終末部の電子顕微鏡写真．交感神経（S）にはノルアドレナリンを含む黒い顆粒が，副交感神経（P）にはアセチルコリンを含む空胞状の顆粒が多数含まれている．

心臓

　心臓は刺激伝導系すなわち洞房結節，房室結節，ヒス束（His bundle），左脚，右脚，プルキンエ線維（Purkinje fiber）により自動的に収縮，拡張を行っているが，神経とホルモンなどの調節も受けている．交感神経は胸髄から起こり，頸部交感神経節，星状神経節または心臓神経叢で節後神経にシナプス結合する．節後交感神経はノルアドレナリン作動性で，心拍を増加させ心収縮力を強め，房室伝導を速める．副交感神経系の迷走神経は延髄の迷走神経背側運動核から起こり心臓枝を通り，心臓神経叢ないし心房壁の神経網で節後神経細胞にシナプス結合する．副交感神経の作用は心拍数を減少し，心収縮力を弱め，房室伝導時間を延長する．冠状血管はアドレナリン受容体（β型）のタイプが一般の細動脈（α型）と異なるの

★19 関連痛
虫垂炎の初期には痛みを臍周辺の関連痛として感じることがある．これは感覚が上腸間膜神経叢を経て第10胸髄節に入るためと説明される．
　胆嚢の炎症が横隔膜下面の壁側腹膜を刺激すると，横隔神経の感覚神経を刺激し右肩に関連痛として痛みを感じることがある．

で，交感神経刺激により拡張する．

消化管

　消化管を支配する自律神経は，副交感神経が延髄の迷走神経と仙髄から節前神経の軸索が出て，消化管の壁にある筋層間神経叢と粘膜下神経叢にある節後神経にシナプス結合する．交感神経の節前神経は胸髄と腰髄の側角にあり，傍脊椎神経節，腹腔・上腸間膜動脈神経節，下腸間膜動脈神経節で節後神経細胞にシナプス結合する（図13）．消化管の機能は自律神経と協調してホルモンの調節を受けていることに注意すべきである[★20]

　食道の上部1/3の壁は横紋筋から成り，迷走神経の枝により支配されていて自分の意志で飲み込むことができるが，下部2/3と胃の噴門部の壁は平滑筋から成り，副交感神経が食道の周囲の食道神経叢から，交感神経が胸部傍脊椎神経節（T4，T5），心臓神経叢，胸大動脈前の神経叢から分布する．

　胃の後面は右迷走神経から，前面は左迷走神経由来の神経に支配され，粘膜下神経叢は胃底腺の壁細胞から塩酸，主細胞からペプシノゲンの分泌を促進し，筋層間神経叢は3層から成る胃壁の平滑筋を支配する．交感神経は，胸部の大内臓神経から節前神経を受けた腹腔神経叢の節後神経が支配し，副交感神経のアセチルコリン分泌を抑制する．交感神経には痛覚を伝える感覚神経を含んでいる．

　十二指腸から左結腸曲までの消化管と膵臓，肝臓，胆嚢，胆管の副交感神経は迷走神経の支配を受ける．腸管の粘膜下および筋層間神経叢は腺の分泌を刺激し，蠕動運動を強める．交感神経は腹腔神経叢および上腸間膜動脈神経節の節後神経が支配し，腺の分泌を抑え，血管を収縮させる．腸管の拡張または強い収縮による痛みを感受する感覚神経は交感神経に含まれる（図13）．

　副交感神経仙骨部（S2〜S4）から骨盤内臓神経，骨盤神経叢，および下腸間膜動脈神経叢を経過する副交感神経節前神経の軸索は，壁内神経節で副交感節後神経にシナプス結合して左結腸曲から肛門までの腸管壁に分布し，腺の分泌を高め，腸管の蠕動運動を促進する．下腸間膜動脈神経節からの交感神経節後神経は血管を収縮させ，また副交感神経からのアセチルコリン分泌を抑制する．

　肛門管上半部の粘膜には骨盤神経叢からの枝が分布するのに対して，下半部には体壁の神経である下直腸神経が分布し，痛覚，温度覚，触覚，圧覚を感受する．不随意性の内肛門括約筋には骨盤神経叢由来の交感神経が分布し，随意性の外肛門括約筋へは陰部神経の枝の下直腸神経が分布する．

★20 消化管ホルモン
消化管の機能は，自律神経と消化管ホルモンの協同作用により調節されている．胃のガストリン細胞は，食物が胃に入り，pHが3以上になるとガストリンを血中に放出し，主細胞のペプシノゲン，壁細胞の塩酸分泌を促進し，平滑筋を刺激する．胃の粘膜下神経叢の神経細胞の中にP物質やソマトスタチンをもつ細胞があり，これらは塩酸の分泌を抑え，P物質とVIP（vasoactive intestinal polypeptide）はペプシノゲンの分泌を高める．
　筋層間神経叢の神経細胞にはアセチルコリンのほかにP物質をもつ細胞があり，P物質は平滑筋の作用を強めるが，VIP，ソマトスタチン，一酸化窒素（NO）をもつ細胞は平滑筋の機能を抑制する．

脾臓

腹腔神経叢から交感神経が特に脾臓の被膜，脾柱，血管に分布し，出血などによるショックの際に，平滑筋の収縮により脾臓を収縮させ，循環系に血球を送り出す．

副腎

副腎髄質は交感神経節前神経の支配を受け，アドレナリン，ノルアドレナリン細胞は直接シナプス結合を受け，分泌が促進される．

腎臓

痛覚を伝える感覚神経が腎盂および尿管に分布し，内臓神経を経由して胸髄（T11/T12）および腰髄（L1/L2）に入る．尿管の下部にいくに従って脊髄のレベルが腰髄下部に移動し，尿石などによる放散痛[21]を鼠径部，大陰唇，さらに陰茎の先，大腿部前面に感じることがある．

膀胱

交感神経（L1/L2）は下腹神経叢ないし骨盤神経叢で，副交感神経（S2〜S4）は膀胱壁内神経節で節後神経にシナプス結合する．感覚神経は骨盤内臓神経を，一部は下腹神経を経て脊髄の腰髄，仙髄（L1〜S4）に入る．排尿反射は膀胱壁伸展を伝える感覚神経が骨盤内臓神経から仙髄（S2〜S4）に入り，副交感神経遠心路により膀胱括約筋と尿道括約筋は弛緩し，膀胱壁の平滑筋が収縮する[22]．大脳皮質からの排尿抑制刺激は皮質脊髄路を経て仙髄に達する．

（千葉胤道）

● 参考文献
1) Snell RS：スネル臨床解剖学．山内昭雄ら訳．第2版．東京：メディカル・サイエンス・インターナショナル；1993．
2) Kahle W, et al：分冊解剖学アトラス 3，神経系と感覚器．越智淳三訳．第4版．東京：文光堂；1995．
3) Carpenter MB：カーペンター神経解剖学．近藤尚武ら訳．新潟：西村書店；1995．

★21 放散痛
壁側腹膜の感覚は体性感覚神経により伝えられるため局在がはっきりするが，臓側腹膜には感覚神経がない．腸間膜基部は伸展に対して敏感であり，腹部内臓からの痛みは非限局性正中線上の痛みとして感じられる．胃の痛みは胃壁の平滑筋の伸展ないし痙性収縮により起こるが，上胃部みぞおち（鳩尾）に放散することが多い．

★22 排尿反射の異常
①無緊張性膀胱：脊髄損傷直後のショック状態時にみられる．膀胱括約筋が強く収縮し，その他の膀胱壁の平滑筋および尿道括約筋は弛緩する．
②自動反射性膀胱：脊髄損傷がS2〜S4より上位の場合，排尿反射が感覚性刺激に反応して副交感神経遠心路により起こる．
③自律性膀胱：仙髄筋が損傷した場合，膀胱壁は弛緩し，括約筋も収縮しない．

第12章
感覚器系

感覚器系

　生体は内外の環境の状況を感じ取り，それに適応した生活機能を営んでいる．身体の内外の情報を感知する機能を感覚，そのための受容装置を感覚器という．感覚器には光刺激を感受する視覚器（眼球とその付属器），音を感じ取るとともに身体の平衡感覚をつかさどる耳（外耳，中耳，内耳），体表の触覚，圧覚，痛覚，温度覚を感じ取る皮膚などがある．鼻と口の粘膜も，それぞれにおいと食物の味を感じ取る感覚器であるが，味覚については"頭頸部"（p.376）で述べられている．感覚器が感受した外界の情報は，末梢神経の求心性線維によって脊髄と脳に伝えられ，最終的に大脳の皮質感覚野で認知される．

（塩田浩平）

感覚器系
●眼／発生

　眼の組織は，神経外胚葉，表皮外胚葉（皮膚外胚葉），中胚葉から発生する．これら各胚葉由来の組織は互いに影響を及ぼし合いながら分化し，やがて完成された眼組織をつくり出す．

眼小窩

　眼球のうち網膜組織と視神経は発生学的に中枢神経系の一部である．胎生第3週の初め，中枢神経の原基となる神経板が形成されるが，まもなく，将来，前脳となる頭部神経溝の両側が陥入する．これが網膜と視神経の原基であり，眼小窩と呼ばれる．

眼胞

　胎生第3～4週，眼小窩が側方へ胞状に突出し，眼胞が形成される．眼胞の内腔は，直接，脳室とつながり，これら両者をつなぐ管状の部分は眼茎と呼ばれる．胎生第4週に眼胞の先端が表皮外胚葉に近接すると，その部分の表皮外胚葉が肥厚し，水晶体の原基である水晶体板が形成される（図1a）．この過程で眼胞と表皮外胚葉の相互作

図1 眼組織形成の過程（1）

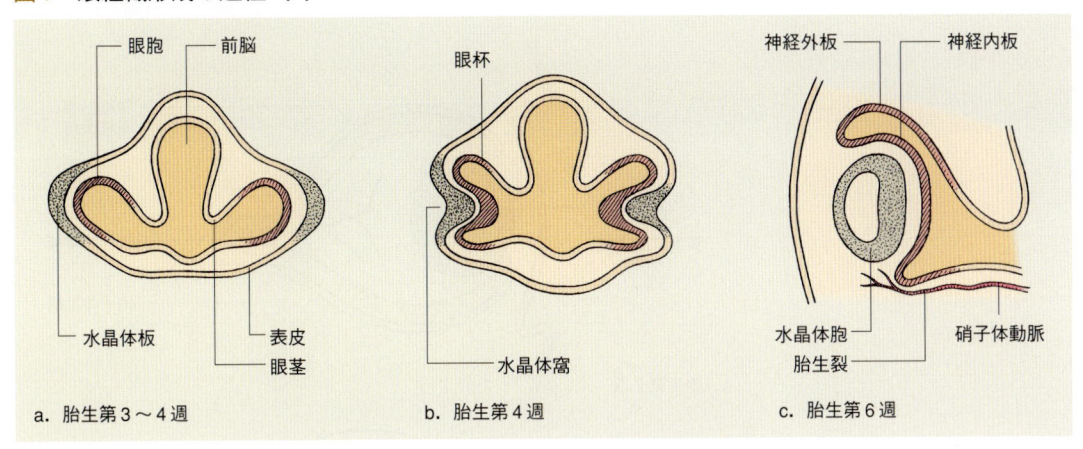

a. 胎生第3～4週 — 眼胞、前脳、水晶体板、表皮、眼茎
b. 胎生第4週 — 眼杯、水晶体窩
c. 胎生第6週 — 神経外板、神経内板、水晶体胞、胎生裂、硝子体動脈

用が両者の分化にとって重要であると考えられるが，その分化機構などはまだ十分には解明されていない．

眼杯

　胎生第4週に，水晶体板が発育し眼胞側へ陥入するにつれ，水晶体板に近接した眼胞壁が次第に内方へ陥入する．その結果，球状の眼胞は内・外二重の壁をもった杯状構造となり，これは眼杯と呼ばれる．この時期には水晶体板の陥入もさらに進み，水晶体窩となる．水晶体窩は胞状に増大し，水晶体胞となり，眼杯がこれを包み込む（図1b）．この水晶体原基は，表皮外胚葉から分離し，眼杯前部に包み込まれる．眼杯の陥入もさらに進み，二重の壁が互いに接して，眼胞腔は消失していく（図1c）．眼杯の内側は神経内板と呼ばれ，将来，感覚網膜または神経網膜，視神経線維，虹彩毛様体の内層が形成される．眼杯の外側は神経外板と呼ばれ，網膜色素上皮層や虹彩毛様体の色素上皮層へと発達する（図2a）．

胎生裂

　眼杯の陥入は腹側に偏って起こるため，眼杯の下方に切れ込みが生じる．これを眼杯裂と呼ぶが，眼杯の発育に従って，眼茎の下側にも裂隙が生じ，前脳の側壁まで達する．この裂隙を眼茎裂といい，眼杯裂と合わせて胎生裂と呼ぶ．この胎生裂を通って硝子体動脈や眼杯周囲の間葉系細胞が眼杯内に進入し，神経内板の網膜神経節細胞から発する視神経線維が眼茎を経て脳に向かって発育する．硝子体の血管は，このような眼組織形成期に硝子体動脈として発達するが，胎生4か月以降退縮し消失する★1．

★1 低出生体重児などが哺育中に高濃度の酸素に曝露されると，硝子体血管の生理的な消退が妨げられ，硝子体血管が遺残して新生児網膜症の原因となる．

図2　眼組織形成の過程（2）

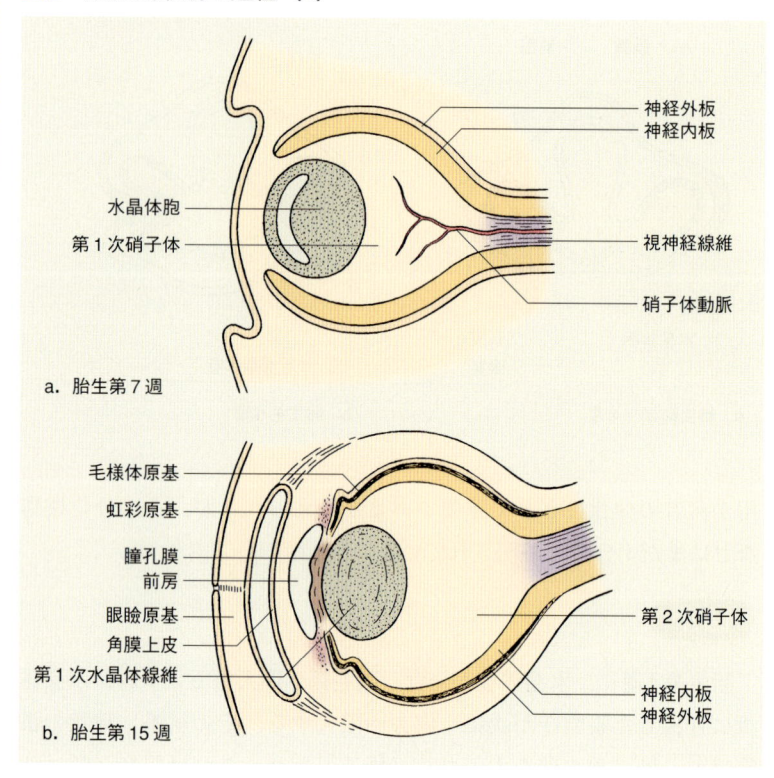

a. 胎生第7週

b. 胎生第15週

神経堤細胞

　従来，眼組織形成に関与する間葉系細胞は中胚葉由来であるとされていたが，最近の研究で，血管を除くほとんどの間葉組織が神経堤細胞由来すなわち外胚葉性であることが明らかとなった．神経堤細胞の発生上の役割が解明されるにつれ，その成因が不明であった眼先天異常の多くが神経堤細胞の発生異常による系統的疾患であることも次第に明らかにされてきた．

視神経

　視神経の原基は眼茎であるが，視神経線維は網膜神経節細胞の軸索から形成され，眼茎からはグリア（神経膠細胞）が形成される．眼茎内へ進入した視神経線維は，間脳の腹外側へ伸びる．胎生第4〜6週に視神経線維は視交叉の原基へ到達し，第7週に視交叉が出現する．

水晶体

　水晶体は眼胞の誘導により，その外方の表皮外胚葉から発生する．水晶体板，水晶体窩さらに水晶体胞へと発達し，胎生第7週に水晶体

腔は完全に線維で閉塞されるが，この線維を第1次水晶体線維といい，水晶体の内胎生核となる（図2）．胎生核ができると，赤道部の細胞が分裂増殖し，線維状に進展して内胎生核を囲むが，これを第2次水晶体線維といい将来の外胎生核となる．赤道部の細胞は増殖を繰り返し，次第に重層化して水晶体は肥大・発育するが，第2次水晶体線維の産生は生涯にわたり持続する★2．

角膜，隅角

水晶体胞が分離した後，表皮外胚葉は角膜上皮へと分化する．胎生第5週，眼杯前縁部の神経堤細胞が角膜上皮と水晶体のあいだへと進入して角膜内皮を形成し，次いで上皮と内皮のあいだに間葉系細胞が進入して実質となる．胎生第7週になると，再度，間葉系細胞が進入し，瞳孔膜と虹彩の前葉を形成する．隅角部は眼杯前縁部の神経堤細胞から形成される．シュレム管（Schlemm canal，強膜静脈洞）は胎生3〜4か月で認められ，その後，線維柱帯★3組織が形成される．

虹彩，毛様体，脈絡膜

虹彩前葉の実質および瞳孔膜は胎生2か月ごろ眼杯前縁部の神経堤細胞から，後葉の上皮細胞は眼杯前縁部の神経内板および外板から胎生3か月ごろに形成される．虹彩上皮の前層は神経外板から形成されるが，ここからさらに瞳孔括約筋と散大筋が形成される．瞳孔膜は，硝子体血管の退縮とともに胎生末期に消失する．

毛様体は，胎生3か月ごろ，神経内板および外板に皺襞（すうへき）が形成されて発生してくる．毛様体の上皮は無色素上皮が神経内板から，色素上皮が神経外板から形成される．胎生4か月ごろ毛様体上皮に多数の皺襞が形成され，これが毛様体突起となる．毛様体筋や実質は間葉系細胞から発生する．

脈絡膜は眼胞周囲の中胚葉から形成される．胎生第5週，神経外板に色素が出現するとともに，眼杯周囲の中胚葉組織が毛細血管網を形成し，脈絡膜原基となる．胎生5か月で成人にみられる脈絡膜各層をもつようになり，神経堤由来のメラニン細胞にメラニン色素が出現する．

強膜，外眼筋

強膜は，脈絡膜原基とその外側の間葉組織の相互作用によって発生する．胎生第7週，脈絡膜原基に接する眼杯周囲の間葉系細胞が密集し，強膜の形成が始まる．角膜輪部付近に始まり，胎生5か月には後極部へ達する．

胎生第4週に，眼杯周囲の中胚葉由来の間葉系細胞が密集し，これ

★2
水晶体の重要な構成部分である"水晶体皮質→核"となっていく．

★3 線維柱帯
前房の周辺部にある隅角の網目構造の組織．房水が線維柱帯を通ってシュレム管へ入る．

から外眼筋が発生する．胎生第5〜6週には，動眼，外転，滑車の各神経支配筋群ごとに独立した原基としてみられるようになり，胎生第8週ごろ，4直筋と2斜筋が区別できる．上眼瞼挙筋は上直筋から二次的に分離してくる．

（上野聰樹）

感覚器系／眼
構造と機能

眼は，視覚をつかさどる眼球とその眼球の働きを支持する眼球付属器とに分かれている．

眼球

以前には眼球（eyeball）は3つの膜で構成されていると考えられていた．これらは，眼球の外層にあり固い保護膜としての作用をもつ外膜あるいは保護膜，次にその内側の血管と色素を多く含んだ血管膜であり，さらに最内層に位置する内膜である．顕微鏡による研究の発達とともに，これら3つの膜は細分化されて分類されるようになるが，この分類は，現在でも眼球のおのおのの組織を考えるうえでの基本となっている．つまり，固い線維から成る強膜や角膜が保護膜であり，血管の多い脈絡膜，毛様体，虹彩は栄養や分泌に関与し，内膜である網膜は光の受容やその刺激の中枢への伝達をつかさどる．

眼球は，その名前の通り前後径（眼軸長）およそ24 mmの球形をしており，最前端を前極，その反対側を後極と呼ぶ．前後の極を結んだ線を眼軸といい，前後極から等距離にある眼球壁上の線を赤道という．

眼球の模式図を（図3）に示す．外方からの光は角膜，水晶体，硝子体を通過して網膜に達しなければならないため，これらの透明な組織を透光体と称し，透明性の維持のため，規則正しい細胞配列，水分の規則的な通過，さらには無血管構造をしている．

角膜

角膜（cornea）は，眼球組織のなかで唯一外方に面する光の通過組織となっている．そのため，透明な組織であるが，その曲率半径が8 mm[1]であるため，43ジオプトリー（D）[2]もの高い屈折率をも

[1] 角膜が，半径8 mmのカーブをもっていることを示す．

[2] ジオプトリー
レンズの屈折力の単位．メートル単位で表した焦点距離の逆数に等しい．

図3 眼球の模式図（縦断面）

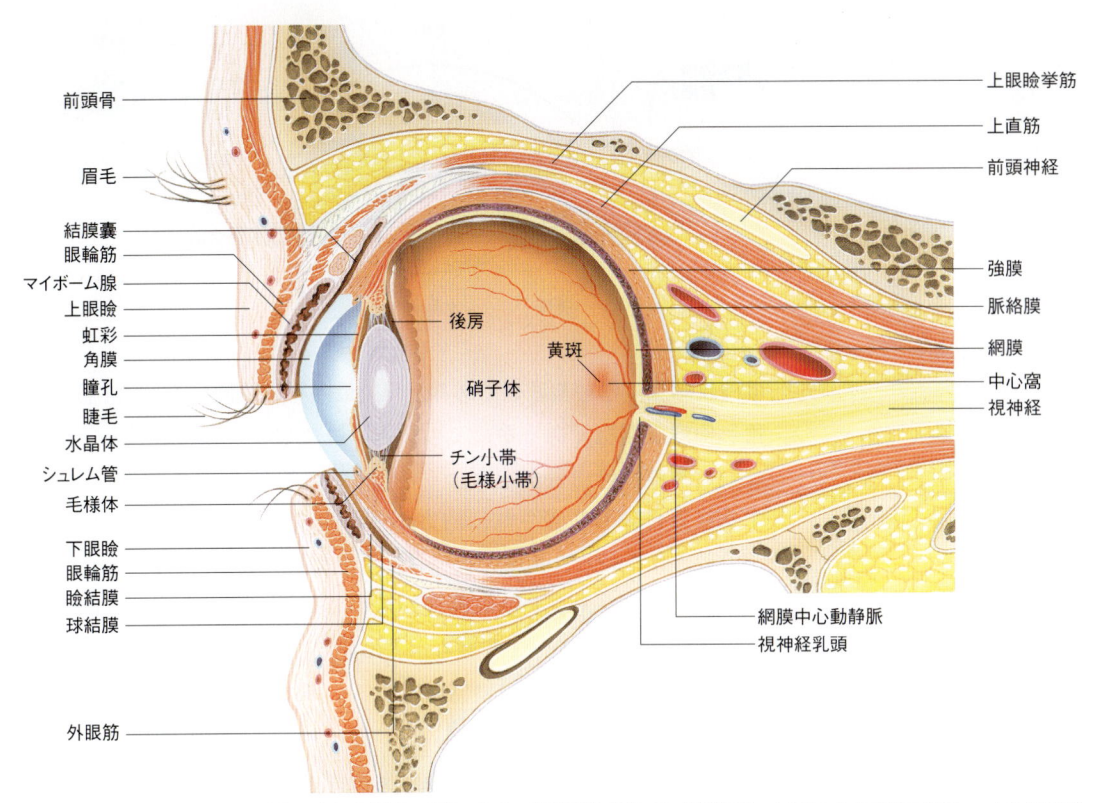

（水流忠彦：視覚器の構造と機能．水流忠彦編．看護のための最新医学講座 20, 眼科疾患．東京：中山書店；2001. p.4より改変）

つレンズともなっている．直径約12mmで，厚さは中央部で0.52mm，辺縁では0.67mmである．その組織学的基本構造は，表面から角膜上皮層，ボウマン膜（Bowman membrane，前境界板），角膜実質，デスメ膜（Descemet membrane，後境界板），角膜内皮層という5層構造から成っている．生体においては，さらに角膜上皮の表面に，ムコ多糖類，水層，油層の3層から成る涙膜層が存在する．

　角膜上皮層は表層から2層の扁平上皮細胞，2層の翼細胞，1層の円柱上皮細胞から形成される．外界に面する扁平上皮細胞は，欠損部を瞬時に伸展して覆うことができるし，それより深部でも上皮層内であれば，比較的短時間に円柱上皮細胞からまったく透明な上皮細胞が形成される．つまり，角膜上皮層は外界に面しているため，常に外方から損傷を受ける危険があるが，角膜上皮層が傷ついた場合には上皮がまったく透明な細胞を再形成し，短時間で損傷を完全に治癒できる．

　上皮の基底板の下には，微細な線維から成る無構造のボウマン膜がある．角膜実質は，太さが均一の膠原線維柱帯が平行層状に配列し，この線維のあいだに少数の角膜細胞が介在している．デスメ膜

図4 房水の流れ

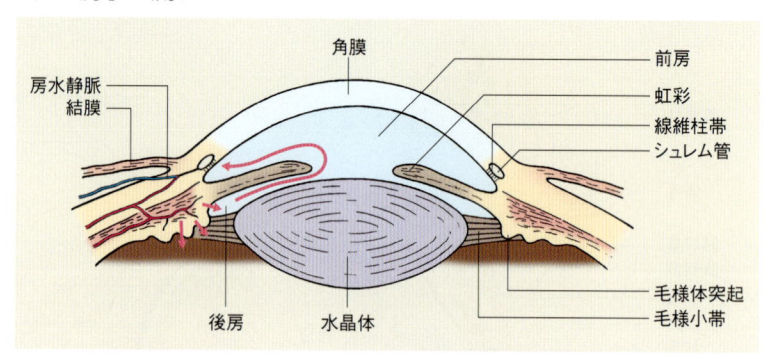

は内皮細胞の厚い基底板である．角膜最内層に位置するのは1層の六角形の内皮細胞であるが，この細胞は脱落すると再生されることはない．角膜は無血管構造をしているため，表面からは上皮層を通過する涙液により栄養され，内方からは内皮によって房水（眼房水）で栄養されている．角膜の神経は，毛様体神経節からの三叉神経第1枝の眼神経であり，角膜周囲部から中心へと進み，ボウマン膜を貫いて扁平上皮細胞の下で終わる．この位置に神経終末があるため，扁平上皮の損傷であれば異物感を感じるのみであるが，それより深い部へ損傷が達すると痛みを感じる．

強膜

　強膜（sclera）の厚さは後極部で約1mmであり，前方へ向かうにつれて徐々に薄くなる．強膜の最も角膜寄りの前端に，房水の排出路であるシュレム管がある．強膜は，外層より上強膜，強膜固有層，メラニン細胞（メラノサイト）層の3層に分かれる．上強膜は血管に富む結合組織であり，テノン嚢（Tenon capsule）[★3]と緩やかに結合する．固有層は，膠原線維から成る血管に乏しい固い膜で，眼球壁の主体である．この膠原線維の配列が不規則であるため，強膜は白色不透明である．メラニン細胞層は脈絡膜との移行部になる．

房水

　房水は，後房や前房を満たす液体で，約99％が水であり，そのほか蛋白質，糖，あるいは各種イオンなどが含まれている．角膜，水晶体，硝子体は光が透過するため，無血管構造となっている．これらの組織の栄養の大部分を，透明で多くの成分を含む房水に頼っている．房水は毛様体突起で産生されるが，最終的には隅角部の線維柱帯といわれる線維性の穴の開いた網状の組織を通過してシュレム管へと入り，ここから静脈血として血流にのり排出される[★4]（図4）．

★3 テノン嚢
結膜固有層の下にある結合組織であり，滑膜の役割をする．

★4
眼球内圧が上昇して起こる緑内障は，多くはこの線維柱帯，シュレム管を含む隅角部の房水の排出異常で起こる．

図5 瞳孔の開閉の仕組み

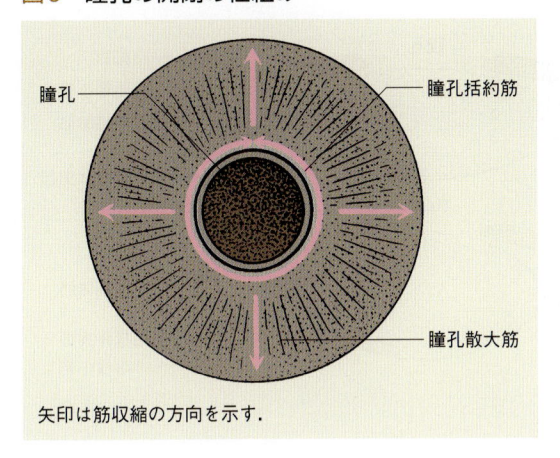

瞳孔 ── 瞳孔括約筋
瞳孔散大筋
矢印は筋収縮の方向を示す．

虹彩

　虹彩（iris）は角膜より内方にあるが，角膜が透明であるため肉眼で観察できる．その中央には円形の窓である瞳孔があり，ここから光がさらに内方の水晶体，硝子体へと向かう．虹彩は，その厚さの大部分を占める実質と，それを裏打ちする上皮層とに大別される．これらはともに細胞内にメラニン色素を含む．この色素は，人種によってその性状や配列が異なるため，虹彩の色にはかなりばらつきがある[★5]．これらの色素により，外界からの光が遮断される．実質は，種々の方向に走行する膠原線維と，ムコ多糖と液成分に満ちた疎な結合組織である．メラニン細胞と線維芽細胞とが主体であり，血管と神経が存在する．虹彩の表面には虹彩紋理と呼ばれる隆起や溝が存在する．

瞳孔

　瞳孔は外部から進入する光の量に応じて開閉し，網膜に当たる光量を調整する．この瞳孔の運動は，瞳孔散大筋と瞳孔括約筋によって起こる．散大筋は放射状に配列し，交感神経支配を受けている．筋周囲の周辺部は強膜に付着するため，筋が刺激を受けると瞳孔が周辺に向けて引かれ，瞳孔が散大する．一方，括約筋は瞳孔縁を輪状に走行するため，副交感神経が刺激されると，輪が閉まる原理で縮瞳する（図5）．

毛様体

　毛様体（ciliary body）は虹彩のさらに後方に位置し，前方約2/5は皺の多い毛様体突起部で，後方約3/5の平らな平坦部と区分される．後房と呼ばれるスペースに2重の上皮層が面し，次いで血管の多い実質部，さらには3層の筋組織から成る毛様体筋が存在する．

★5
虹彩の色は人種によってかなりばらつきがある．これは単に色素顆粒の多さによるものではなく，含まれる色素顆粒のタイプや集まり具合によると考えられている．

図6 毛様体の調節作用

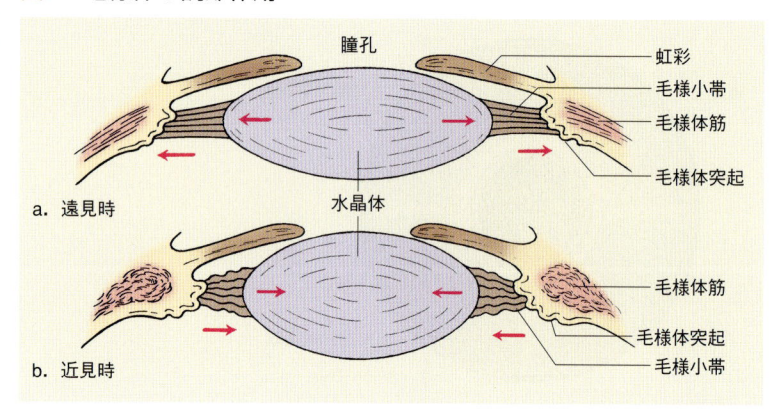

瞳孔　虹彩　毛様小帯　毛様体筋　毛様体突起
a. 遠見時　水晶体
毛様体筋　毛様体突起　毛様小帯
b. 近見時

　毛様体が果たす大きな生理作用として，房水の産生と，水晶体と共同する調節作用が挙げられる．

房水の産生：毛様体毛細血管動脈からしみ出た血漿は，毛様体表面に存在する無色素上皮によってその組成が調製され，房水として後房へと分泌される（図4）．

調節作用：調節作用とは，簡単にいえばピントを合わせるということである．カメラではレンズとフィルムの距離を変えることによって，遠くでも近くでもピントを合わせることができるが，眼球においてはレンズである水晶体の厚さを変えることでピントを合わせている．

　水晶体の厚さは，水晶体自身の弾力性，毛様小帯，および毛様体筋の働きによって変化する．毛様体筋には，経線状線維，放射状線維，輪状線維があるが，神経の刺激を受けて毛様体筋が収縮すると，毛様体突起が水晶体に向かって突出する．もともと，水晶体は弾力性があるため球状であるが，通常は毛様小帯により毛様体突起側へと引っ張られて薄くなり，遠方にピントが合っている．毛様体筋の収縮により毛様小帯の張力が緩むと，水晶体は球状に戻ろうとして厚くなり，その結果，ピントが近くに合うこととなる（図6）．

脈絡膜

　脈絡膜（choroid）は，網膜と強膜のあいだに位置する血管と色素に富んだ膜である．網膜側からブルッフ膜（Bruch membrane），脈絡膜毛細血管★6板，血管層，上脈絡膜に区分される．

　脈絡膜毛細血管板は有窓型の毛細血管が密集した特殊な血管網である．脈絡膜毛細血管は全身の毛細血管のなかでも最大のものであり，その窓を通してかなりの物質が漏出しているが，網膜色素上皮細胞が関門として働き，網膜の特に視細胞にとって必要なもののみを透過させている．また脈絡膜毛細血管がこれほど密に集合するの

★6 脈絡膜毛細血管
脈絡膜の毛細血管は複雑な網膜状を呈し，その管腔も他の組織の毛細血管より大きい．

図7 光の通過経路（視神経〜脈絡膜）

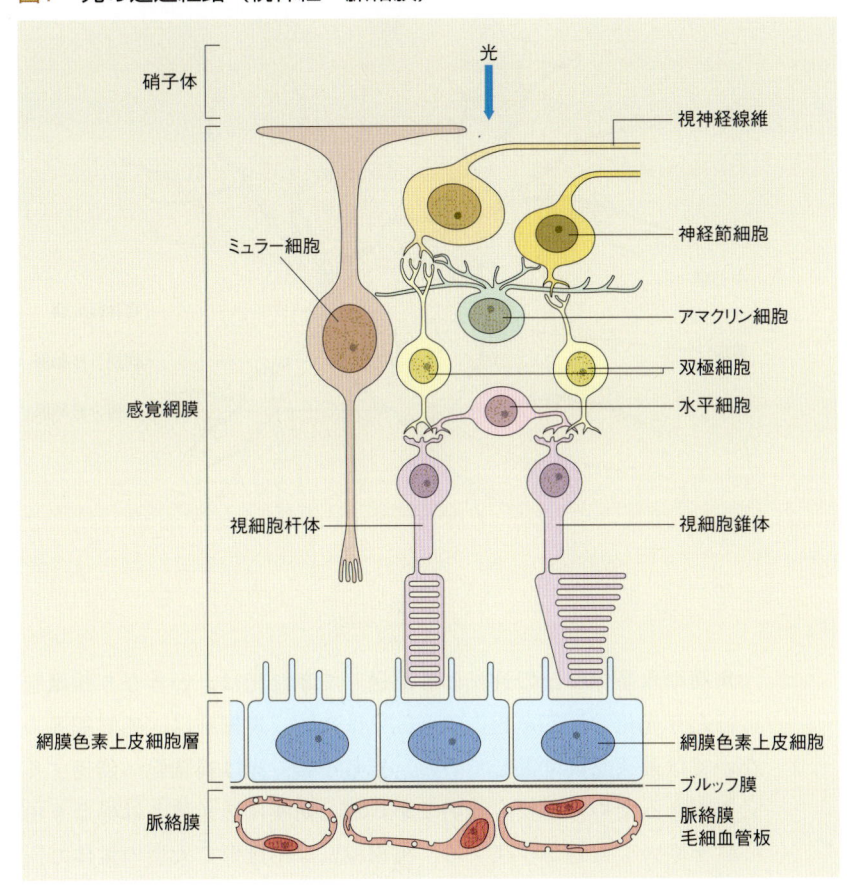

は，一種のラジエーターの働き（放熱）をしているといわれる．網膜には光が集光するが，必要以上の光エネルギーは集光すると発熱する．これを密集した脈絡膜毛細血管により冷却すると考えられている（図7）．

網膜

網膜（retina）は光という物理的なエネルギーを電気信号に変換し，神経刺激として高次脳中枢へ伝達する機能をもつ．実際に光変換に関与する網膜を感覚網膜と呼び，網膜色素上皮細胞層と合わせて網膜と呼ばれる（図7）．

網膜は，後極部と呼ばれる眼球最内部から赤道部を数mm超えた外側部まで分布しているが，実際われわれが視力と呼ぶ高度な分解能をもつのは，眼球後極部にある直径わずか2mmの黄斑だけである．黄斑の中心は陥没しており，最も解像力が高いこの部位を中心窩と呼ぶ．それより約3mm鼻側には，直径1.5mmの視神経乳頭がある[★7]（図8）．

[★7] 視神経はこの部から眼球を出て中枢へ導かれるため，この部には視細胞は存在せず，暗点として自覚される（マリオット暗点〈blind spot of Mariotte〉）．

図8 網膜（右眼）

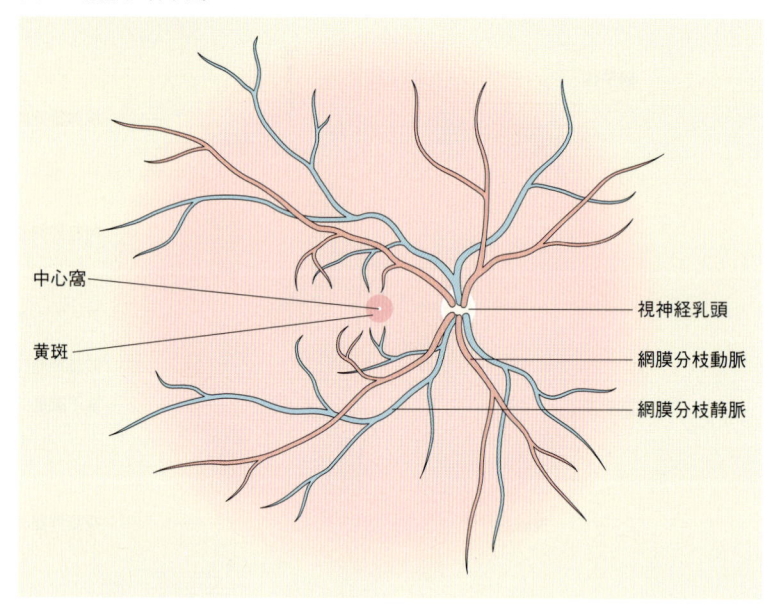

中心窩
黄斑
視神経乳頭
網膜分枝動脈
網膜分枝静脈

　角膜や水晶体などの透光体を通過してきた光は，いきなり視細胞に当たり光化学反応を起こすわけではない．視細胞は，感覚網膜のなかでは最深部に位置している．もちろん，光は視細胞へ到達する必要があるため，網膜も透明であるが，網膜は透光体とは異なり中心窩を除いて血管が存在する．視細胞には円錐形で大型の錐体と円柱形で小型の杆体とが存在する．このうち，われわれにとって重要で，高度光分解能や色覚に関与するのが錐体であり，青色錐体，緑色錐体，赤色錐体の3種類がある．杆体は明暗の識別にのみ働く．そのため，錐体のほとんどが黄斑に集中して分布している．

　視細胞の網膜色素上皮細胞層側には外節と呼ばれる先端部があり，ここには光化学反応を起こすオプシン[★8]に富んだ円板状の膜が多数存在する．オプシンが光と化学反応を起こすと視細胞細胞膜にイオンの移動があり，これが細胞膜の電気信号となる．この刺激は，シナプスを介して次のニューロン（神経細胞）へと伝達される．このニューロンのなかで，多く存在するのは第3次ニューロンである神経節細胞へと直接刺激を伝達する双極細胞であるが，このほか視細胞としか連絡のない水平細胞や，神経節細胞だけと連絡するアマクリン細胞（無軸索細胞）が含まれる．後者の2細胞は，網膜へ投影された像のコントラストを上げ，解像力を高める機能をもっている．最終的に神経節細胞へ伝達された刺激は，この細胞の軸索である視神経線維によって，視神経乳頭を経て視神経から視交叉さらに高次脳中枢へと伝達される．

　感覚網膜には，これら神経細胞のほか，神経細胞を支える網膜に

★8 オプシン
視物質のなかの蛋白質の部分．杆体オプシンと錐体オプシンがある．

特有な大型のミュラー細胞（Müller cell）と呼ばれるグリア（神経膠細胞）がある．ミュラー細胞は支持細胞としての働きだけではなく，重要な電気現象や網膜血管からの栄養を神経細胞へと介在する働きがあると考えられている．網膜血管の周囲には，このほかにミクログリアあるいはアストログリア（星状膠細胞）も存在する．

網膜色素上皮細胞層は網膜最外層に位置する1層の上皮細胞層であるが，脈絡膜から漏出した血液成分を選択して感覚網膜へ輸送し，視細胞を栄養するだけでなく，網膜の生理的環境を形成し維持する血液眼関門となっている．また，視細胞の外節を保持して感覚網膜の分離を防ぎ，さらに光化学反応を起こした視細胞外節先端部を貪食して消化するという重要な働きをつかさどっている（図7）．

硝子体

硝子体（vitreous）は，眼球容積の4/5を占め，眼球内腔を満たしている透明な粘性ゲル組織である．硝子体の99％は水であり，そのほかわずかの硝子体細胞や微細な膠原線維とヒアルロン酸[★9]が含まれる．硝子体と網膜は硝子体基底部（網膜鋸状縁付近）と視神経乳頭周囲で最も強固に接着する．加齢により硝子体の含水性が劣化すると，硝子体は収縮するが，硝子体基底部では網膜と分離することはない[★10]．

水晶体

水晶体（crystalline）は，虹彩の内方に位置し，毛様体から毛様小帯によってつるされている透明な両凸のレンズである．水晶体は，周囲を無構造な被膜である水晶体嚢に囲まれ，上皮細胞が前面のみに配列する．嚢の周囲は水晶体皮質と呼ばれ，その実質は水晶体線維細胞から成る．中央部は水晶体核と呼ばれるが，これは胎生期に水晶体胞を形成していた古い水晶体細胞が保持されているものである．水晶体は透明性を維持するためにさまざまな機構をもっているが，加齢などでいったんその機構に変化が起こると混濁する[★11]．

視覚伝導路

視神経線維へ達した神経電気刺激は，視神経乳頭から視神経へと進み眼球を出る．網膜内では無髄であった神経線維は有髄になり，両眼とも鼻側半分からきた線維が視交叉部で交差する．これに対し，耳側半分の線維は交差せずにそのまま進む．したがって，視覚第1次中枢である外側膝状体に入るのは，右側では左鼻側半分からの線維と右眼耳側半分の線維である．ここから視放線を通って大脳の視中枢へ入り，ここで経験や判断などと結びついた高度な視機能が完成

★9 ヒアルロン酸
グリコサミノグリカンの一種．硝子体のほか，皮膚，腱，筋肉，血管，脳などに広く分布する．細胞接着や細胞の移動の制御に関与する．

★10
視神経乳頭部では網膜と分離することがある．その際，輪状の混濁として認識されることがあり，これが飛蚊症の原因となる．

★11
これが白内障と呼ばれる状態であり，光の通過を妨げるようになると，著明に視力が低下する．

図9　視覚伝導路

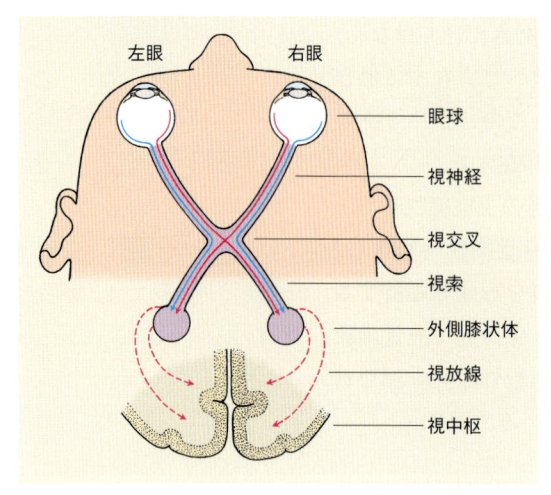

左眼　右眼
- 眼球
- 視神経
- 視交叉
- 視索
- 外側膝状体
- 視放線
- 視中枢

図10　外眼部の構造と名称

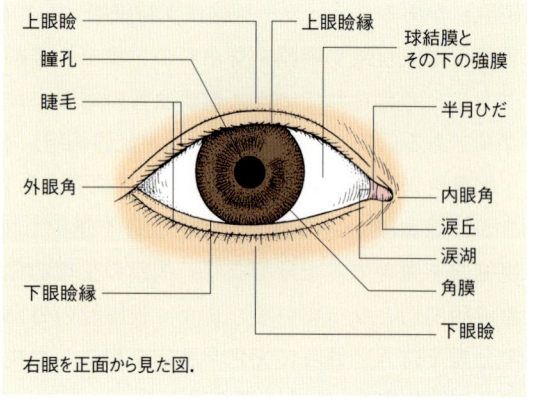

- 上眼瞼
- 瞳孔
- 睫毛
- 外眼角
- 下眼瞼縁
- 上眼瞼縁
- 球結膜とその下の強膜
- 半月ひだ
- 内眼角
- 涙丘
- 涙湖
- 角膜
- 下眼瞼

右眼を正面から見た図．

★12　ここではあくまで画像として伝達されるのみで，たとえば好き嫌い，どのようなものかの判断などとは無関係である．視中枢でこのような判断に基づいた視覚となる．

する★12（図9）．

眼球付属器

　眼球の機能を円滑かつ合理的に行うために，眼球外に存在する組織を総称して眼球付属器という（図10）．

眼瞼

　眼瞼（eyelid）は眼球表皮を覆うことで，眼球，特に角膜を保護する役割と，涙液が角膜などに均等に行きわたるように瞬目（瞬き）を行う．頻繁に瞬目運動を行うため，皮膚は全身で最も薄い．表面は皮膚表皮，内面は粘膜である瞼結膜から成る．その移行部付近には2～3列の睫毛（しょうもう）が存在するが，これも異物侵入に対するバリアとなっている．

　眼瞼には，いくつかの重要な筋が存在する．まず，瞼裂を輪状に取り巻く眼輪筋は顔面神経支配であるが，眼瞼を閉じる働きがある．一方，上方には上眼瞼挙筋があり，これは動眼神経支配で，眼瞼を吊り上げることにより開瞼する．上眼瞼挙筋の結膜側には，眼瞼筋と呼ばれる筋組織が走行する．これは交感神経支配であり，同様に開瞼作用をもつ．

　眼瞼結膜側には，マイボーム腺（瞼板腺）と呼ばれるかなり大きな脂腺が存在する．その開口部は眼瞼縁のやや内方であるが，眼瞼内で涙腺から分泌された水性の涙液とまざり，水層の上を脂層が覆うことで涙膜層を形成し，涙液の蒸散を防いでいる（図3）．

涙器

　涙液は上眼瞼外側方にある涙腺で分泌され，導管を経由して眼裂

図11　涙器の構造

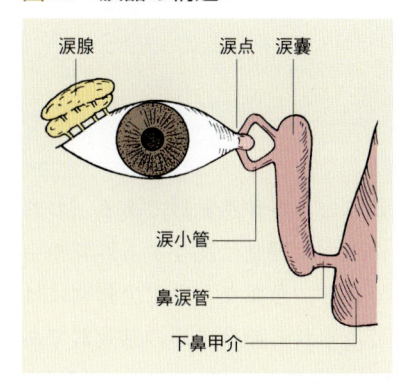

図12　眼球の模式図（左眼の縦断面）

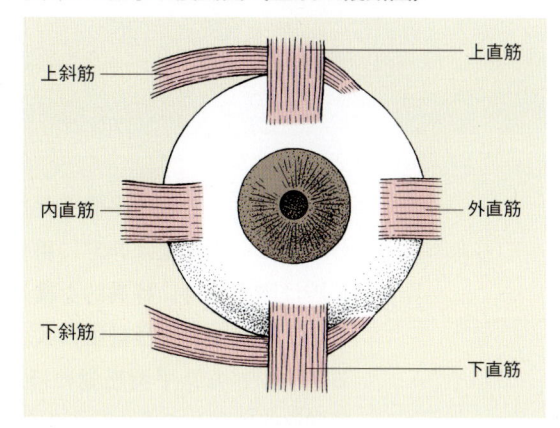

に入る．涙液中には，酸素，糖分，イオン，リゾチームなど角膜上皮を栄養あるいは防御するさまざまな物質が含まれている．涙液は瞬目運動により均等に眼裂内表面に塗布された後，瞬目運動により上・下眼の瞼鼻側に開口した涙点から涙小管へと排出される．涙小管は涙嚢へつながり，涙嚢から鼻涙管へと入り，鼻腔の下鼻甲介へ涙液は排出される．これらの排出路を涙道という（図11）．

外眼筋

　眼球運動をつかさどる横紋筋の外眼筋には，4つの直筋（上，下，外，内）と2つの斜筋（上，下）とがあり，眼球に付着している．単一のあるいはいくつかの筋の収縮によって，眼球はさまざまな眼球運動を行うことができる（図12）．外直筋が外転神経，上斜筋が滑車神経の支配を受けるほか，外眼筋は動眼神経支配である．眼窩底にある総腱輪からおのおのの方向へ走行し，角膜輪部の手前の強膜へ付着する．外直筋は筋膜に包まれており，前部では眼球を取り囲む結膜の下の結合組織であるテノン嚢となっている．

（上野聰樹）

感覚器系
耳

　耳は聴覚とともに平衡感覚をつかさどる特殊感覚器である．われわれにとって聴覚は非常に重要であるが，聴覚に関与する外耳や中耳腔は陸生動物に特異的な構造物であり，魚類などの水生動物にはない．すべての脊椎動物に共通してみられるのは内耳の感覚器である．すなわち，平衡感覚のほうが耳の機能としては原初的であり，聴覚機能は遅れて進化してきたと考えることができる．

（塩田浩平）

感覚器系／耳
外耳・中耳

発生

　外耳（external ear），中耳（middle ear）の構造は，そのほとんどが魚類のえら（鰓）に相当する胎生期の鰓弓（さいきゅう）から発生する．耳介，外耳道，鼓室，耳小骨など主な部分が分化，発達を開始するのは胎生2～3か月のいわゆる器官形成期であり，この時期のさまざまな要因で奇形を生じうることは，他の多くの器官と同様である．

外耳

耳介
　耳介（auricle）については，外耳道の前にある耳珠が第1鰓弓，その他の部分が第2鰓弓からできる（胎生2～3か月）．第1，2鰓弓の癒合障害で生じる先天性耳瘻管[★1]の好発部位は，両鰓弓由来の組織の境界にあたる耳珠の直上付近である（図13）．

外耳道
　外耳道（external auditory meatus）は第1鰓弓と第2鰓弓のあいだの溝である第1鰓溝が陥凹してできる（胎生2～3か月，図14）．先天性外耳道狭窄・閉塞は第1鰓溝の陥凹が不完全に終わるもので，第

[★1] **先天性耳瘻管**
耳介周囲に先天性に残る皮膚瘻管で，内部に落屑物が蓄積し，それがしばしば化膿する．化膿した場合は治療の対象となり，手術による全摘出が行われるが，深部に及ぶものもあり，手術に難渋することもある．

図13 耳介の発生母地と先天性耳瘻管の好発部位との関係

第1,2鰓弓由来の組織の境界に先天性耳瘻管が生じやすい．

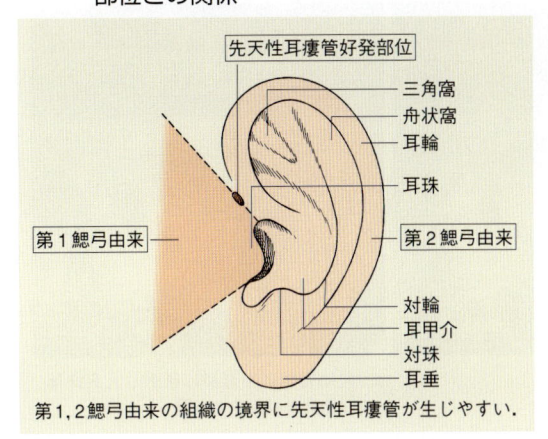

図14 外耳，鼓膜，中耳が形成される過程

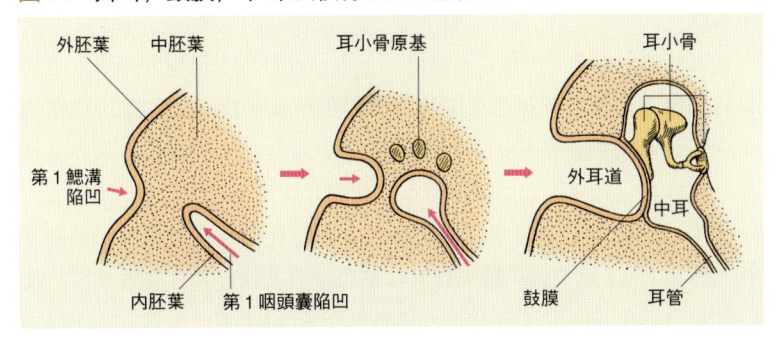

1,2鰓弓の分化異常である耳介奇形にしばしば合併する．

中耳

　一方，中耳については，原始咽頭の第1咽頭嚢（鰓嚢）が斜め上方に伸びて耳管，中耳（鼓室）を形成する（胎生2～3か月）．したがって，耳管，中耳の内腔表面は内胚葉由来の粘膜で覆われている．外耳道と中耳の両者が近づいて，表が皮膚，裏が鼓室粘膜から成る薄い鼓膜が形成される（胎生4か月，図14）．ただし，鼓膜の中間層には少量の中胚葉組織が残り，弾性線維を形成する．

耳小骨

　3つの耳小骨（auditory ossicles，ツチ骨，キヌタ骨，アブミ骨）は第1,2鰓弓の間葉から形成される（胎生2～4か月）．したがって，同じ第1,2鰓弓由来の耳介の奇形（小耳症）や先天性外耳道狭窄・閉塞に耳小骨の奇形を頻繁に合併する．そのため，外表から見える外耳道狭窄・閉塞のみに対する治療だけでは難聴が解決しないことがあるので，外耳の奇形に対しては必ずCTなどによる中耳の精査が必要である[★2]．

[★2]
顔面神経を入れた骨管（顔面神経管）が中耳の近傍を通っているが，これも第2鰓弓由来である．外耳，中耳の奇形にしばしば顔面神経管の異常，すなわち顔面神経の走行異常が合併するのはこの理由による．そのため外耳，中耳の奇形に対する手術では，顔面神経の走行にも十分注意を払うことが必要である．

図15 正常耳と中耳炎耳の乳突蜂巣のX線像

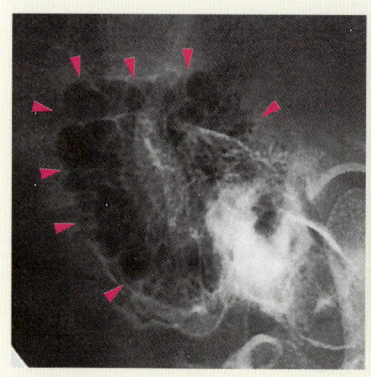

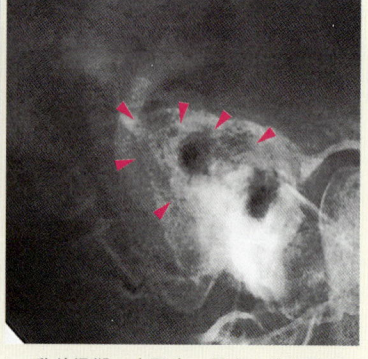

a. 正常耳
b. 乳幼児期に中耳炎に罹患し乳突蜂巣の発育が抑制された耳

乳突蜂巣（►）の発育に著明な差がみられる．

中耳腔

　中耳腔は，胎生6か月ごろ以降，上方に伸びて上鼓室ができ，さらに外側後方に伸びて出生までに乳突洞が形成される．生後10歳前後までに，乳突洞から周囲に向かって文字通りハチ（蜂）の巣のような乳突蜂巣（にゅうとつほうそう）が発育するが，大部分は5歳くらいまでに形成される．中耳炎に罹患すると乳突蜂巣の発育が抑制され，特に1～2歳の低年齢で頻繁に罹患するとほとんど発育せず，反応性の骨新生を生じて硬化した構造となる（図15）★3．このように，1～2歳の低年齢での中耳炎罹患がその耳の一生の運命を決めるといっても過言ではない★4．

　以上述べたように，外耳，中耳の基本的形態は生下時にはほぼでき上がっているが，生後にも成長する構造が多い．乳突蜂巣は主に生後発育するため，それに伴って側頭骨が外側へ膨らみ，外耳道も結果的に長くなる．また，生後，鼓室周囲にも蜂巣が発育するため，鼓室の容量も増大する．新生児の鼓膜，耳小骨はほぼ成人のサイズに近い．また，中耳と鼻咽腔を結ぶ耳管は，生下時には短く水平位に近いが，上顎の発育に伴って長くなり，また下方へ角度がついて，成人では鼻咽腔からの逆流が起こりにくくなる（図16）★5．

構造と機能

　外耳，中耳は，聴覚器官（聴器）のなかで最も末梢の部分であるが，その機能は外から入った音を内耳という感覚器官まで効率よく伝える伝音機能である（図17）．

★3
これはおそらく中耳炎という感染巣を限局化するための生体防御反応なのであろう．しかし，乳突蜂巣は中耳の換気，調圧などの生理機能に重要な役割を果たしており，これを失うことによってかえって中耳炎に罹患しやすく，また治癒しにくくなる．実際に成人になっても中耳炎が遷延し慢性化して手術を要する患者のほとんどが，このような発育の悪い硬化した乳突蜂巣をもつ．

★4
このことから乳幼児期の中耳炎の適切な予防，治療がいかに重要かがわかる．

★5
このことは乳幼児期の中耳炎が年齢とともに減少する重要な理由の一つである．

図16 乳幼児と成人の耳管の比較

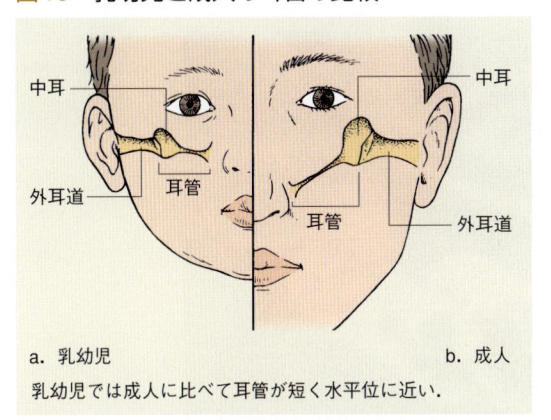

a. 乳幼児　　　　　　　　　b. 成人

乳幼児では成人に比べて耳管が短く水平位に近い．

図17 耳の構造

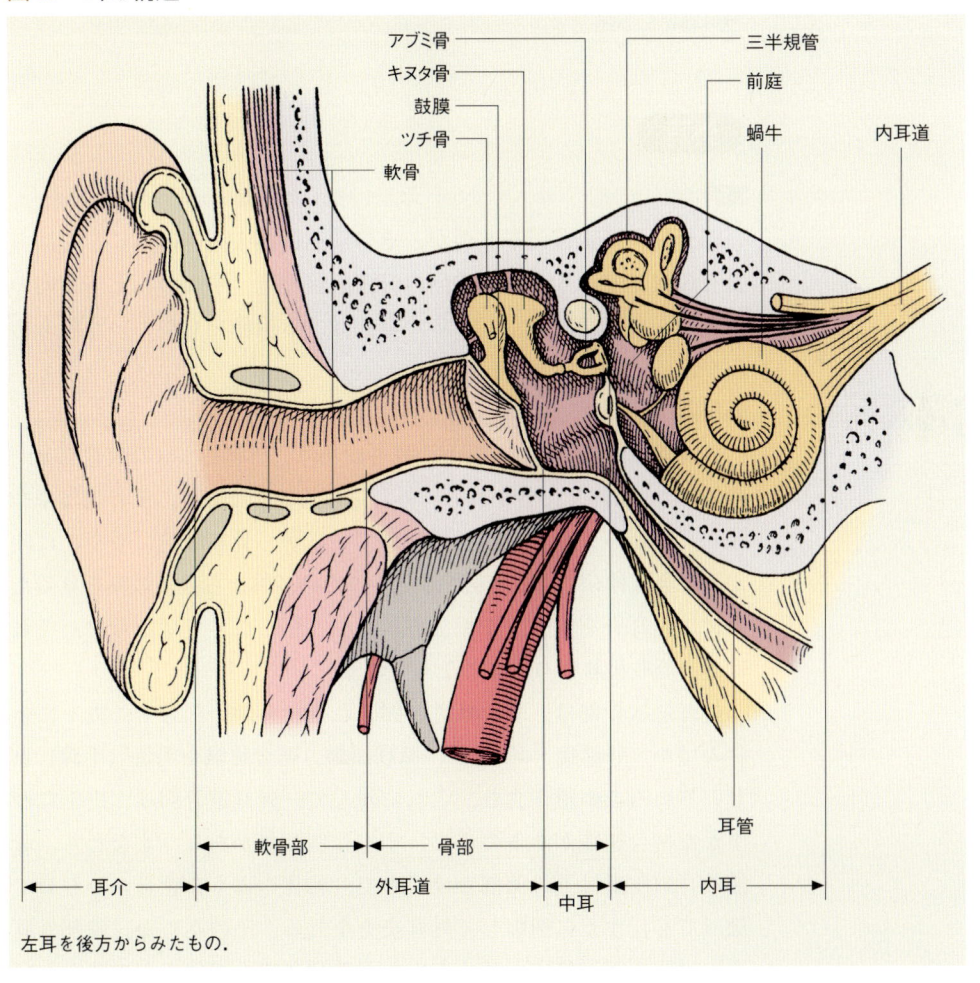

左耳を後方からみたもの．

図18　水平断CTでみる外耳道

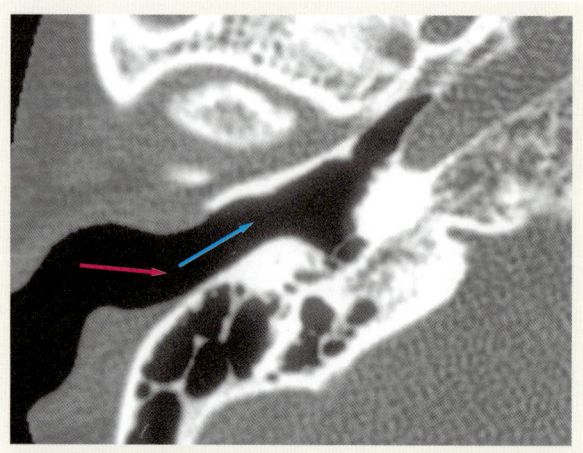

外側の軟骨部は内側後方へ向かうが（→），内側の骨部は内側前方へ向かう（→）．

> ★6
> 左右方向の音源定位は両耳に入る音の時間差を中枢で分析して行われる．

外耳

耳介

　耳介は，集音機能をもつが，その形態は集音機能のみにしてはあまりに複雑であり，上下方向の音源定位機能，すなわち上下方向のどちらから音が聞こえてくるかを感知する機能をもつという説もある★6．

外耳道

　外耳道は成人で2.5〜3cmの長さがあり，外側約1/3の軟骨部と内側約2/3の骨部とに分かれる．外耳道は彎曲しており，軟骨部はやや後ろに向かって奥（内側）に伸びているが，骨部は逆にやや前に向かって奥に伸びている（図18）．そのため，外から直接鼓膜を見るためには，耳介を後方（やや上方）に引っ張らなくてはならず，これは耳鼻咽喉科診察の基本となっている．

　外耳道軟骨部は，耳介軟骨に囲まれた軟らかい部分で，皮下に軟骨のほか，分泌腺（耳垢腺），脂肪組織，結合組織や毛包（毛嚢）などいろいろな組織を含む．これに対して，外耳道骨部は，皮下にわずかな結合組織があるのみで，すぐに側頭骨がある．すなわち，骨部外耳道皮膚はその深部が硬いので，綿棒のような軟らかいもので触っても，すぐに損傷して外耳炎を生じる．そのためか，骨部外耳道には感覚神経終末が多く存在し，健常者でも綿棒などの軟らかいもので触るだけで痛みを感じるようになっている．

　外耳道の皮膚は内側から外側へ移動して新陳代謝を行っており，脱落皮膚は自然に外耳道入口部に出てくる．耳垢はこの脱落皮膚と耳垢腺からの分泌物の混合物であるため，主に外耳道入口部近くに

図19 鼓膜の形態

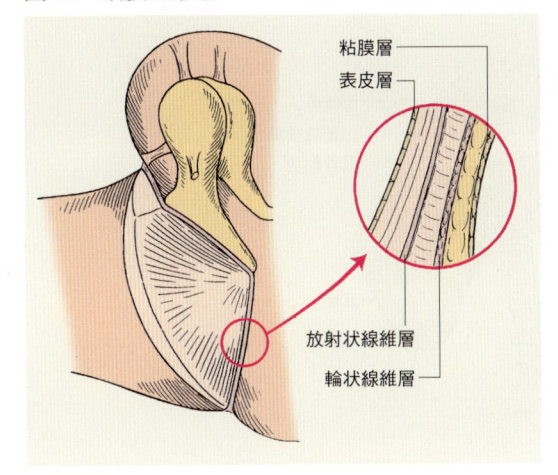

粘膜層
表皮層
放射状線維層
輪状線維層

図20 耳小骨の形態

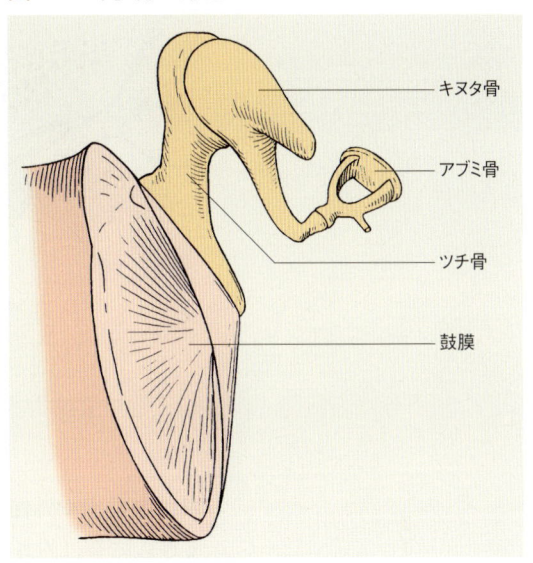

キヌタ骨
アブミ骨
ツチ骨
鼓膜

堆積し，最終的には皮膚の動きによりさらに運ばれて外耳道から自然排泄されるものである．したがって，耳垢腺からの分泌が多い一部の人を除いて，"耳掃除"は必要がなく，かえって外耳炎の原因ともなるため，あまり習慣的に行わないほうがよい★7．

中耳

鼓膜

中耳の最も外側にある鼓膜は，扁平ではなく中心が窪んだ直径7〜10 mmの円錐形で，中間層に輪状，放射状の2層の弾性線維を含み，トランポリンのような性状で，音に対して振動しやすい構造になっている（図19）．

鼓室

鼓室には，鼓膜の振動を内耳に伝えるツチ骨，キヌタ骨，アブミ骨の3つの耳小骨がある．ツチ骨は鼓膜に付着しており，音による鼓膜の振動は最初にツチ骨に伝わり，次いでキヌタ骨，アブミ骨に伝わる（図20）．アブミ骨は卵円窓という内耳に通じる窓にはまっており，その振動は内耳のリンパ★8に伝わり，蝸牛に運ばれる．耳小骨の役割は，空気中から入ってきた音を，内耳の液中へ伝えるための増幅作用である．もし空気中の音が内耳に直接入ると仮定すると，ちょうど水上の音を水中で聞くようなもので，音は水面で反射されてほとんど水中に伝わらない．この約30デシベル（dB）の損失★9を鼓膜，耳小骨の伝音機構が増幅して補っているのである．

伝音難聴

鼓膜全欠損では約30〜40 dBの難聴が生じ，鼓膜が正常で耳小骨連

★7
耳掃除で外耳道皮膚を刺激すると，いっそう皮膚の新陳代謝が亢進し，脱落皮膚すなわち耳垢がかえって増える．

★8 リンパ
内耳には内リンパ，外リンパの2種類の液がある（詳しくは次項"内耳"〈p.350〉を参照されたい）．

★9 30 dBの聴力損失
30 dBの聴力損失は耳栓をした場合より大きく，本文にあるようにちょうど水中に潜っていて地上の音を聞くようなものである．

図21 耳管の形態

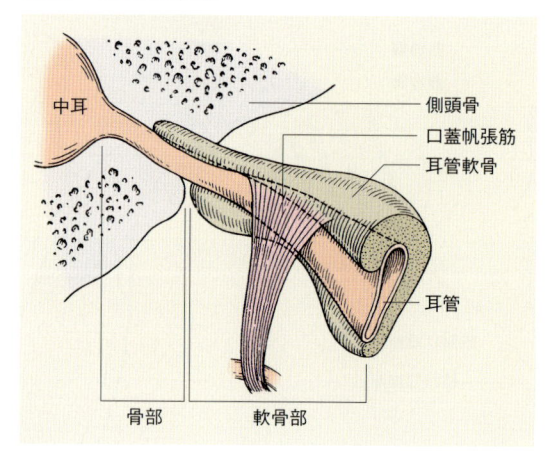

鎖が中耳炎や外傷で離断した場合には，鼓膜が逆に耳栓の役割をしてさらに音は内耳に伝わりにくくなり，約50dBの難聴を生じる．これらの鼓膜，中耳（外耳も含む）の難聴は伝音難聴と呼ばれる．これは，音がそれを感知する内耳まで十分伝わらないことによる難聴で，せいぜい50dB程度の中等度難聴にとどまること，また多くが鼓室形成術などの手術で改善しうることなどがその特徴である．

耳管

鼻咽腔（鼻の奥）と中耳を結ぶ耳管は，成人で約3.5cmの長さがあり，中耳側約1/3の側頭骨に囲まれた骨部と，咽頭側約2/3の軟骨に囲まれた軟骨部から成る（図21）．

耳管には，中耳の換気（調圧），中耳からの排泄，中耳の防御という3つの機能がある．耳管は，安静時には閉じていて，嚥下やあくびなどの際に筋肉（口蓋帆張筋）の力で一瞬開く．このときに中耳と鼻咽腔（大気腔）が交通して中耳が調圧される[★10]．

耳管の排泄機能は主に耳管粘膜表面の線毛運動による．この線毛排泄機能は粘膜の炎症により影響を受けやすく，上気道炎や鼻アレルギーなど鼻・咽頭の炎症が耳管粘膜へ波及するとしばしば低下する．さらに，炎症により耳管粘膜が腫脹すると，嚥下時などの開き，すなわち中耳換気（調圧）能も時に障害される．このように，鼻・咽頭の炎症は耳管機能を障害し，容易に中耳炎を生じる状況をつくるので注意が必要である．

乳突洞，乳突蜂巣

鼓室から後方へ伸びる乳突洞，乳突蜂巣は，大きいものではその容積は15mL以上にもなる．その役割は，ギターの箱のような音響学的なものや，急激な圧変化を広い空間によって和らげるバッファ（緩衝）効果などが提唱されてきたが，それらだけでは蜂巣状に小腔に分かれている理由が説明できなかった．近年，そのガス交換能が

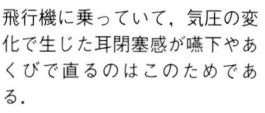

★10
飛行機に乗っていて，気圧の変化で生じた耳閉塞感が嚥下やあくびで直るのはこのためである．

図22　中耳圧負荷後の経時的圧変化（正常耳）

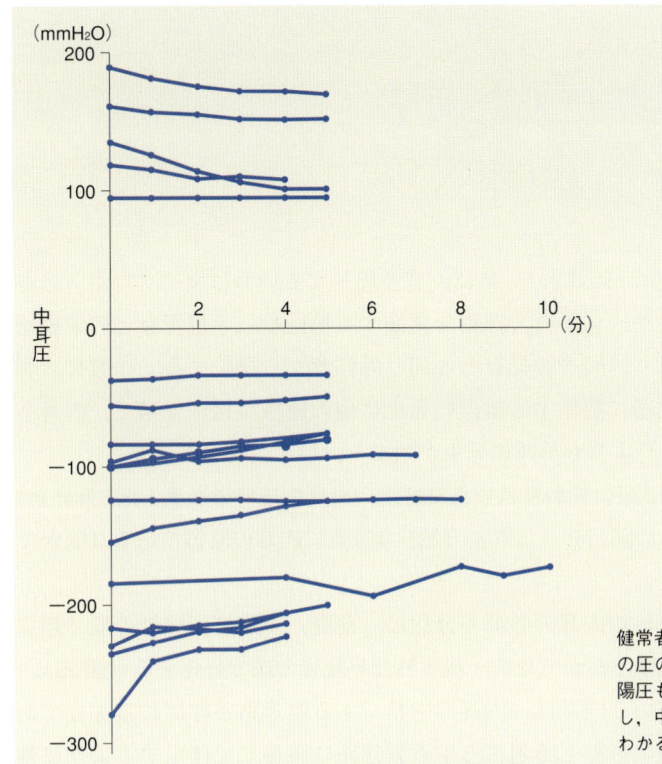

健常者で中耳に陽圧，陰圧をかけて嚥下を禁じた場合の圧の推移を示している．中耳粘膜ガス交換により，陽圧も陰圧も自然に平圧（大気圧）に近づく傾向を示し，中耳粘膜ガス交換には中耳調圧機能があることがわかる★11．

重視されている．すなわち，乳突蜂巣の構造は肺胞に似ており，粘膜を通して血中と乳突腔とのあいだで常に気体が受動的に移動している．それは，中耳が陰圧のときには気体が血中から出てきて，中耳が陽圧のときは血中へ出ていき，ちょうど耳管と同じように中耳を調圧するように機能している（図22）★12．

外耳，中耳の血行と神経

外耳は浅側頭動脈と後耳介動脈，中耳の血行は上・下・前・後鼓室動脈と，ほとんどが外頸動脈系によって養われ，内耳が椎骨脳底動脈系によって養われているのと好対照である．

外耳の神経については，耳介前面，外耳道前半，鼓膜前半が三叉神経の枝である耳介側頭神経の支配を受け，耳介後面は頸椎からの小後頭神経，大耳介神経が，外耳道の後半，鼓膜後半は迷走神経がそれぞれ支配している★13．

一方，耳管，中耳の神経支配は舌咽神経で，扁桃炎などの痛みが耳へ放散するのは，咽頭の感覚が同じ舌咽神経支配だからである．

（髙橋晴雄）

★11
中耳が陽圧，陰圧となり難聴，耳閉感をきたしても，中耳粘膜ガス交換が働いていれば自然に回復する．

★12
乳突蜂巣が小腔に分かれて粘膜表面積が大きいことは，ガス交換を能率よく行うのに合目的的である．

★13
外耳道を刺激すると咳が出たり，食欲に影響するツボが外耳道にあるといわれるのはこの迷走神経の影響である．

感覚器系／耳
内耳

発生

　内耳（internal ear）には，音を感知するいわばマイクロホンにあたる蝸牛や，体平衡，運動を感知する前庭や三半規管などの末梢感覚器があり，脳や神経などと同じ外胚葉から発生する．一般に，神経や感覚器に関係する組織の発生は他の組織に比べて早く，内耳も外耳や中耳よりも早期に発生が始まり，早く完成する．

　胎生第3週の終わりに頭部神経溝の外側の皮膚外胚葉（表皮外胚葉）が両側性に陥凹し，これから胎生第4週に内耳の原器である耳胞ができる．

　ここからの内耳の各部の分化は，前庭，半規管，蝸牛の順で起こり，半規管のなかでは前・後・外側半規管の順で分化する（図23）．

　ここでいう内耳は，内耳の中核である膜迷路と呼ばれる部分であるが，胎生第8〜10週ごろから膜迷路に隣接して伴走するように外リンパ腔が発生し，胎生第17週ごろには内耳のすべての部分で内リンパ腔を囲むように外リンパ腔が完成する．この周囲に，胎生第4〜6週ごろから中胚葉組織が濃縮して軟骨が形成され，次いで胎生第16〜21週ごろにはそれが骨化し内耳骨胞と呼ばれる硬い骨が形成されて，内耳全体がこれに包まれる．

　前庭，半規管，蝸牛は，それぞれ胎生第11週，第20週，第25週にはすでにその形態が完成する．原則として，内耳は生後には発育しない[★1]．

　内耳の発生過程においては，前庭や半規管よりも蝸牛のほうが薬物，低酸素，感染，外傷などの侵襲により影響を受けやすく，また奇形も多い．さらに半規管のうちでは，最後に分化する外側半規管に最も奇形が多くみられる．

　一方，末梢感覚器である内耳の発生に合わせるように，胎生第3週の終わりごろに前庭・蝸牛神経節の原基が同じく外胚葉から形成され，次第に内耳方向と中枢方向に連絡して前庭神経，蝸牛神経の1次ニューロンを形成する（胎生第4〜5週）．

構造と機能

　内耳は，内耳骨胞と呼ばれる硬い骨に覆われているが，これは歯牙のエナメル質に次いで人体で2番目に硬い組織である．このことか

[★1] 唯一，例外的に生後発育がみられる内耳組織は，内リンパ嚢である．

図23 　外胚葉から耳胞ができ，内耳が形成される過程

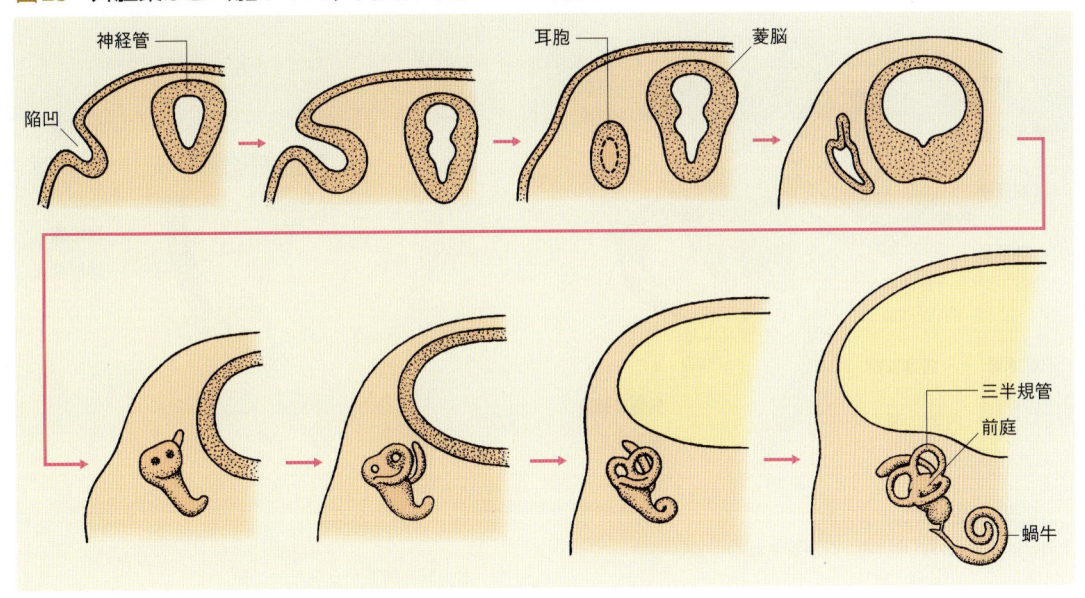

（図中ラベル：神経管，陥凹，耳胞，菱脳，三半規管，前庭，蝸牛）

らも，いかに内耳が生命維持に重要な器官であるかがわかる．この骨の中にカタツムリ状（蝸牛）やループ状（半規管）のトンネルが開いていて，内耳を形成している（"耳/外耳・中耳"図17〈p.345〉参照）．この骨の構造を骨迷路といい，トンネル内の感覚器や膜様構造を膜迷路という．

　このトンネル内部には2種の液（内リンパと外リンパ）が満ちており，聴覚や平衡の感覚細胞は，この液に浮かぶようにして生きている（図24）．そのため，圧力や衝撃による側頭骨骨折や正円窓膜[★2]の破裂などでリンパが流出すると（外リンパ瘻），内耳の感覚細胞は死んでしまい，平衡障害や不可逆的な難聴をきたす[★3]．

前庭

　次に，内耳の構造を各論的に述べる．まず，前庭（vestibule）には卵形嚢斑，球形嚢斑という2つの感覚器がある．これらは多数の感覚細胞が敷きつめられた絨毯（じゅうたん）のような平面上に，耳石という炭酸カルシウムを含んだ多くの結晶が載っており，卵形嚢斑，球形嚢斑はそれぞれ水平面，垂直面を形成している．この構造により，前庭は重力や直線運動による耳石の重みや動きを感知する（図25）[★4]．

半規管

　半規管（semicircular canal）は，ループ状の構造で，前・後・外側半規管がそれぞれ互いに直角をなすように位置しており，3平面を

★2 正円窓膜
蝸牛窓膜ともいう．内耳と中耳の境界にある膜．

★3
耳手術のうち外耳，中耳の手術は多く行われるが，内耳の手術は極端に少ない．内耳が手術的に触るのが難しい部位とされているのは，この理由からである．

★4
エレベータや乗り物に乗っていて，目を閉じていても動きを感じることができるのはこのためである．

図24 内耳の内・外リンパ腔

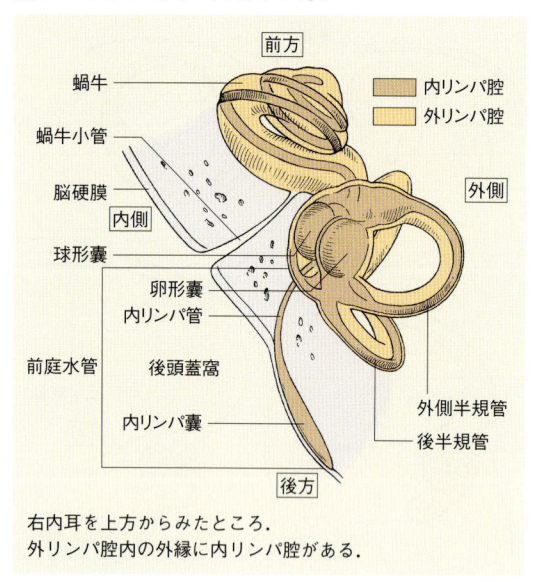

右内耳を上方からみたところ．
外リンパ腔内の外縁に内リンパ腔がある．

図25 前庭の球形嚢，卵形嚢の位置

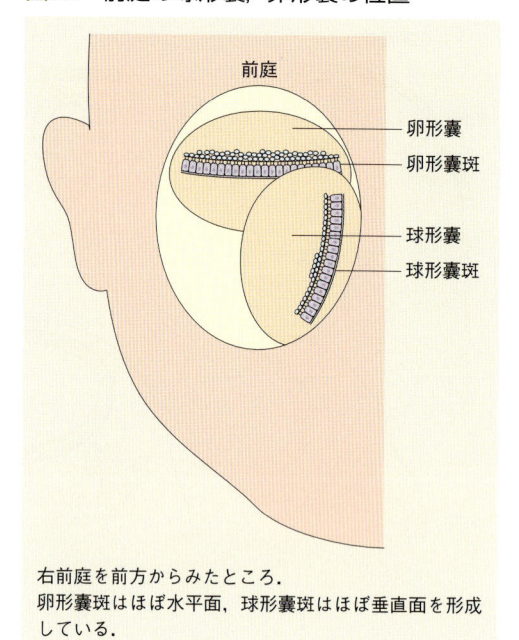

右前庭を前方からみたところ．
卵形嚢斑はほぼ水平面，球形嚢斑はほぼ垂直面を形成している．

★5
目を閉じていても体の回転がわかるのは，半規管のおかげである．

★6 良性発作性頭位めまい
これは前庭の耳石が一部脱落して，半規管のクプラに接触するため，その耳石がクプラに重みをかけるような特定の頭位，たとえばクプラの右側に耳石がある場合に左傾頭位をとると，クプラが押されてあたかも頭部が回転して半規管内のリンパが動いたかのような情報が前庭から中枢に送られ，めまいを感じるものである．

形成している（図26）．体（頭部）が回転すると，半規管の中のリンパも回転して流れを生じ，それを半規管の端（膨大部）にある感覚器（膨大部稜，クプラ）が感知する★5．半規管は三次元平面を形成しているため，それぞれの半規管内の液の動きの情報が前庭神経を経て脳幹部で統合され，どのような複雑な回転運動でも感知できるわけである★6．

蝸牛

蝸牛（cochlea）は，前庭の前方に伸びる2.5〜2.75回転のカタツムリ型のトンネルで，音を感知して中枢に伝える聴覚器官である（図27）．

蝸牛の中には3つのスペースがあり，前庭階と鼓室階が外リンパで，それらに挟まれるように位置する中央階（蝸牛管）が内リンパで満たされている．外リンパは細胞外液の組成（高ナトリウム，低カリウム）と，内リンパは細胞内液の組成（低ナトリウム，高カリウム）とそれぞれ似ている．なぜこのように電解質組成の異なる2種類の液が蝸牛（内耳）になくてはならないのかというと，このような状況はちょうど電池と同じで，隣接した2つの液のあいだに電位差が生じ，その電位差が次に述べる音に対する有毛細胞の活動（発火）を助けるという巧妙な仕掛けになっている．

基底板とコルチ器

中央階と鼓室階の境界には基底板があり，その上に音を感知する

図26 半規管の形態

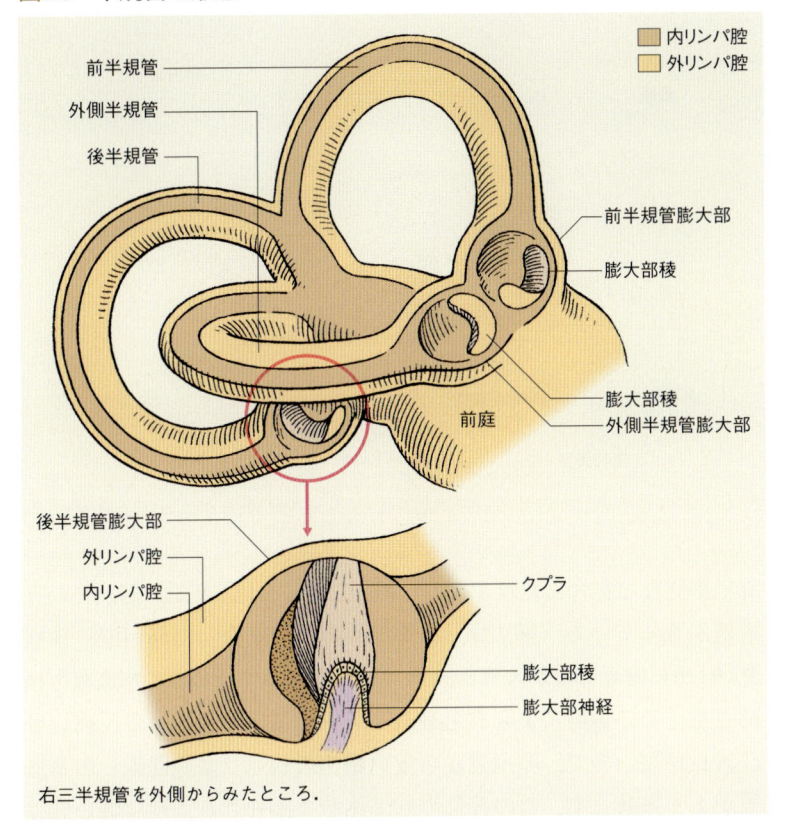

■ 内リンパ腔
■ 外リンパ腔

- 前半規管
- 外側半規管
- 後半規管
- 前半規管膨大部
- 膨大部稜
- 膨大部稜
- 前庭
- 外側半規管膨大部

- 後半規管膨大部
- 外リンパ腔
- 内リンパ腔
- クプラ
- 膨大部稜
- 膨大部神経

右三半規管を外側からみたところ．

図27 蝸牛の形態

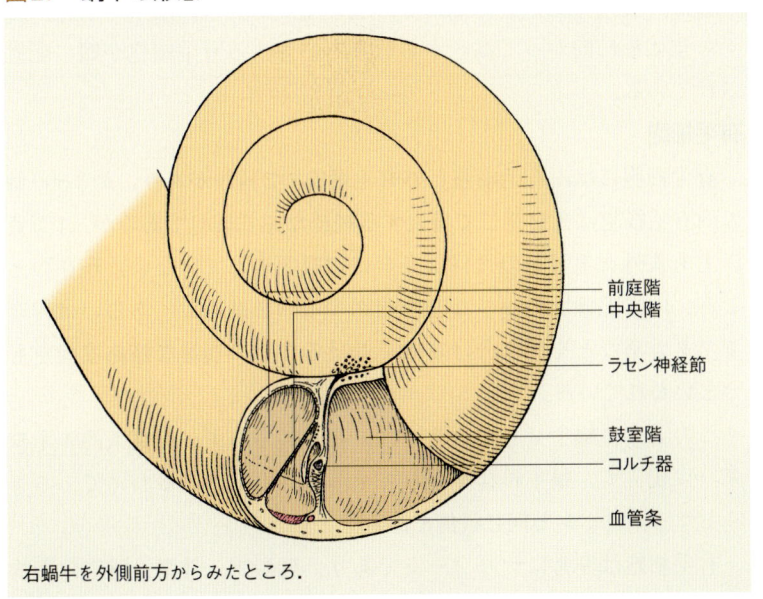

- 前庭階
- 中央階
- ラセン神経節
- 鼓室階
- コルチ器
- 血管条

右蝸牛を外側前方からみたところ．

図28 蝸牛のコルチ器の形態

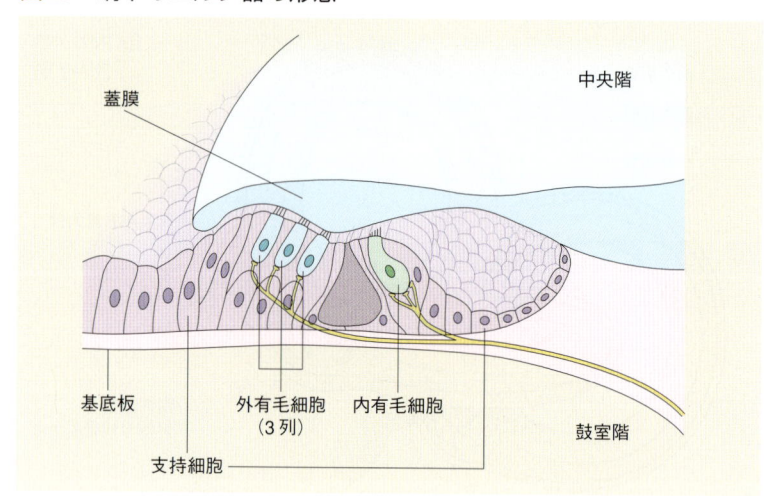

有毛細胞などを含んだコルチ器（organ of Corti，ラセン器）という構造が載っている（図28）．アブミ骨の振動を介して卵円窓（前庭窓）★7から内耳に音が入ると，それが外リンパに伝わって基底板を振動させ，その振動により有毛細胞が発火して音を感知する．高い音は波長が短いので，卵円窓から近い蝸牛の根元（基底回転）の基底板がよく振動して，この部位の有毛細胞で感知され，逆に低い音は波長が長いため，蝸牛の頂上（頂回転）の基底板がよく振動してこの部位の有毛細胞により感知される．このように，蝸牛の基底回転から頂回転に向かって高音から低音を感知する有毛細胞が順に配置されている．

有毛細胞

有毛細胞には内有毛細胞と外有毛細胞の2種類があり，約3,500個の内有毛細胞は音を感じて発火する純粋な感覚細胞であるが，1万個以上ある外有毛細胞の役目は完全には解明されていない．現在のところ，内有毛細胞が小さな音を感知するのを助ける，あるいは雑音下でも言葉などを聞き分けるのを助けるなどの複雑な修飾機能をもつといわれている．

このように蝸牛（有毛細胞）は，音のエネルギーを電気的エネルギーに変えて，蝸牛神経を介してそれを中枢に伝えるわけで，ちょうどマイクロホンと同じ機能である．

有毛細胞は非常にデリケートであり，低酸素，外傷，感染，薬物などあらゆる侵襲に弱く，障害されやすい★8．そのため，内耳（有毛細胞）およびそれより中枢の障害による難聴は感音難聴と呼ばれるが，そのほとんどが内耳性感音難聴★9である．

★7 卵円窓
卵円窓は正円窓とともに中耳と内耳を境界す2つの窓であり，正円窓が膜で覆われているのに比べて，卵円窓は最深部の耳小骨であるアブミ骨の底板で覆われていて，アブミ骨の振動が内耳リンパに伝わる仕組みになっている．

★8
有毛細胞に対して蝸牛神経はマイクロホンから出ている電線（コード）と同じであり，マイクロホンとコードとを比べれば，格段にマイクロホンにあたる蝸牛（有毛細胞）のほうがデリケートで弱い．

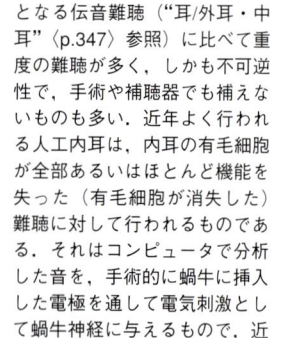

★9 感音難聴
感音難聴は，外耳，中耳が原因となる伝音難聴（"耳/外耳・中耳"〈p.347〉参照）に比べて重度の難聴が多く，しかも不可逆性で，手術や補聴器でも補えないものも多い．近年よく行われる人工内耳は，内耳の有毛細胞が全部あるいはほとんど機能を失った（有毛細胞が消失した）難聴に対して行われるものである．それはコンピュータで分析した音を，手術的に蝸牛に挿入した電極を通して電気刺激として蝸牛神経に与えるもので，近年の画期的な医療の進歩の一つである（図29）．

図29　人工内耳手術後の耳X線像

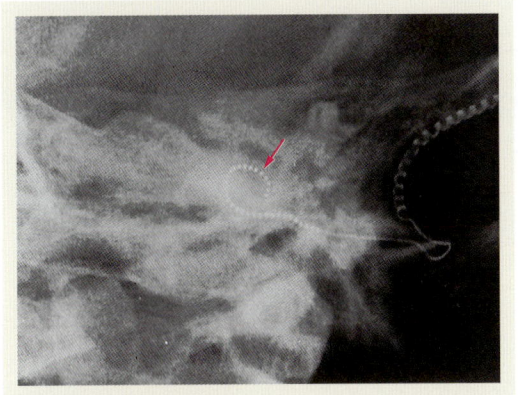

蝸牛に挿入された電極がわかる（→）．

図30　手術中にみられたヒトの正円窓膜（右耳）

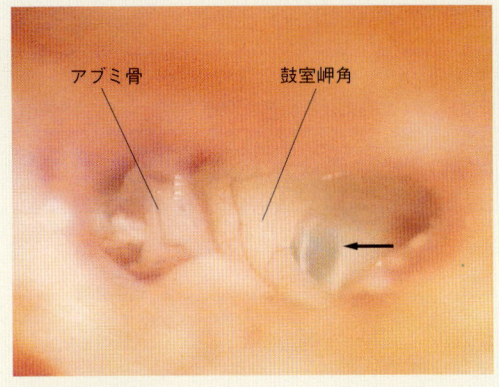

アブミ骨　　鼓室岬角

→は正円窓膜．

正円窓膜

　前述のように，内耳は内耳骨胞に包まれて中耳とは画然と隔たっているが，蝸牛の端には正円窓膜という中耳と内耳を境する唯一の軟部組織があり，ほぼ鼓膜と同じ厚さをもっている（約30～50 μm，図30）[★10]．

　この膜は細菌の毒素や薬物がある程度透過するため，慢性中耳炎の場合には，細菌の毒素の影響で，あるいはストレプトマイシンまたは類似のアミノ配糖体系抗生物質の点耳薬で時に内耳性感音難聴が生じることがあるので注意を要する[★11]．

内リンパ腔と外リンパ腔

　内耳の外リンパ腔は，蝸牛の基底回転から内下方に伸びる蝸牛小管といわれるトンネルで頭蓋内と交通しているため（図24），外リンパと脳脊髄液の組成はほぼ同じである．ただ，これによる不都合な点は，内耳炎が容易に髄膜炎に波及し，逆に髄膜炎が容易に内耳炎に波及して感音難聴や聾（ろう）をきたすことである．内耳炎が生じると，その後1年以内に内耳が骨化してしまうことがある[★12]．

　一方，内耳の内リンパ腔は前庭水管と呼ばれるトンネルで頭蓋内に達しているが，内リンパ管の先端は内リンパ嚢という頭蓋内にある盲端の袋状構造になっており，内リンパは外リンパと異なり直接脳脊髄液とは交通していない．この内リンパ嚢は，内リンパの吸収や量の調節にあずかるといわれている[★13]．

血行と神経支配

　外耳，中耳が主に外頸動脈に養われているのとは対照的に，内耳は椎骨脳底動脈からの分枝である迷路動脈1本で養われている．椎骨脳底動脈の循環不全がめまいや耳鳴の原因の一つとなっているのはそのためである．

[★10]
正円窓は，近年よく行われる人工内耳手術での蝸牛を削開して電極を挿入する際の重要な道標となっている．

[★11]
たとえば，リン酸ベタメタゾンナトリウム（リンデロンA点耳液®）は硫酸フラジオマイシンというアミノ配糖体系抗生物質が含まれており，鼓膜穿孔がある耳には使用禁忌である．

[★12]
内耳が骨化すると内耳に電極を挿入する人工内耳手術が非常に困難になるため，髄膜炎後の聾に対しては早急に画像検査を行い，手術時期を逸することのないように注意しなければならない．

[★13]
めまい，耳鳴，難聴を三徴候とするメニエール病（Ménière disease）の病態である内リンパ水腫は，内リンパ嚢のこの機能の障害が一つの原因といわれている．

図31 内耳道を走行する神経

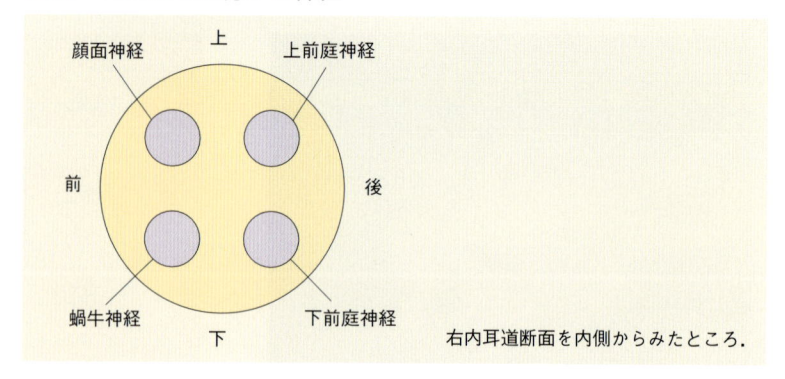

顔面神経　上前庭神経
前　　　後
蝸牛神経　下前庭神経
右内耳道断面を内側からみたところ．

内耳道

　内耳からの聴覚，平衡の情報は，蝸牛神経と上下2本の前庭神経により中枢に伝えられるが，それらの神経が通っているトンネルが内耳道であり，内耳道にはそのほかに顔面神経も通っている（図31）．これらの神経の神経鞘から生じる聴神経腫瘍は，実はその名と異なりほとんどが前庭神経から生じる．内耳道が頭蓋内に入る内耳口付近が好発部位で，これが増大すると難聴，めまい（平衡障害），顔面神経麻痺など，内耳道を通るすべての神経の症状が現れる．しかし，運動神経である顔面神経は圧迫に強いため，初期から顔面神経麻痺を伴うことは少なく，したがって初期には，メニエール病や突発性難聴などと鑑別が難しい場合がある★14．

（髙橋晴雄）

★14
そのため，逆にメニエール病や突発性難聴でも，聴神経腫瘍を否定するためにMRIなどの画像検査が必要である．

感覚器系
●皮膚

　皮膚は外界と身体の境をなし，外傷，乾燥，細菌などから内部の組織を保護している．皮膚は外界の状況を感じ取るための多数の受容器をもっているが，これらは感覚神経細胞の突起からできている．皮膚はまた汗腺や脂腺をもち，体温の調節や排泄・吸収などの機能を担っている．

（塩田浩平）

感覚器系／皮膚
発生

皮膚の起源

皮膚（skin）は表皮と真皮で形成され，表皮は外胚葉由来の細胞，真皮は中胚葉由来の細胞から成る．毛髪，毛包，脂腺（皮脂腺），汗腺，爪などは表皮の細胞が特殊に分化したものであり，毛乳頭や立毛筋などは真皮が形成される過程で中胚葉由来の間葉系細胞から分化したものである．真皮には中胚葉由来の線維芽細胞が生成した膠原線維（コラーゲン線維）が豊富であり，物理的な外力に抗して人体を守る．

真皮には発生の過程で血管，リンパ管が中胚葉から分化し，外胚葉由来の神経堤から知覚神経，自律神経が伸びてくる．また中胚葉由来の肥満細胞や組織球が分化してきて，胎生第32週ごろまでにはぼ完成された姿を示す[★1]．

表皮の形成

胎生第4〜5週まで単層の外胚葉由来の細胞で覆われていた胎児の表面は，この時期になると2層に分化し，内側の胚芽層（最終的な表皮の基底細胞に相当する）と外側の周皮（ペリダーム〈胎児周皮〉）[★2]に区別される（図32a）．胎生第8〜10週ごろになると胚芽層とペリダームのあいだに中間層と呼ばれる細胞層が形成され，次第に多層化する（図32b）．第14週には細胞間にデスモソーム（接着斑）が形成され，第16週ごろには細胞内に張原線維（上皮線維）が形成されて，次第に有棘（ゆうきょく）細胞としての性格を示すようになる．

胎生第23週ごろには中間層の上層の細胞にケラトヒアリン顆粒[★3]が形成され（顆粒層の形成），さらに胎生第24週ごろには顆粒層上部の細胞層が角化を開始するとともにペリダームは剝離し，胎児表面は角層（角質細胞層）に置き換わる．表皮から脱落し，変性したペリダーム細胞は脱落した産毛や皮脂とともに胎児の表面を覆う胎脂を形成する．

真皮の形成

胎生第8週ごろまでは胎児表面のすぐ内側は中胚葉由来の未分化な間葉系細胞で占められているが（図32a），次第に線維成分がみられるようになり[★4]，第12週までには線維芽細胞と膠原線維が明瞭とな

[★1]
表皮と真皮が未分化な外胚葉と中胚葉の細胞からどのように分化して形成されるかはまだ不明な点が多いが，それぞれの要素が互いに多種類の制御因子を産生・放出しながら複雑な皮膚組織に分化するものであろう．

[★2]
ペリダーム細胞は角化せず，羊水に面した表面には微絨毛がみられる．また，吸引空胞を形成したり，逆に胞体の一部を遊離したりして羊水と盛んに相互作用を行う．たとえば，羊水中の炭水化物の吸収を行っていることが知られている．

[★3] ケラトヒアリン顆粒
顆粒層にみられる好塩基性の顆粒であり，主としてフィラグリンと呼ばれる蛋白質から成る．張原線維のケラチン分子を架橋し，角質細胞中のケラチン線維塊を形成するのに関与する．

[★4] 表皮真皮接合部の形成
胎生第8週ごろには胚芽層（基底層）の下には基底板が形成され，第12週ごろには胚芽層細胞下面のヘミデスモソームや基底板下面の係留線維も形成される．胎生第16週ごろには真皮の弾力線維から伸びる細線維が基底板に付着するようになり，次第に完成した表皮真皮接合部の構造を示す．

図32 皮膚付属器の発生

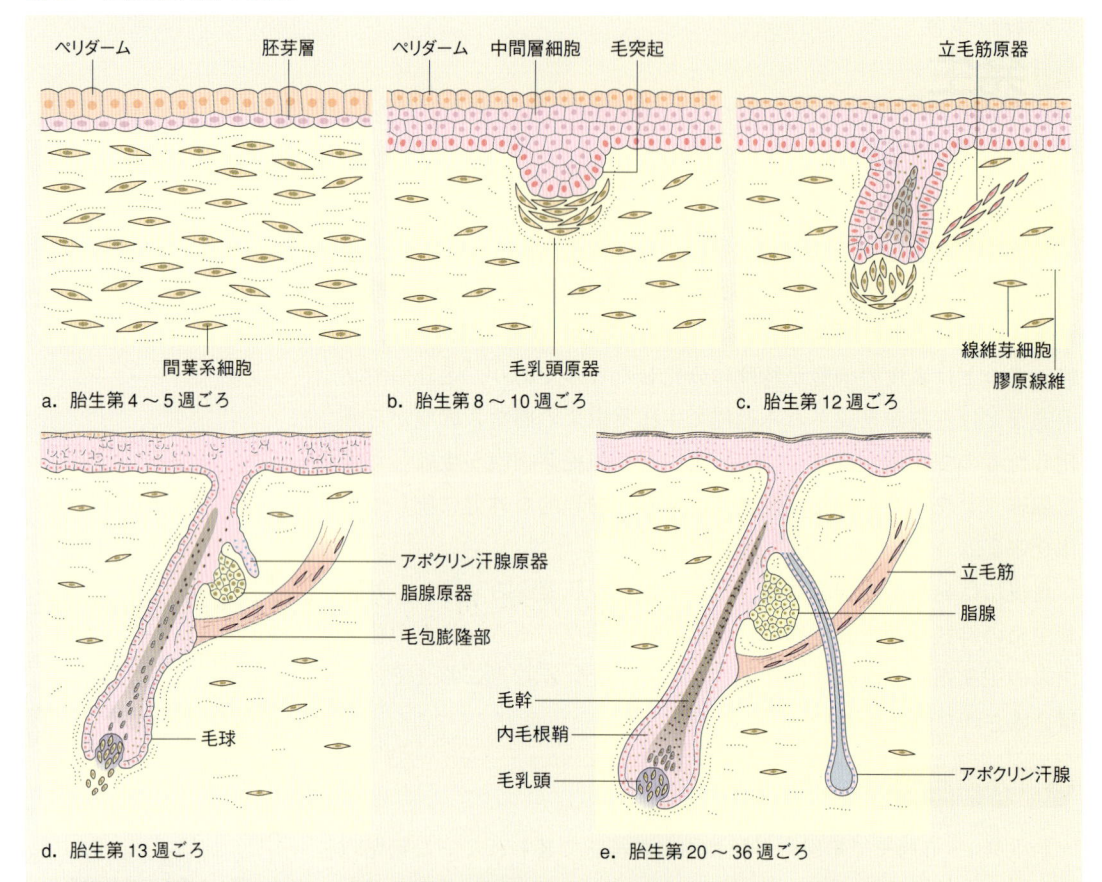

a. 胎生第4〜5週ごろ
ペリダーム／胚芽層／間葉系細胞

b. 胎生第8〜10週ごろ
ペリダーム／中間層細胞／毛突起／毛乳頭原器

c. 胎生第12週ごろ
立毛筋原器／線維芽細胞／膠原線維

d. 胎生第13週ごろ
アポクリン汗腺原器／脂腺原器／毛包膨隆部／毛球

e. 胎生第20〜36週ごろ
立毛筋／脂腺／アポクリン汗腺／毛幹／内毛根鞘／毛乳頭

a：胎児を覆う細胞は2層に分化し，内側の胚芽層（最終的な表皮の基底細胞に相当する）と外側の周皮（ペリダーム）に区別される．真皮に相当する部分は未分化な間葉系の細胞で占められる．
b：胚芽層とペリダームのあいだに中間層と呼ばれる細胞層が形成され，次第に多層化する．また，その下では次第に線維成分がみられるようになり，第12週までには線維芽細胞と膠原線維が明瞭となる．表皮の一部は下に向かって突起を形成し，真皮にある間葉系細胞の集積とともに毛原器（毛突起）を形成する．
c：毛突起はさらに下方，斜め下に向かって延長し，間葉系の細胞が集積して立毛筋原器を形成する．
d：毛包の側面にアポクリン汗腺の原器と脂腺の原器が形成される．
e：毛母での角化が始まり，毛幹の形成がみられるようになる．アポクリン汗腺，エクリン汗腺，立毛筋，脂腺などの皮膚付属器がほぼ完成し，真皮にも膠原線維が豊富にみられるようになる．

る．第22週ごろには弾力線維（弾性線維）がみられ，また，真皮の下層には皮下脂肪層が形成される．

はじめは表皮と真皮の境界部は平滑であるが，毛包の分化が進む第16週ごろになると真皮乳頭層が形成され，表皮と真皮の境に凹凸がみられるようになる．

毛包の形成 （図32）

胎生第9週ごろになると眉毛部，上口唇，オトガイ部の表皮胚芽層には細胞の局所的な凝集が起こるとともに，この部分の下で中胚葉起源の未分化な間葉系細胞の集積が起こり，両者は毛原器（毛芽）と呼ばれる．その後，身体の各所でも毛原器が発生する．

毛原器はすみやかに下方に向かって成長し（毛突起），最下端は間葉系の細胞の集積を取り囲むように球状に膨らみ，後に毛母を形成する．毛母に取り囲まれた間葉系の細胞は毛乳頭と呼ばれ，以後，発毛のサイクルを制御する重要な器官となる．

　この原始的毛包（毛杭）は斜めに成長し，下側の側面には3か所に毛包細胞の局所的な増殖が起こり，下から順に毛包膨隆部（立毛筋付着部），脂腺の原器，アポクリン汗腺の原器を形成する．

　毛包はさらに下方に成長するとともに，内側の細胞は内毛根鞘を形成する．毛母は最下端において内毛根鞘内で角化を開始するとともに上方に増殖して毛幹を形成する．

　胎児が成長するにつれて体表面は広がり，毛包はまばらになる．それぞれの毛包間が一定の間隔（およそ0.3mm）に達するとそのあいだに新しい毛原器が形成され，全体として毛包の数が増えていく．出生後は新しい毛包は形成されず，毛包の数には増減がない．

　毛包側面に生じた脂腺原器は胎生第13～15週に分化し，皮脂の形成を始める．出生時まで脂腺の活動は盛んであり，胎脂形成に関与するが，出生以降，思春期まで脂腺の活動は減弱する．

　胎生第15～20週になるとアポクリン汗腺原器は毛包から下方に向かって成長し，第24週ごろに先端が丸みを帯びてコイル状になり，第36週ごろには分泌部が完成する．

　胎生第14週ごろには間葉系細胞に立毛筋の原器が形成され，第16週ごろには毛包への接合が起こる．

エクリン汗腺の形成

　掌蹠（しょうせき）では胎生第12週，その他の身体部分では第20週ごろにエクリン汗腺の分化が始まる．表皮胚芽層下面に一定の間隔で並んだ細胞の増殖が起こり，内外2層の細胞が棒状に真皮に向かって延長し，真皮下層に至るとコイル状に分泌部を形成する．また，内側の細胞間に接合の解離が生じ，導管を形成する．

　エクリン汗腺原器は表皮内では向かい合う2つの有棘細胞内に生じた空胞が融合して導管を形成し（表皮内汗管），真皮の汗管と連絡する．

〔堀口裕治〕

●参考文献
1) 橋本　健：皮膚の発生．山村雄一ら編．現代皮膚科学大系3A，皮膚の構造と機能I．東京：中山書店；1982．p.341-375．
2) 上野賢一：皮膚科学．改訂第6版．京都：金芳堂；1996．p.33-34．

感覚器系／皮膚

構造と機能

皮膚は表皮と真皮から成るが，場合によっては皮下脂肪を含めて皮膚と呼ぶ場合もある（図33）★1．

皮膚表面は決して平滑ではなく，皮溝と呼ばれる大小の溝が交差し，そのあいだに皮野と呼ばれる隆起がみられる．この構造により，皮膚のしなやかな伸展や収縮が可能になっている．また，掌蹠には皮野・皮溝が流紋状に配列し，指紋・掌紋を形成する．

皮膚の厚さ（主に真皮の厚さ）は年齢や身体の部位によって異なるが，一般に項，背面，肩，殿部など，四足歩行動物でいえば上側にあたる部位では厚い．逆に眼瞼，肘窩，腋窩，陰茎，小陰唇などでは薄い．

皮膚の色調は主に表皮細胞に含まれるメラニン色素によって決まり，黒人ではメラニン色素顆粒（メラノソーム）が大型で数が多く，逆に白人では小型で数が少ない．日本人ではその中間の大きさと量を示す．メラニン色素を生成するメラニン細胞（メラノサイト）の数には人種による差はほとんどみられない．

構造

表皮は上層から角層，顆粒層，有棘層，基底層に分けられ（図34），それぞれ特有な役割を担う．表皮の下面は平坦ではなく，真皮の突起（真皮乳頭）が表皮内に進入し，垂直の断面では表皮と真皮の境（表皮真皮接合部）は波状に見える．表皮の一部は毛包・脂腺・アポクリン汗腺系や爪，エクリン汗腺などの付属器に分化し，特有の構造を示す（図33）．

真皮は線維芽細胞から産生された膠原線維（コラーゲン線維）や弾力線維と，そのあいだを満たす基質が大部分を占め，その中に血管，リンパ管★2と神経が走行する．毛包には立毛筋が付着し，また顔面では表情筋の終末が，陰嚢では白筋の終末が真皮に放散する．真皮にはそのほか線維芽細胞，組織球，肥満細胞，形質細胞，および遊走リンパ球★3が分散する．

表皮

表皮（epidermis）は主に角化細胞（表皮細胞）から成り，下層から基底層，有棘層，顆粒層，角層に区別される．角化細胞内にはケラチン★4でできた張原線維（上皮線維）が張り巡らされており，張

★1 **皮膚の容積**
皮下脂肪を除いた皮膚の厚さを平均約3 mmと考え，成人ヒトの体表面積を1.6 m²として計算すれば，皮膚は全体で約4,800 cm³の容積を占め，肝臓よりも大きい，ヒト最大の臓器ということができる．

★2
血管とリンパ管を合わせて脈管と呼ぶ．

★3 **遊走リンパ球**
リンパ球は血管を流れ，一部は毛細血管から漏出して組織に移行し，リンパ管からリンパ節を経て，最終的には胸管から再び血管に戻る．皮膚には特にT細胞が多く遊走し，その範囲は表皮にも及ぶ．皮膚にT細胞が多いのは，胸腺（T細胞が分化する場）が魚の鰓（えら）と相同の器官から分化したということに起因する．胸腺には有棘細胞に類似した細胞の集塊（ハッサル〈Hassall〉小体）がある．

★4 **ケラチン**
表皮角層，毛，爪の主構成成分となる蛋白質．含硫アミノ酸であるシスチンを含有する．

図33　皮膚の構造

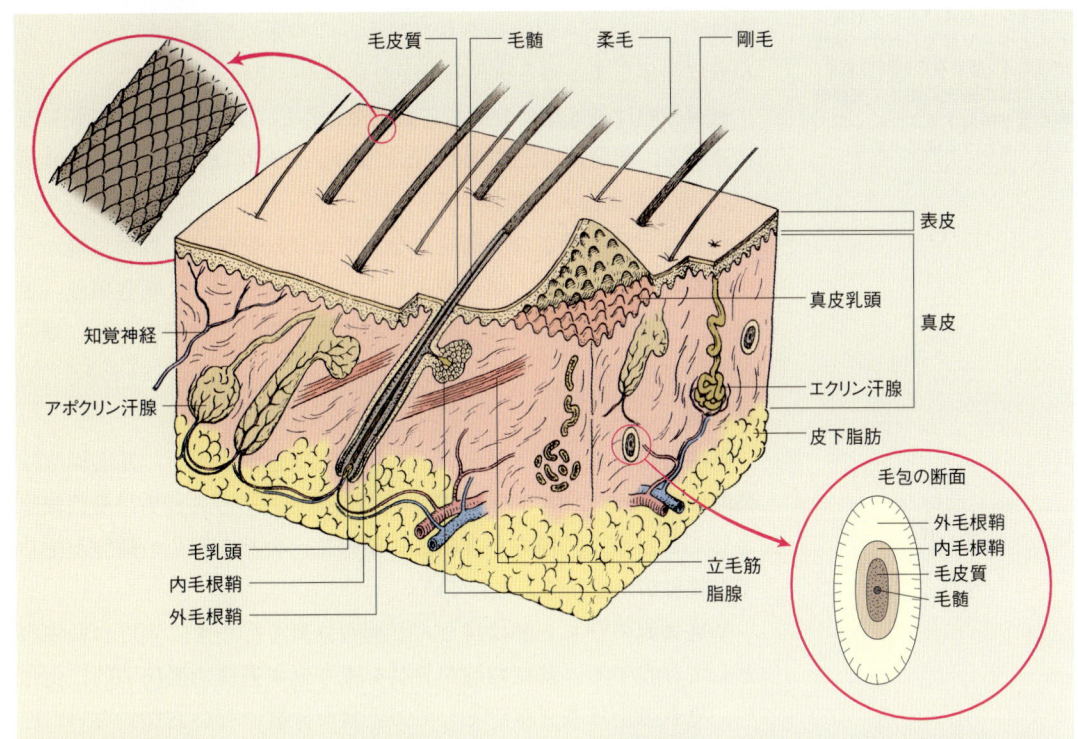

数mmの厚さの真皮の上にセロファンほどの厚さ（約0.1〜0.2mm）の表皮が覆う．真皮には小さい突起（真皮乳頭）がみられ，表皮内に嵌入する．毛が斜めに生えるように毛包があり，毛を引き起こす方向に立毛筋が付着する．毛包上部には脂腺が形成され，毛幹とのあいだに皮脂を分泌する．毛の表面は鱗のような毛小皮で覆われている．配列の方向に注意．表皮下面や毛包周囲には知覚神経が分布する．毛包周囲，エクリン汗腺・アポクリン汗腺周囲，表皮直下（描かれていない）には血管が豊富にみられる．

図34　皮膚上層部の電子顕微鏡像

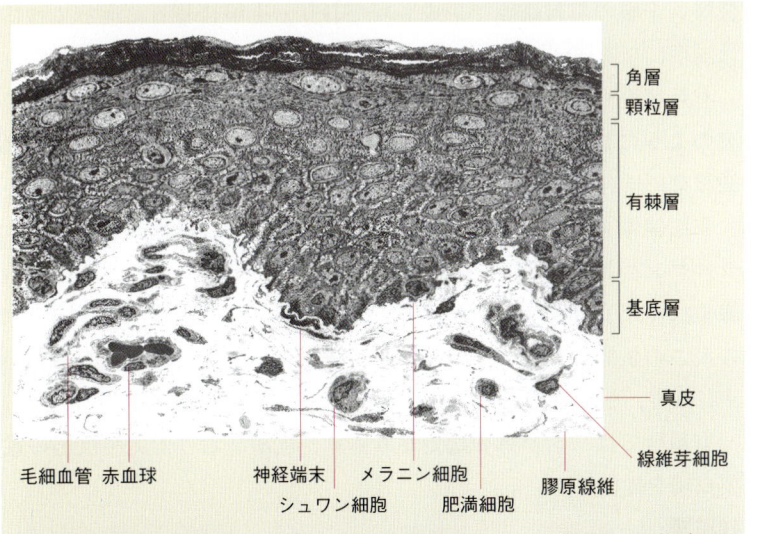

表皮有棘細胞間には細かいとげ（棘）のような突起がみられ，細胞は互いに結びつけられている．基底細胞に混じって，基底細胞と接合しないメラニン細胞が散在する．真皮上層の明るく見える部分には膠原線維とともにこの写真では見えない基質が充満している．（角層の細胞間にみられる裂隙は，電子顕微鏡標本の作製過程に生じた人工産物である）

原線維は細胞膜においてデスモソーム★5 に付着し，隣り合う有棘細胞はデスモソームで連結されている．この張原線維とデスモソームが表皮全体をまとめる物理的な応力をつくっている．

有棘細胞は基底層で分裂して表皮を上昇し，およそ1か月で顆粒層に達する．角層には2週間ほどとどまり，その後は目に見えない鱗屑（りんせつ）となって脱落する．

角層は水分を通さない構造になっており，乾燥した外的環境から生体を守っているが，顆粒層より下では細胞間隙には細胞間液（組織液，リンパ）がみられ，炎症を起こすと細胞間隙が広がり，細胞間液が豊富になる．

基底層

基底層は表皮の最下層をつくり，基底細胞から成る．基底細胞は細胞分裂を行い，生じた2つの細胞（娘細胞）のうち片方は基底細胞としてとどまり，他方が有棘層に移行し，次々に新しい細胞が生じて有棘層がつくり替えられていく．

基底細胞のうち一部はほとんど細胞分裂を行わず，表皮の幹細胞として存在する．基底細胞が分裂を繰り返す過程で遺伝子的に劣化し，それ以上は基底細胞としての正常な分裂を行いえなくなった段階で，表皮の幹細胞が分裂し，基底細胞を補給する重要な役割を担う．

有棘層

基底層で分裂し，有棘層に移った細胞はデスモソーム結合をつくり替えながら，およそ1か月ほどで顆粒層に達する．有棘層はおよそ数層～十層の有棘細胞で形成されており，上層に移るに従って胞体は扁平になる．

有棘細胞★6 には張原線維が豊富にみられ，特に細胞膜に向かって束のように凝集し，デスモソームを介して隣接する有棘細胞の張原線維束に結合する．

張原線維をつくっているケラチンは，真皮の膠原線維をつくるコラーゲンとともに皮膚を構成する最も重要な構成要素であり，2本の線維状の分子が寄り合わさったものがさらに寄り合わさり，数 nm★7 の太さの張原線維をつくっている．張原線維はさらに複数の線維が束になり，張原線維束となってデスモソームに結合する．

有棘層ではリンパ球の遊走がみられ，皮膚における免疫反応の重要な場を提供している．

顆粒層

有棘細胞は有棘層の最上部においてますます扁平になり，胞体内にケラトヒアリン顆粒と呼ばれる好塩基性の（ヘマトキシリン染色で青紫に染色される）顆粒が多数出現し，束の粗くなった張原線維

★5
デスモソームはいったん形成されるとつくり替えられない構造ではなく，基底層の細胞分裂や，リンパ球の遊走に応じて有棘細胞相互が解離するように，つくり替えられうる構造である．

★6 有棘細胞
顕微鏡下では，表皮の細胞はクリのイガのような構造をもち，イガどうしが接合するように観察されるために有棘細胞と呼ばれている．有棘層の上層では細胞内に層板顆粒（オドランド小体〈Odland body〉）と呼ばれる小体が出現し，この中に脂質が蓄えられる．顆粒層においてこの脂質が細胞外に分泌され，角質細胞間脂質を形成する．

★7
$1\,nm = 1/1{,}000\,\mu m$．

図35　表皮上層

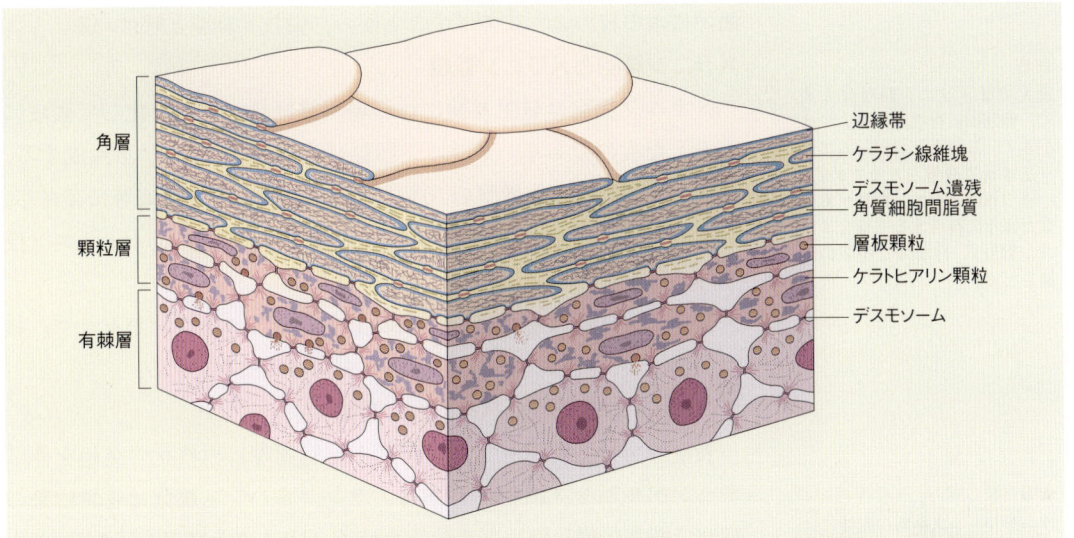

有棘層上層部では胞体は扁平になり，顆粒層において角化を始める．細胞内にケラトヒアリン顆粒が現れ，張原線維がここに凝集する．細胞膜の内側に角化外套と呼ばれる硬い物質が沈着し，張原線維や細胞内の蛋白質がケラチン線維塊で置き換わり，扁平で硬い角質細胞に変化する．有棘層上部で現れた細胞内の層板顆粒から分泌された角質細胞間脂質が角質細胞のすきまを埋め，角層は全体に水分を通さない硬い膜状の構造に変化する．

がこれに付着する（図35）．

　細胞膜のすぐ裏側にはロリクリンと呼ばれる蛋白質でできた近縁帯の硬い層が形成される．また，核の凝縮が起こり，細胞内小器官は消失し始める．

　細胞外には層板顆粒から放出された脂質によって角質細胞間脂質が形成される．顆粒層はおよそ2層で構成されている．

角層（角質細胞層）

　顆粒層で突然変性した有棘細胞は，張原線維以外の蛋白質がすべて器質化し，張原線維はケラチン蛋白の線維塊となる．この両者は混じり合い，細胞膜内側の辺縁帯とともに硬い角質細胞を形成する．

　細胞外間隙は主にセラミド，コレステロール，脂肪酸から成る角質細胞間脂質で満たされており，水分の通過を妨げている．

　デスモソームの遺残は所々に見えるが，上層に移るに従って消失し，細胞外脂質の変性や角質細胞の変性によって少しずつ角質細胞は剥離・脱落する．通常は角層通過に2週間を要する（図35）．

表皮中の非角化性細胞（有棘細胞以外の細胞）

　表皮に含まれる有棘細胞以外の細胞を非角化性細胞といい，メラニン細胞，ランゲルハンス細胞（Langerhans cell），メルケル細胞（Merkel cell），リンパ球などが含まれる．これらの細胞は有棘細胞とのあいだでデスモソームを介した接合をもたない．メラニン細胞，

ランゲルハンス細胞，メルケル細胞は胞体の突起を有棘細胞の細胞間隙に木の枝のように伸ばすことから，樹枝状細胞と呼ばれる．

メラニン細胞とメラニン顆粒

メラニン細胞は発生初期に神経堤（神経稜）から分化して表皮に遊走したものであり，メラニン顆粒（メラノソーム）★8 を生成する．メラニン細胞は基底細胞の10個に1個ほどの割合で基底層に存在し，生成したメラニン顆粒を周囲の有棘細胞に伝達する（メラニン伝達）．

メラニン顆粒は有棘細胞の核の上を覆い（メラニンキャップ，核帽現象），紫外線からのDNAの傷害を妨げる働きをする．

ランゲルハンス細胞とバーベック顆粒

表皮の中層（有棘層）には周囲の細胞間隙に樹枝状の突起を伸ばすランゲルハンス細胞★9がある．ランゲルハンス細胞は骨髄由来の細胞であり，細胞膜にある特殊な分子（HLAクラスⅡ分子★10）の中に，表皮の外からきた異物としての外来抗原分子の一部を現し，リンパ球にその情報を伝達することによって免疫反応に重要な役割を果たしている（抗原提示機能）．

メルケル細胞とメルケル細胞顆粒

基底細胞に混じって，神経分泌顆粒と類似した特有の顆粒（メルケル細胞顆粒）を有するメルケル細胞★11がみられる．

リンパ球

表皮には正常な状態でもリンパ球が少数みられる．T細胞が毛細血管から遊走し，表皮を巡回してリンパ節に戻り，外来性の抗原に対して炎症を起こすきっかけになっているものである．これは免疫監視機構（免疫サーベイランス）と呼ばれ，T細胞による皮膚を場とした免疫機構の大切な働きである．

毛包脂腺系

表皮が真皮内部に向かって特殊に分化し，円柱状の毛包と，そこに付属する脂腺，アポクリン汗腺を形成したものである．毛包★12には立毛筋が付着する（図36）．

毛包の外形

表皮から斜め下に伸びる円柱状の毛包の最下部は球状に膨らみ（毛球部），その中に下から進入する毛乳頭をドームのように取り囲む．毛球部のやや上部で下側の側面はやや膨隆しており（毛隆起），ここに立毛筋が付着する．いうまでもなく，立毛筋は斜めに生えた毛を引き起こす方向に収縮する．毛球部から上方，毛隆起までを下部毛包と呼ぶ．

毛隆起の上部には脂腺が下面に開口し，さらにその上部にはアポ

★8
黒人ではメラニン顆粒は大きく，個別的に存在し，白人では小さく，しかもリソソームに取り込まれて分解されるために，いくつかのメラニン顆粒が集合したように存在する（複合メラニン顆粒）．日本人は中間の形態をとる．

★9
ランゲルハンス細胞の胞体には特有なテニスラケットの形をしたバーベック顆粒（Birbeck granule）がみられる．

★10 HLA
ヒト白血球抗原（human leukocytic antigen; HLA）は，抗体やT細胞受容器とともに免疫反応に関与する最も重要な分子である．白血球で見いだされたためにHLAと呼ばれるが，クラスⅠ分子はすべての細胞に，クラスⅡ分子はマクロファージ，ランゲルハンス細胞，B細胞，有棘細胞，胸腺上皮細胞などの免疫担当細胞に発現されている．ウイルスに侵入された細胞はクラスⅠ分子にウイルス抗原を提示し，キラーT細胞（CD8細胞）に認識される．マクロファージやランゲルハンス細胞はクラスⅡ分子の上に外来性の抗原を提示し，対応するヘルパーT細胞（CD4細胞）を刺激する．HLAの型が異なる細胞どうしは互いに"他"と認識され，排除し合う．

★11 メルケル細胞
表皮における神経分布に関与する働きをすることが推測されているが，詳細は不明である．メルケル細胞の起源は確定的ではないものの，有棘細胞と同様，外胚葉起源であるとされている．

図36　毛包の縦断面

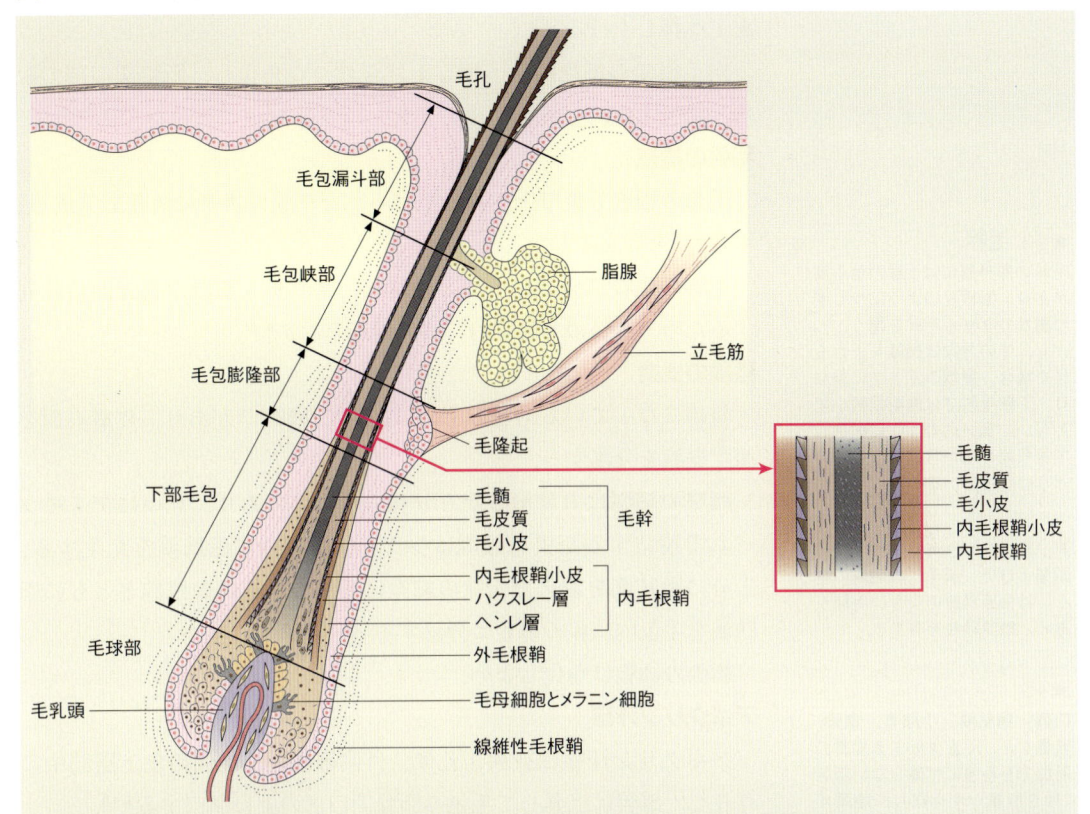

毛乳頭を取り囲むように毛球部があり，内側の毛母細胞が内毛根鞘と毛幹をつくる．毛母細胞に混じってメラニン細胞が存在する．内毛根鞘は上昇して角化し，毛包峡部で消失する．脂腺は毛包漏斗部の下に開口し，皮脂を皮表に分泌する．立毛筋の付着する部位は毛包膨隆部と呼ばれ，毛包幹細胞が豊富にみられる．毛小皮の重なり方に注意．

クリン汗腺が開口する．アポクリン汗腺は腋窩，乳暈，外陰部周囲，肛囲の皮膚にのみみられる．毛隆起から脂腺の開口部までは毛包峡部と呼ばれる．

脂腺開口部より上部では，毛包は漏斗形に表皮に向かって拡大するため，この部分を毛包漏斗部と呼ぶ．

毛包の構造

毛包の最外層は真皮の結合組織から成り，上皮性毛包に接する内側は毛包円柱を輪状に，外側は縦走するように取り囲む膠原線維と線維芽細胞から成る薄い層をなす（結合組織性毛包）．

上皮性毛包の最外層部は胞体の明るい大型の細胞から成る外毛根鞘であり，内毛根鞘と毛幹を入れる．外毛根鞘は最下部では毛球部を取り囲み，毛包漏斗部で表皮に移行する．外毛根鞘は毛包全域にわたってみられる．

毛包最下部では毛乳頭をドーム状に取り囲むように毛母細胞が並び，中央部の細胞は毛幹を，その周囲の細胞は内毛根鞘を形成する．内毛根鞘は外側よりヘンレ層（Henle layer），ハクスレー層（Huxley

★12 毛包
皮膚表面に対して斜めにつくられており，その方向は原則として頭頂部から下に向かって倒れて毛が生えるように形づくられている．これはかつて魚類から進化した陸上脊椎動物が，水の中での遊泳に逆らわない方向に配列した魚の鱗の名残をとどめているものであり，草むらのなかでの動物の運動の妨げにならず，かつまた雨水がすみやかに体表を流れ落ちる方向でもある．

layer），内毛根鞘小皮の3層から成り，毛母で細胞分裂しつつ娘細胞を上へ押し上げる．

内毛根鞘の細胞は上へ押し上げられつつ角化し，脂腺開口部で脱落，消失する．

毛幹の構造

毛母の細胞分裂で上へ押し上げられた細胞は次第に角化を完成し，毛幹★13を形成する．

毛幹の主な部分は毛皮質と呼ばれ，ケラチン線維が縦方向に整列するため，きわめて物理的に強い構造を示す★14．

脂腺の構造

斜めになっている毛包の下面に接して脂腺★15があり，皮膚表面を潤す皮脂を分泌する．

脂腺の細胞は有棘細胞から分化したものであり，互いにデスモソームで連結するが張原線維は少なく，細胞内に脂肪滴を産生する．十分に脂肪滴を蓄えた脂腺の細胞は死滅し，胞体の残骸とともに脂肪滴を毛包内に続く導管に分泌する（全分泌）．

脂腺の細胞は角化しない．

アポクリン汗腺

アポクリン汗腺は腋窩，乳暈，外陰部周囲，肛囲の皮下脂肪中に存在し，導管は上昇して毛包の脂腺開口部の上に開口する★16．

毛周期

毛幹は毛母の細胞分裂で成長し，上昇を続けるが，ある程度の期間が経つと毛母は細胞分裂を一時中止し，しばらくして毛は脱落する．その後，再び毛母での細胞分裂が盛んになり，新生した毛が生えてくる．これを毛周期といい，身体の部位によって特有の周期を示す★17．毛母の細胞分裂が盛んな時期を成長期，細胞分裂を停止して退行していく時期を退行期，また発毛を停止している期間を休止期と呼ぶ．

成長期

成長期には毛母の細胞分裂が盛んである．毛幹は毛母に強く接合しており，引いても容易には抜けない．この時期に無理に頭髪の毛幹を引き抜くと，柔らかい毛根が周囲の細胞とともに引き抜かれるが，透明に見える部分は外毛根鞘の一部の細胞と内毛根鞘の細胞である．毛幹は毛母の位置で引きちぎられていて，毛乳頭は抜けない．

頭髪は1日におよそ0.4mm伸び，また，成長期が4〜7年続くから，毛を切らなければ休止期に入るまで頭髪はおよそ1mほど伸びる．

退行期

退行期には毛母での細胞分裂は少なくなり，毛母と毛乳頭は次第

★13 毛幹
毛幹の最外層には1層の毛小皮があり，屋根瓦のように少しずつ重なりながら毛幹を覆う．しかし，その方向は頭髪を上から見た場合，屋根の瓦と逆に重なり，下部毛包では内毛根鞘小皮と互いに食い込むように配列して退行期の毛が容易に抜けないようになっている．

★14
頭髪とひげ（須毛）の毛幹の中心には張原線維の少ない毛髄があり，髄質顆粒を有する．

★15
口唇，頬粘膜，小陰唇，亀頭，乳暈など，毛を欠如する皮膚の部位でも毛包に付属しない脂腺（独立脂腺）が存在し，増殖すると肉眼的にごく小さい白い顆粒状の集合体として観察される（フォーダイス状態〈Fordyce condition〉）．

★16 アポクリン汗腺
発生学的に動物の芳香腺や乳腺と類似の器官であり，分泌部では分泌細胞の胞体の一部がちぎれるように導管中に放出され（断頭分泌），分泌液中には蛋白質や芳香化合物，脂肪酸が豊富である．そのため，体表に出ると雑菌により腐敗し，これが腋臭（わきが）と呼ばれる特有なにおいの原因となる．

★17
毛周期は加齢とともに延長し，特にふだん剪毛を行わない眉毛部では成長期の延長に伴って毛幹が長くなり，高齢者特有の長い眉毛を示す．

に真皮を上昇して毛包膨隆部（毛隆起のある高さの毛包を毛包膨隆部という）の位置まで上がる．次いで毛母は毛乳頭から解離し，変性する．毛根は棍棒状になり，引き抜くと成長期の毛とは異なり，乾燥した線維性の物質が毛根に付着する．退行期は2〜3週間続く．

休止期

休止期には毛母は消失し，毛包と毛幹の接合はなくなって，毛は容易に引き抜ける．下部毛包からもと毛乳頭があった位置までは線維性の組織で置き換わっている．休止期は数か月続く★18．

成長期

休止期に続く成長期では，毛隆起にある未分化な細胞（毛包幹細胞）が分裂を始め，もと毛母があった位置まで増殖する．この細胞が新たに毛母を形成して細胞分裂を行い，新しい毛幹を再生する．

エクリン汗腺

エクリン汗腺（eccrine gland）はほぼ全身の皮膚に存在し，多量の水分を分泌することにより蒸散熱で体温の調節に働く．総数は200万〜400万個に及ぶ．

分泌部は真皮中層あるいは脂肪組織内に存在し，真皮内導管★19を経て表皮内導管に連なり，体表に開口する．

分泌部では水分の多い漿液を分泌する明澄な細胞と，ムコ多糖類を含む粘液を分泌する暗調な細胞，およびこれらを取り囲んで分泌部の最外層を覆う筋上皮細胞がある．筋上皮細胞は上皮性の細胞（外胚葉由来）であるが，筋線維を有し，収縮して汗の分泌を促す．

エクリン汗腺の分泌はアポクリン汗腺や脂腺の分泌と異なり，腺細胞は変性や断裂を示さず，単に液性成分を分泌する．

爪 （図37）

爪（nail）は毛幹と同様，有棘細胞が分化，角化したものであり，爪母（そうぼ）で形成され1日に0.1〜0.15mm伸びる．

爪母，爪郭

爪母は指趾末節骨基部近くに存在し，骨の隆起とのあいだには靱帯が張っている．爪甲を取り囲む軟部組織を爪郭といい，特に近位爪郭（後爪郭）と爪甲の爪根部は爪小皮を介して弱く接合している．近位爪郭末端は爪上皮（俗にいう甘皮）と呼ばれる細い角質の帯となって爪甲露出部の近位を覆っており，その下に爪小皮がわずかに見える★20．

爪甲

爪甲は爪母の細胞分裂で形成され，末梢へと伸張，移動する．毛幹と同様，ケラチンが同じ方向に揃うように角化し，硬い構造をつ

★18 脱毛症
脱毛症には若年性脱毛と円形脱毛症がある．前者は中年期以前に毛周期が休止期で止まってしまった状態であり，遺伝的体質による．後者は，精神的ストレスやアトピー素因，あるいは膠原病や甲状腺障害などの自己免疫疾患に関連して休止期が長期化したものであり，毛包周囲の血流の低下やT細胞による毛母の機能抑制などが原因といわれている．

★19
真皮内導管部は管腔細胞と外周細胞の2層から成る．ここでは分泌液中のナトリウムイオンなどの再吸収を行い，体液のpHの変動を防いでいる．表皮内導管部はらせん状に上行し，1層の管腔細胞と2〜3層の外周細胞から成る．管腔細胞は角化して脱落し，逐次，外周細胞により補われる．

★20
爪囲炎を起こすと爪小皮や爪上皮は消失し，近位爪郭が爪甲から解離しやすい．

図37 爪の構造

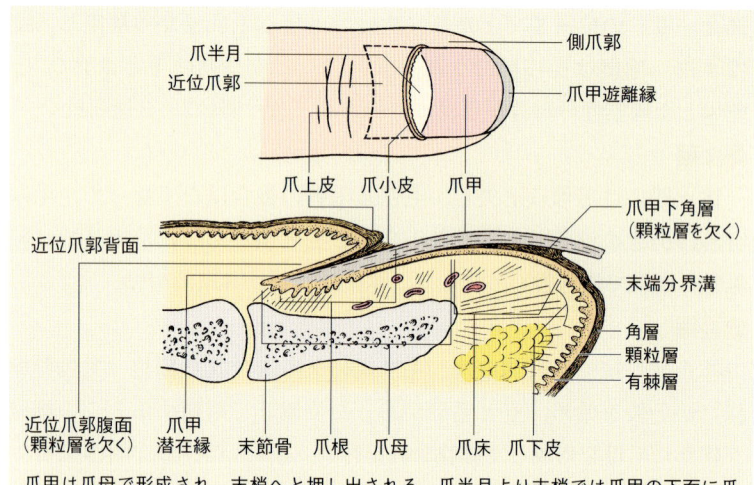

爪甲は爪母で形成され，末梢へと押し出される．爪半月より末梢では爪甲の下面に爪甲下角層が形成される．爪甲が埋まっている部分を爪郭といい，中枢側を近位爪郭という．近位爪郭の末梢には爪上皮と呼ばれる角層だけの帯があり，その下にわずかに爪小皮が見える．

くる[★21]．

爪床

爪母より末梢の爪甲の下面は爪床と呼ばれ，この部分の表皮細胞は角化して爪甲下角層と呼ばれる比較的柔らかい角質層をつくり，爪甲の伸張に引きずられるように少しずつ遠位に移動する．爪甲が指尖で遊離した下面の皮膚は爪下皮と呼ばれ，分界溝を介して指趾末梢の皮膚に移行する[★22]．

真皮

真皮（dermis）は皮膚の大部分を形成するところであり，一部の動物では皮革製品の材料に供される部分である．膠原線維がフェルト状に錯綜し，しなやかで丈夫な構造をつくり，人体の表面に加わる外的物理的刺激から人体内部を守っている．

上から順に表皮真皮接合部（基底板の近傍），乳頭層部（表皮突起に囲まれた部分），乳頭下層（膠原線維束の細い部分で脈管，神経に富む），網状層（膠原線維束の太い部分で，物理的に強い）に分けられ，その下に皮下脂肪層がつながる．真皮の厚さは項，背面，肩，殿部などでは数mmであり，眼瞼，肘窩，腋窩，陰茎，小陰唇などでは1mmほどである．

真皮には膠原線維などを産生する線維芽細胞，炎症や免疫に関与する肥満細胞や組織球，形質細胞が遊走し，血管・リンパ管の脈管系，知覚神経や自律神経の神経系，および立毛筋がみられる．

真皮毛細血管からは，逐次，リンパ球が漏出して真皮や表皮を遊

★21
爪甲を上から透見すると爪母部はそれより遠位に比べ白く見える．この部分を爪半月と呼ぶ．

★22
爪甲と爪甲下角層は時に解離することがあり，爪甲剥離症と呼ばれるが，爪半月を越えて剥離することはない．

走し，リンパ管に戻る免疫サーベイランスを行っており，真皮は表皮とともに免疫反応の場でもある．

真皮の線維成分

真皮を構成する最も重要なものは線維芽細胞の産生する膠原線維と弾力線維である．線維芽細胞はまた，微細な線維を生成・分泌し，それが細胞外で集合して弾力線維を形成する．弾力線維は日光曝露や加齢によって変性し，これが皮膚のしなやかさがなくなる原因となる．

真皮の基質

膠原線維や弾力線維のあいだには基質と呼ばれる種々の成分から成る無定型成分が存在する．

主なものは多量のムコ多糖類[23]が線維状の蛋白質に結合したプロテオグリカンである．この分子は多糖類の部分に水分子を吸着させる力が強く，生体の水分保持能に働いている．皮膚を構成するムコ多糖類にはヒアルロン酸やデルマタン硫酸，コンドロイチン6硫酸などがある．これらの高分子化合物に混じって血清蛋白，電解質，水が分散している[24]．

血管系

真皮には大小の血管が走っているが，無秩序に走っているわけではなく，階層構造をつくって機能的に構築されている（図38）．

皮下脂肪層の下には筋膜との境にやや太い動脈が走り，ここから分岐した動脈が脂肪層と真皮を縦に貫いて真皮上層に至る．真皮上層（主に乳頭下層）では毛細血管が網目状の構造をつくり，一部の毛細血管は真皮乳頭に毛細血管のループをつくって網目構造に戻る．

真皮上層の毛細血管網はラジエーターのように働き，体温の調節に関与している．毛細血管網を出た静脈は真皮を下行し，真皮下層でやや太い静脈叢（静脈の網目構造）をつくる．これは重要な静脈血のプールとなる．ここから出た静脈は脂肪組織内で再び動脈と並行に走り，筋膜上の太い静脈に戻る．

リンパ管

リンパ管は開放系であり，真皮上層に末梢をもつ．すなわち，真皮上層にある毛細リンパ管では管壁が不完全で，至るところに穴が開いている（開窓構造）．毛細血管から漏出したリンパ球や血漿成分（組織液，リンパ）はこの穴からリンパ管に入り，より太いリンパ管を経て所属リンパ節に至り，最終的には胸管から大静脈に帰還する．

神経系

真皮には知覚神経と自律神経が張り巡らされている．知覚神経は神経自由終末となって表皮に進入するもののほかに，ファーター–パ

---

[23] ムコ多糖類

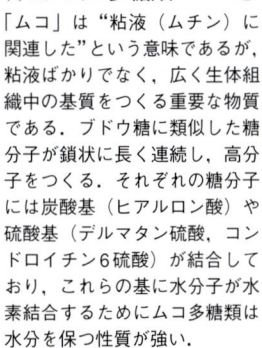

「ムコ」は"粘液（ムチン）に関連した"という意味であるが，粘液ばかりでなく，広く生体組織中の基質をつくる重要な物質である．ブドウ糖に類似した糖分子が鎖状に長く連続し，高分子をつくる．それぞれの糖分子には炭酸基（ヒアルロン酸）や硫酸基（デルマタン硫酸，コンドロイチン6硫酸）が結合しており，これらの基に水分子が水素結合するためにムコ多糖類は水分を保つ性質が強い．

[24]

真皮の生化学的構造をたとえれば，「ヘチマのたわし（膠原線維）とコンニャク（基質）が合体したようなもの」ということができる．物理的強靱さは線維で，水や電解質を保つ力は基質で担われている．

図38　皮膚の血管系

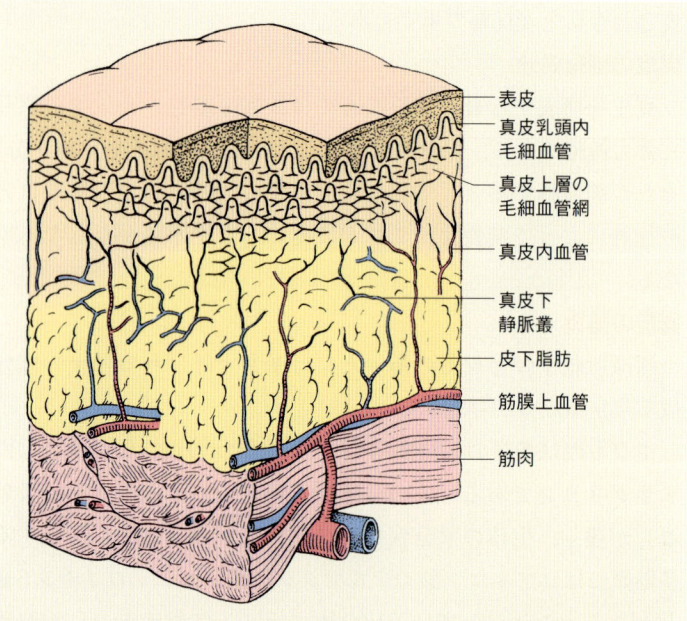

筋膜付近の比較的太い動脈から皮下脂肪組織を貫いて上昇した動脈は枝分かれしながら真皮を上昇し，表皮下で毛細血管の網目状の構造を示す．この網目状構造から各真皮乳頭に1本の毛細血管が供給される．表皮下の毛細血管網を出た静脈は真皮下層でやや太い静脈が吻合して静脈叢をつくり，ここから出たやや太い静脈はもとの動脈と伴走するように筋膜に戻る．

表皮
真皮乳頭内毛細血管
真皮上層の毛細血管網
真皮内血管
真皮下静脈叢
皮下脂肪
筋膜上血管
筋肉

チニ小体（Vater-Pacini corpuscle，層板小体），マイスネル小体（Meissner touch corpuscle，触覚小体），クラウゼ終末棍（terminal bulb of Krause），毛包周囲神経終末のように特殊に分化した神経終末構造をつくり，皮膚の触覚，痛覚，温覚に働いている．

また，立毛筋，細小動脈，汗腺には自律神経（交感神経と副交感神経）が分布している．

真皮にみられる細胞成分

真皮には，膠原線維や弾力線維を生成する線維芽細胞のほかに，組織球，肥満細胞，形質細胞が含まれている．

線維芽細胞

線維芽細胞は，人体に最も普遍的にみられる原始的な細胞であり，結合組織をつくる．前述したように，膠原線維や弾力線維のもとになる蛋白質を分泌し，また基質の大部分も線維芽細胞によって産生・分泌される．

組織球

組織球は血中の単球に相当する細胞であり，貪食作用を有するとともに表皮のランゲルハンス細胞と同じように抗原提示機能をもつ．

肥満細胞

　肥満細胞（マスト細胞）は血液中の好塩基球に類似した細胞であり，細胞内の顆粒にヒスタミンやセロトニン，ブラジキニンなどの化学伝達物質と呼ばれる生理活性のある化学物質を有し，刺激を受けると顆粒を放出してこれらの化学物質を細胞外に遊離し，血管の透過性を高めたり，炎症細胞を遊走させる働きを示す★25．

形質細胞

　形質細胞は血中のB細胞が組織中に遊走してきて分化したものであり，各種の抗体産生を行う．特に粘膜直下の結合組織（粘膜下層）には形質細胞が多くみられる．

　正常な皮膚組織でも真皮血管周囲には少数のリンパ球が観察される．これは毛細血管から漏出し，真皮，表皮を遊走してリンパ管に帰還するリンパ球であり，免疫サーベイランスを行っているものと考えられる．

皮下脂肪

　真皮の下には皮下脂肪（subcutaneous fat）がみられる．皮下脂肪の量は身体の部位によって異なるばかりでなく個人差も大きく，また同じ個人でも栄養状態によってその量が異なる★26．

　皮下脂肪は熱量の貯蔵ばかりでなく，クッションとしても働いたり，皮膚と筋肉を隔絶して表在的な筋肉の収縮を妨げない役割を果たしている．

機能

対外保護作用

物理的保護作用

外力への対応：真皮の膠原線維はしなやかでかつ強靭であり，少々の剪断応力★27にも抗して人体を守る．たとえば，外科的手術の際に十分に切れるハサミやメスを用いなければ真皮の切開は容易ではないことを考えれば明らかである．また皮下脂肪は，外力を分散させるクッションの役割を果たし，打撲から身を守る★28．

水分喪失の防御と水分侵入の防御：角層はおよそ食品包装用ラップフィルムほどの厚さの薄い膜（掌蹠や指趾屈側を除けばおよそ数μm〜十数μmの厚さ）であるが，角質化した細胞と蠟様の角質細胞間脂質のために水分の透過性がきわめて低く，体内の水分が体表を通し蒸散するのを防ぎ，逆に体外からの水分の侵入を妨げている．そのため，たとえば熱傷や水疱症のために広範囲に表皮のびらんがみられると体液が喪失し，致命的となる場合もある．

★25 **肥満細胞の働き**
たとえば気管支喘息やアレルギー性鼻炎，蕁麻疹（じんましん）の一部の症例では，免疫グロブリンE（IgE）分画の抗体が肥満細胞の表面に結合していて，抗原の摂取に応じて膜表面で抗原抗体反応を起こし，これらの化学物質を放出する．これがI型アレルギー反応と呼ばれるものである．アレルギー的な機序以外にもさまざまな刺激（たとえば，力に刺された場合）で肥満細胞は脱顆粒を起こす．

★26
皮下脂肪がほとんどみられない身体の部位がある．たとえば，陰茎皮膚や包皮あるいは耳介には皮下脂肪はまったくなく，また，脛骨の内側前方や鎖骨上部にも皮下脂肪は少ない．

★27 **剪断応力**
物質を横にずらして断ち切ろうとする力．

★28
足底や足趾の屈側には結合組織と皮下脂肪が混じり合い，歩行に際して力が局所にかからないようにつくられている．外反母趾などになって，本来，荷重のかかるべきでない皮膚に外力がかかると胼胝（たこ）や鶏眼（うおのめ）が生じることをみれば，足底や足趾末梢の結合組織の働きが想像できる．

紫外線の防御：紫外線は表皮細胞のDNAに障害を起こし，老化や癌化を促進する．表皮に含まれるメラニン色素は基底細胞の核の上を覆い（メラニンキャップ，核帽現象），基底細胞のDNAを紫外線傷害から守っている．

化学的保護作用
皮表の酸性化：皮表は汗，皮脂中の脂肪酸，角層中の化学物質などにより常に酸性（pH5.5～7.0）に保たれており，体表での病原菌の繁殖を妨げている．

細菌叢：正常皮表面にはさまざまな病原性のない細菌が繁殖し，互いに牽制しているために，病原菌の繁殖が抑制されている．これを正常細菌叢といい，皮膚や粘膜を洗いすぎるとこの細菌叢が破壊され，かえって病原菌の繁殖を促してしまうことすらある．

体温調節作用

血流による調節
　表皮直下の毛細血管網は，真皮を上行する細小動脈の収縮・拡張によって血流が調節されており，その量によって体温を調節する．すなわち，体温上昇時には毛細血管を開いて熱の放散に努め，皮表の色は赤みを帯び，逆に体温が周囲の温度より低いときには細小血管を収縮させたり立毛筋を収縮させて，皮表近くの血流を少なくし，体温の放散を抑制する．そのため，寒いときには皮膚色は青白くなり，鳥肌が立つ．

発汗による調節
　エクリン汗腺から汗を分泌することにより，その蒸散熱で体温を低下させる．1日に最大12L，1時間に最大2～3Lの発汗が可能という．

分泌・排泄作用

エクリン汗腺
　エクリン汗腺は水分，塩分，老廃物の排泄に関与し，また体表のpHを調節する．温熱変化のない場合でも不感性発汗として1日約500mLの水分を分泌する．同時に主に塩化ナトリウムを分泌・排出する．温度変化ばかりでなく，精神的緊張や過度の香辛料の摂取によってもエクリン汗腺は発汗する．

アポクリン汗腺
　アポクリン汗腺は乳腺や動物の芳香腺と相同の器官であり，分泌物中に含まれる蛋白質や脂質は体臭の原因となる．

脂腺
　脂腺は16～30歳ごろに男性ホルモンの刺激を受けて機能が活発に

なり，グリセリン脂肪酸エステル，脂肪酸アルコール，スクアレンなどを含んでバター様の物質である皮脂を分泌する．皮脂は毛孔を経て皮表を潤し，角層内水分を保持し，また抗菌性を有するために病原微生物の発育を阻止する★29．

吸収作用

表皮には角層・顆粒層のバリアがあるために物質の吸収はほとんど行われないが，毛包脂腺系を通して外来性の物質が吸収される．これを経皮吸収と呼ぶ．

経皮吸収

皮膚から吸収される物質は重金属，色素，ビタミンA，ステロイド化合物などである．吸収量を増加させる要素として，物質が脂溶性であること，分子量が小さいこと，局所の血流量が大きいこと，温度や湿度が高いことなどがある★30．

ODT

薬剤を塗布した皮膚を食品包装用ラップフィルムで覆って温度と湿度を上げ，薬剤の吸収を促進することを密封包帯療法（occlusive dressing therapy；ODT）という．

（堀口裕治）

★29 脂腺の機能が亢進すると脂漏性皮膚炎や痤瘡の原因となり，逆に低下すると皮脂欠乏性皮膚炎などの原因となる．

★30 角層が損傷されている場合には，いうまでもなく物質の経皮吸収は大きい．

● 参考文献
1) 伊藤雅章：皮膚の構造と機能．池田重雄監．標準皮膚科学．第6版．東京：医学書院；2001．p.3-20.
2) 上野賢一：皮膚科学．改訂第6版．京都：金芳堂；1996．p.1-37.

第13章
頭頸部

頭頸部

　頭部は，消化器と呼吸器の入り口であり，眼，耳，鼻といった重要な特殊感覚器官が集まった，高度に発達した部位である．また，頭部には精神活動の中心である脳がある．頭部と体幹を行き来する血管や神経が通る頸部も同様に重要である．それだけ複雑な構造と機能を備えているだけに，頭頸部は疾患の種類も多く，病気が重篤な場合には患者のQOLに著しい影響をもたらす．

　頭頸部は進化の過程で大きく発達したため，その構造と機能は非常に種差（動物種間での違い）が大きく，したがって，われわれの顔面などの構造と機能を進化に伴って起こった変化と関連づけて考えると非常に興味深い．

　なお，眼と耳は第12章"感覚器系"（p.328）を参照されたい．

（塩田浩平）

頭頸部
発生

頭蓋顎顔面の形態形成 （図1）

顔面隆起の発生

　胎生第3週になると胚子腹側面で脳と心臓の原基が膨らんで，そのあいだに陥凹が生じる．これを口窩というが，口窩の底部は，表側が外胚葉性上皮，裏側が前腸上端（原始咽頭）の内胚葉性上皮の2層の上皮から成る口咽頭膜である．第3週後半から第4週のはじめまでに，この口咽頭膜が破れて口窩は原始口腔となり，原始咽頭への入り口となる．

　胎生第4週になると，口窩の上方で，前脳の前端部が前頭鼻隆起として大きく膨らんでくる．同時に左右の鰓弓（さいきゅう，咽頭弓）の腹側部が頭方の上顎隆起と尾方の下顎隆起に分かれて膨らみ，原始口腔の側方を左右1対の上顎隆起が，下方（尾方）を左右1対の下顎隆起が取り囲むようになる．これらの隆起の発達により原始口腔はさらに深くなる．

胎生第4週後半から第5週はじめにかけて，前頭鼻隆起の前外側部で，表皮外胚葉（皮膚外胚葉）が肥厚して鼻板が形成されるが，これは将来の嗅上皮★1となる嗅覚原基である．

胎生第5週の後半に，前頭鼻隆起の前外側部は左右の鼻板を取り囲んでさらに膨らみ，鼻板の内側に内側鼻隆起，外側に外側鼻隆起を形成する．内側および外側鼻隆起が鼻板を取り囲んで馬蹄形に膨らむとともに，鼻板は深く陥凹して鼻窩となる★2．

顔面隆起の癒合

胎生第6週になると，それぞれの顔面隆起間で，癒合と呼ばれる積極的な形態形成が始まる．顔面隆起のなかで，最も早く癒合するのが下顎隆起である．左右の下顎隆起が間葉細胞の増殖によって膨らみ，原始口腔の下方で左右の下顎隆起を分ける正中部の溝はそれを覆う上皮とともに内部から押し出されて消えていき，第6週のはじめまでにひと続きの下口唇ができる．

胎生第6〜7週にかけて，左右の内側鼻隆起は外側鼻隆起よりもさらに大きくなり，その下端はさらに鼻窩を内下方から囲むように外側へ大きく膨らむ．この部分を球状突起といい，その先端は上方（鼻窩内の下部）で外側鼻隆起の下端と，下方で上顎隆起とそれぞれ癒合する．同時に左右の内側鼻隆起も緩やかに癒合して，内側鼻隆起と上顎隆起から成るひと続きの上口唇ができる．外側鼻隆起と上顎隆起のあいだには，はじめ鼻窩の下端から眼の原基の内側縁に達する，鼻涙溝と呼ばれる深い溝があるが，癒合により消失して外側鼻隆起と上顎隆起はひと続きとなる．この癒合に際して，鼻涙溝底部の上皮が切り離されて，間葉中に埋没し，上皮性の管をつくる．これは，生後に涙を内眼角にある涙点から鼻腔（下鼻道）に排出する役目をもつ鼻涙管と涙嚢の原基となる．

胎生第8週までに，各顔面原基は相互に癒合を起こし，劇的な形態変化を遂げるが，この時点ではまだ，前頭鼻隆起が頭蓋顎顔面の大部分を占め，口は大きく，左右の外鼻孔は離れているほか，眼は外鼻孔とほぼ同じ高さで頭部の側面に位置し，外耳孔は頸部の下方にあるため，一見奇異な顔貌を呈している．しかし，この後から胎児期にかけて脳および上下顎が発達することによって，眼が正中部に寄り，鼻と口が下方へ，耳が後上方へと相対的に移動していき，ヒトらしい顔貌になっていく．

鰓弓および咽頭嚢と鰓性器官の発生

鰓弓

鰓弓は，その名のとおり魚類の呼吸器官である鰓（えら）に相当する構造物である★3．

★1
嗅覚の一次感覚細胞である嗅細胞とその幹細胞，および支持細胞を含む．

★2 顔面原基
胎生第5週の終わりまでに現れる，無対の前頭鼻隆起とそれぞれ左右1対の内側鼻隆起，外側鼻隆起および上顎隆起，下顎隆起は，前頭部および顎・顔面部を形成する原基となるので，これらの顔面隆起を総じて顔面原基という．

★3
肺で呼吸する哺乳（ほにゅう）類では，鰓は呼吸器官としての本来の役割がなくなり，個体発生の過程で早い時期に現れて，見かけ上，すぐに消失する運命にある．しかし，哺乳類では，頭頸部の骨，軟骨，靱帯や，表情筋，咀嚼（そしゃく）筋などの筋群，外耳や中耳，歯など多くの構造物が鰓弓から発生し，より高度で効率的な生命活動を行うのに役立っている．

図1 頭頸部の発生, 形成 (1)

a. 口咽頭膜の破裂と原始口腔の形成

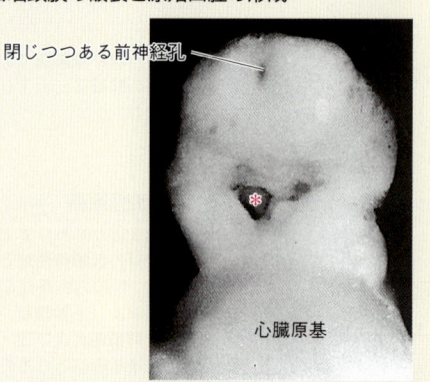

1: ヒト発生段階12 (受精後約26日, 頭殿長約4mm)
*破れつつある口咽頭膜を示す.

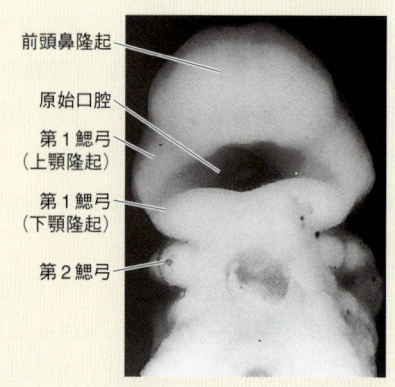

2: ヒト発生段階12 (受精後約28日, 頭殿長約4.5mm)

ラベル: 閉じつつある前神経孔, 心臓原基, 前頭鼻隆起, 原始口腔, 第1鰓弓(上顎隆起), 第1鰓弓(下顎隆起), 第2鰓弓

b. 鰓弓の発達と顔面隆起の発生

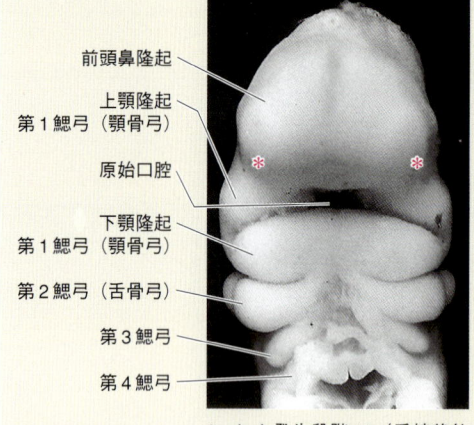

3: ヒト発生段階14 (受精後約34日, 頭殿長約6mm)
*鼻板が生じる場所を示す.

ラベル: 前頭鼻隆起, 上顎隆起, 第1鰓弓(顎骨弓), 原始口腔, 下顎隆起, 第1鰓弓(顎骨弓), 第2鰓弓(舌骨弓), 第3鰓弓, 第4鰓弓

c. 顔面隆起の発生と発達

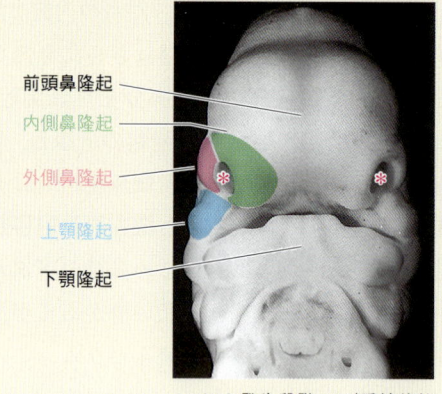

4: ヒト発生段階16 (受精後約38日, 頭殿長約10mm)
顔面隆起が発達するにつれて, 鼻板は深く陥凹して鼻窩(*)となる.

ラベル: 前頭鼻隆起, 内側鼻隆起, 外側鼻隆起, 上顎隆起, 下顎隆起

★4
鰓弓が膨らみ始める以前の頭部間葉は脊索前板に由来する中胚葉によって構成されているが, 後に神経堤細胞★が各鰓弓の外胚葉性上皮の直下に遊走してくることにより, 鰓弓を大きく膨らませる. この神経堤細胞(外胚葉性間葉細胞)の背側から腹側への遊走は, 遺伝子による厳密な制御を受けている.

　ヒトの鰓弓は胎生第4〜5週にかけて, 胚子頸部側面に規則的に並んだ弓状の隆起として頭方から順次現れる. 理論上, 左右6対の鰓弓が一過性に形成されるものの, 第5鰓弓は痕跡的であり, 第6鰓弓は不完全であるため, 体表側から膨らみとして認められるのは, そのうち頭方の4対のみである (図2). また, 鰓弓は前腸前端部(原始咽頭)を取り囲んでいるため, 各鰓弓の外側面は体表の外胚葉性上皮によって覆われているのに対し, 内側面は内胚葉性上皮に覆われている★4.

　各鰓弓の芯にあたる部分では, 間葉細胞が凝集して分化することにより軟骨(鰓弓軟骨)が形成されるほか, 1対ずつの鰓弓動脈(動脈弓)がつくられる. また, 第1〜4鰓弓にそれぞれに独立した脳神

図1 頭頸部の発生，形成（2）

d. 顔面隆起の癒合による顔面の形態形成

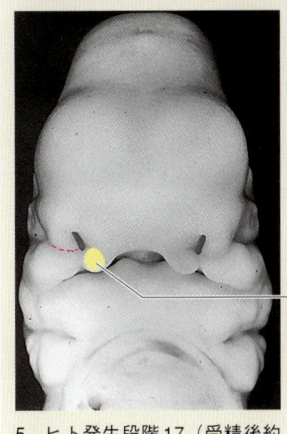

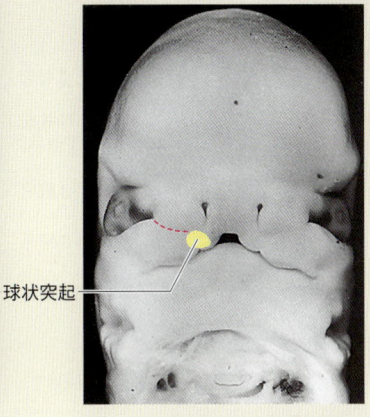

球状突起

5. ヒト発生段階17（受精後約40日，頭殿長約12mm）
6. ヒト発生段階18（受精後約42日，頭殿長約14mm）

内側鼻隆起の先端は丸く膨らんで，球状突起をつくる．また破線（---）は鼻涙溝の位置を示す．

e. 顔面隆起癒合後の顔面の緩やかな成長

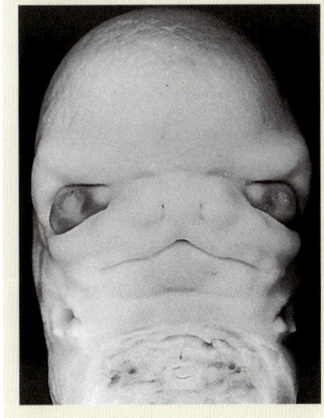

7. ヒト発生段階19（受精後約44日，頭殿長約16mm）
8. ヒト発生段階20（受精後約46日，頭殿長約18mm）

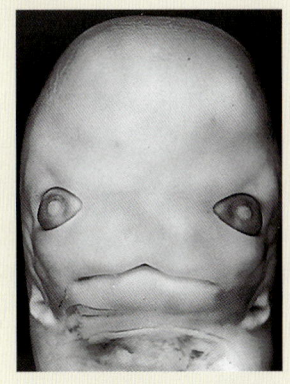

ヒト発生段階：受精卵から胚子期の終わりまでの胚子（受精後第2週より第8週までの個体を胚子と呼ぶ）を，種々の形態学的分化の特徴に基づいて23の発生段階に分けて，その発生の進行を評価する方法．
頭殿長：胎児の大きさを表す方法で，胎児の頭頂部から殿部先端までの長さ．

（京都大学先天異常標本解析センター所蔵）

経が神経堤細胞とともに入り込む．すなわち，第1鰓弓（下顎弓）には三叉神経の枝である下顎神経，第2鰓弓（舌骨弓）に顔面神経，第3鰓弓には舌咽神経，および第4鰓弓に迷走神経の枝である上喉頭神経が入り込み，鰓弓神経となる（図3c）．各鰓弓がいったん形成され，その後消失する過程で，鰓弓に含まれている神経堤由来の外胚葉性間葉細胞は頭部腹側の広い領域へ遊走して，内臓頭蓋（後述）のほとんどや筋，真皮，皮膚付属器官，歯，唾液腺などを形成する[5]．外側面では第1鰓弓と第2鰓弓のあいだにできる第1鰓溝[6]の背側端のみが残存して外耳道となり，外耳道を取り囲んで，第1鰓弓と第2鰓弓の背側から耳小丘が3つずつ現れ，これらが癒合しながら発達して耳介を形成する．

*神経堤細胞：神経板が閉じて神経管（後に脳および脊髄に分化する）ができる際に，神経板の外側縁（神経堤と呼ばれる）に現れる細胞の集団を神経堤細胞という．多分化能を有する神経堤細胞は間葉中に遊走して，体幹部では，脊髄神経節，交感神経節，副腎髄質の細胞やシュワン細胞に分化するほか，表皮のメラニン細胞に分化する．頭部では，鰓弓内に遊走した神経堤細胞がさらに頭部の骨格や筋，真皮のほとんどを形成する．

★5
鰓弓の間葉によってつくられた筋の運動や皮膚（真皮）の感覚などはもととなる鰓弓に属する神経によって支配されていることから，鰓弓間葉とともに鰓弓神経も移動していることがわかる．

★6 鰓溝
鰓溝とは，各鰓弓のあいだに形成される体表側の溝を指し，（咽頭側の）咽頭嚢とは区別される．

★7
体表側では第2鰓弓の下縁が尾方に伸びて第3，4鰓弓を覆い隠し，これらの鰓弓は体表から見えなくなる．この過程で頸洞が一過性に形成されるが，通常，完全に消失する．

★8
最も後方（尾方）の咽頭嚢より発生する鰓性器官であるため鰓後体と呼ばれるが，後に甲状腺に入り込んで濾胞傍細胞（C型細胞）に分化し，カルシトニンとソマトスタチンを産生するようになる．

図2　咽頭弓の発生

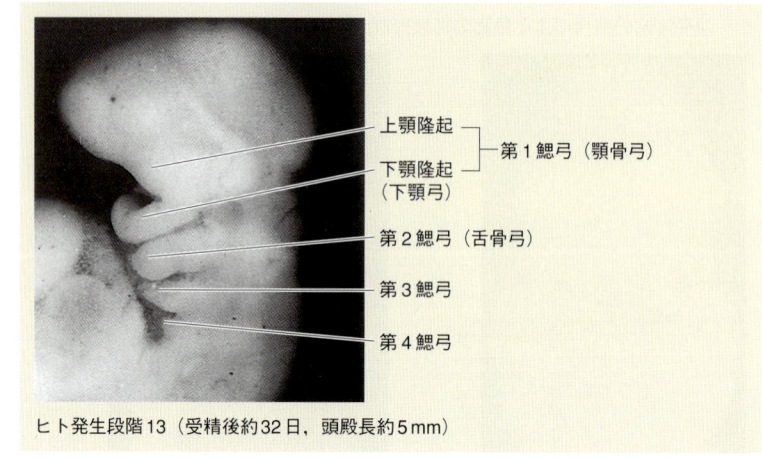

上顎隆起 ─┐
下顎隆起 ├ 第1鰓弓（顎骨弓）
（下顎弓）─┘
第2鰓弓（舌骨弓）
第3鰓弓
第4鰓弓

ヒト発生段階13（受精後約32日，頭殿長約5mm）

（京都大学先天異常標本解析センター所蔵）

咽頭嚢と鰓性器官

　各鰓弓が大きく膨らむ時期に，鰓弓の内側面を覆う原始咽頭の内胚葉性上皮が各鰓弓のあいだに入り込んで，袋状の陥凹（咽頭嚢）を形成する．第1咽頭嚢は第1鰓弓と第2鰓弓のあいだにでき，5対の咽頭嚢が形成されるものの，第5咽頭嚢は痕跡的であり，部分的に存在する第5咽頭嚢は第4咽頭嚢に併合される．これらの咽頭嚢より発生する器官を鰓性器官という（図4）．

第1咽頭嚢：拡張し耳管鼓室陥凹と呼ばれる大きな憩室をつくる．これは，将来の鼓室と乳突洞の原基であるが，鼓室になる部分と咽頭との交通部は次第に細長い管状になり，耳管となる．また，第1咽頭嚢の内胚葉性上皮と，第1鰓溝の外胚葉性上皮が合わさった膜状の部分が，鼓膜となる．

第2咽頭嚢：第2咽頭嚢の内胚葉性上皮は部分的に崩壊して扁桃陰窩と呼ばれる陥凹を無数につくり，そこに周囲の間葉からリンパ球が入り込んで口蓋扁桃ができる★7．

第3咽頭嚢：第3咽頭嚢の細長い腹側部は胸腺に分化し，球状の背側部は下上皮小体に分化する．胸腺と下上皮小体は間葉中を下降し，舌にある舌盲孔から下降してきた甲状腺原基の後ろを通るが，ここで下上皮小体は胸腺から離れて，甲状腺の左右両葉の下極背面に位置することになる．胸腺はさらに下降して縦隔に入り，心膜腔の上に位置するようになる．

第4咽頭嚢：第4咽頭嚢の細長い腹側部（併合された第5咽頭嚢に由来する）は鰓後体★8に分化し，球状の背側部は上上皮小体に分化する．鰓後体と上上皮小体も間葉中を下降し，上上皮小体は甲状腺の左右両葉の上極背面に位置するようになる．

図3 鰓弓の軟骨筋および神経の発生とその運命

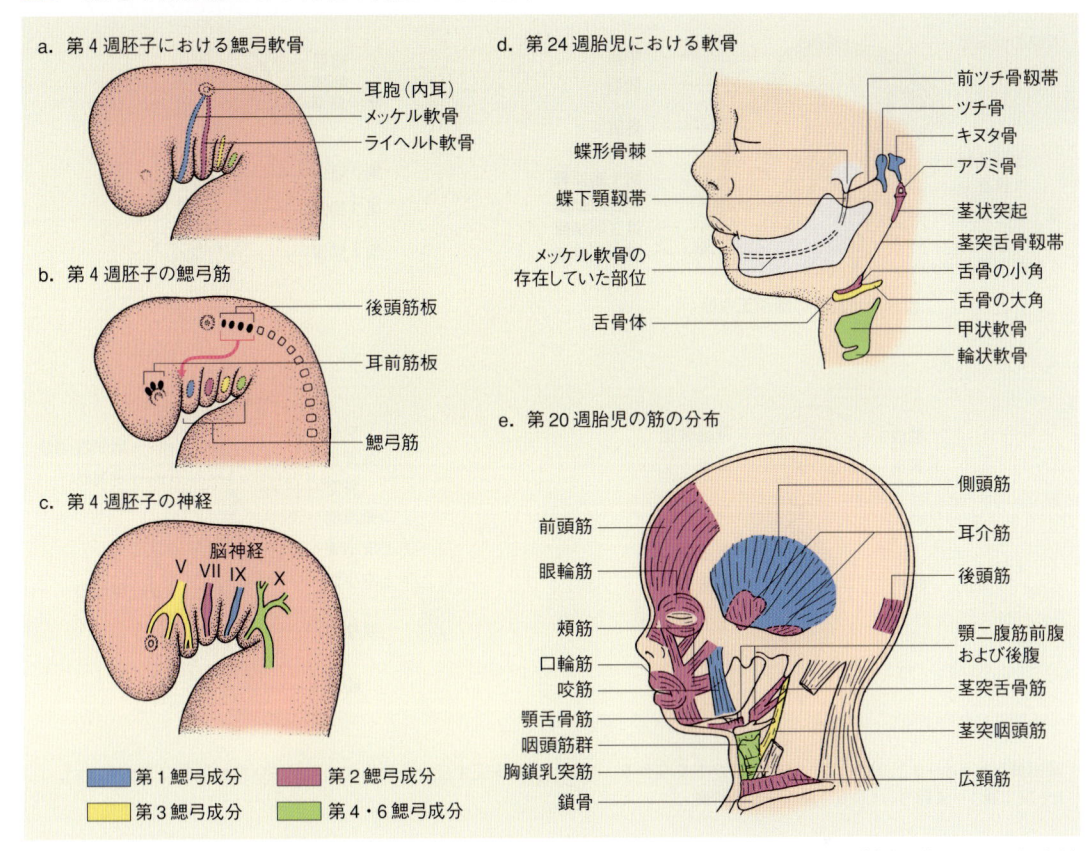

a. 第4週胚子における鰓弓軟骨
- 耳胞（内耳）
- メッケル軟骨
- ライヘルト軟骨

b. 第4週胚子の鰓弓筋
- 後頭筋板
- 耳前筋板
- 鰓弓筋

c. 第4週胚子の神経
- 脳神経 V VII IX X

凡例：
- 第1鰓弓成分
- 第2鰓弓成分
- 第3鰓弓成分
- 第4・6鰓弓成分

d. 第24週胎児における軟骨
- 蝶形骨棘
- 蝶下顎靱帯
- メッケル軟骨の存在していた部位
- 舌骨体
- 前ツチ骨靱帯
- ツチ骨
- キヌタ骨
- アブミ骨
- 茎状突起
- 茎突舌骨靱帯
- 舌骨の小角
- 舌骨の大角
- 甲状軟骨
- 輪状軟骨

e. 第20週胎児の筋の分布
- 前頭筋
- 眼輪筋
- 頬筋
- 口輪筋
- 咬筋
- 顎舌骨筋
- 咽頭筋群
- 胸鎖乳突筋
- 鎖骨
- 側頭筋
- 耳介筋
- 後頭筋
- 顎二腹筋前腹および後腹
- 茎突舌骨筋
- 茎突咽頭筋
- 広頸筋

（Moore KL：受精卵からヒトになるまで—基礎的発生学と先天異常．星野一正訳．東京：医歯薬出版；1977より改変）

頭頸部の骨および軟骨

頭蓋

頭蓋（cranium）は頭部神経管を取り囲む間葉から生じる骨芽細胞によってつくられる．骨芽細胞は毛細血管に富んだ間葉に含まれる幹細胞に由来し，幹細胞は将来の骨をつくる場所で増殖するとともに骨芽細胞に分化していく．

頭蓋冠と大部分の内臓頭蓋は膜内骨化により，頭蓋底を構成する骨の大部分は軟骨内骨化により形成される（"運動器系/骨格と関節"〈p.44〉，"細胞の構造と機能，組織"〈p.12〉参照）．

舌骨および喉頭軟骨

鰓弓の軟骨要素から，舌骨や喉頭の軟骨，一部の靱帯，および耳小骨などがつくられ，これらと頭蓋に鰓弓の筋要素から発生する種々の筋が付着して鰓弓神経により支配される（図3）．また，鰓弓動脈も，その一部は頸部および胸部の重要な動脈の形成に寄与する．

図4 咽頭嚢とそれに由来する器官の発生

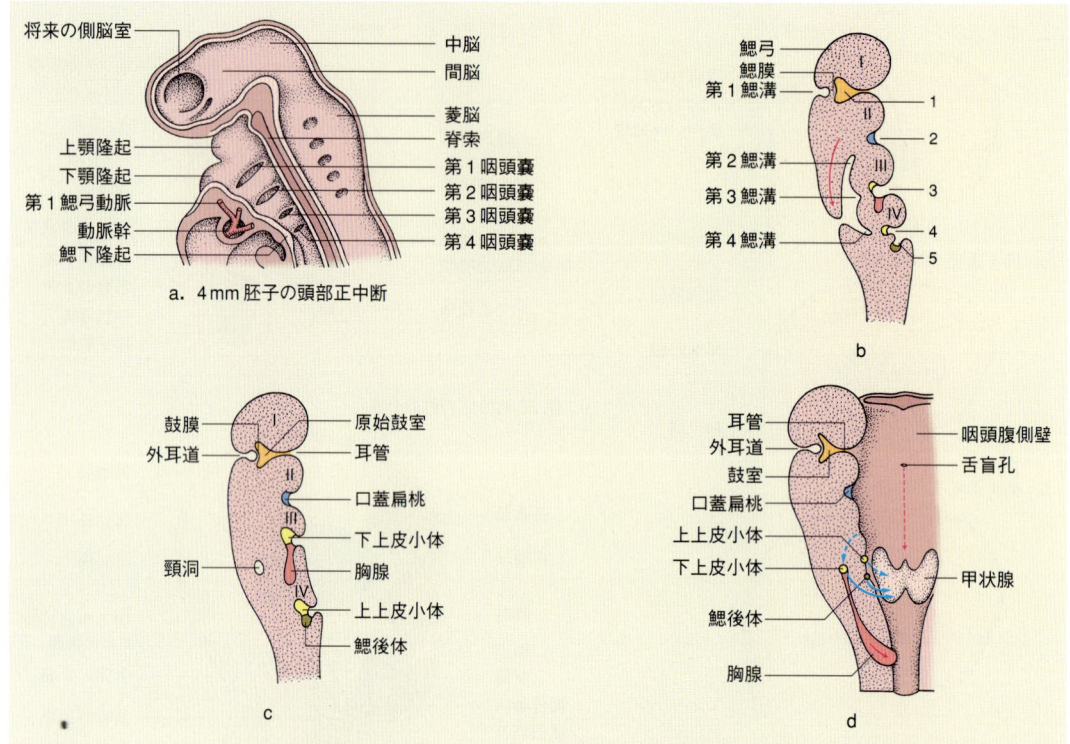

a. 4mm胚子の頭部正中断

咽頭嚢がb→c→dと分化して，鰓性器官がつくられる．なお，咽頭床正中部から発生する甲状腺は鰓性器官に含まれない．
Ⅰ〜Ⅳ：第1〜4鰓弓，1〜5：第1〜5咽頭嚢．

歯

歯（tooth）は，外胚葉性上皮（口腔上皮）と第1鰓弓に属する神経堤由来の外胚葉性間葉との相互作用によりつくられる．歯のエナメル質は口腔上皮から，象牙質および歯周組織（歯肉上皮を除く）は間葉からつくられる．

舌

舌（tongue）の原基は，第4週の終わりごろに原始咽頭壁の腹側面に現れる（図5）．まず，第1鰓弓の高さで，舌盲孔の頭方にできる無対舌結節と呼ばれる隆起と，その両側に1対の外側舌隆起が現れる．無対舌結節は最初に隆起した後は発育しないが，左右の外側舌隆起は急速に発育し，互いに癒合して無対舌結節を覆い隠すとともに口腔内へ突出して，舌の前2/3部分（舌体部）を形成する．また，舌盲孔の尾方では，第2鰓弓の高さの咽頭壁正中部に，左右の第2鰓弓腹側端が互いに癒合してできた隆起であるコプラ（底鰓節）が現れ，さらにその尾方には，左右の第3および第4鰓弓の腹側端が互いに癒合してできた鰓下隆起ができる．やがてその尾方から大きく発育し

図5 舌の発生

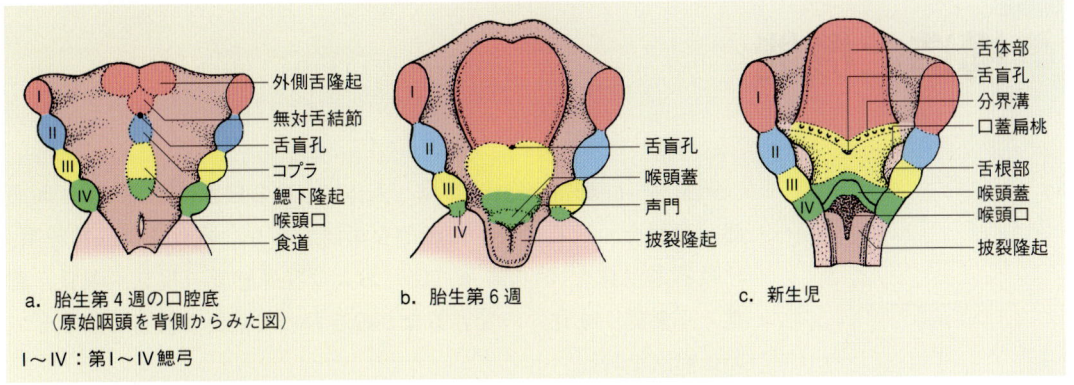

a. 胎生第4週の口腔底
（原始咽頭を背側からみた図）

外側舌隆起
無対舌結節
舌盲孔
コプラ
鰓下隆起
喉頭口
食道

Ⅰ～Ⅳ：第Ⅰ～Ⅳ鰓弓

b. 胎生第6週

舌盲孔
喉頭蓋
声門
披裂隆起

c. 新生児

舌体部
舌盲孔
分界溝
口蓋扁桃
舌根部
喉頭蓋
喉頭口
披裂隆起

(Moore KL：受精卵からヒトになるまで―基礎的発生学と先天異常．星野一正訳．東京：医歯薬出版；1977より改変)

てくる鰓下隆起の頭方部分が舌の後ろ1/3部分（舌根部）を形成し，尾方部分が喉頭蓋を形成する★9．

★9
将来の舌の大部分は舌腱膜に包まれた舌筋群から成り，舌の発育には後頭筋板に由来する中胚葉性間葉が大きな役割を果たしている．

頭頸部の筋

頭部の筋

頭部の筋は，後頭筋板（舌筋），耳前筋板（眼筋），鰓弓に由来する．舌筋は後頭体節の支配神経である舌下神経に支配され，眼筋は動眼神経，滑車神経，外転神経に支配される（図3b, e）．

頸部の筋

頸部の筋は，斜角筋群，椎前筋群，オトガイ舌骨筋および舌骨下筋群が頸部筋板に由来し，頸神経に支配される．また，胸鎖乳突筋と僧帽筋は，その原基が頸部筋板と鰓弓に由来するため，副神経と頸神経に支配される．

（滝川俊也）

● 参考文献
1) Slavkin HC：頭蓋顎顔面の発生生物学．小澤英浩監訳．新潟：西村書店；1992.
2) Drews U：発生学アトラス．塩田浩平訳．東京：文光堂；1997.
3) 岡本直正編著：臨床人体発生学．東京：南江堂；1983.
4) Moore KL：受精卵からヒトになるまで―基礎的発生学と先天異常．星野一正訳．東京：医歯薬出版；1977.

頭頸部

構造と機能

　頭頸部（head and neck）は，人体における狭義の頭部，顎・顔面部，頸部を一括して表す臨床的な用語であり，脳および脳神経系，呼吸器系（鼻），消化器系（口）および特殊感覚（視覚，嗅覚，聴覚・平衡覚，味覚）の受容器などのきわめて重要な器官が集合している部位である．

頭蓋

神経頭蓋と内臓頭蓋

　ヒトのいわゆる（広義の）頭蓋（cranium）は15種23個の骨から構成され，便宜上，神経頭蓋と内臓頭蓋に分けられる．神経頭蓋（脳頭蓋）は脳を入れるための大きな腔所（頭蓋腔）をつくる骨の部分（狭義の頭蓋）を指し，さらにドーム状の頭蓋冠と頭蓋腔の床にあたる頭蓋底に分けられる．頭蓋底に連結した顔面部の骨格を内臓頭蓋（顔面頭蓋）という．

　頭蓋はその内部に頭蓋腔のほか，眼窩，鼻腔，副鼻腔，中耳腔（鼓室，乳突洞，および乳突蜂巣から成る）や種々の管腔を含み，また，頭蓋の下部には口腔を入れる下方に開いた空間をつくっている．

　出生時においても，著しく発達した脳を覆う頭蓋冠には頭蓋泉門★1のほか，多くの縫合部で骨の未完成部分を残し，内臓頭蓋も未熟なままである．生後，小泉門は3か月ごろ，大泉門も2歳ごろまでに閉じるが，頭蓋冠はその後も縫合部や外表面での骨添加と内腔面での骨吸収を繰り返すことにより，脳の発達と調和しながら成長する．また，内臓頭蓋の成長には副鼻腔の発達や歯の萌出，咀嚼，および成長ホルモンなどが影響する．頭蓋に限らず身体のほとんどすべての骨は一生涯にわたり再構築される．

脳神経

　頭頸部には脳の末梢神経系として12対の脳神経（cranial nerves）があり，脳の統合のもとに頭頸部の多岐にわたる機能をつかさどる（"末梢神経系/構造と機能"表2〈p.311〉参照）．最初の2対の脳神経，すなわち嗅神経および視神経は純感覚性の神経である★2．動眼神経，滑車神経，および外転神経は体性運動神経であり，眼筋と上眼瞼挙筋を支配する．副神経は胸鎖乳突筋と僧帽筋の運動を支配し，舌下

★1 頭蓋泉門
新生児では骨化してない膜状の泉門がみられ，主なものに大泉門（前頭骨と頭頂骨交叉部）と小泉門（頭頂骨と後頭骨の接点）がある．泉門があるため分娩時に産児の頭蓋が変形され産道の通過を容易にする合理性がある．頭蓋泉門が開いたままである乳児の場合は，頭蓋内圧が高まると（頭蓋内圧亢進），頭蓋泉門の拡大，頭蓋の拡大，および脳に対する圧迫が生じる．

★2
嗅神経は，嗅上皮の感覚細胞（嗅細胞）の突起が束になって伸び，嗅球に入ってくるものであり，視神経は，間脳の一部（視神経溝）が突出して網膜と視神経に分化したものであり，脳の伝導路の一つである．したがって，嗅神経と視神経は本来の末梢神経ではないともいえる．

図6 頭頸部の皮膚感覚

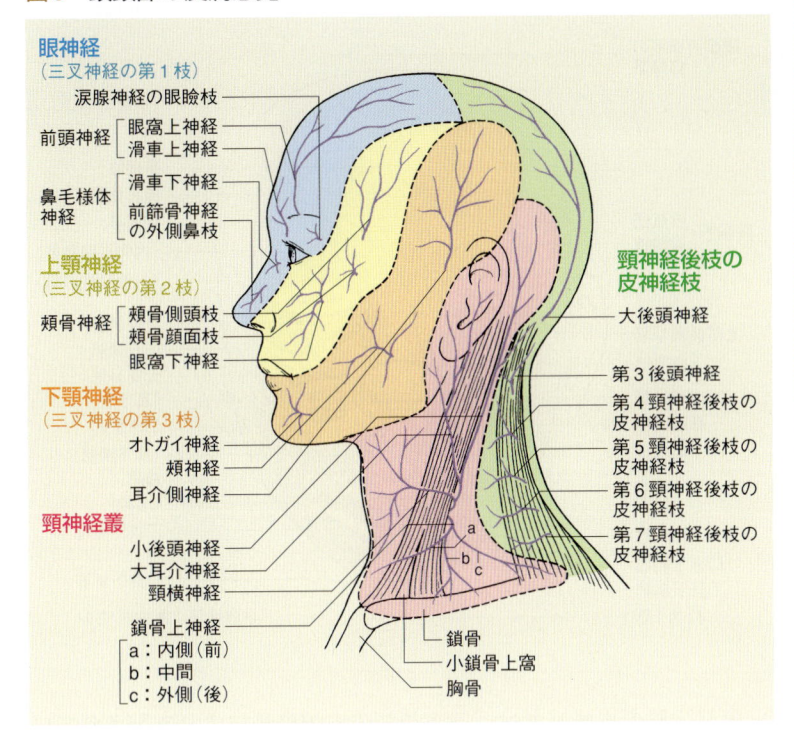

眼神経
（三叉神経の第1枝）
涙腺神経の眼瞼枝
前頭神経
　眼窩上神経
　滑車上神経
鼻毛様体神経
　滑車下神経
　前篩骨神経の外側鼻枝

上顎神経
（三叉神経の第2枝）
頬骨神経
　頬骨側頭枝
　頬骨顔面枝
　眼窩下神経

下顎神経
（三叉神経の第3枝）
オトガイ神経
頬神経
耳介側神経

頸神経叢
小後頭神経
大耳介神経
頸横神経
鎖骨上神経
　a：内側（前）
　b：中間
　c：外側（後）

頸神経後枝の皮神経枝
大後頭神経
第3後頭神経
第4頸神経後枝の皮神経枝
第5頸神経後枝の皮神経枝
第6頸神経後枝の皮神経枝
第7頸神経後枝の皮神経枝

鎖骨
小鎖骨上窩
胸骨

　神経は舌筋を支配するが，いずれも純体性運動神経である．内耳神経は蝸牛神経と前庭神経から成り，それぞれ聴覚と平衡覚を脳に伝える．

　これらを除いた脳神経，すなわち鰓弓神経である三叉神経，顔面神経，舌咽神経，迷走神経はきわめて多彩な機能をもっている．それは鰓弓間葉に由来する皮膚（真皮）の感覚をはじめ，咀嚼筋，表情筋，舌骨上筋（オトガイ舌骨筋を除く），口蓋筋，咽頭筋，喉頭筋など顔面・頸部で行われる表情，咀嚼，嚥下，発声に関連する筋のほとんどの運動および固有感覚を支配している．また，顔面神経，舌咽神経，および迷走神経に含まれている味覚線維が口腔および咽頭の味覚を支配している．また，副交感神経線維がいくつかの脳神経に入り込んでいるが，動眼神経の副交感神経線維は眼の瞳孔括約筋と毛様体筋を支配し，三叉神経の副交感神経線維は涙腺，鼻腔腺，口腔腺の分泌を支配しているほか，迷走神経の副交感神経線維は胸腹部の内臓を支配する★3．

頭頸部の皮膚感覚

　頭頸部皮膚の一般体性感覚の神経支配は，三叉神経と頸神経の前枝および後枝によって行われるが，体幹部と同様に分節性を示し，これらの神経の枝（皮神経枝）により支配されている（図6）．

★3
これらの副交感神経線維に支配される筋や腺に入り込む交感神経線維は，脳神経として脳から直接出たものではなく，上頸神経節から出る交感神経節後線維が血管壁にまとわりついて運ばれたり，二次的に脳神経（動眼・顔面・舌咽および迷走神経）に便乗したものである．

図7 表情筋

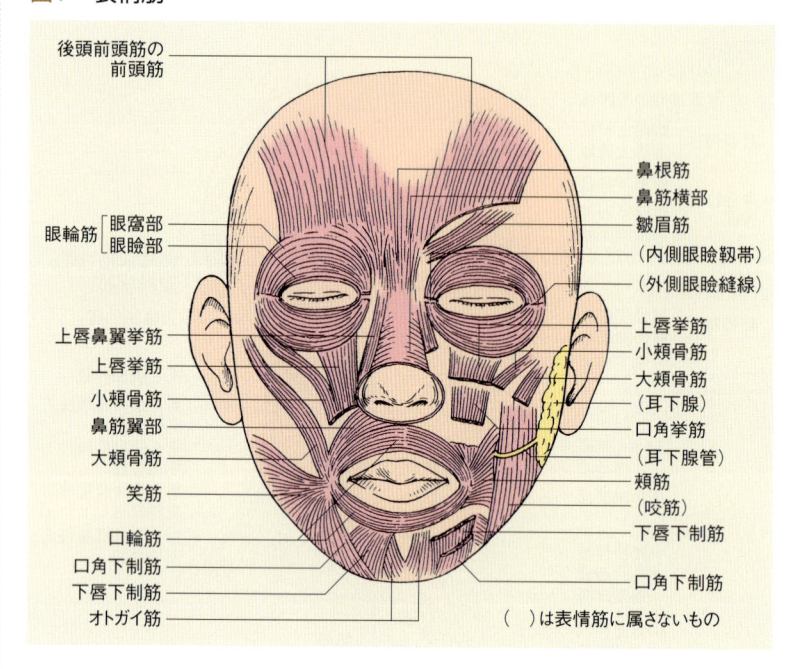

頭部腹側の皮膚感覚は，三叉神経の皮神経枝により支配されているが，三叉神経の分枝に応じて大きく3つの領域に分けられている．

頭頸部背側の皮膚感覚は脊髄神経（頸神経）後枝の皮枝によって支配される．大後頭神経は頭頂部から外後頭隆起の高さまでの後頭部を，第3後頭神経が項（こう）の上部を支配しているが，下方にいくに従い，頸神経後枝が，それぞれが出る高さの皮膚感覚を支配するようになる．なお，第1頸神経後枝である後頭下神経だけは純運動性で，固有背筋に属する後頭下の筋のみを支配し，皮膚感覚には関与していない．

頭頸部の筋

頭部の筋

頭部および顔面部の筋は，表層の表情筋と深層の咀嚼筋から成る．

表情筋

顔面を中心に頭頸部の浅筋膜（皮下組織）に分布する表情筋は，そのほとんどが骨から起こって皮膚（真皮）に停止し，顔面の表情をつくる皮筋である（図7）．表情筋はすべて第2鰓弓の筋要素に由来するため，顔面神経に支配される．

咀嚼筋

下顎骨に停止し，下顎運動に直接関与する側頭筋，咬筋，外側翼突筋，および内側翼突筋の4つの筋を総じて咀嚼筋という．これらは

すべて第1鰓弓の筋要素に由来し，下顎神経の枝によって支配される．

下顎運動：咀嚼筋により行われ，基本的には，①下顎の挙上（閉口運動），②下制（開口運動），③前突，④後退，および⑤側方運動の5つに分けられる．咀嚼筋のうち，側頭筋，咬筋，内側翼突筋は下顎の挙上に働く閉口筋であるが，側頭筋の後部筋束は下顎を後退させる作用をもつ．閉口筋が収縮しないときに両側の外側翼突筋が収縮すると，外側翼突筋は開口筋として働いて下顎の下制が起こる．また，両側の外側翼突筋が閉口筋とともに収縮するときは下顎を前突させ，片側の筋のみが閉口筋とともに収縮するときは収縮していない側へ下顎を動かす．なお，開口運動には外側翼突筋とともに舌骨上筋および舌骨下筋が参加しており，舌骨下筋が収縮して舌骨が固定された状態で舌骨上筋が収縮することにより開口を助けている．これらの下顎運動は顎関節（後述）と協調することにより可能となる．

頭頸部の筋の筋伸長反射

睡眠時あるいは食事や会話，強い精神的緊張状態にあるときや力仕事をしているときを除くと，咀嚼筋および表情筋や上眼瞼挙筋は体幹部の骨格筋と同様に軽度の緊張を持続的に保つ．これは筋伸張反射（自己受容反射）★4に基づいている★5．また，このような持続的な筋伸張反射に基づく姿勢反射★6は舌筋や眼筋にもみられ，舌の位置や眼球の姿勢を一定に保っている．舌の姿勢反射は睡眠中も維持されて舌根の沈下を防ぎ，気道を確保している．

頸部の筋

頸部の筋は，表層の浅頸筋群と深頸筋群から成る．

浅頸筋群には，薄いシート状の皮筋である広頸筋と太く長い胸鎖乳突筋が含まれる．前者は顔面神経に支配され，後者の運動は副神経により，固有感覚は頸神経の筋枝により支配される．

深頸筋群は舌骨上筋群，舌骨下筋群，内側筋群，および外側筋群の4群に分けられる．

鼻

鼻は外鼻と鼻腔から成る．外鼻では鼻尖，鼻背，鼻根，左右の鼻翼などを区別する．鼻腔は左右の外鼻孔から左右の後鼻孔までの空間であり，鼻中隔により左右半に分けられる．また，鼻腔の外側壁から上・中・下鼻甲介が鼻腔内に突出し，それぞれの鼻甲介の下に上・中・下鼻道をつくる★7．

鼻腔壁は，外鼻に囲まれた鼻前庭が鼻毛をもつ重層扁平上皮に覆

★4 **筋伸張反射**
筋伸張反射とは骨格筋がすみやかに伸張されたときに，筋紡錘がそれを受容して求心性神経線維によって中枢に伝達すると，ただちに運動神経を介して，伸張された筋の収縮を起こす反射である．筋伸張反射は受容器（筋紡錘）が効果器（筋）の中にあるので自己受容反射とも呼ぶ．

★5
下顎や顔面皮膚（上下口唇および上眼瞼を含む）が重力で下制されることにより咀嚼筋，表情筋および上眼瞼挙筋は伸展され，その情報は固有感覚としてそれぞれの筋に存在する筋紡錘で受容されて求心性神経線維により脳幹にあるそれぞれの感覚核へ伝えられる．感覚核は瞬時にシナプスを介して運動核を興奮させ，運動神経により伸展を受容した筋を軽度に収縮させる．この筋伸張反射を持続的に繰り返すことにより，重力による筋の伸展と反射による筋の収縮の動的平衡状態が生み出される．すなわち，意識することなく眼瞼は開かれ，上下口唇は軽く閉ざされて，下顎と上顎が安定して一定の距離を保つことができる．

★6 **姿勢反射**
身体の各部位の平衡を維持するために，持続的に各部位の筋緊張を調節する反射．

★7
上顎骨，前頭骨，蝶形骨および篩骨の内部の空洞を副鼻腔といい，発声時の共鳴装置として作用しているが，副鼻腔は蝶形骨洞と篩骨洞の一部を除いて中鼻道に開口する．また，眼から涙を排出する鼻涙管は下鼻道に開口している．

図8　鼻腔の構造

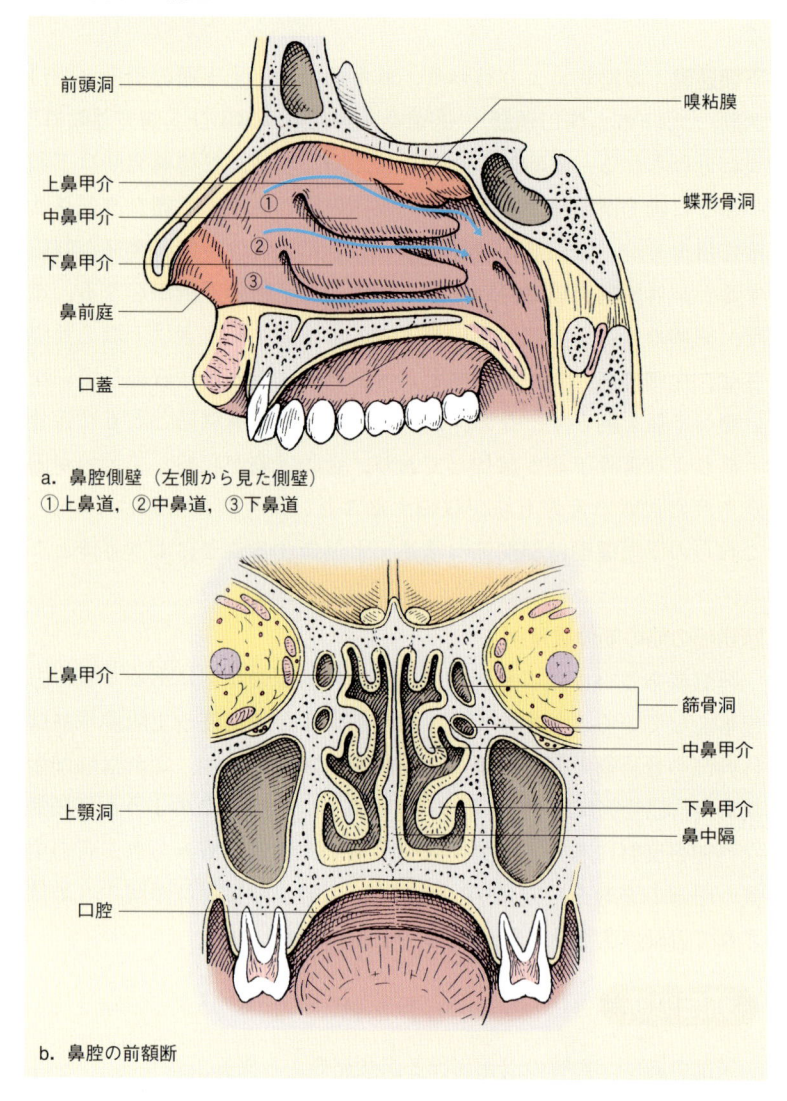

前頭洞
上鼻甲介
中鼻甲介
下鼻甲介
鼻前庭
口蓋
嗅粘膜
蝶形骨洞

a. 鼻腔側壁（左側から見た側壁）
①上鼻道，②中鼻道，③下鼻道

上鼻甲介
上顎洞
口腔
篩骨洞
中鼻甲介
下鼻甲介
鼻中隔

b. 鼻腔の前額断

われているのを除いて，2種類の鼻粘膜，すなわち嗅粘膜と呼吸粘膜で覆われている．嗅粘膜は上鼻甲介より上の高さの鼻腔壁を覆っており，嗅覚受容器である嗅細胞が分布するほか，漿液腺を含んでいる．一方，呼吸粘膜は上鼻甲介よりも下の高さの鼻腔壁を覆っている．呼吸粘膜は線毛円柱上皮から成り，また，鼻腺（粘液腺と漿液腺から成る混合腺）が多数分布していて，吸気に適当な湿気を与えたり，吸気中の塵埃を吸着して取り除く作用や吸気の温度を変える作用★8を示す（図8）．

口腔

口腔（oral cavity）は消化器系の始まりで，咀嚼を行う場である．口腔を構成する壁は，上方が口蓋，下方が口腔底，側方が頰の口腔

★8
吸気の温度を変える際には，鼻粘膜下の発達した静脈叢が重要な役割を果たしているが，鼻中隔前下部に存在する"キーゼルバッハ（Kiesselbach）の静脈叢"は鼻出血を起こしやすい部位としても知られている．

図9 口腔内各部の名称

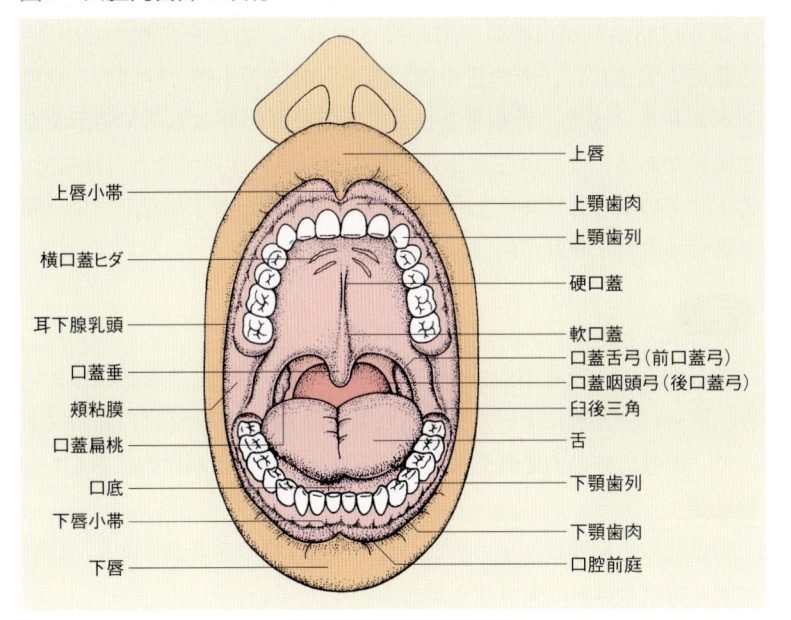

図中ラベル（左側、上から）: 上唇小帯／横口蓋ヒダ／耳下腺乳頭／口蓋垂／頬粘膜／口蓋扁桃／口底／下唇小帯／下唇

図中ラベル（右側、上から）: 上唇／上顎歯肉／上顎歯列／硬口蓋／軟口蓋／口蓋舌弓（前口蓋弓）／口蓋咽頭弓（後口蓋弓）／臼後三角／舌／下顎歯列／下顎歯肉／口腔前庭

面（頬筋とそれを覆う頬粘膜）である（図9）．前方では，口裂によって外界と交通するが，上下口唇の内部にある口輪筋により閉鎖することもできる．後方は口峡により咽頭腔に続いている★9．上下顎に並んで植立する歯のアーチを歯列弓というが，口腔はこの歯列弓により，外方の口腔前庭と内方の固有口腔とに分けられる．固有口腔の大部分を舌が占める★10．

口蓋

口蓋（palate）の前2/3は硬口蓋といい，上顎骨口蓋突起と口蓋骨水平板から成る骨性壁を厚い口蓋粘膜が覆っている．口蓋の後ろ1/3は軟口蓋（口蓋帆）といい，口蓋粘膜下に口蓋腱膜で覆われた筋性壁をもつ．この軟口蓋の筋性壁をつくる口蓋筋は口蓋帆張筋，口蓋帆挙筋，口蓋舌筋，口蓋咽頭筋，および口蓋垂筋の5つであり，下顎神経に支配される口蓋帆張筋を除いて，すべて咽頭神経叢に支配される★11．

口蓋粘膜の一般体性感覚は切歯乳頭付近およびその前方が鼻口蓋神経に，残りの硬口蓋部分は大口蓋神経により支配され，軟口蓋付近では小口蓋神経に支配されているが，いずれも上顎神経の枝である．口蓋は，咀嚼や嚥下の際に食塊を形成したり輸送する場であるため，舌背とともに触覚や圧覚に優れている．

口腔底

内臓頭蓋における口腔は下方で大きく開いているが，これを顎舌

★9
口峡をつくる2条の粘膜ヒダは口蓋舌弓および口蓋咽頭弓と呼ばれるが，それぞれ口蓋舌筋と口蓋咽頭筋をその内部に含んでおり，嚥下の際に口峡をさらに狭めることにより，舌とともに口峡を閉鎖するのに役立っている．

★10
口腔壁は種々の程度に角化した重層扁平上皮を含む口腔粘膜で覆われており，口腔壁の表層を覆う口腔粘膜に分布する多数の小唾液腺が分泌する唾液によって，常に湿潤した状態に保たれている．

★11
口蓋筋は嚥下に際して，口蓋帆を飛行機の翼にあるフラップのように動かして上気道を遮断するとともに口峡を狭める役目をもつ．
①口蓋帆張筋：口蓋帆を緊張させ，翼突鈎の高さに張らせる．
②口蓋帆挙筋：口蓋帆張筋により緊張した口蓋帆を挙上させる．
③口蓋舌筋と口蓋咽頭筋：口峡を狭める．
④口蓋垂筋：口蓋帆の運動時に口蓋垂を短縮させる．

骨筋（すなわち，口腔隔膜）がふさいでいる．この顎舌骨筋の上面を覆う口腔粘膜が口腔の下壁となっており，これを口腔底という．口腔底の表面には，その正中部に舌から続く舌小帯と呼ばれる粘膜ヒダがある．また，舌小帯を挟んで舌下ヒダと呼ばれるV字形をなす隆起がある．これは左右それぞれの舌下腺によってできた隆起で，舌下ヒダの前端部にある左右1対の丸い膨らみを舌下小丘といい，顎下腺管と大舌下腺管が開口している★12．

舌

舌（tongue）はその前2/3を舌体部といい，後ろ1/3を舌根部という．両者は分界溝によって分けられる（図10）．舌体部は口腔内にあって，固有口腔の大部分を占めているが，舌根部は咽頭内にある★13．

舌乳頭
舌体部の舌粘膜は，その表面に分布する4種の舌乳頭により，口腔粘膜や歯肉とは異なる性状を呈している．

①糸状乳頭：舌背に多数分布する小さく細かい円錐形の乳頭で，上皮は角化しており，唾液により湿潤して舌背が白っぽく見える★14．味覚の受容器である味蕾（みらい）はもたないものの，触覚と圧覚に優れており，咀嚼中の食物の位置や状態を感知したり，口蓋に食物を押し付けて食塊を形成する際の舌の圧力の調整に役立っている．

②茸状（じじょう）乳頭：球形で，その上皮は角化していないため鮮紅色を呈している．舌背には散在するのみであるが，舌尖や舌縁には数多く分布している．

③葉状（ようじょう）乳頭：舌縁後方に並ぶ粘膜ヒダとして認められる．

④有郭（ゆうかく）乳頭：分界溝の前方には，8〜12個の大きな円形の有郭乳頭が分界溝と平行して並んでいる．

茸状乳頭，葉状乳頭，有郭乳頭は，その乳頭がつくる溝の上皮中に味蕾（味覚の受容器）をもち，味蕾には味覚を脳へ伝える神経線維が分布している．

味蕾
味蕾は，味細胞，支持細胞，および基底細胞から成り，味細胞は絶えず新しい細胞に置換されている（図11）．食物中の味覚物質は味蕾により，甘味，酸味，塩味，苦味の4種類の味覚として受容されるが，舌尖の味蕾は甘味を，舌縁の味蕾は酸味と塩味を，舌根部の味蕾は苦味をよく感じることができる．また，味蕾は舌以外に，口蓋および咽頭粘膜にも散在性に存在する．

★12 このほか，口腔底はその内部にオトガイ舌筋およびオトガイ舌骨筋を含んでいる．

★13 舌の各部の呼び方について，尖端を舌尖，背面（上面）を舌背，側縁を舌縁，および下面を舌下面という．

★14 咀嚼に際しては，舌背に食物をのせて口蓋に押し付けることにより食塊を形成するが，この舌背に多数分布する糸状乳頭が角化しているのは，舌背の舌粘膜を保護する役目を担うからである．

図10 舌背の一般体性感覚と味覚の神経支配

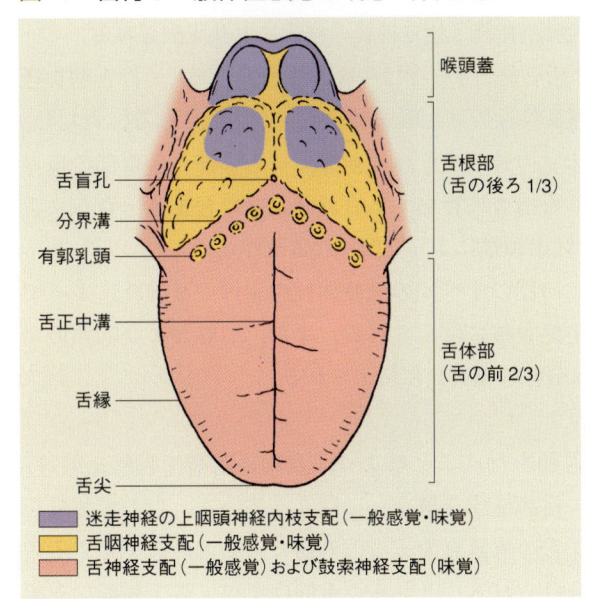

- 喉頭蓋
- 舌根部(舌の後ろ1/3)
- 舌盲孔
- 分界溝
- 有郭乳頭
- 舌正中溝
- 舌体部(舌の前2/3)
- 舌縁
- 舌尖

■ 迷走神経の上咽頭神経内枝支配(一般感覚・味覚)
■ 舌咽神経支配(一般感覚・味覚)
■ 舌神経支配(一般感覚)および鼓索神経支配(味覚)

図11 ヒトにおける味蕾

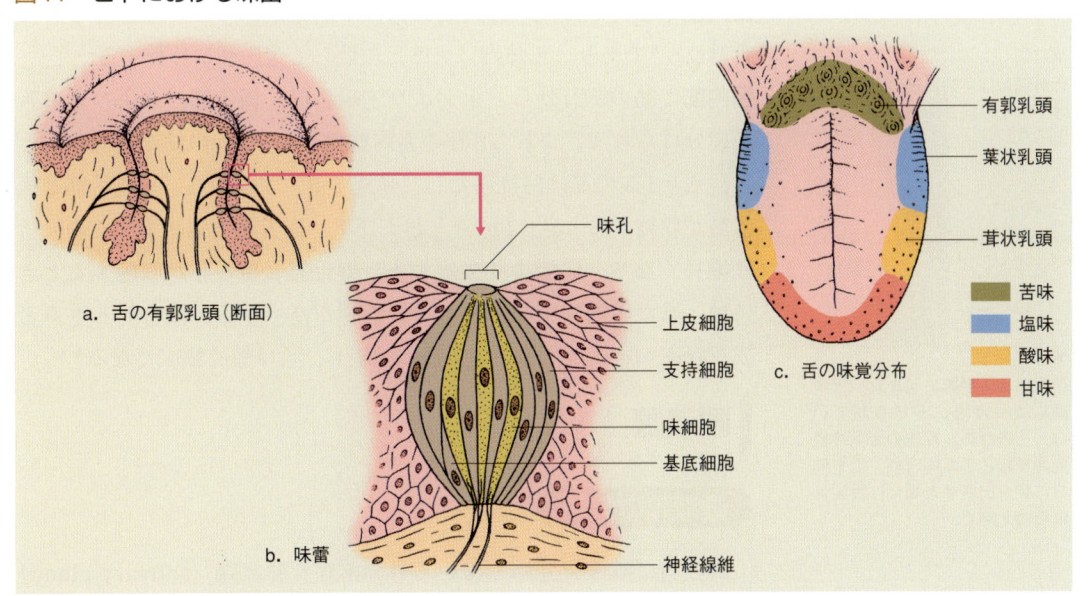

a. 舌の有郭乳頭(断面)

b. 味蕾
- 味孔
- 上皮細胞
- 支持細胞
- 味細胞
- 基底細胞
- 神経線維

c. 舌の味覚分布
- 有郭乳頭
- 葉状乳頭
- 茸状乳頭

■ 苦味
■ 塩味
■ 酸味
■ 甘味

味覚と触覚の神経支配

舌の発生("頭頸部/発生"〈p.376〉参照)は舌粘膜における感覚(一般体性感覚および味覚)の神経支配を理解するうえで重要である(図5, 10).

一般体性感覚の神経支配:舌粘膜の一般体性感覚は,舌の前2/3ではその部分の粘膜が外側舌隆起に由来するため,第1鰓弓神経である三叉神経の枝である舌神経に支配されており,舌の後ろ1/3の粘膜は鰓下隆起の頭方部分からできたため,第3鰓弓神経である舌咽神経に支

配される．喉頭蓋の粘膜は鰓下隆起の尾方部分からできるため，第4鰓弓神経である上喉頭神経（迷走神経の枝）により支配される．

味覚の神経支配：舌の後ろ1/3では一般体性感覚と同じく，舌咽神経に支配され，喉頭蓋付近では上喉頭神経により支配される．ただし，舌咽神経による味覚の神経支配は，前方では舌体部と舌根部の境界である分界溝よりも前方に存在する有郭乳頭まで含まれ，さらに舌の前2/3の味覚は鼓索神経により支配される★15．

舌体部を含め，口腔のすべての一般体性感覚は三叉神経によって脳幹の三叉神経主感覚核に伝えられる．また，口腔および咽頭のすべての味覚線維は脳幹の孤束核に伝えられる．

舌筋

舌は複雑な舌運動を行うことにより，食物の咀嚼や吸飲を助け，嚥下を可能にし，言語構成（構音）に役立っている．舌の大部分を占める舌筋は，①舌の位置を変える舌外筋と，②舌の形を変える舌内筋に便宜的に分けられる．これらの舌筋はすべて舌下神経に支配されている（口蓋筋に含まれる口蓋舌筋を除く）．

舌外筋：舌外から起こり，舌内に入る筋束が認められる部分までが舌外筋★16であり，舌体内に入ると放散して舌内筋に移行する．

舌内筋：筋の走行から，上および下縦舌筋，横舌筋，および垂直舌筋に分けられる．これら3種の舌内筋のうち，2つの筋が収縮するとき，残り1つの筋は拮抗筋として弛緩する．すなわち，垂直舌筋と横舌筋が収縮するときには，（上および下）縦舌筋は弛緩するため，舌は細長くなり，口裂より突出する．縦舌筋と横舌筋が収縮するときには，垂直舌筋は弛緩し，舌は短く背が高くなる．縦舌筋と垂直舌筋が収縮するときには，横舌筋は弛緩し，舌は短く幅広くなる★17．

唾液腺

唾液腺の分類

口腔内に唾液を分泌している外分泌腺を唾液腺（salivary gland）という．唾液腺は，①3つの大唾液腺（耳下腺，顎下腺，舌下腺）と，②口腔粘膜下に多数分布している小唾液腺に分けられる．小唾液腺はさらにその存在する部位によって，口唇腺，頬腺，口蓋腺，舌腺，前舌腺などに便宜的に分けられる．なお，味蕾の近傍には，漿液を分泌して，味蕾に入った味覚物質を洗い流す作用をもつ洗浄腺（エブネル腺〈Ebner gland〉）があり，エブネル腺と唾液腺を合わせて口腔腺という．

★15
したがって，鰓下隆起に覆われて舌表面上から消失した第2鰓弓に由来する味覚神経が，前方の第1鰓弓由来である舌の前2/3に進入し，味覚神経をもたない舌神経の支配領域において味覚を補っていることになる．

★16
舌外筋には茎突舌筋，舌骨舌筋，オトガイ舌筋がある．

★17
舌内筋は舌腱膜に包まれ，舌中隔により左右に分けられている．そのため，片側の舌下神経麻痺が起こった場合や，舌を前方に突き出させた場合に舌尖は麻痺側を向く．

大唾液腺の局所解剖

耳下腺 ★18

側顔部の頬骨弓下縁から下顎角および下顎後窩までの皮下に存在するほぼ三角形をした最も大きい唾液腺である．耳下腺の導管である耳下腺管（ステンセン管〈Stensen duct〉）は前方に走り頬筋を貫いて，上顎第二大臼歯に面する頬粘膜にある耳下腺乳頭に開口する．

顎下腺 ★19

耳下腺に次いで大きな唾液腺で，顎下腺管（ワルトン管〈Wharton duct〉）は顎下腺深部の前縁から出て前方に走り，舌下腺とオトガイ舌骨筋とのあいだを通って舌下小丘に開口する．

舌下腺

口腔底の舌下ヒダの深部にあり，その外側面は下顎骨の舌下腺窩に接し，下面は顎舌骨筋に接する．舌下腺の導管である小舌下腺管は舌下腺の上縁から出て舌下ヒダの稜に並んで開口するが，大舌下腺管は，舌下腺の前縁から出て舌下腺の内方を走る顎下腺管とともに，舌下小丘に開口する．

唾液

唾液は，唾液腺の終末分泌部において漿液細胞と粘液細胞の2種類の腺上皮細胞により産生される．

漿液細胞からは，粘液物質であるムチンは少ないが消化酵素のプチアリン（唾液アミラーゼ）★20に富んだ漿液性の唾液が分泌される．一方，粘液細胞から分泌される唾液はムチンを多く含んでいるため粘稠で，プチアリンは含まれていない．

口腔腺では，耳下腺とエブネル腺は漿液細胞のみをもつ純漿液腺であり，前舌腺は粘液細胞のみをもつ純粘液腺である．耳下腺，前舌腺以外の唾液腺は漿液細胞と粘液細胞の両者をもつ混合腺である．顎下腺では漿液細胞が粘液細胞よりも多いが，舌下腺では逆に粘液細胞が漿液細胞よりも多い．また，小唾液腺では，咽頭に近くなるほど粘液細胞が多くなり，その粘稠な唾液は口蓋粘膜を覆って粘膜自身を保護するとともに食塊の滑りをよくしている．

唾液分泌の神経支配

唾液腺による唾液分泌は自律神経系によって支配されている．唾液腺の交感神経支配は，上頸神経節でシナプス結合した交感神経節後神経線維が外頸動脈神経叢を形成した後，それぞれの唾液腺に血液供給をしている動脈とともに唾液腺に入り込む．交感神経の刺激は唾液分泌の減少をもたらす★21．

★18
耳下腺は顔面神経がつくる耳下腺神経叢を挟んで浅部と深部とに分けられる．

★19 顎下腺
顎下腺は顎舌骨筋を挟んで浅部と深部とに分けられる．顎下腺浅部は顎舌骨筋の下方にあり，下顎骨の顎下腺窩に接して存在するが，その後部は顎舌骨筋の後縁をまわって顎舌骨筋上にある顎下腺浅部に移行する．

★20
澱粉やグリコーゲンをマルトース（麦芽糖）とデキストリンに分解する消化酵素である．

★21
このとき，ほとんどの唾液腺では粘稠性を増した唾液が少量分泌されるのみとなるが，耳下腺からの唾液分泌はまったく起こらなくなる．

これに反して，副交感神経支配は，橋にある上唾液核および延髄にある下唾液核の唾液分泌中枢から出る副交感神経節前神経線維が終神経節に入り，ここで副交感神経節後神経線維とシナプス結合する．シナプス結合された節後神経線維は唾液腺に到達して唾液分泌を刺激する．このとき，耳下腺では多量の唾液を分泌するようになり，ほかの唾液腺でも唾液の粘稠性が減少するとともにその分泌量が増える．

小唾液腺の副交感神経支配は，主に顔面神経の鼓索神経と大錐体神経によって行われている．

歯，歯周組織

歯の形態と機能

歯は，上顎と下顎におのおの弓状に並んで歯列弓をつくり植立している．この歯列弓は，はじめは乳歯（脱落歯）によって構成される．歯が生えることを萌出というが，乳歯の萌出は生後6か月ごろから始まり，3歳ごろまでに乳歯列が完成する．この歯列は，正中から乳中切歯，乳側切歯，乳犬歯，第1乳臼歯，第2乳臼歯の5種の乳歯が左右対称に並び，上下顎10歯ずつ，全体で20本の乳歯によって構成されている．その後，6歳ごろに，乳歯列の後方に第1大臼歯が萌出し始めるのに続いて，おのおのの乳歯はその後継永久歯の萌出が始まるとともに歯根が吸収され，12歳ごろまでにすべての乳歯は脱落して永久歯が萌出する．第2大臼歯も12歳ごろまでに萌出する．乳歯の後継歯となる永久歯（中切歯，側切歯，犬歯，および第1・2小臼歯）★22 を代生歯といい，乳歯列の後方に付加的に萌出する第1～3大臼歯を加生歯という．

ヒトの歯の形態と機能，およびその配列は，咀嚼筋および顎関節とともにヒトの食性に応じた進化を遂げている（図12）．

歯の構造

歯冠は，歯の萌出により口腔内に露出して，咀嚼に際して直接働く部分である．この歯冠の最表層は，ヒトの身体の中で最も硬く，摩耗に対して抵抗力が強いエナメル質でできている．顎の中に埋まっている部分は歯根といい，その表面はセメント質に覆われている．歯冠と歯根は歯頸を介して互いに移行する（図13）．

歯断面をみると，歯の大部分は象牙質からできていることがわかる．また，象牙質の中心部には，歯の外形を縮小したような形の腔所（歯髄腔）が存在し，神経および血管に富んだ結合組織である歯髄を入れている．歯根の先端にある根尖孔が歯髄内の神経や血管の

★22 永久歯

切歯：ノミ状の歯冠形態と1本の歯根をもち，歯列上の最前方で，上下顎，左右に2歯ずつ，計8歯がある．ノミの刃の部分にあたる切縁で食物を咬み切る．

犬歯（尖頭歯）：口角部の歯列上で，上下顎，左右に1歯ずつ，計4歯がある．俗に"糸切り歯"と呼ばれるが，肉食獣では牙として発達している歯で，尖った歯冠をもち，長い歯根により強固に植立しているため，食物の引き裂きに使われる．

小臼歯と大臼歯：小臼歯は犬歯の後方に上下顎，左右に2歯ずつ，計8歯がある．さらに小臼歯の後方には，大臼歯が上下顎，左右に3歯ずつ，計12歯がある．それぞれ，正中線に近い側（近心）から第1・2小臼歯，および第1～3大臼歯と呼ぶ．臼歯群はその歯冠に咀嚼に利用される咬合面をもつ．咀嚼に際して，小臼歯は主に食物の咬み砕きに使われ，大きな咬頭と広い咬合面窩をもつ大臼歯ではさらにすりつぶしも行う．

図12 永久歯の形状

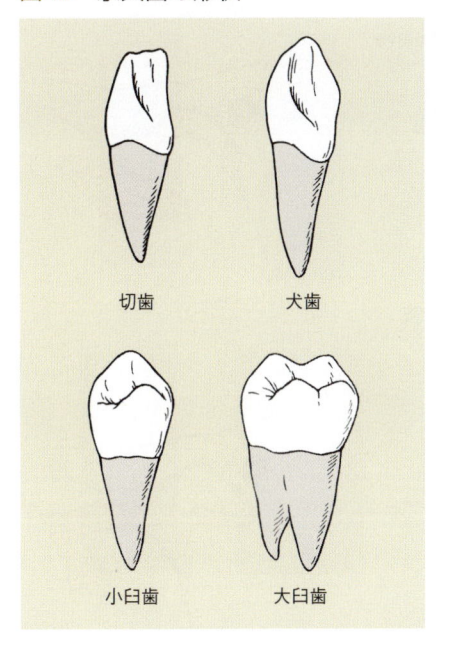

切歯　犬歯
小臼歯　大臼歯

図13 歯の構造（犬歯）

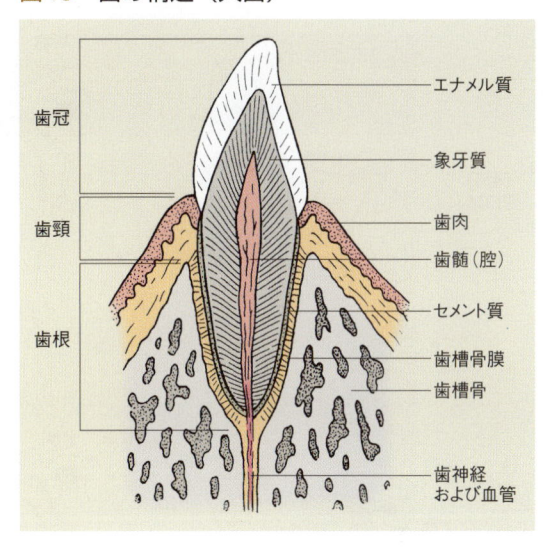

歯冠
歯頸
歯根

エナメル質
象牙質
歯肉
歯髄（腔）
セメント質
歯槽骨膜
歯槽骨
歯神経および血管

通路となる．歯髄の知覚神経は痛覚のみを受容することができ，エナメル質に痛覚はないものの象牙質と歯髄に加わる侵害刺激をすべて"歯の痛み"として認知する★23．

歯周組織

　歯の萌出は，歯根が完成し，周囲の骨の改造が起こることにより終了する．萌出終了後の歯では，歯根が顎骨の歯槽突起にある歯槽と呼ばれる陥凹の中で，歯根膜によって骨性の歯槽壁につなぎとめられている．歯根膜は主にシャーペー線維（Sharpey fiber）という，牽引抵抗に優れた膠原線維（コラーゲン線維）の束から成っているが，歯根側ではセメント質に，歯槽壁側では骨膜と骨基質にシャーペー線維の端が埋められ，歯が歯槽内でシャーペー線維により吊り下げられるようにして係留されている．これは咀嚼によって歯に加わる垂直圧に対し，非常に抵抗性のある合理的な構造である．これら歯の支持装置として機能するセメント質，歯根膜，歯槽突起，および歯肉を合わせた構造を歯周組織と呼び，歯の植立の様式を釘植（ていしょく）という．

顎関節

顎関節の構造

　顎関節は，側頭骨の下顎窩およびその前方にある関節結節がつく

★23
咀嚼における咬む力（咬合力）を調整するために，歯には髪の毛1本を咬んでも感じるくらい鋭敏な圧覚が備わっている．これは歯を支持している歯根膜に発達した知覚神経および受容器が分布しており，歯に加わる圧力を感じ取るためである．

図14　顎関節の運動

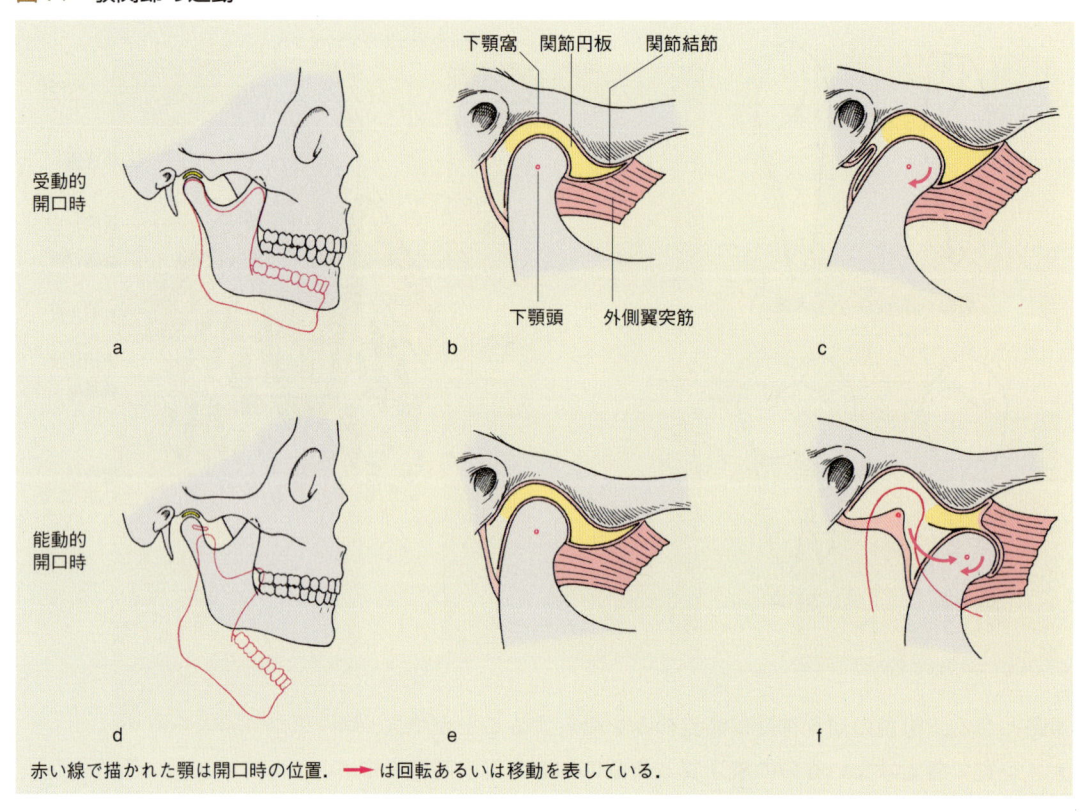

受動的開口時　a　b　c
能動的開口時　d　e　f

下顎窩　関節円板　関節結節
下顎頭　外側翼突筋

赤い線で描かれた顎は開口時の位置．→ は回転あるいは移動を表している．

る関節窩と下顎骨関節突起上端の下顎頭とのあいだに生じる関節である（図14）．関節窩と下顎頭のあいだには，線維軟骨から成る関節円板が介在する．関節円板は前方で外側翼突筋と強固に結びついている．後方では関節円板後部の結合組織が2層性になり，弾性線維に富む上層は下顎窩の後壁（側頭骨の鼓室板）に，強靱な膠原線維に富む下層は下顎頭の後壁に，それぞれ付着する．また，関節円板の内側縁と外側縁は関節包に癒着するとともに強靱な線維性結合組織となって下顎頭の内側極および外側極に強固に付着することにより，関節円板を下顎頭関節面の上に固定している．関節包は顎関節を包んでいるが，内部の関節腔は関節円板によって上関節腔と下関節腔に分けられていて，関節面以外の関節包内面を覆う滑膜により産生された滑液がこれらの関節腔を満たしている．関節包はその外側面を外側靱帯により補強されていて，外側靱帯はその反対側の顎関節にある外側靱帯と協調して咀嚼運動時の下顎頭の脱臼（特に外方への脱臼）を防いでいる．このほか，顎関節は茎突下顎靱帯および蝶下顎靱帯によっても支持されている．

顎関節の運動

睡眠中など咀嚼筋の緊張が取り除かれた状態になると，下顎は重

力により下制されて，自然に口が開く．これを受動的開口というが（図14），顎関節では，下顎頭の中心を軸として矢状面での回転運動（蝶番運動）のみが関節円板の下面に対して行われる（図14b，c）．また，食物を口に入れるときや大声で話すときには，意識して口を大きく開ける．これを能動的開口といい（図14d），下顎頭の回転運動に加えて，下顎頭が関節円板とともに前下方へ滑走運動する（図14e，f）．これは両側の外側翼突筋の収縮が起こり，下顎頭が関節円板とともに前下方へ引っ張られるために起こる．このとき，関節窩の関節面に対して関節円板の上面が滑走運動のための関節面になるとともに，下顎頭の関節面に対して関節円板の下面が回転運動のための関節面になる．下顎の側方運動時には，片側の外側翼突筋のみが収縮して下顎頭の滑走運動が起こり，外側翼突筋が収縮していない側へ下顎を動かす．したがって顎関節は，関節円板が介在することによって回転および滑走の2種類の運動が円滑に，しかも同時に行える構造となっており，複雑な咀嚼運動を可能にしている．

咀嚼と嚥下

咀嚼

咀嚼とは，食物（固形物）を歯で咬み切り，砕いて，すりつぶすとともに唾液と混和して，嚥下に適した大きさの食塊を形成するという，一連の消化運動である．また，咀嚼は単に食物を嚥下しやすくするというだけではなく，胃や小腸での種々の消化酵素による化学的消化を効率よく行えるよう食物の表面積を増やす物理的消化でもあり，さらに唾液に含まれる消化酵素のプチアリンが化学的消化も行う．

咀嚼のメカニズム

咀嚼運動を調節しているのは，上位中枢と下位中枢である．上位中枢は，大脳皮質（辺縁系）の顎・顔面運動領（大脳皮質咀嚼運動領），視床下部の摂食中枢および扁桃核から成る．下位中枢は上位中枢からの神経線維を受ける橋の顔面神経運動核（表情筋をつかさどる），三叉神経運動核（咀嚼筋をつかさどる），および延髄の舌下神経核（舌筋をつかさどる）から成る．上位中枢は，食欲の形成と摂食行動を統合する中枢である．下位中枢は，上位中枢からの命令に基づいて実際に咀嚼筋，咀嚼補助筋（口輪筋および頬筋）や舌筋などを動かしている．

口腔内で行われる咀嚼や嚥下の第1相（図15a）は本来随意的な動作である★24．食物による口腔領域への触・圧覚刺激は三叉神経の求心性神経線維を介して脳幹の三叉神経核にインパルスとして伝えら

★24
食物を口の中に入れると，意識して嚥下しないかぎり反射運動として行われ，咀嚼中は1回1回意識して下顎や舌を動かしているわけではない．食物が口唇，口蓋，舌，歯肉などの口腔粘膜を刺激すると，あるいは食物が歯（歯根膜）を圧したり咀嚼筋（特に咬筋）が伸展すると，咀嚼はほとんど自動的に開始する．

れる．これらの情報はさらに上位中枢に伝達されるとともに，シナプスを介して顔面神経運動核，三叉神経運動核，舌下神経核を刺激し，それぞれの運動神経が咀嚼運動や舌運動を行わせる[★25]．また，食物による触・圧覚と味覚の刺激が副交感神経を介した唾液腺の分泌（特に耳下腺の分泌）を促進し，食塊の形成や嚥下を助けている．

咀嚼機能がもたらす顎顔面の進化と退化

ヒトにおいて，頭頸部，特に顎顔面は本来，魚類の鰓とその支持骨格であった鰓弓から著しく発達してきた部位であり，また，構造と機能が最も関連した部位でもある．なかでも内臓頭蓋，歯，および咀嚼筋の発達による咀嚼機能の充実はヒトの顔貌をヒトらしくしてきたが，進化のみの一方向ではなく，退化も起こしながら現在も変化を続けている[★26]．

現代人は食物の調理技術を発達させ，軟らかい食品を好むようになったため，咀嚼回数の減少により顎骨が未発達のままとなり，歯のなかで最も遅れて萌出する第3大臼歯の萌出場所が不足することが，第3大臼歯の埋伏や歯列不正をもたらす一因となっている[★27]．この顎骨の未発達は本来一世代のみに現れる変化であるが，ヒトが軟らかい食品を摂取し続け，長い世代にわたって顎骨の未発達が続くならば，発達を続ける脳および神経頭蓋に比して，内臓頭蓋のさらなる縮小化をもたらしていくであろう．

嚥下

口腔内に吸引された液体，流動物や咀嚼により形成された食塊は，嚥下により口腔から咽頭，食道を通って胃に送り込まれる．嚥下は通常，以下の3相に分けられ，第1相は随意的または反射的に，第2相は嚥下反射，第3相は食道蠕動波により行われる．

嚥下第1相（口腔-咽頭期）

第1相は食塊が口腔から咽頭に送られる時期であり，随意的または反射的に行われる（図15a）．まず口が閉じられ，次いで上下の歯が咬み合うことによって下顎が固定される．同時に口腔底の挙上と，舌の挙上および後上方への後退が起こり，食塊が舌背の上を後方へ送られる．次いで，舌は後下方に沈下し，食塊は口峡狭部を越えて咽頭腔内に送り込まれる[★28]．

嚥下第2相（咽頭-食道期）

第2相は咽頭に入った食塊が食道内に送り込まれるまでの時期である．食塊が口蓋帆（軟口蓋），咽頭後壁，舌根の粘膜などを刺激することによって反射的に，鼻腔，口腔，喉頭腔と咽頭腔との通路をそれぞれ遮断する運動と，食塊を口腔内から咽頭腔に引き込み，食道へ送り込む運動が行われる．これを嚥下反射という（図15b）．

[★25] このとき咀嚼筋および舌骨下筋が自己受容性に行う緊張と弛緩の繰り返しも大きく寄与している．

[★26] 霊長類のなかでも，ヒトだけにオトガイと呼ばれる下顎前端部の突出がみられる．これはヒトだけが火を使い，石器などの道具を使って食物を加工して食べるようになったためであり，上顎側切歯や第3大臼歯などに顕著に現れている歯の大きさや形の退化傾向と同調した下顎骨（特に歯を植立する歯槽突起）の退化が招いた結果である．このような変化は世代を越えて受け継がれる遺伝形質となっている．

[★27] 歯列の最後方に位置する第3大臼歯は俗に"親知らず"と呼ばれ，現代人では正常に萌出しない場合や埋伏したままになる場合も多い．これは歯の大きさと顎骨の大きさの不調和に基づいている．歯根は歯の萌出に伴い形成されるが，歯冠は最初から最終的な大きさと形に顎骨内でつくられる．

[★28] このとき，口腔内圧が陽圧となっているのに対して，食塊が口蓋帆（軟口蓋）の粘膜に接触した時点で嚥下反射が開始しているため，咽頭腔内は陰圧になっているので，食塊は瞬時に咽頭腔内に引き込まれる．

図15 嚥下過程

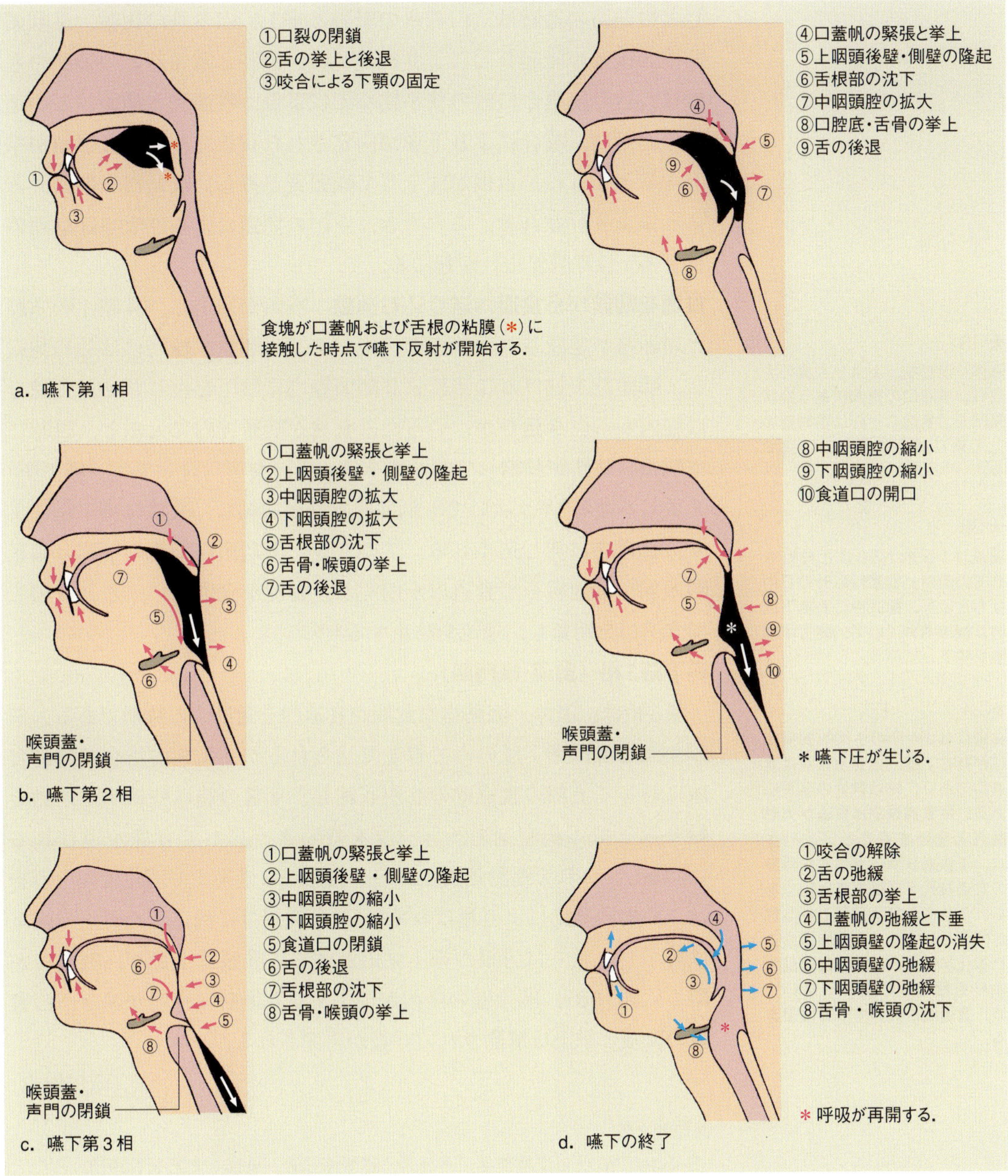

a. 嚥下第1相

① 口裂の閉鎖
② 舌の挙上と後退
③ 咬合による下顎の固定

④ 口蓋帆の緊張と挙上
⑤ 上咽頭後壁・側壁の隆起
⑥ 舌根部の沈下
⑦ 中咽頭腔の拡大
⑧ 口腔底・舌骨の挙上
⑨ 舌の後退

食塊が口蓋帆および舌根の粘膜(＊)に接触した時点で嚥下反射が開始する．

b. 嚥下第2相

① 口蓋帆の緊張と挙上
② 上咽頭後壁・側壁の隆起
③ 中咽頭腔の拡大
④ 下咽頭腔の拡大
⑤ 舌根部の沈下
⑥ 舌骨・喉頭の挙上
⑦ 舌の後退

喉頭蓋・声門の閉鎖

⑧ 中咽頭腔の縮小
⑨ 下咽頭腔の縮小
⑩ 食道口の開口

喉頭蓋・声門の閉鎖

＊ 嚥下圧が生じる．

c. 嚥下第3相

① 口蓋帆の緊張と挙上
② 上咽頭後壁・側壁の隆起
③ 中咽頭腔の縮小
④ 下咽頭腔の縮小
⑤ 食道口の閉鎖
⑥ 舌の後退
⑦ 舌根部の沈下
⑧ 舌骨・喉頭の挙上

喉頭蓋・声門の閉鎖

d. 嚥下の終了

① 咬合の解除
② 舌の弛緩
③ 舌根部の挙上
④ 口蓋帆の弛緩と下垂
⑤ 上咽頭壁の隆起の消失
⑥ 中咽頭壁の弛緩
⑦ 下咽頭壁の弛緩
⑧ 舌骨・喉頭の沈下

＊ 呼吸が再開する．

鼻腔，口腔，喉頭腔と咽頭腔との通路を遮断する運動：鼻腔と咽頭腔との通路の遮断は，口蓋帆の緊張と挙上，口蓋垂の短縮，鼻咽頭側壁と後壁の隆起などにより行われる．口腔と咽頭腔との通路の遮断は，舌の後退と口峡の狭小化などによる．喉頭腔と咽頭腔との通路の遮断は，咬合により下顎が固定された状態で，舌骨と喉頭が挙上するとともに，舌根が沈下して喉頭蓋を押し，喉頭口を閉鎖することにより行われる．このとき，声門の閉鎖による呼吸の呼息期停止（嚥下性呼吸停止）が起こる．

食塊を咽頭から食道へ送り込む運動：喉頭が挙上し，鼻腔，喉頭腔との通路が遮断された状態で，中および下咽頭収縮筋ははじめ弛緩し，咽頭腔を拡げることにより咽頭腔内に陰圧を生じさせ，食塊を口腔内から引き込むが，いったん食塊が咽頭腔内に入ると，瞬時に中咽頭収縮筋が収縮して咽頭腔を狭め，食塊に対して圧（嚥下圧）を生じさせる★29．次いで下咽頭収縮筋が収縮し，食塊は嚥下圧により，食道内に押し込まれる．このとき，下咽頭収縮筋の下部（輪状咽頭部）は弛緩して食道口が開くが，食塊が食道内に入ると収縮して食道口を閉鎖し，逆流を防止する★30．

嚥下第3相（食道-噴門期）

第3相は，液体，流動物や食塊が食道内を通過する時期である．液体や流動物は嚥下圧のみで胃まで送られるが，食塊の場合では，食塊に対して上部の食道壁の筋が収縮し，下部の筋は弛緩する運動を繰り返して，歯磨剤のチューブを絞るようにして食塊が運ばれる（図15c）．これを蠕動運動といい，食道から直腸まで消化管の内容物はこの蠕動運動により運ばれる★31．食塊が胃に到達した時点で嚥下は終了し，直ちに舌根が挙上するとともに喉頭は下がり，喉頭口が開く（図15d）．咽頭壁の隆起が消失すると同時に声門が開き，口蓋帆の緊張と挙上は解除されて呼吸が再開される．

（滝川俊也）

★29
液体や流動物，および食塊の大部分は喉頭口の両側にある梨状陥凹を，食塊の一部は喉頭蓋の上を乗り越えて食道口に達する．

★30
唾液は1日約1.5Lほど分泌されているが，食事時以外の日中はもとより，睡眠中にも嚥下反射は維持されていて，絶えず唾液を嚥下している．

★31
食道には3か所の生理的狭窄部位が存在する．上食道狭窄は食道口であり，輪状軟骨の高さにある．中食道狭窄は食道が大動脈弓と交差することにより生じ，下食道狭窄は食道が横隔膜の食道裂孔を通過する部位である．これらの狭窄部位では食塊が停滞しやすく，食品中に含まれる化学物質の刺激を他の部位よりも慢性的に受けやすいため，食道癌が好発する部位である．

●参考文献
1) Kahle W, et al：解剖学アトラス．越智淳三訳．東京：文光堂；1979.
2) 星野一正：臨床に役立つ生体の観察．東京：医歯薬出版；1984.
3) Bhaskar SN, editor：Orban口腔組織・発生学．尾持昌次訳．東京：医歯薬出版；1980.
4) 真島英信：生理学．東京：文光堂；1978.
5) 押鐘 篤編：歯科ハンドブック 理論編．東京：文京書院；1977.
6) 坂井建雄ら編：岩波講座 現代医学の基礎3．人体のなりたち．東京：岩波書店；1998.
7) 時田 喬ら編：必修 耳鼻咽喉科学．東京：南江堂；1982.

索引

配列は，頭語が，日本語・数字・ギリシア文字・アルファベットの順に並べた．

あ

アイソフォーム	58
アウエルバッハ神経叢	126
アキレス腱反射	319
亜区域気管支	178
アクソン	38
アクチン	61
アクチンフィラメント	12, 18, 61, 67, 68, 99
アクロソーム膜	226
足関節	54, 78
アストログリア	41
アストロサイト	274, 291
アセチルコリン	69
アセチルコリンエステラーゼ	69
圧覚	299
アデノイド	118
アデノシン三リン酸	16, 72
アデノシントリホスファターゼ	72
アドヘレンスジャンクション	22
アドレナリン	266
アブミ骨	343, 345, 347
アポクリン汗腺	361, 365, 366, 372
アポクリン分泌	26
アマクリン細胞	338
アミラーゼ	161
アルドステロン	266
鞍隔膜	250
アンジオテンシノゲン	266
アンジオテンシン	266
アンドロゲン	226, 241, 266

い

胃	123, 130
移行上皮	21
移行層	50
移行領域	223
異質染色質	15
移住細胞	27
胃十二指腸動脈	143, 159
異所開口	202
胃腺	130, 131
胃腺窩	131
異調染色性	28
溢流性尿失禁	209
胃底腺	131, 133
胃底腺粘膜	131
遺伝子のクラスター	4
伊東細胞	145
胃噴門腺	130
意味記憶	299
イムノグロブリン	116
陰核	216, 217, 233
陰茎	216, 217, 224
陰茎海綿体	216, 224
インスリン	163, 164, 262
咽頭	123
咽頭弓	377
咽頭嚢	259, 380
咽頭扁桃	118
陰嚢	216, 217
陰嚢水腫	219
インパルス	291, 292
陰部神経	208, 225, 318, 319
陰部大腿神経	319

う

ウェルニッケ中枢	287
ウォルフ管	204, 214, 222
ウルフの法則	74
ウロビリノゲン	152
運動核	279
運動系	300
運動失調	295
運動終板	69, 307, 315
運動神経	306, 307, 309
運動神経線維	69
運動性言語中枢	287
運動前野	287
運動ニューロン	276
運動ニューロンプール	297

え

永久腎	191
衛星細胞	42
会陰	233
腋窩神経	316, 317
エクソサイトーシス	13, 26, 164
エクリン汗腺	359, 361, 367, 372
エクリン分泌	26
エストリオール	266
エストロゲン	241
エディンガー-ウェストファール核	311
エナメル質	394, 395
エピネフリン	266
エフェクター	294
エブネル腺	392
エペンディマ細胞	42
エラスターゼ	161
エラスチン	29
エリスロポエチン	201
エルガストプラズム	16
遠位	8
遠位尿細管	193, 197, 200
遠隔受容器	300
円滑追跡眼球運動	297
嚥下	398
円形脱毛症	367
嚥下反射	398
縁上回	286
遠心性神経	290, 309

円靱帯	52	回旋筋	68	核	12, 13, 14, 15, 274
延髄	272, 275, 276, 277, 278, 296	開窓構造	369	角化細胞	360
延髄網様体脊髄路	278	階層性	302	顎下腺	393
円柱上皮	20, 21	外側	8	核型	19
エンテログルカゴン	164	外側楔状骨	57	顎関節	395, 396
エンドサイトーシス	14, 17	外側溝	272, 285, 286	角質細胞層	357, 363
エンドソーム	13, 17, 107	外側膝状体	283, 284, 339, 340	核周体	38
		外側神経束	317	顎神経	313
お		外側脊髄視床路	278	顎舌骨筋神経	312
		外側楔状束核	279	角切痕	130
横隔神経	175, 316	外側前庭脊髄路	278	角層	357, 361, 363
横隔膜	172, 173, 174, 175, 176	外側大腿皮神経	318, 319	拡張期緩徐脱分極	96, 97
横行結腸	123, 137	外側皮質脊髄路	278	核帽現象	364, 372
横細管	16, 66, 67	外側腹側核	283, 284	核膜	13, 14
黄色骨髄	34	外帯	197	角膜	331, 332, 333, 340
黄色線維	29	回腸	123, 133	核膜孔	13, 14
横舌筋	392	外腸骨静脈	103, 207	下後鋸筋	172
横側頭回	285	外腸骨動脈	102, 207, 221	下行結腸	123, 136
黄体	237	外腸骨リンパ節	223, 225	下行性神経路	295
黄体化ホルモン	241, 255	回腸動脈	125	下肢に分布する神経	319
黄体形成ホルモン	226	外転	79	加重	293
黄体ホルモン	241	外転神経	307, 312, 384	芽状突起	192
黄疸	152	外転神経核	279	下垂体	250, 251, 252, 253, 254, 255, 275, 284
黄斑	333, 337, 338	外套細胞	38, 42		
横紋筋	35	外套層	270	下垂体ホルモン	255
応力	74	回内筋	69	下垂体門脈系	241, 253, 255
オートクリン制御機構	228	概日リズム	298	下膵動脈	159
オキシトシン	255	外尿道口	224	ガストリン	163, 263
オクルディン	22	海馬	286, 289	仮足	14
オステオン	33, 48	外胚葉	5	可塑性	303
オッディ括約筋	149	灰白質	271, 274, 276	下腿骨	57
オトガイ舌筋	390, 392	灰白線維	41	下大静脈	103, 128, 174
オドランド小体	362	海馬傍回	286	肩関節	54, 55, 79
オプシン	338	外反踵足	319	下腸間膜静脈	103, 128, 159
オリーブ小脳路	282	外反母趾	57	下腸間膜動脈	102, 124, 125, 207
オリゴデンドログリア	40, 41, 42	外分泌腺	25	過長月経	240
オリゴデンドロサイト	274, 291	外膜	126	滑液包	69
温覚	299	海綿骨	33	滑車	69
		海綿骨梁	48	滑車下神経	385
か		海綿質腔	34	滑車上神経	385
		海綿体脚	224	滑車神経	307, 312, 384
外陰	232	海綿体神経	231	滑車神経核	280, 281
外果	70	海綿体動脈	224	褐色脂肪細胞	27
回外筋	69	外毛根鞘	361, 365	活動電位	96
外眼筋	331, 333, 341	回盲弁	134	滑膜細胞層	50
外基礎層板	34	外有毛細胞	354	滑膜組織	50
開口筋	387	外リンパ	351	滑面小胞体	13, 16
開口分泌	26	外リンパ腔	350, 353, 355	括約筋	69
介在層板	33	開ループ制御	300	カテコールアミン	265, 266
介在ニューロン	276	外肋間筋	172	カドヘリン	22
介在板	36, 37	カウパー腺	233	下腹神経	208
外耳	342, 346, 349	下オリーブ核	278, 279	下腹壁動脈	221
外耳道	342, 345, 346	下顎運動	387	下部尿路	208
外受容器	299, 300	化学シナプス	41	カベオラ	13, 14
外生殖器	212, 216, 217	下下垂体動脈	253, 255	かみ合い細胞	106, 113
外節	338	下丘	275, 276, 280	下葉	173, 176, 178, 180, 181
外旋	79	蝸牛	345, 350, 352	下葉気管支	178
		蝸牛神経	307, 385	ガラス軟骨	32
		蝸牛神経核	279	カリクレイン-キニン	201

顆粒球	116
顆粒層	357, 361, 362
顆粒膜黄体細胞	243
カルシウム	48, 72
カルシトニン	259
ガルトナー管	215
カルボキシペプチダーゼ	161
肝円索	142, 144
感音難聴	354
眼窩下神経	385
感覚器系	328
感覚受容器	299
感覚上皮	20
感覚神経	306, 307, 309, 315
感覚性言語中枢	287
感覚性のニューロン	276
感覚網膜	337
眼窩上神経	385
肝鎌状間膜	140, 142, 144
眼球	332, 333, 341
眼球運動	297
眼球付属器	340
眼瞼	340
肝細胞	13, 146
眼軸	332
環軸椎間	53
間質	185, 186
肝循環	142
眼小窩	328
管状心	86, 87
管状腺	26
管状胞状腺	26
肝静脈	103, 144
冠状面	9
肝小葉	140, 144, 145
肝腎陥凹	142
眼神経	312, 385
関節	49, 50, 74
関節滑膜	50
関節軟骨	50
特徴的な骨と関節	53
バイオメカニクス	74
関節液	49
関節円板	396
関節滑膜	50, 51
関節内靭帯	52
関節軟骨	45, 49, 50, 51, 74
関節包	49, 396
肝臓	139, 140, 141, 142, 144, 145, 146, 150
血管系	142
構成する細胞とその役割	146
神経	145
代謝機能	150
胆汁の生成と分泌	150
リンパ管	145
肝造血	141
杆体	338
環椎	53

肝動脈	142, 143
間脳	271, 272, 275, 283, 298
眼杯	329
カンビウム層	46
眼胞	306, 328
眼房水	334
顔面原基	377
顔面骨	53
顔面神経	307, 313, 385
顔面神経核	279
顔面神経管	343
顔面頭蓋	384
顔面隆起	376, 377
肝門	142
間葉	7, 115
間葉細胞	27, 59
眼輪筋	70, 333, 340, 386
肝類洞	147
関連痛	323
肝彎曲	137

き

キーセルバッハの静脈叢	388
記憶細胞	110
疑核	278, 279
気管	168, 173, 174, 176, 179
気管支	169, 179, 180, 182, 188, 322
気管支周囲組織	184
気管支動脈系	187
気管支肺区域	180, 181
気腔	184
起始核	279
基質小胞	34
偽重層上皮	20
奇静脈	128, 174
基靱帯	235, 236, 237
基節骨	57
偽足	14
基礎体温	243, 244
偽単極神経細胞	39
拮抗筋	69
基底細胞	183
基底小体	24
基底層	361, 362
基底板	30, 352
基底膜	30, 183
亀頭	224
気道	176
希突起膠細胞	39, 40, 41, 42, 291
キヌタ骨	343, 345, 347
キネシン	18
機能的合胞体	99
キモトリプシノゲン	160
キモトリプシン	160
脚間窩	281
脚静脈	224, 225
逆輸送	199

逆行性射精	229
ギャップ結合	23, 89
キャリア蛋白	254
球海綿体筋	225
嗅覚	299
嗅球	285, 286
球形嚢	352
球結膜	333, 340
嗅索	285, 286
吸収上皮	20
吸収上皮細胞	134
球状核	283, 296
弓状静脈	196
球状帯	264
弓状動脈	195, 196
球状突起	377
旧小脳	282
嗅上皮	306, 377
嗅神経	306, 311, 384
求心性神経	290, 309
旧線条体	289
急速眼球運動	297
嗅粘膜	388
旧皮質	287
球部	131
穹窿部	130, 131
橋	272, 275, 276, 278, 279, 296
胸横筋	172
橋核	280
胸郭	172
胸管	107, 109
頬筋	386
胸骨	54
頬骨神経	385
胸鎖関節	177
橋小脳	297
橋小脳路	280, 282
頬神経	385
胸神経	313, 318
胸髄	276, 307
胸髄核	277
頬腺	392
胸腺	112, 113, 114, 175, 176
胸椎	53, 55, 172
頬粘膜	389
橋被蓋部	279
強膜	331, 333, 334, 340
胸膜	172, 176
強膜固有層	334
莢膜細胞	243
強膜静脈洞	331
胸膜切断端	178
共輸送	199
協力筋	69
棘突起	56
挙睾反射	321
距骨	54, 57
筋	35, 65, 68
近位	8

筋萎縮性側索硬化症	295			肩関節	54, 55, 79
近位尿細管	193, 197, 200	**け**		原形質	12
筋衛星細胞	59, 66			瞼結膜	333, 340
筋外層	183	頸管粘液	234, 245	原始腎盂	192
筋芽細胞	36, 59	脛骨	54, 57	原始生殖細胞	212, 213
筋管	59	脛骨神経	319	原始腸	124
筋原線維	36, 59, 66, 67, 68, 69, 99	形質細胞	28, 111, 371	原始肺胞	171
筋原線維形成	61, 62	形質膜	12, 13	原始皮質	265
筋原線維の形成	92, 93	頸神経	386	原小脳	282
筋細管	65, 67	頸神経後枝	385	減数分裂	225
筋細胞	58, 59	頸神経叢	315	原腺房	155
筋細胞質	65	頸髄	276, 307	原腸胚形成	6
筋細胞膜	65, 67	脛側	8		
筋収縮の機構	68	頸椎	53, 54, 55	**こ**	
筋受容器	300	頸椎前彎	53		
筋上皮細胞	35	頸動脈小体	188, 267	口咽頭膜	376
筋小胞体	65, 67, 99	茎突下顎靱帯	396	好塩基球	31
筋伸張反射	387	茎突舌筋	392	好オスミウム性層状封入体	185, 186
筋節	36, 66	経皮吸収	373	高温相	243
筋線維	35, 36, 58, 59, 65, 66, 67, 72	頸部粘液細胞	132	口窩	254, 376
筋束網様体	99	頸膨大	276	口蓋	388, 389
筋組織	3, 19, 35, 36, 37, 58	血液	31	口蓋腺	392
分類	58	血液眼関門	339	後外側核	284
筋蛋白アイソフォームの変換	63	血液細胞	31	後外側腹側核	283, 284
緊張性頸反射	296	血液精巣関門	221	後外側裂	275, 281, 282
緊張性迷路反射	296	血液塗抹標本	31	口蓋帆張筋	348, 389
筋皮神経	316, 317	血管	85, 102, 103, 104, 105	口蓋扁桃	118, 389
筋紡錘	316	血管細胞接着分子	118	効果器	294
筋膜	65	血管小足	42	後角	276
		血管内皮	104	光学的計測法	85
く		血管平滑筋	105	交感神経	188, 322
		血球	31	呼吸器系	188
区域気管支	178	月経	239	支配する臓器と機能	322
区域門脈	142	月経黄体	243	交感神経幹	174, 175
隅角	331	月経困難症	240	交感神経系	309
空間的加重	293	月経周期	240, 242, 243, 245	後境界板	333
空腸	123, 133	結合組織	3, 19, 27, 29, 30, 31	後極	332
空腸動脈	125	基底膜(基底板)	30	咬筋	386
屈筋	68	血液	31	口腔	123, 388
クッパー細胞	106, 146, 147	細胞	27	口腔隔膜	390
クプラ	352, 353	種類	30	口腔腺	392
クモ膜	273	線維	29	膠原原線維	29
クラークの背核	277	無形成分(非線維性成分)	29	膠原細線維	29
クラウゼ終末棍	370	結合組織性毛包	365	膠原線維	29, 361
クララ細胞	184	血色素	31	抗原提示細胞	106
グリア	41, 270, 271, 292	血漿	31	硬口蓋	389
クリアランス	199	月状骨	56, 57	後口蓋弓	389
グリオブラスト	270	血小板	32	咬合力	394
クリステ	16	血小板減少性紫斑病	241	後交連	232
グリソン鞘	141, 144, 146	血清	31	後根	276
グルカゴン	163, 164, 262	結膜嚢	333	後根線維	277
グルココルチコイド	265, 266	解毒作用	150	虹彩	331, 333, 335
クルチッキー細胞	183	ゲラチナーゼ	161	膠細胞	270, 292
クレアチニンクリアランス	199	ケラチン	18, 360	虹彩紋理	335
クローディン	22	ケラトヒアリン顆粒	357, 362, 363	後索	277
クローン動物	2	腱	65, 75	後索核	279
クロマチン	14	限界板	146	後索路	295
クロム親和細胞	267	限外濾過	198	好酸球	29, 31
		原核細胞	12		

格子線維	29	コーンハイム野	36	固有胸筋	172
鉱質コルチコイド	266	股関節	55, 56, 75	固有筋層	126
後十字靱帯	52	呼吸運動	188	固有皮質	265
恒常性	84	呼吸器系	168, 172, 188	コラーゲン線維	29
甲状舌管	259	呼吸筋	188	孤立線毛	24
甲状腺	251, 257, 258, 259	呼吸細気管支	170, 178, 185	ゴルジ腱器官	316
甲状腺機能亢進症	259	呼吸粘膜	388	ゴルジ細胞	283
甲状腺刺激ホルモン	255	黒質	280, 286	ゴルジ装置	12, 13, 16, 17, 252
甲状腺刺激ホルモン放出ホルモン	256	鼓索神経	312	コルチ器	352, 353
		鼓室	343, 347	コルチゾール	266
甲状腺ホルモン	259	鼓室階	352, 353	コレシストキニン	162
後腎	190, 191, 192, 193, 215	孤束核	278, 279	コレステロール	152
後腎憩室	190	骨化	35	コロイド滴	259
後神経束	317	骨格筋	35, 36, 58, 59, 60, 65, 68, 70, 71	混合腺	25
後腎胞	193			根尖孔	394
後正中溝	276, 277	筋収縮の機構	68	コンドロイチン硫酸	29
後脊髄小脳路	278, 282	筋組織	36		
後大腿皮神経	319	全身の主な筋	70, 71	**さ**	
後腟円蓋	233	骨格筋細胞	36		
後柱	276	骨格筋収縮の調節機序	320	サーカディアンリズム	298
好中球	29, 31	骨格筋線維	36	鰓下隆起	383
後腸	124	骨格筋組織	36	細気管支	184, 185
腔腸動物	5	介在板	36	鰓弓	112, 306, 342, 377
喉頭	173	骨格系	44	鰓弓軟骨	378
後頭筋	71	骨格	44, 45, 53, 54, 55, 57	鰓溝	380
後頭前切痕	285	足の骨	57	鰓後体	259, 380
後頭側頭溝	286	全身骨格	54, 55	鰓性器官	380
喉頭軟骨	381	手の骨	57	細動脈周囲リンパ組織鞘	117
後頭葉	286	特徴的な骨と関節	53	サイトスケルトン	18
喉頭気管溝	168	骨芽細胞	34	最内肋間筋	172
後内側腹側核	283, 284	骨基質	33, 34, 48	鰓嚢	112, 259
高内皮小静脈	111	骨細管	33	細胞	12, 13, 19
更年期障害	247	骨細胞	33, 34	細胞外基質	12
後脳	271, 272	骨小腔	33	細胞核	14
広背筋	71	骨髄	34, 115, 116	細胞間質	2
後鼻孔	387	骨髄腔	45, 48	細胞間充織	154
興奮収縮	69	骨組織	19, 33, 34, 35	細胞間物質	19, 35
興奮-収縮連関	92, 93, 98	骨粗鬆症	48	細胞骨格	12, 18
興奮性シナプス後電位	291, 292	骨単位	33, 48	細胞質	12
興奮伝導系	97	骨端軟骨板	45, 46	細胞質橋	225
後房	333, 335	骨盤	56, 75, 76	細胞周期	19
硬膜	273	骨盤腎	202	細胞傷害性T細胞	106
硬膜下腔	273	骨盤神経	208	細胞小器官	12
硬膜管	53, 56	骨盤神経叢	225	臍傍静脈	128, 142
硬膜上腔	273	骨盤部尿管	206	細胞体	38
硬膜静脈洞	273	骨皮質	45, 48	細胞電気活動の光学的計測法	85
抗ミュラー管ホルモン	215	骨膜	34, 45, 46	細胞内レセプター	251
後毛細管小静脈	111	骨迷路	351	細胞膜	12, 13, 14
肛門	138	骨梁	76	細胞膜レセプター	251
肛門管	123, 138, 139	ゴナドトロピン	241	細網細胞	27
肛門直腸管	202	ゴナドトロピン放出ホルモン	241	細網線維	29
肛門膜	202	コネキシン	23	細網組織	31
後葉	281, 282	コネクソン	23	細葉	184, 185
膠様組織	31	コネクチン	61, 68	サイロキシン	259
口輪筋	70, 386, 388	虎斑	16	サイログロブリン	258
口裂	388	コプラ	382	作業筋	96
コーテッドピット	13, 14	鼓膜	343, 345, 347	柵状神経終末	316
コーテッドベシクル	13, 14	鼓膜張筋支配神経	312	鎖骨	54, 174, 175, 177
ゴールマハティヒ細胞	198	固有感覚器	316		

坐骨	56	篩骨洞	388	尺側	8
坐骨海綿体筋	225	歯根	394, 395	若年性脱毛	367
鎖骨下筋	175	視細胞	338	射精	228, 229
鎖骨上神経	385	視索	340	射精管	215, 222
坐骨神経	318, 319	支持組織	19, 27	尺屈	80
サッケード	297	脂質代謝	150	尺骨	54, 55, 56, 57
刷子縁	134, 197	歯周組織	394	尺骨神経	317
サルコメア	36, 66	視床	275, 283, 289, 298	車輪核	28
三角骨	56, 57	歯状回	286	斜裂	176, 177, 178
三叉神経	307, 312, 385, 392	視床下核	283, 289, 298	集音機能	346
三叉神経運動核	397	歯状核	283	縦隔	172, 174, 175, 176
三叉神経脊髄路	278, 279	視床下溝	275, 276	周期間線	40
三叉神経中脳路核	281	糸状仮足	14	周期線	40
三尖弁	96, 100	視床下部	251, 255, 256, 271, 275, 276, 284, 298	集合管	192, 196, 197, 200
散大筋	69			終止核	279
三頭筋	65	視床下部-下垂体系	255	終室	273
三半規管	345	視床下部-下垂体-精巣系	226	舟状骨	56, 57
酸分泌細胞	132	視床下部-下垂体-卵巣系	241	自由神経終末	315
		視床下部ホルモン	256	縦舌筋	392
		視床間橋	257	重層円柱上皮	21
し		耳小骨	343, 347	重層扁平上皮	20, 129
		視床上部	283, 298	重層立方上皮	21
ジオプトリー	332	歯状線	138	収束	293
耳窩	307	視床枕	284	終足	42
耳介	342, 345, 346	糸状乳頭	390	重炭酸	159, 162
視蓋脊髄路	278	茸状乳頭	390, 391	十二指腸	123, 131, 133
視蓋前域	280	視床脳	271, 276, 283	十二指腸腺	136
耳介側神経	385	矢状面	9	十二指腸乳頭	157
耳介側頭神経	312	視床網様核	283, 284	十二指腸粘膜	136
視覚	299	視神経	306, 311, 330, 333, 384	終脳	271, 272, 276, 285
視覚器	328	歯髄	394, 395	周皮細胞	109
視覚失認	299	姿勢反射	296, 387	終末細気管支	178, 184, 185
視覚伝導路	339, 340	脂腺	358, 359, 361, 365, 366, 372	終末槽	66, 67, 99
視覚野	287	歯槽	394	終末嚢	171
耳下腺	392	舌	382, 390	絨毛	134
歯冠	394, 395	膝蓋腱反射	294, 319, 320	絨毛性ゴナドトロピン	246
耳管	343, 345, 348	室間孔	273, 274, 275	絨毛性性腺刺激ホルモン	246
弛緩期緩徐脱分極	97	膝関節	78	主感覚核	279
時間的加重	293	失語症	299	手関節	54, 55, 80
色素細胞	29	膝神経節	312	主気管支	169, 175, 180
子宮	215, 234, 235, 236, 238, 239, 246	室頂核	283	縮瞳	335
血流支配	239	膝反射	319	手綱核	283
妊娠による変化	246	四頭筋	65	手根管	56
子宮血管	235	自動反射性膀胱	325	手根管症候群	56
子宮腺	236	歯突起	53	手根骨	56
四丘体	280	シナプス	41, 274, 292	主細胞	132
糸球体	191, 195, 196, 197, 198	シナプス結合	292	手指骨	56
糸球体濾過機能	198	シナプス小胞	69	種子骨	69
子宮内膜	235, 236, 243	視脳	306	樹(枝)状細胞	106, 364
子宮傍組織	236	自発興奮能	96	樹状突起	38, 274, 291
軸索	38, 274, 291, 293	自発性活動電位	88, 93	主膵管	148, 156, 157
軸椎	53	耳板	307	受精卵	246
刺激伝導系	97	ジヒドロテストステロン	228	主席卵胞	242
始原生殖細胞	212	耳胞	307, 350	出血性素因	241
耳垢	346	脂肪細胞	13, 27	受動的開口	396, 397
耳甲介	343	視放線	289, 340	主乳頭	156
視交叉	286, 340	脂肪組織	30	主要組織適合遺伝子複合体	28
自己受容反射	387	脂肪滴	13	シュレム管	331, 333
趾骨	57	尺骨静脈	103	シュワン細胞	38, 39, 40, 42, 309, 361

シュワン鞘 40	上皮内腺 24	神経回路 292
瞬目 340	小伏在静脈 103	神経芽細胞 270
上衣細胞 38, 42	上部尿管 206	神経核 274
上衣細胞層 273	小胞体 12, 15	神経管 270
小陰唇 216, 217, 232, 246	漿膜 126	神経幹細胞 38
漿液細胞 25	静脈管索 142	神経管壁 270, 272
漿液腺 25	上脈絡膜 336	神経筋シナプス 69
消化管 122, 123, 124, 126, 263, 324	小網 140	神経溝 270
神経支配 324	睫毛 333, 340	神経膠芽細胞 270
全体像 123	小葉 185	神経膠境界膜 42
内分泌細胞 263	上葉 173, 176, 180, 181	神経膠細胞 38, 41, 270, 271, 292
ホルモン 263	小葉下静脈 142	神経膠性血管周囲限界膜 42
消化管ホルモン 263, 324	小葉間結合組織 114	神経膠性表層限界膜 42
上顎骨口蓋突起 389	小葉間静脈 196	神経根 56
上顎神経 312, 385	小葉間動脈 195	神経細糸 38
上顎洞 388	小葉間門脈 142	神経細胞 13, 38, 39, 270, 291
上顎隆起 376	上葉気管支 178, 180	神経周膜 41, 309
松果体 251, 256, 257, 275, 283, 284	小菱形骨 56, 57	神経終末 39, 69, 274, 291
小顆粒細胞 283	小彎 130, 131	神経上皮細胞 270
上眼瞼挙筋 333, 340, 387	上腕二頭筋反射 319	神経上膜 41
上気道 176	上腕皮神経 316	神経性下垂体 250
上丘 275, 276, 280	食道 127, 128, 174, 175	腎形成索 190
上強膜 334	食道胃接合部 130	神経節 309
小口蓋神経 389	食道静脈叢 128	神経線維 40, 274
上後鋸筋 172	食道腺 129	神経組織 3, 19, 38, 40, 41, 42
上行結腸 123, 136	食道蠕動波 398	シナプス 41
小膠細胞 41, 42, 274	食道動脈 127	神経膠細胞（グリア細胞） 41
上行性神経路 295	食道粘膜 129	神経細胞 38
上喉頭神経 391	食道噴門腺 130	神経線維 40
踵骨 54, 57	初経 247	末梢神経系の支持細胞 42
小細管 193	処女膜 233	神経単位 38
硝子体 333, 339	処女膜痕 233	神経堤 270, 306
硝子体動脈 329	女性生殖器 232, 238, 239, 241, 246, 247	神経堤細胞 330, 379
硝子軟骨 32		神経頭蓋 384
上縦隔 173, 176	女性性腺の分化 214	神経突起 38, 274
小循環 186	女性尿道 204	神経内膜 41, 309
硝子様軟骨 50	触覚 299	神経板 270
上小脳脚 280, 281, 282	触覚小体 370	神経分泌 254
上小脳脚交叉 280	自律神経 188, 225, 309	神経鞘 40
小腎杯 192	自律神経系 321, 323	人工内耳 355
小錐体神経 312	自律性膀胱 325	心室拡張期内圧 101
小舌下腺管 393	糸粒体 16	心室収縮期内圧 100
常染色体 19	シルビウス溝 285	腎小体 195
小泉門 384	歯列弓 389, 394	腎上体 264
掌側 8	深陰茎筋膜 224	新小脳 282
上大静脈 103, 128, 174	深陰茎背静脈 223, 224	腎静脈 196, 206
小唾液腺 392	腎盂 193, 194, 196, 206, 325	侵蝕窩 35
小腸 133, 134	腎盂尿管移行部 206	腎神経叢 208
小腸粘膜 135	侵害刺激 315	腎髄質 194, 196
上直筋 333, 341	真核細胞 12	腎錐体 194, 196
小脳 272, 275, 281, 282, 296	心機能の発生 85, 92	新生児網膜症 329
小脳脚 279, 282	深胸筋 172	真正染色質 15
小脳テント 273	伸筋 68	腎節 190
上肺静脈 178	心筋 35, 99	心ゼリー物質 91
上皮外腺 24	心筋細胞 37	新線条体 289
上皮細胞 23	心筋線維 36, 37	心臓 36, 85, 87, 89, 92, 93, 95, 97, 98, 99, 100, 101, 323
上皮小体 251, 258, 260	心筋層 91	
上皮線維 360	心筋組織 36	活動電位 95
上皮組織 3, 19, 20, 23, 24	神経外板 329	機械的機能 99

心臓
　　筋組織　　　　　　　　　　　　36
　　形態形成　　　　　　　　　　　85
　　興奮-収縮連関　　　　　　　　98
　　刺激伝導系　　　　　　　　　　97
　　神経支配　　　　　　　　　　323
　　心内圧の変化　　　　　　　　100
　　心拍動の開始　　　　　　　　　92
　　心リズム　　　　　　　　　　　95
　　電気的興奮　　　　　　　　　　95
　　ペースメーカー領域　　　89, 93
　　弁　　　　　　　　　　　　　100
腎臓　190, 194, 195, 196, 198, 199, 200,
　　　325
　　外形　　　　　　　　　　　　194
　　糸球体濾過機能　　　　　　　198
　　神経支配　　　　　　　　　　325
　　組織構造　　　　　　　　　　195
　　代謝・内分泌機能　　　　　　200
心臓原基　　　　　　　　　　　　86
深鼠径リンパ節　　　　　　　　　225
靱帯　　　　　　　　　　　49, 52, 75
腎単位　　　　　　　　　　190, 196
腎柱　　　　　　　　　　　195, 196
腎洞　　　　　　　　　　　　　194
腎動脈　　102, 125, 195, 196, 206, 207,
　　　　221
腎静脈　　　　　　　　　　195, 207
心内膜原基　　　　　　　　　　　91
腎杯　　　　　　　　192, 193, 194, 196
真皮　　　　　　　　357, 361, 368, 370
深腓骨神経　　　　　　　　　　319
新皮質　　　　　　　　　　287, 288
腎皮質　　　　　　　　　　195, 196
深部感覚　　　　　　　　　　　299
深部反射　　　　　　　　　　　319
心房原基　　　　　　　　　　86, 87
心房収縮　　　　　　　　　　　101
心膜　　　　　　　　　　　　　175
心膜腹膜管　　　　　　　　　　169
腎門　　　　　　　　　　　　　194
心リズム　　　　　　　　　　95, 96
親和性成熟　　　　　　　　　　110

す

随意運動　　　　　　　300, 301, 315
随意筋　　　　　　　　　　　35, 58
水解小体　　　　　　　　　　　 16
膵外分泌機能　　　　　　　159, 162
膵外分泌刺激　　　　　　　　　162
膵管　　　　　　　　　　　143, 154
髄索　　　　　　　　　　　111, 112
髄質　　　　　　　　　　　　　275
髄質集合管　　　　　　　　　　200
垂手　　　　　　　　　　　　　317
髄鞘　　　　　　　　　　39, 40, 309
膵消化酵素　　　　　　　159, 160, 161

水晶体　　　　　　330, 333, 336, 339
膵臓　　153, 154, 155, 156, 157, 158, 159,
　　　　160, 163, 261
　　位置（側面）　　　　　　　　157
　　血管系　　　　　　　　　　　159
　　膵外分泌機能　　　　　　　　159
　　膵内分泌機能　　　　　　　　163
　　組織　　　　　　　　　159, 160
垂足　　　　　　　　　　　　　318
錐体　　　　　　　　　　276, 277, 338
錐体外路　　　　　　　　　278, 279
錐体交叉　　　　　　　　　　　279
錐体葉　　　　　　　　　　　　257
錐体路　　　　　　　　278, 279, 295
垂直舌筋　　　　　　　　　　　392
垂直面　　　　　　　　　　　　　9
膵島　　　　　　　　　　　　　261
髄洞　　　　　　　　　110, 111, 112
膵内分泌機能　　　　　　　　　163
髄脳　　　　　　　　　　　271, 272
髄板内核　　　　　　　　　　　284
膵分泌性トリプシンインヒビター
　　　　　　　　　　　　　　160
水平細胞　　　　　　　　　　　338
水平面　　　　　　　　　　　　　9
水平裂　　　　　　　176, 178, 275, 281, 282
髄放線　　　　　　　　　　195, 197
膵ポリペプチド　　　　　　　　262
髄膜　　　　　　　　　　　　　273
スカベンジャー機能　　　　　　148
スキーン腺　　　　　　　　　　233
ステンセン管　　　　　　　　　392
ストレスファイバー様構造　　　 63
ストローマ細胞　　　　　　　　116
滑り説　　　　　　　　　　　　 72

せ

精液の組成　　　　　　　　　　229
正円窓膜　　　　　　　　　　　355
精管　　　　　　215, 219, 221, 222, 228
精管膨大部　　　　　　　　　　222
精丘　　　　　　　　　　　　　222
精細管　　　　　　　　　214, 219, 220
星細胞　　　　　　　　　　145, 147
精細胞　　　　　　　　　　220, 221
精索静脈瘤　　　　　　　　　　221
精子　　　　　　　　13, 221, 226, 228
精子形成　　　　　　　　　　　225
精子細胞　　　　　　　　　220, 221
星状膠細胞　　　　　　　41, 274, 291
星状大食細胞　　　　　　　　　146
生殖管　　　　　　　　　　　　214
生殖器系　　　　　　　　212, 218, 231
　　女性生殖器　　　　　　　　　231
　　男性生殖器　　　　　　　　　218
　　発生と分化　　　　　　　　　212
生殖結節　　　　　　　　204, 216, 217

青色錐体　　　　　　　　　　　338
生殖堤　　　　　　　　　　　　212
生殖ヒダ　　　　　　　　　　　204
生殖隆起　　　　　　　　　　　212
性腺　　　　　　　　　　　212, 215
性腺原基　　　　　　　　　　　213
性腺刺激ホルモン放出ホルモン　226,
　　　　　　　　　　　　　　256
性染色体　　　　　　　　　　　 19
精巣　　　　　　215, 219, 221, 225, 251
　　分布する血管　　　　　　　　221
精巣機能制御　　　　　　　　　226
精巣決定因子　　　　　　　　　217
精巣索　　　　　　　　　　　　212
精巣上体　　　　215, 219, 221, 222, 228
精巣垂　　　　　　　　　　215, 219
精巣輸出管　　　　　　　215, 219, 222
精祖細胞　　　　　　　　220, 221, 225
生体膜　　　　　　　　　　　　 12
生体力学　　　　　　　　　　　 73
正中臍索　　　　　　　　　　　204
正中神経　　　　　　　　　316, 317
正中神経麻痺　　　　　　　　　317
正中舌隆起　　　　　　　　　　382
正中面　　　　　　　　　　　　　9
成長軟骨帯　　　　　　　　　45, 46
成長ホルモン　　　　　　　　　255
成長ホルモン放出ホルモン　　　256
成長ホルモン放出抑制ホルモン　256
精囊　　　　　　　　　　　　　222
精囊腺　　　　　　　　　　　　223
精阜　　　　　　　　　　　　　222
性分化　　　　　　　　　　216, 228
精母細胞　　　　　　　　　220, 221
性ホルモン　　　　　　　　　　212
生理活性物質　　　　　　　　　186
赤核　　　　　　　　　　　　　280
赤核脊髄路　　　　　　　　　　278
脊索　　　　　　　　　　　　　　3
赤色骨髄　　　　　　　　　　　 34
赤色錐体　　　　　　　　　　　338
脊髄　　53, 270, 271, 273, 274, 275, 276,
　　　　277, 278, 295
　　実質　　　　　　　　　　　274
　　神経路　　　　　　　　　　278
　　髄膜と脈絡組織　　　　　　273
脊髄円錐　　　　　　　　　　　273
脊髄硬膜　　　　　　　　　　　273
脊髄視床路　　　　　　　　　　295
脊髄小脳　　　　　　　　　　　297
脊髄神経　　　　　　　307, 309, 313
脊髄（後根）神経節　　　　　　309
脊髄中心管　　　　　　　　272, 274
脊柱管　　　　　　　　　　　　 53
脊椎　　　　　　　　　　　　53, 80
脊椎動物　　　　　　　　　　　　3
赤道　　　　　　　　　　　　　332
赤道板　　　　　　　　　　　　 19
赤脾髄　　　　　　　　　　　　117

セクレチン	151, 163, 263	腺上皮	20	臓側胸膜	172, 173
舌	123, 390	染色質	14	総胆管	143, 148, 149, 157
舌咽神経	307, 313, 385, 391	仙髄	276, 307	相同染色体	225
石灰化層	46	仙髄副交感神経系	321	層板顆粒	362, 363
舌外筋	392	腺性下垂体	250	層板構造	33
舌下神経	307, 313, 384	前脊髄視床路	278	層板小体	299, 370
舌下神経核	278, 279, 397	前脊髄小脳路	282	総腓骨神経	319
舌下腺	390, 393	腺体	25	爪母	367
舌下ヒダ	390	前脱落膜反応	245	僧帽筋	70, 71
舌筋	392	剪断応力	371	相貌失認	302
赤血球	13, 31	前腟円蓋	233	僧帽弁	96, 100
舌腱膜	392	前柱	276	ソーティング	16
接合尿細管	197	前腸	124	側角	277
舌骨	381	前庭	345, 350, 351	足根骨	57, 78
舌骨弓	379	前庭階	352, 353	足細胞	198
舌骨舌筋	392	前庭受容器	300	側索	277
楔状束	277	前庭小脳	297	束状帯	264
楔状束核	278, 279	前庭小脳線維	282	側柱	277
接触性受容器	300	前庭神経	307, 385	足底筋	71
摂食中枢	397	前庭神経核	278, 279	足底反射	321
舌正中溝	391	前庭水管	352	側頭回	285, 286
舌腺	392	前庭窓	354	側頭筋	386
接着帯	22	前庭動眼反射	297	側頭溝	285, 286
接着複合体	22, 23	先天性耳瘻管	342	側頭葉	285, 286
舌内筋	392	蠕動運動	400	側頭連合野	287
舌乳頭	390	前頭回	286	側脳室	272, 274, 289
舌背	390, 391	前頭溝	286	側副溝	285, 286
舌盲孔	382, 391	尖頭歯	394	側副靱帯	52
セミノゲリン	229	前頭神経	333, 385	組織	3, 19, 20, 27, 32, 33, 35, 38
セメント質	394, 395	前頭洞	388	筋組織	35
セルトリ細胞	214, 219, 220	前頭鼻隆起	376	結合組織	27
セロトニン	264	前頭(前額)面	9	骨組織	33
腺	24, 25	前頭葉	285, 286	支持組織	27
線維芽細胞	13, 27, 361, 370	前頭連合野	287	上皮組織	20
線維筋性間質	223	セントロメア	19	神経組織	38
線維細胞	27	前脳	289	軟骨組織	32
線維性軟骨	50	前脳胞	271, 272	分類	19
線維性毛根鞘	365	浅腓骨神経	319	組織球	370
線維柱帯	331	前皮質脊髄路	279	咀嚼	397, 398
線維軟骨	32	前腹側核	283, 284	咀嚼筋	386
線維輪	53	腺房	154	総肝動脈	159
前角	276	腺房細胞	160	疎性結合組織	30
前核群	284	線毛	14, 24	ソマトスタチン	165, 256, 262
前境界板	333	線毛細胞	182	ソミトメア	4
浅胸筋	172	前葉	281, 282	粗面小胞体	13, 15, 252
前極	332	前立腺	223		
前口蓋弓	389	前腕骨	56	**た**	
前交連	232				
仙骨	237	**そ**			
仙骨子宮靱帯	236			ターミナルバー	22
仙骨神経	313	爪囲炎	367	ダイアクリン分泌	26
仙骨神経叢	318, 319	総肝管	148, 149	第一呼吸	171
前根	276	双極細胞	338	第一裂	275, 281, 282
前索	277	双極神経細胞	39	大陰唇	216, 217, 232, 246
前十字靱帯	52	象牙質	394, 395	体温調節	372
前障	288, 289	爪甲	367	大顆粒細胞	283
栓状核	283, 296	双合診	234	大頬骨筋	386
洗浄腺	392	増殖細胞帯	126	大口蓋神経	389
線条体	289			大後頭神経	385, 386

対光反射（反応）	311	第一精母細胞	225	単層円柱上皮	20, 21
体細胞クローン動物	2	第Ⅰ脳神経	306, 311	単層円柱線毛上皮	20
胎脂	357	第1肋骨	174, 175, 177	淡蒼球	288, 289
大耳介神経	385	第2咽頭囊	380	単層扁平上皮	20
胎児周皮	357	第2鰓弓	307, 379	単層立方上皮	20
胎児皮質	265	第2次筋管	59	担体蛋白	254
大十二指腸乳頭	134, 148	第2次水晶体線維	331	胆道系	148
帯状回	285, 286	第二次毛細血管網	253, 255	短橈側手根伸筋	70
帯状溝	285, 286	第二精母細胞	225	胆囊	140, 148, 152
苔状線維	283	第Ⅱ脳神経	306, 311	胆囊管	143, 148, 149
大静脈系	128	第3咽頭囊	380	蛋白代謝	150
大食細胞	28, 106	第3後頭神経	386	蛋白分解酵素	160
大腎杯	192	第3鰓弓	307, 379	短母指伸筋	71
大錐体神経	312	第三脳室	272, 274, 289	短ループネフロン	197
体性運動神経	307, 315	第Ⅲ脳神経	307, 311		
体性感覚野	287	第4咽頭囊	380	**ち**	
体性神経	225	第4鰓弓	307, 379		
胎生裂	329	第四脳室	272, 274, 275	知覚神経線維	69
体節	59, 115	第Ⅳ脳神経	307, 312	恥丘	232
大舌下腺管	393	第Ⅴ脳神経	307, 312	恥骨	56
体節形	4	第Ⅵ脳神経	307, 312	腟	215, 216, 233, 235, 246
大泉門	384	第Ⅶ脳神経	307, 313	妊娠による変化	246
大腿骨	54, 55, 56	第Ⅷ脳神経	307, 313	腟前庭	217, 233
大腿静脈	103	第Ⅸ脳神経	307, 313	緻密骨	33, 34
大腿神経	318, 319	第Ⅹ脳神経	307, 313	チモーゲン顆粒	156, 160
大唾液腺	392	第ⅩⅠ脳神経	313	チャージバリア	199
大腸	136, 137	第ⅩⅡ脳神経	307, 313	中央階	352, 353
大腸粘膜	137	唾液アミラーゼ	393	中間気管支幹	178, 180
タイチン	61, 68	唾液腺	392, 393	中間径フィラメント	12, 18
大動脈	143, 175, 207	多極神経細胞	39	膝関節	54
大動脈弓	102, 173	ダグラス窩	233, 236	肘関節	54, 55, 79
大動脈小体	188	多細胞生物	2	中間層	357, 358
大動脈弁	100	多シナプス結合	294	中間帯	277, 281
タイトジャンクション	22, 51	多シナプス反射	294	中間尿細管	197
ダイニン	18	立ち直り反射	296	中結腸動脈	125
大脳	299	手綱	256, 257	中耳	343, 345, 347, 349
大脳回	272, 285	脱毛症	367	中耳炎	344
大脳核	272, 275, 288	多腹筋	65	中耳換気能	348
大脳基底核	272, 275, 289, 298	ダルトン	164	中縦隔	173, 176
大脳脚	276, 280, 281	多列上皮	20	中手骨	54, 55, 57
大脳溝	272, 285	多列線毛上皮	20	中小脳脚	281, 282
大脳縦裂	275, 286	単一腺	26	柱状配列層	50
大脳小脳	297	単一線毛	24	中腎	190, 191, 192, 215
大脳新皮質	288	胆管	140, 148	中心窩	333, 337, 338
大脳髄質	275, 287	短期記憶	299	中心灰白質	280
大脳白質	299	単球	32	中心管	277
大脳半球	271, 275, 285, 299	単極神経細胞	39	中腎管	191, 204, 214, 215
大脳皮質	275, 286, 287, 288, 299	単シナプス結合	292	中心溝	272, 285, 286
大脳皮質咀嚼運動領	397	胆汁	151, 152	中心後回	286
胎盤	246	胆汁酸	151	中心後溝	286
大菱形骨	56, 57	男性外生殖器	205	中腎細管	215
大彎	130, 131	男性生殖器	219	中心静脈	144
第1咽頭囊	380	男性性腺の分化	214	中心前回	286
第1頸神経後枝	386	弾性線維	29	中心前溝	285, 286
第1鰓弓	307, 378	弾性組織	30	中腎傍管	191, 214, 215
第1鰓溝	379	弾性軟骨	32	中心傍小葉	285, 286
第1次筋管	59	男性尿道	204	中心領域	223
第1次水晶体線維	331	男性ホルモン	266	虫垂	118, 119, 123, 127, 137
第一次毛細血管網	253, 255	胆石	152		

中枢化学受容器	188
中枢神経系	38, 270, 273, 275, 290, 291, 295, 299, 302, 303
感覚系と運動系	299
区分と概要	275
区分と機能	295
構成要素	291
仕組みと働きの特徴	302
中節骨	57
中足骨	54, 57
中腸	124
中脳	271, 272, 275, 280, 296
中脳蓋	257, 280
中脳水道	257, 272, 274, 280
中脳被蓋	280
中胚葉	5
中鼻甲介	387, 388
中皮質糸球体	197
中鼻道	387, 388
虫部	281
中部尿管	206
中葉	178, 173, 176
中葉気管支	178, 180
頂回転	354
蝶下顎靱帯	396
聴覚	299
聴覚野	287
長管骨	45
腸肝循環	152
腸関連リンパ系組織	118
長期記憶	299
鳥距溝	286
腸クロム親和細胞	263
蝶形骨洞	388
張原線維	357, 360
腸骨	54, 55, 56
腸骨下腹神経	318, 319
跳躍伝導	40
長ループネフロン	197
直精細管	219
直接骨化	47
直腸	123, 136
直腸子宮窩	233
直腸静脈叢	128, 138
直腸脱	239
チロキシン	259
チログロブリン	258

つ

椎間関節軟骨	56
椎間孔	53
椎間(円)板	53, 80, 81
椎間板ヘルニア	53
椎弓	53, 56
椎骨動脈	102
椎体	53, 56
痛覚	299

痛覚の抑制機序	315
ツチ骨	343, 347, 345
ツッケルカンドル器官	267
爪	367

て

低温相	243
底幹	179, 180
底屈	79
定形結合組織	30
底鰓節	382
釘植	395
ディッセ腔	145, 147
デーデルライン桿菌	233
デオキシコール酸	152
デオキシリボ核酸	14
デオキシリボヌクレアーゼ	161
適刺激	299
テストステロン	226, 228
デスミン	18
デスメ膜	333
デスモソーム	22, 362, 363
鉄欠乏性貧血	241
手続き記憶	299
テトラヨードチロニン	259
デノビエ筋膜	223
テノン嚢	334, 341
デヒドロエピアンドロステロン	266
デルマトーム	314
伝音難聴	347
電解質コルチコイド	266
電気的シナプス	23
転写	2
伝達物質	292
デンドライト	38

と

島	285, 289
頭蓋	381, 384
頭蓋骨	53, 54, 55
導管	25, 154, 160
動眼神経	307, 311, 384
動眼神経核	280, 281
橈屈	80
頭頸部	376, 383, 384, 385, 386
凍結割断レプリカ法	22
瞳孔	333, 335, 340
統合性	302
透光体	332
瞳孔膜	331
橈骨	54, 55, 56, 57
橈骨神経	316, 317
島細胞	261, 262
糖質コルチコイド	266
投射	311

投射線維	288
透出分泌	26, 259
豆状骨	56, 57
糖新生	266
橈側	8
糖代謝	150
同大分岐	178
頭頂間溝	285, 286
頭頂後頭溝	285, 286
等張性収縮	101
頭頂葉	285, 286
頭頂連合野	287
頭方	8
洞房結節	96
洞房結節細胞	91
動脈弓	378
動脈弁	100
透明中隔	275
等容性拡張期	101
等容性収縮	100
特殊核	283
特殊心筋	96
登上線維	283
トノフィラメント	22
ドメイン	22
トライアッド	66, 67
トランスゴルジネットワーク	16
トランス側	16
トリグリセリド	161
トリプシノゲン	160
トリプシン	160
トリプシン阻害酵素	160
トリヨードチロニン	259
トロポニン	61
トロポミオシン	61

な

内基礎層板	34
内耳	345, 350, 355
内耳神経	307, 313, 385
内耳性感音難聴	354
内耳道	345, 356
内斜	126
内受容器	299, 300
内髄板	284
内生殖器	212
内旋	79
内臓感覚	299
内臓受容器	300
内臓頭蓋	384
内側	8
内側核群	284
内側楔状骨	57
内側膝状体	283, 284
内側縦束	278, 279, 280, 281
内側神経束	317
内側前腕皮神経	316

内転	79
内転筋	68
内軟骨性骨化	46
内尿道口	207
内胚葉	5
内皮細胞	198
内分泌系	250, 251, 255, 256, 257, 260, 261, 263, 264, 267
下垂体	250
甲状腺	257
消化管の内分泌細胞	263
松果体	256
上皮小体（副甲状腺）	260
神床下部-下垂体	255
全体像	251
パラガングリオン	267
副腎	264
ランゲルハンス島（膵臓）	261
内分泌細胞	132, 135, 263
内分泌腺	25
内包	288, 289
内毛根鞘	358, 359, 361, 365
内有毛細胞	354
内輪	126
内リンパ	351
内リンパ腔	350, 353, 355
内リンパ嚢	352, 355
内肋間筋	172, 174
ナチュラルキラー細胞	148
ナッツクラッカー現象	206
軟口蓋	389
軟骨下骨	50
軟骨基質	32
軟骨細胞	32
軟骨線維層	184
軟骨組織	19, 32, 33
軟骨内骨化	35, 46, 47
軟骨膜	32
軟膜	273

に

ニッスル小体	16, 38
ニッスル物質	38
二頭筋	65
二腹筋	65
乳歯	394
乳頭体	275, 284, 286, 289
乳突洞	344, 348
乳突蜂巣	344, 348
乳糜管	105
乳糜槽	107
ニューロフィジン	254
ニューロフィラメント	18, 38
ニューロブラスト	270
ニューロン	38, 270, 276, 291
尿管	196, 202, 206, 215, 325
神経支配	325

尿管芽	190, 202
尿管膀胱移行部	206
尿細管	196, 197
尿細管機能	199
尿細管糸球体フィードバック	198
尿生殖口	204
尿生殖洞	202, 203
尿生殖膜	202
尿道	202, 215, 216
尿道海綿体	224
尿道周囲腺	223
尿道ヒダ	204, 216, 217
尿道傍管	233
尿膜	202
尿膜管奇形	204
尿膜管瘻	204
尿路	202
妊娠黄体	243, 246

ね

ネガティブ・フィードバック	227
ネクサス	23
ネブリン	61, 68
ネフロン	190, 193, 196
粘液細胞	25
液液腺	25
粘液腺細胞	132
粘膜	126, 128
粘膜関連リンパ装置	127, 136
粘膜筋板	126
粘膜固有層	183
粘膜上皮	182

の

脳	270, 271, 273, 274, 275
脳幹	275, 276, 277, 296
脳幹網様体	275
脳硬膜	273
脳砂	257
脳室系	271, 274, 276
脳神経	306, 309, 311, 384
支配領域と機能	311
分類	309
脳脊髄液	273, 274
脳頭蓋	384
能動的開口	396, 397
脳梁	275, 286, 288, 289
脳梁膨大	257, 286
ノルアドレナリン	266
ノルアドレナリン細胞	265

は

歯	382, 394, 395

パーキンソン病	280, 299
バーベック顆粒	364
肺	170, 176, 177, 186, 187, 188
解剖	177
区分	179, 180, 181
循環系	186, 187
神経支配	188
リンパ系	187
パイエル板	118, 127, 136
バイオメカニクス	73, 74, 75, 78, 79, 80
肺芽	168
肺外気管支	179, 182
胚芽層	270, 358
背屈	79
杯細胞	134, 183
肺実質	184
肺静脈	103, 175
胚性幹細胞	2, 304
排泄腔	202, 215
肺尖	176, 177, 178
背側	8
背側視床	283, 284
肺動脈	102, 175, 178
肺動脈弁	100
肺内気管支	182
肺内気管支壁	179
排尿障害	209
排尿反射の異常	325
肺の区分	179
肺表面活性物質	171, 185
肺胞	170, 178, 185
肺胞細気管支	184
肺胞上皮細胞	171, 184, 185
肺胞道	170, 178, 185
肺胞嚢	178, 185
肺胞マクロファージ	185, 186
肺胞毛細管膜	171
肺毛細血管	186
肺門リンパ節	188
胚葉	5, 7
肺葉気管支	169, 178
排卵	242
ハウシップのくぼみ	35
バウヒン弁	134
白質	271, 275, 277
白色脂肪細胞	27
白色線維	40
ハクスレー層	365
薄束	277
薄束核	278, 279
白体	237
白内障	339
白脾髄	117
破骨細胞	35
胚芽層	357
バセドウ病	259
バソプレシン	255
パチニ小体	299

発汗	372	尾状葉	142	フォルクマン管	33, 48		
バック筋膜	224	尾髄	276	フォンウィルブランド病	241		
白血球	31	皮髄境界部	113	腹腔動脈	102, 124, 125, 143, 159, 207		
ハッサル小体	113, 114, 360	ヒス束	96	副交感神経	188, 307, 322		
発散	293	皮節	314	呼吸器系	188		
馬蹄鉄腎	202	脾臓	116, 117, 325	支配する臓器と機能	322		
鼻	387	神経支配	325	副交感神経系	309		
パネート細胞	135	腓側	8	副交感神経線維	385		
ハバース管	33, 48	肥大軟骨細胞層	46	副甲状腺	251, 260		
馬尾	53	脾柱	116	複合腺	26		
バビンスキー反射	295, 321	鼻中隔	387, 388	複合メラニン顆粒	364		
パペッツの回路	287	ピット細胞	148	伏在神経	318, 319		
パラガングリオン	267	脾洞	117	副細胞	132		
パラクリン制御機構	228	鼻道	387	伏在裂孔	103		
パラトルモン	260	脾動脈	102, 159	腹式呼吸	172		
バリア機能	22	非特殊核	283	副腎	206, 251, 264, 265, 266, 325		
バルトリン腺	233	ヒト白血球抗原	364	位置と形態	264		
半規管	350, 351	鼻粘膜	388	神経支配	325		
半球	281	鼻板	306, 377	髄質	265		
半月板	52	皮膚	328, 356, 357, 360, 361, 370, 371	内部構造	264		
半腱様筋	71	皮膚感覚器	316	皮質	264		
反射	294	被覆小孔	14	ホルモン	266		
反射弓	294	被覆小胞	14	副神経	384		
反射性尿失禁	209	腓腹神経	319	副腎髄質ホルモン	266		
反射中枢	294	皮膚付属器	358	副腎皮質刺激ホルモン	255		
半チャネル	23	皮膚分節	314	副腎皮質刺激ホルモン放出ホル			
半膜様筋	71	飛蚊症	339	モン	256		
		尾方	8	副腎皮質ホルモン	266		
ひ		被膜下リンパ洞	110	副膵管	148, 157		
		肥満細胞	28, 361, 371	副楔状束核	278, 279		
		ビメンチン	18	輻輳運動	297		
ヒアルロン酸	339	鼻毛	387	腹側	8		
ピエゾ電気	81	鼻毛様体神経	385	副乳頭	156, 157		
鼻窩	377	表在糸球体	197	副鼻腔	387		
被殻	288, 289	表在性反射	321	腹部尿管	206		
非角化性細胞	363	表情筋	386	腹壁筋	172		
皮下脂肪	371	表層	50	腹膜	126		
光受容細胞	299	表層下組織	50	不随意筋	35, 58		
鼻腔	387	表層粘液細胞	132	不随意的調節系	188		
非クロム親和細胞	267	標的細胞	250	ブチアリン	393		
鼻甲介	387	表皮	357, 360, 361	不同大分岐	178		
鼻口蓋神経	389	表皮細胞	360	プラコード	7, 306		
腓骨	54, 57	表皮真皮接合部	357, 360, 368	フランク-スターリング機構	101		
尾骨神経	313	表皮内導管部	367	フリーズフラクチャー法	22		
膝関節	54, 78	鼻翼	387	プルキンエ細胞	282		
脾索	117	ビリルビン	152	プルキンエ線維	96		
皮枝	314, 319	鼻涙管	341	ブルッフ膜	336		
皮脂	373	脾彎曲	137	ブルンナー腺	136		
肘関節	54, 55, 79			プレプロインスリン	164		
皮質	275	**ふ**		プロインスリン	164		
皮質集合管	197, 200			ブローカ中枢	287		
皮質脊髄路	279, 295			ブロードマンによる分類	287		
皮質迷路	195, 197	ファーター乳頭	134, 143, 148, 149, 156	プログルカゴン	164		
皮質領野	287			プロゲステロン	241		
微絨毛	13, 14, 23	ファーター-パチニ小体	315, 369	プロスタグランジン	201		
尾状核	288, 289	フィードバック制御	300	プロテアーゼ	160		
微小管	12, 13, 18	フィードフォワード制御	300	プロテアソーム	107		
脾小節	117	フィロポディア	14	プロテオグリカン	27		
脾静脈	103, 128, 143, 159	フェンス機能	22	プロラクチン	255		

プロラクチン放出ホルモン	256
プロラクチン放出抑制ホルモン	256
分化	2
分界溝	390, 391
分化転換	7
分枝膵管	156
分節遺伝子	4
分節中間中胚葉	191
分泌	26
分泌顆粒	13, 17, 252
分泌期	243
噴門腺	131
噴門部	130, 131
分葉核	31
分離すべり症	55
分裂増殖層	46
文連線維	288

へ

ペアリング	225
平滑筋	35, 37
平滑筋細胞	13, 37
平滑筋層	183
平滑筋組織	37
平衡感覚	299
閉口筋	387
閉鎖神経	318, 319
閉鎖帯	22
閉鎖堤	22
閉鎖卵胞	242
閉ループ制御	300
ペースメーカー細胞	91
ペースメーカー電位	97
ペースメーカー領域の形成	89, 93
ヘーリング管	147
壁細胞	132, 133
壁側胸膜	172, 173
ヘテロクロマチン	14
ペプシノゲン	132
ペプシン	132
ヘミチャネル	23
ヘミデスモソーム	22
ヘモグロビン	31
ペリカリオン	38
ペリダーム	357, 358
ヘリング小体	254
ペルオキシソーム	12, 13, 17
ヘルパーT細胞	106
辺縁系	285
辺縁層	270
辺縁葉	285, 286
辺縁領域	223
弁蓋	285
扁桃	118, 119
扁桃核	397
扁桃体	288, 289
扁平上皮	20
扁平足	57
鞭毛	14
鞭毛様運動	226
片葉	281
片葉小節葉	281, 282
ヘンレ係蹄	193, 197, 200
ヘンレ上行脚	200
ヘンレ層	365

ほ

方形葉	142
縫合	50
膀胱	202, 205, 208, 215, 223, 237, 325
神経支配	325
抱合型胆汁酸	151
膀胱子宮窩	236
膀胱子宮靱帯	236
膀胱脱	239
放散痛	325
傍糸球体装置	198
房室結節	96
房室弁	100
帽状域	110
胞状垂	235
胞状腺	26
房状腺	26
傍神経節	267
房水	334, 336
紡錘糸	19
傍髄質糸球体	197
傍大動脈リンパ節	221
膨大部神経	353
ボウマン腔	198
ボウマン嚢	191, 193
ボウマン膜	333
補足運動野	287
勃起	230
骨	33, 34, 35, 45, 46, 48, 73
骨皮質	48
骨膜	35
名前	45
バイオメカニクス	73
ホメオスタシス	84
ホメオティック遺伝子	4
ホメオボックス	4
ポリアミン	229
ポリソーム	15
ホルモン	250, 251
ホルモン補充療法	247
ホロクリン分泌	26

ま

マイスネル小体	315, 370
マイボーム腺	333, 340
膜性骨化	35, 46, 47
膜蛋白	14
膜迷路	350, 351
膜様骨	45
膜様骨化	46
膜様部尿道	223
マクロファージ	28, 106
マジャンディ孔	274
マスト細胞	28, 371
末梢化学受容器	188
末梢神経	310, 321
末梢神経系	38, 306, 309
末梢神経線維束の構築	41
末節骨	57
マトリックス細胞	270
マトリックスベシクル	34
マリオット暗点	337

み

ミエリン鞘	40, 309
ミオゲニン	59
ミオシン	18, 61
ミオシンフィラメント	61, 67, 68, 99
味覚	299, 390
味覚野	287
ミクログリア	41, 42, 274, 291
味孔	391
味細胞	390, 391
密性結合組織	30
密着帯	22
密封包帯療法	373
ミトコンドリア	12, 13, 16, 17
ミネラルコルチコイド	265, 266
耳	328, 342, 350
外耳, 中耳	342
内耳	350
脈絡上皮	274
脈絡叢	273
脈絡組織	273
脈絡膜	331, 336
脈絡脈	333
脈絡膜毛細血管	336
脈絡膜毛細血管板	336
ミュラー管	214, 219
ミュラー管抑制物質	215, 228
ミュラー細胞	339
味蕾	390, 391

む

無緊張性膀胱	325
無形基質	29
無月経	240
ムコ多糖類	369
無軸索細胞	338
無鞘神経線維	40
無漿膜野	140, 142

無鞘無髄線維	41
無鞘有髄線維	41
無髄神経	309
無髄神経線維	40, 253, 256
無髄線維	41
娘細胞	19
娘染色体	19
無対舌結節	382

め

眼	328, 329, 330, 332, 337, 340
外眼部の構造と名称	340
眼球	332
眼球付属器	340
組織形成の過程	329, 330
明細胞	260
迷走神経	307, 313, 321, 385
迷走神経背側運動核	278, 279
メガパスカル	73
メサンギウム	198
メタクロマジー	28
メッセンジャーRNA	15
メニエール病	355
メラトニン	256, 283
メラニン顆粒	364
メラニンキャップ	364, 372
メラニン細胞	29, 361, 364, 365
メラニン細胞層	334
メラニン伝達	364
メラノソーム	364
メルケル細胞	364
メルケル細胞顆粒	364
メルケル小体	315
メルトリン	59
免疫監視機構	364
免疫グロブリン	116
免疫系	107
免疫サーベイランス	364, 369, 371

も

毛幹	358, 365, 366
盲管	124
毛原器	358
毛杭	359
網糸期	214
毛周期	366
毛受容器	316
網状層	368
網状帯	264
網状部	66, 67
毛髄	361, 365
盲端	109
盲腸	123, 136
盲腸憩室	118
毛突起	358, 359
毛乳頭	358, 359, 361, 365
毛皮質	361, 365
毛母	359
毛包	358, 359, 364, 365
網膜	306, 333, 337
毛様体	331, 333, 335, 336
調節作用	336
網様体	275
毛様体筋	331, 335
毛隆起	364, 365
モーター蛋白	18
モノグリセリド	161
モルガニ小体	235
門脈	103, 128, 142, 143, 144, 159, 255
門脈系	128
モンロー孔	273

ゆ

有郭乳頭	390, 391
有棘細胞	357, 362
有棘層	361, 362
ユークロマチン	15
有鉤骨	56, 57
有糸分裂	19
有鞘神経線維	40
有髄神経	309
有髄神経線維	40
遊走リンパ球	360
有頭骨	56, 57
有毛細胞	299, 354
幽門腺	131
幽門腺粘膜	132
遊離リボソーム	15
輸出細動脈	196
輸出リンパ管	110, 111
輸入細動脈	195
輸入リンパ管	110, 111

よ

葉間門脈	142
葉間裂	176
溶血	31
葉状乳頭	390, 391
腰神経	313
腰神経叢	318, 319
腰髄	276, 307
腰椎	54, 55, 56
腰椎前彎	54
腰椎分離症	55
腰痛	314
腰膨大	276
翼口蓋神経節	312
翼細胞	30
抑制性シナプス後電位	291, 292

ら

ライディッヒ細胞	214, 221, 226
ラセン器	354
ラセン神経節	353
ラトケ嚢	254
卵円窓	347, 354
卵黄静脈	140
卵管	215, 235, 237
卵管炎	237
卵形嚢	352
卵形嚢斑	351
ランゲルハンス細胞	364
ランゲルハンス島	154, 163, 251, 261
卵細胞	13
卵巣	215, 235, 237, 238, 239, 242, 246, 251
血流支配	239
妊娠による変化	246
卵胞の発育と月経周期	242
卵巣固有靱帯	235, 237
卵巣上体	215, 235
卵巣傍体	215
卵祖細胞	214
ランビエの絞輪	40
卵胞期	242
卵胞刺激ホルモン	227, 241, 255
卵胞ホルモン	241

り

離出分泌	26
リソソーム	12, 13, 16, 107
立方骨	57
立方上皮	20, 21
立毛筋	361, 364, 365
リトコール酸	152
リパーゼ	161
リビド着色	246
リボ核酸	15
リボソーム	13, 15
リボソームRNA	15
リボヌクレアーゼ	161
リポフスチン顆粒	37
流動モザイクモデル	12, 14
梁下野	286
良性発作性頭位めまい	352
菱脳胞	271, 272
緑色錐体	338
緑内障	334
リン脂質二重層	12, 14
輪状ヒダ	134
鱗屑	362
リンパ管	106, 108, 109
リンパ球	13, 29, 32, 105
リンパ系	105, 107, 109, 112, 115, 116, 118, 187

リンパ系	
胸腺	112
骨髄	115
消化管に付属するリンパ様組織	118
肺	187
脾臓	116
リンパ節	109, 111, 112
リンパ嚢	107
リンパ濾胞	110, 111, 112

る

ルイ核	283
涙器	340
涙腺	340
涙腺神経	385
類洞	142, 144, 147
類洞細胞	147
類洞内皮細胞	148
類洞壁	147
類洞網	140
涙嚢	341
涙膜層	333, 340
ルシュカ孔	274
ルフィニ小体	316

れ

冷覚	299
レース細胞	198
レセプター	250, 293
裂	282
レニン	196, 266
レニン-アンジオテンシン-アルドステロン系	201
レニン分泌	201
連合核	284
連合線維	288
連合野	287, 300
レンズ核	289

ろ

漏出分泌	26
漏斗	254, 284
ロートケルン	28
ローランド溝	285
ロキタンスキー・アショフ洞	149
肋軟骨	177
肋下筋	172
肋下神経	318
肋間神経	318
肋間動静脈	174
肋骨	54, 55
濾胞	258
濾胞樹状細胞	106
濾胞上皮細胞	258
濾胞星状細胞	253
濾胞傍細胞	258
ロリクリン	363

わ

鷲手	317
ワルダイエル咽頭輪	127
ワルトン管	393
腕神経叢	316, 317
腕橈骨筋	70, 71
腕頭静脈	103
腕頭動脈	102

数字

I型肺胞上皮細胞	171, 185
一次運動野	287
一次感覚野	287
一次性索	212
一次胆汁酸	151
一次的能動輸送	199
一次脳胞	271, 272
一次卵母細胞	214
一次リンパ節	109
II型肺胞上皮細胞	171, 186
二次感覚野	287
二次性索	214
二次胆汁酸	152
二次的能動輸送	199
二次脳胞	271, 272
二次リンパ節	110
9＋2構造	24

ギリシア文字

α-アクチニン	18, 61
α 細胞	252, 261
α チュブリン	18
β 型トランスフォーミング増殖因子	217
β 細胞	252, 261
β チュブリン	18
γ 運動神経	320
γ 細胞	252
γδ 型T細胞	106
γ-aminobutyric acid	41
δ 細胞	252
ε 細胞	252

A

A細胞	50, 155, 163, 252, 261
A帯	36, 61, 66, 67, 99
A胆汁	151
abducens nerve	307
absorptive cell	134
acetylcholine	69
acetylcholinesterase	69
ACTH	255
actin	61
Ad精祖細胞	225
adenohypophysis	250
ADH	255
adrenal gland	264
adrenaline cell	265
adventitia	126
affinity maturation	110
airway	176
aldosterone	266
AMH	215
ampulla of Vater	149
amygdaloid body	289
amylase	161
anal canal	138
androgen	241
androgens	266
angle	130
anterior	8
anterior lobe	252
antigen presenting cell	106
anus	138
Ap精祖細胞	225
APC	106
appendix	118
arachnoid	273
articular cartilage	50
ascending colon	136
association area	287
ataxia	295
ATP	16, 72, 265
ATPase	72
auditory ossicles	343
Auerbach plexus	126
auricle	342
AZF	226

B

B細胞	32, 50, 106, 155, 163, 252, 262
B細胞レセプター	116
B胆汁	151
Bartholin gland	233
basal ganglia	288, 298
Basedow disease	259
basement membrane	30
Bauhin valve	134
BCR	116
biomechanics	73
Birbeck granule	364
bladder	208

blind spot of Mariotte	337	Colles fracture	56	Edinger-Westphal nucleus	311
blood vessel	104	connectin	61	effector	294
body	130	connective tissue	27	EGJ	130
bone marrow	115	convergence	293	ejaculatory duct	222
Bowman membrane	191, 333	cornea	332	endocrine cell	132, 135
Bowman space	198	coronal plane	9	endocytosis	17
brain	270	corpus	130	endoneurium	309
brainstem	296	corpus callosum	288	endosome	17
brainstem reticular formation	275	corpus uteri	234	enterochromaffin	263
Broca center	287	cortex	264	epiblast	5
Brodmannによる分類	287	cortisol	266	epidermis	360
Bruch membrane	336	Cowper gland	233	epididymis	222
Brunner gland	136	cranial	8	epimyocardium	91
Buck fascia	224	cranial nerve	306, 309, 384	epiphysis cerebri	256
		cranium	381, 384	epithalamus	298
C		CRH	256	epithelium	20
		crypt	119	epoophoron	215
C細胞	252	crystalline	339	ER	15
C胆汁	151	cytoskeleton	18	ES細胞	2, 304
C蛋白	61			esophagus	127
C-ペプチド	164	**D**		estrogen	241
canal of Hering	147			excitation-contraction coupling	98
cardia	130	D	332	external auditory meatus	342
cardiac gland	132	D細胞	155, 163, 262	external ear	342
cardiac jelly	91	D_1細胞	155, 163	eyeball	332
cardiac rhythm	95	Da	164	eyelids	340
carotid body	267	dalton	164		
caudal	8	DC細胞	106	**F**	
CCK-PZ	264	dehydroepiandrosterone	266		
CD4$^+$細胞	106	Denonnvillier fascia	223	facial nerve	307
CD8$^+$細胞	106	deoxyribonucleic acid	14	fallopian tube	237
cecum	136	dermis	368	fascia	65
celiac artery	124	Descemet membrane	333	FDC	106
cell membrane	12	descending colon	136	femur	56
central sulcus	272	diastolic depolarization	96	follicel	258
centrosome	18	diencephalon	298	foregut	124
cerebellar nuclei	282	differentiation	2	fornix	130
cerebellum	272, 281, 296	digestive organ	122	foveola	131
cerebral cortex	286	digestive tract	122	Frank-Starling機構	101
cerebral hemisphere	271, 285, 299	distal	8	frontal lobe	285
cerebral medulla	287	divergence	293	frontal plane	9
cerebrocerebellum	297	DNA	14	FSH	227, 241
cerebrum	299	Döderlein bacillus	233	functional syncytium	99
cervical nerve	313	dorsal	8		
cervical vertebra	53	dorsal funicular nuclei	279	**G**	
cervix uteri	234	duct of Wolff	204		
cGMP	231	ductus deferens	222	G細胞	263
CGRP	315	duodenum	133	GABA	41
cholecystokinin	162	dura mater	273	GALE	118
choroid	336			ganglion	309
choroid plexus	274	**E**		Gartner duct	215
ciliary body	335			gastric pit	131
Clara cell	184	Ebner gland	392	gastrin	163, 263
Clarkeの背核	277	EC細胞	263	gastrulation	6
clavicle	54	E-C coupling	98	generative cell zone	126
clitoris	233	eccrine gland	367	genital tubercle	216
coccygeal nerve	313	ECJ	130	GFR	199
cochlea	352				

GH	255
GIH	256
gland	24
glioblast	270
glomerular filtration rate	199
glomerulus	198
Glisson sheath	141
glossopharyngeal nerve	307
glucagon	164, 262
glucocorticoid	266
GnRH	226, 241, 256
goblet cell	134
Golgi apparatus	16
Golgi cell	283
gonadal ridge	212
Goormaghtigh cell	198
greater curvature	130
GRH	256

H

H帯	36, 67, 99
Hassall corpuscle	113
Havers canal	33, 48
H-band sac	66
hCG	246
head and neck	384
heart	95
hemisphere	281
Henle layer	365
hepatic lobule	140
Herring body	254
HEV	111
hindgut	124
His bundle	96
HLA	364
homeobox	4
homeotic gene	4
horizontal plane	9
hormone	250
hormone replacement therapy	247
Hortegaの細胞	42
Howship lacuna	35
Hoxクラスター	4
HRT	247
human chorionic gonadotropin	246
Huxley layer	365
hypoblast	5
hypoglossal nerve	307
hypophysis	250, 284
hypothalamus	255, 271, 284, 298

I

I細胞	264
I帯	36, 61, 66, 67, 99
ICAM-1	118
IDC	106
ileum	133
inferior	8
inferior mesenteric artery	124
insula	285
insulin	164, 262
intermediate part	253
internal capsule	288
internal ear	350
iris	335
islets of Langerhans	261
isometric contraction	100
isotonic contraction	101
I-Z-I構造	63

J

jejunum	133
joint	49

K

kidney	190
Kiesselbach静脈叢	388
Kulchitsky cell	182
Kupffer cell	106, 146

L

labioscrotal swelling	216
labium majus pudendi	232
labium minus pudendi	232
Langerhans cell	363
Langerhans islets	154
large intestine	136
lateral	8
lateral sulcus	272
lesser curvature	130
Leydig cell	214
LH	226, 241
LHサージ	241
LHRH	256
lipase	161
liver	139
loop of Henle	193, 197
lumber nerve	313
lumber vertebra	54
lung	172
Luschka foramen	274
lymph node	108
lymphocyte	105
lysosome	16

M

M期	19
M線	36, 67
M蛋白	61
Magendie foramen	274
MALT	127, 136
matrix vesicle	34
medial	8
median plane	9
mediastinum	172
medulla	265
medulla oblongata	272, 277, 296
medullary cavity	48
Meissner plexus	126
Meissner touch corpuscle	370
melatonin	256
Ménière disease	355
menstruation	239
Merkel cell	363
mesenchymal cell	59
mesenchyme	7
mesoderm	5
mesonephric duct	214
mesonephros	191
mesothelium	6
metamerism	4
metanephros	191
MHC	28, 115
midbrain	271, 280, 296
middle ear	342
midgut	124
mineralocorticoid	266
mitochondria	16
monosynaptic connection	292
Monro foramen	273
mons pubis	232
motor endplate	69
motor nerve	306, 309
MPa	73
MRF4	59
mRNA	15, 164
MTOC	18
mucosa	126
mucous neck cell	132
Müller cell	339
Müllerian duct	214
Müllerian inhibiting substance (MIS)	215, 228
muscle cell	58
muscle fiber	58
muscularis mucosae	126
muscularis propria	126
myelin sheath	309
myoblast	59
MyoD	59
myofibril (Mf)	59
myofibrillogenesis	61

myosin	61
myotube	59

N

nail	367
Na⁺-K⁺-2Cl⁻共輸送体	200
Na⁺, K⁺-ATPase	199
nautilus	59
nebulin	61
nephron	196
neural crest	270, 306
neural tube	270
neuroblast	270
neuroglia	270, 292
neurohypophysis	250
neuron	270, 291
Nissl body	16
Nissl substance	38
NK細胞	106, 148
NKT細胞	106, 148
noradrenaline cell	265
nuclei of Luys	283
nucleus	14
nuts cracker現象	206

O

occipital lobe	285
oculomotor nerve	307
Odland body	362
ODT	373
olfactory nerve	306
optic nerve	306
oral cavity	388
organ of Corti	354
organ of Zuckerkandl	267
organ system	3
ostium vaginae	233
oval cell	147
ovary	237

P

P物質	315, 324
Pacini corpuscle	299
PAH	199
palate	389
PALS	117
pancreas	153
pancreatic islet	261
Paneth cell	135
Papezの回路	287
parafollicular cell	258
paraganglion	267
paramesonephric duct	214
parasympathetic nerve	307
parathyroid gland	260
parietal cell	132
parietal lobe	285
Parkinson disease	280
paroophoron	215
patellar reflex	294
pelvic floor	238
pelvis	56
penis	224
pericyte	109
perineum	233
perineurium	309
periosteum	46
peroxisome	17
Peyer patch	105, 118, 127
pia mater	273
PIH	256
pineal body	256
pinealocyte	256
pituitary gland	250
placode	7
pons	272, 279, 296
pontine nucleus	280
posterior	8
posterior lobe	254
PP細胞	155, 163, 262
predecidual reaction	245
PRH	256
PRL	255
progesterone	241
pronephros	190
prostate	223
protease	160
proximal	8
PTH	260
Purkinje cell	282
Purkinje fiber	96
pyloric antrum	130
pyloric gland	132
pyramidal tract	279

R

Rathke pouch	254
receptor	250, 293
rectum	136
reflex arc	294
renal tubule	197
reproduction	212
rER	16
respiratory system	168
retina	337
ribonucleic acid	15
ribosome	15
RNA	15
Rokitansky-Aschoff sinus	149
rRNA	15
Ruffini小体	316

S

S期	19
S細胞	263
S状結腸	123, 136
S状結腸動脈	125
SACIテスト	159
sacral nerve	313
sagittal plane	9
salivary gland	392
sarcolemma	65
sarcomere	66
sarcoplasm	65
sarcoplasmic reticulum	65
sarcotubule	65
SASIテスト	159
Schlemm canal	331
Schwann cell	38, 309
sclera	334
secondary sex cord	214
secretin	163, 263
secretory granule	17
segmentation gene	4
semicircular canal	351
seminal vesicle	222
sensory nerve	306, 309
sER	16
serosa	126
serotonin	264
Sertoli cell	214
sex determining region of Y	217
Sharpey fiber	35, 46, 395
sholder bone	55
sigmoid colon	136
skeletal muscle	58
Skene gland	233
skin	357
sliding filament theory	69
sliding model	104
small intestine	133
somatostatin	165, 262
somite	59
somitomere	4
space of Disse	145
spatiotemporal summation	293
spermiogenesis	225
sphincter of Oddi	149
spinal cord	270, 276, 295
spinal nerve	307, 313
spinocerebellum	297
spleen	116
SRY遺伝子	217
Stensen duct	392
STH	255
stomach	130
subcutaneous fat	371

submucosa	126	thymus	112	vermis	281
subthalamus	298	thyroid gland	257	vertebra	53
superior	8	thyroxine	259	vertical plane	9
superior mesenteric artery	124	tissue	3	vestibule	351
suprarenal grand	264	tussue	19	vestibulocerebellum	297
surface mucous cell	132	titin	61	vestibulo-cochlear nerve	307
synaptic vesicle	69	tongue	382, 390	vestibuloocular reflex	297
		tonsil	118	vestibulum vaginae	233
		tooth	382	VIP	231, 324
		transdifferentiation	7	vitreous	339
		transverse tubule	16	Volkmann canal	33, 48

T

		TRH	256	von Willebrand disease	241
T管	67, 99	triad	66	vulva	232
T細管	16, 66	trigeminal nerve	307		
T細胞	32, 106	triiodothyronine	259		
Tリンパ球	106	trochlear nerve	307		
T_3	259	tropomyosin	61		
T_4	259	troponin	61		

W

target cell	250	tuberal part	253	Waldeyer throatring	127
TDF	217			Wernicke center	287
temporal lobe	285			Wharton duct	393
tendon	65			Wolffian duct	214
Tenon capsule	334				
terminal cistern	66				

U

terminal bulb of Krause	370	urethra	209		
testicular cord	212	urinary tract	202		
testis	219	uterus	234		

Y

testis-determining factor	217			Y軟骨	56
tetraiodothyronine	259				
TGF-β	217				

V

Z

TGN	16				
Th1	106	vagal nerve	307	Z線	36, 61, 66, 67, 99
Th2	106	vagina	233	ZF	264
thalamus	283, 298	valve	100	ZG	264
thoracic nerve	313	Vater-Pacini corpuscle	370	ZO-1	22
thoracic vertebra	53	VCAM-1	118	ZR	264
thorax	172	ventral	8		

わかりやすい 人体の構造と機能

2013 年 10 月 10 日　初版第 1 刷発行 ©　　　〔検印省略〕

編　集 ────── 塩田浩平
発行者 ────── 平田　直
発行所 ────── 株式会社 中山書店
　　　　　　　〒113-8666 東京都文京区白山 1-25-14
　　　　　　　TEL 03-3813-1100（代表）　振替 00130-5-196565
　　　　　　　http://www.nakayamashoten.co.jp/

デザイン ───── 藤岡雅史
装　丁 ────── 花本浩一（麒麟三隻館）
印刷・製本 ──── 中央印刷株式会社

Published by Nakayama Shoten Co., Ltd.　　　　　　　Printed in Japan
ISBN　978-4-521-73762-1
落丁・乱丁の場合はお取り替え致します

本書の複製権・上映権・譲渡権・公衆送信権（送信可能化権を含む）
は株式会社中山書店が保有します．

JCOPY 〈(社)出版者著作権管理機構 委託出版物〉
本書の無断複写は著作権法上での例外を除き禁じられています．
複写される場合は，そのつど事前に，(社)出版者著作権管理機構
（電話 03-3513-6969，FAX 03-3513-6979，e-mail: info@jcopy.or.jp）の許諾を得て
ください．

本書をスキャン・デジタルデータ化するなどの複製を無許諾で行う行為は，著作権法上で
の限られた例外（「私的使用のための複製」など）を除き著作権法違反となります．なお，
大学・病院・企業などにおいて，内部的に業務上使用する目的で上記の行為を行うことは，
私的使用には該当せず違法です．また私的使用のためであっても，代行業者等の第三者に
依頼して使用する本人以外の者が上記の行為を行うことは違法です．